AF402047

DES

AFFECTIONS NERVEUSES

SYPHILITIQUES

DES
AFFECTIONS NERVEUSES
SYPHILITIQUES

PAR

LE DOCTEUR LÉON GROS

Ancien interne des hôpitaux de Strasbourg,
Ancien médecin en chef de l'hôpital de Sainte-Marie aux Mines.
Membre de la Société de Médecine du département de la Seine, membre associé de la
Société médicale des hôpitaux de Paris,
Vice-Président honoraire de la Société médicale du Haut-Rhin,
Membre correspondant des Sociétés de médecine de Strasbourg, de Genève, etc.

ET

E. LANCEREAUX

Interne lauréat des hôpitaux de Paris, lauréat de la Faculté de médecine de Paris,
Membre de la Société anatomique, etc.

OUVRAGE COURONNÉ PAR L'ACADÉMIE IMPÉRIALE DE MÉDECINE
(Prix Civrieux 1859.)

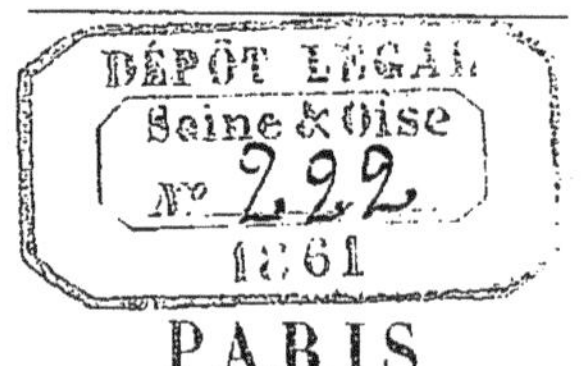

PARIS

ADRIEN DELAHAYE, LIBRAIRE-ÉDITEUR

PLACE DE L'ÉCOLE DE MÉDECINE.

1861

PRÉFACE.

Le travail que nous soumettons aujourd'hui à l'appréciation du public médical est le même, à quelques additions et
corrections près, que celui que nous avons présenté en manuscrit au jugement de l'Académie impériale de médecine,
en 1859.

On sait que les auteurs des siècles derniers rattachaient
presque tous à la syphilis un grand nombre d'affections des
viscères que le scepticisme de notre époque crut devoir en
distraire. De temps à autre une voix timide, s'appuyant sur
des faits isolés, osait à peine s'élever pour protester contre
l'absolu des doctrines régnantes, et, ces faits épars, perdus
dans les recueils scientifiques, restaient lettre morte pour la
plupart des auteurs spéciaux et des praticiens.

Tout récemment cependant, dans un travail remarquable
présenté à l'Académie de médecine, M. Yvaren réunit un
assez grand nombre de ces faits, leur en adjoignit d'autres
qu'il avait été à même d'observer, et les accompagna de
réflexions très-judicieuses. D'autres auteurs encore, dans ces
dernières années, ont publié quelques observations sur le
même sujet, mais c'est surtout depuis que la question des
affections nerveuses syphilitiques a été proposée comme sujet

de prix par l'Académie de médecine, que les faits à l'appui
se multiplient et abondent.

C'est à l'aide de ces documents, des faits assez nombreux
que nous avons pu observer nous-mêmes et auxquels sont
venues s'ajouter des observations que nous devons à quelques
confrères obligeants, que nous avons composé notre travail.
Il repose sur 270 observations (1) choisies parmi un beaucoup
plus grand nombre, car nous avons cru devoir élaguer toutes
celles qui, par leur brièveté ou leur obscurité trop grande,
avaient laissé quelque doute dans notre esprit. Peut-être nous
reprochera-t-on néanmoins trop peu de sévérité dans notre
choix et nous accusera-t-on d'avoir compté plutôt que pesé
nos observations. A cela, nous répondrons qu'il est facile,
dans la revue d'un aussi grand nombre de faits, de se laisser
induire en erreur par quelques-uns; qu'en tout cas, nous
pouvons affirmer qu'aucun d'eux n'est entré dans notre cadre
sans offrir plusieurs caractères pouvant l'y faire admettre.
Ainsi, les antécédents vénériens n'ont jamais servi de seule et
unique base à notre diagnostic; nous avons toujours exigé
d'autres preuves et nous les avons demandées à la symptomatologie, à la marche de la maladie et souvent à l'influence
bienfaisante du traitement spécifique.

Notre but a été de trouver des caractères distinctifs capables
de faire reconnaître de prime abord les affections nerveuses
qui se rattachent à la syphilis. Nos efforts n'ont pas été vains;
et cependant nous aurions désiré approcher davantage de la

____

(1) Nous avons jugé suffisant de ne reproduire dans ce travail que l'abrégé
des observations déjà publiées par leurs auteurs, tandis que nous avons donné
in extenso tous les faits cliniques encore inédits.

certitude, car nous avons la crainte de laisser encore planer le doute dans l'esprit de quelques-uns de nos confrères.

Quoi qu'il en soit, si la symptomatologie et le diagnostic des affections nerveuses syphilitiques présentent encore quelques desiderata, il n'en est pas moins vrai que la réalité de ces affections ne saurait plus être niée. Le vrai clinicien saura parfaitement reconnaître que la nature des affections qui nous occupent est tout aussi bien établie que celle d'un grand nombre d'autres. Aussi n'est-ce pas de sa part que nous attendons des attaques.

Nous rattachons à la syphilis la plupart des formes morbides que peut présenter le système nerveux. Cette différence dans la forme s'explique de la façon la plus naturelle : elle tient uniquement à la différence de siége de la localisation morbide.

La syphilis est, suivant nous, une maladie générale susceptible de porter son action sur l'organisme tout entier, pouvant localiser cette action plus spécialement peut-être sur quelques tissus, mais néanmoins n'en épargnant aucun. L'opinion que nous émettons ici est peut-être moins qu'on ne pourrait le supposer en désaccord avec les idées généralement reçues. Que professe-t-on en effet depuis longtemps? que la syphilis a un lieu d'élection spécial, le système ganglionnaire et le tissu fibreux. Or aujourd'hui qu'il est démontré que du tissu conjonctif et des vaisseaux entrent comme éléments accessoires dans la composition de tous les tissus et de tous les organes, on ne doit pas trouver étrange l'opinion que nous soutenons. Nous ne faisons que généraliser les idées émises avant nous ; c'est là tout notre mérite. Nous désirons donc qu'on ne se trompe pas sur notre manière de voir ; nous décrivons des altérations du *système* nerveux et non des *éléments* nerveux. Lorsque nous parlons de l'altération de ces derniers, nous la considérons toujours comme un fait secondaire. Nous ne voudrions pas affirmer cependant qu'elle ne soit parfois primitive et que l'infection syphilitique ne puisse d'emblée donner lieu à l'altération de la cellule ou de la fibre nerveuse. Tout ce que nous pouvons dire, c'est que nous n'avons pas constaté ce fait ; ce que nous avons toujours vu, ce sont des troubles dans la vascularisation du système nerveux, des néoplasmes ayant pour siége tantôt les membranes d'enveloppe, tantôt la substance nerveuse elle-même. De là, changement de consistance, compression des éléments nerveux, parfois même destruction de ces mêmes éléments.

Ainsi, les altérations syphilitiques du système nerveux ne nous paraissent pas différer sensiblement des altérations syphilitiques des autres systèmes. Partout analogie sinon identité. Quelque soit l'organe ou le système qui devient le siége de la localisation, toujours sa lésion se traduit anatomiquement par de la congestion, de l'inflammation ou un travail d'exsudation. C'est ordinairement, comme dans toutes les maladies générales, de la périphérie au centre que marche le travail morbide, mais des circonstances particulières peuvent déranger ou entraver la marche naturelle de ce travail. Aussi la localisation se trouve-t-elle la plupart du temps dépendre de conditions physiologiques, hygiéniques ou pathologiques propres à l'individu malade. Ces mêmes conditions sont encore fréquemment l'occasion de la manifestation syphilitique. Ne nous étonnons donc pas de voir dormir pendant un temps parfois fort long et se réveiller tout à coup une maladie qui, n'étant pas parfaitement connue, avait pu laisser le malade dans une sécurité trompeuse.

La nature, dit-on avec raison, n'enfante rien de nouveau; l'économie, au même titre, est incapable de rien créer. Aussi ne pouvons-nous admettre et n'avons-nous pu trouver dans l'exsudat syphilitique un élément particulier, distinct de ceux que nous a fait connaître l'étude de l'histologie moderne. C'est, en effet, de la matière amorphe plus ou moins granuleuse et des éléments qui nous ont paru appartenir au tissu conjonctif embryonnaire que nous avons partout rencontrés. Nous savons que ces éléments font partie d'autres productions dont l'origine n'est pas syphilitique ; on les trouve fréquemment dans les altérations scrofuleuses, dans certaines altérations vasculaires et dans beaucoup d'autres. Pour cette raison, nous n'avons pu donner qu'une importance secondaire à l'anatomie pathologique dans la détermination des affections qui nous occupent.

A côté de la grande classe des affections syphilitiques dont le point de départ se trouve dans le système nerveux, nous rangeons les affections consécutives à l'altération des tissus ou des organes de voisinage, et là encore, nous rencontrons la plupart des formes morbides appartenant au système nerveux. Ces manifestations diverses d'un même état organique, la syphilis, longtemps confondues avec des affections dont on semble faire des unités pathologiques, nous paraissent mériter la plus sérieuse considération. Non-seulement elles nous commandent d'avoir recours à des moyens de traitement déterminés, mais elles nous conduisent encore à douter de la classification généralement admise, et nous rendent compte des insuccès journaliers en thérapeutique et du scepticisme qui en résulte. En effet, si nous choisissons parmi ces affections la plus simple de toutes, la névralgie, nous voyons que les médicaments qui réussissent habituellement à la combattre sont ici sans résultats, et cela parce que cette névralgie n'est que l'expression de la lésion ou du trouble fonctionnel apporté par la maladie syphilitique au sein du système nerveux. La névralgie est donc ici une manifestation syphilitique au même titre que celles qui, antérieurement, ont pu avoir lieu vers la peau et, par conséquent, elle réclame le même traitement. La seule différence gît donc dans la localisation. Ce que nous disons de la névralgie, nous pouvons le dire aussi de l'épilepsie, de la chorée, de la paralysie, etc., qui constituent autant d'unités pathologiques, et qui, à vrai dire, ne sont que des expressions morbides appartenant à des états différents de l'organisme, états qu'il est important de savoir reconnaître si l'on veut arriver à les combattre sûrement et sciemment.

L'incertitude des moyens employés en thérapeutique, leur insuccès dans certains cas, leur succès dans d'autres cas considérés comme identiques, voilà en partie ce qui, depuis que nous avançons dans la pratique médicale, porte le trouble dans notre esprit et nous fait douter de l'existence réelle des unités classiques. C'est aussi ce qui nous engagea à nous occuper sérieusement de la question proposée par l'Académie de médecine. Nous avons voulu étudier sous toutes leurs formes les manifestations d'une maladie dont le point de départ est bien connu, la syphilis, car cette étude, une fois accomplie, sera, pensons-nous, de la plus grande utilité pour des recherches ultérieures.

Dans cet ouvrage nous avons cherché à faire, aussi complète que possible, l'histoire de celles de ces manifestations qui donnent lieu à des troubles des fonctions dévolues au système nerveux, et nous espérons avoir réussi à jeter quelque jour sur ce point encore obscur de la science.

Avant de terminer, qu'il nous soit permis de remercier ceux de nos confrères qui ont bien voulu nous accorder leur bienveillant concours, et tout particulièrement MM. Hérard, Vigla, Bazin, Debout, Martin-Magron, Trélat, Robin, Follin, O. Landry, Parrot, Martin-Damourette et R. Leroy d'Étiolles.

Enfin, n'oublions pas notre bon et généreux ami, Ch. Dufour. Qu'il reçoive ici l'expression de nos vifs et sincères regrets !

Paris, mars 1861.

AFFECTIONS NERVEUSES

SYPHILITIQUES

HISTORIQUE.

Les premiers auteurs qui aient écrit sur la maladie vénérienne datent de la fin du quinzième siècle; ils étaient contemporains de cette fameuse épidémie qui ravagea alors l'Europe. Il suffit de citer Alex. Benedetti, Pierre Pinctor, Nic. Massa, Fracastor surtout, pour réveiller le souvenir des tableaux si saisissants que ces auteurs nous ont laissés des désastres causés par la syphilis. Pour la plupart ces auteurs ne sont que des historiens qui racontent ce qu'ils voient, sans approfondir les nombreuses questions doctrinales que soulève l'apparition de ce mal qui porte avec lui la désolation et la mort. Massa cependant, au dire de Sprengel, a disséqué plusieurs cadavres de vérolés; on trouve aussi dans Massa une observation de névralgie syphilitique, la plus ancienne que nous connaissions.

Au seizième siècle se rapporte la grande figure de Paracelse, qui le premier parla du *miasme* vénérien. Il admet qu'une fois introduit dans l'organisme, ce miasme vénérien se combine avec toutes les autres maladies, qu'il les modifie, leur donne des formes nouvelles, et poussant ce système jusque dans ses dernières limites, il affirme que ce miasme peut produire les affections les plus variées, la phthisie, la diarrhée, l'hydropisie, les exanthèmes, etc.... Bref, il reconnaît au miasme vénérien la pro-

priété de modifier profondément l'organisme et de manifester
son action par des accidents généraux souvent fort éloignés.

Mais ce fut véritablement Fernel qui écrivit le premier Traité
de la syphilis, et si l'on tient compte de l'époque reculée à laquelle ce traité fut écrit, on est frappé des vues ingénieuses dont
fit preuve le médecin d'Henri II.

Dans son chapitre iv Fernel dit : « La cause de la maladie
« vénérienne est une qualité occulte et vénéneuse, contractable
« par contagion, inhérente à une matière quelconque qui lui
« sert de véhicule et qui envahit tout le corps. » Ces lignes contiennent en germe toute la théorie du virus. Mais Fernel va
encore plus loin : il suppose que le virus, comme une vapeur
ténue envahit d'abord la superficie du corps seulement et y détermine une affection de la racine des poils; ce serait là le premier degré de la maladie. Dans le second degré la peau est
envahie à son tour et se couvre de nombreuses macules ; ces
macules seraient le résultat d'une légère altération du sang. Au
troisième degré commence seulement la véritable maladie vénérienne, ce que nous nommons aujourd'hui la syphilis constitutionnelle : pour la produire le virus doit avoir déjà pénétré tout
le corps. Ce troisième degré est caractérisé par les syphilides
pustuleuse et ulcéreuse. Enfin le virus envahit les parties solides, et les maladies des os, des muscles, des nerfs constituent
le quatrième degré de la vérole, qui s'accompagne de douleurs
atroces et d'un marasme qui peut conduire à la mort.

Du vivant de leur auteur déjà, les opinions de Fernel rencontrè-
rent des opposants. De ce nombre fut Fallope, qui nia que la syphilis fût une maladie générale. Pour cet auteur, la maladie, locale au
début, reste toujours locale et les symptômes qui ont leur siége
loin du lieu du début n'appartiennent pas en propre à la syphilis.
Les non-virulistes d'il y a vingt ans n'auraient pas mieux dit !

Thierry de Hery (1634) s'appesantit un peu plus que ses prédécesseurs sur les manifestations syphilitiques vers le système
nerveux. Il rapporte à la vérole primitive les douleurs mobiles

(rhumatoïdes des modernes), à la vérole secondaire les douleurs profondes (ostéocopes des modernes), les affections des os, les dartres squammeuses, etc.... De plus, il établit par des faits que la vérole peut se compliquer d'une suite d'accidents nerveux, tels que le spasme, l'épilepsie, et il va jusqu'à affirmer qu'elle peut devenir la source de toutes les maladies.

Dans l'ouvrage de de Blegny (1696) nous trouvons comme rentrant plus spécialement dans notre sujet des études consciencieuses sur les diverses espèces de douleurs vénériennes.

Gervais Ucay, contemporain de de Blegny, attribue une grande importance aux véroles mal soignées ; il dit en effet : « C'est de « là que viennent tant de maladies héréditaires, de tumeurs scro- « fuleuses, de vieux ulcères, de gouttes et de rhumatismes. »

Musitano (1771) expose une grande quantité de maladies que peut produire la vérole, et dans le nombre il cite : l'asthme, la phthisie, la dyssenterie, le marasme ; il dit enfin qu'il n'est pas de maladie ni d'accident extraordinaire qui ne puisse découler de cette source empoisonnée.

Astruc, cédant à l'impulsion qui entraînait tous les syphilographes de son époque, attribue à l'action de la syphilis le dérangement et l'affaiblissement de toutes les facultés; il la considère comme pouvant causer toutes les maladies, en particulier la pesanteur de tête, le clou ou œuf, la migraine, le vertige simple ou ténébreux, les convulsions, l'épilepsie « si le sang « comprime le cerveau jusqu'à causer le relâchement des fibres « qui servent à l'exercice des opérations intellectuelles, » la paralysie, le tremblement des muscles, l'hydrocéphale, l'insomnie, l'asthme, l'orthopnée, la toux, les palpitations du cœur, la syncope, la défaillance, l'inégalité et l'intermittence du pouls, le vomissement et le hoquet, l'affection hypochondriaque, la maigreur ou l'atrophie, la fièvre intermittente, la fièvre lente. L'ouvrage d'Astruc, si remarquable à plus d'un titre, que recommandent l'érudition et la bonne foi de son auteur, renferme de nombreux passages dans lesquels Astruc poursuit les effets du

virus vénérien sur les parties les plus intimes de l'organisme
humain et lorsque l'on parvient un instant à oublier ce qu'ont
de choquant pour des oreilles du dix-neuvième siècle les expressions « d'esprits animaux, d'humeurs âcres, acrimonieu-
« ses, de nerfs à demi bouchés, » etc... on trouve dans le *Traité
des maladies vénériennes* d'Astruc une foule de pages empreintes
d'un excellent esprit pratique et des vues précises sur le diagnostic des affections vénériennes.

Sauvages admet également qu'une foule de maladies, et même de
maladies fébriles, peuvent être produites par le virus syphilitique.

Sanchez (1777) distingue à côté de la syphilis aiguë, la seule
décrite, dit-il, par ses prédécesseurs, une syphilis qu'il appelle
chronique et qui se traduit par un tempérament particulier sous
l'empire duquel la vie des malades est tourmentée par une foule
d'affections. Il attribue cet état à l'hérédité d'abord, mais aussi
à une affection antérieure suivie d'une guérison apparente. Cette
doctrine nous paraît avoir de l'analogie avec celle de la syphilis
larvée à laquelle on semble revenir de nos jours. La plupart des
syphilographes avaient admis jusqu'alors que le virus avait dans
l'économie une existence indépendante, qu'il y agissait à la
façon d'un corps étranger, altérant tantôt un organe, tantôt un
autre. Sanchez posa en principe que ce virus affectait l'économie
tout entière, indiquant ainsi cette modification intime et profonde que l'on nomme aujourd'hui tempérament syphilitique.
Parmi les phénomènes graves que Sanchez accusait la vérole de
pouvoir produire, nous trouvons la *manie.*

Van Swieten, le grand commentateur de Boerhaave, l'ardent
promoteur du traitement de la syphilis par le sublimé corrosif,
admet que nul organe ne peut échapper à l'agression inces-
sante du miasme vénérien; il l'a suivi jusque dans le cerveau.
Source de tumeurs gommeuses, d'exostoses, de douleurs profondes, le miasme syphilitique peut, selon Van Swieten, déterminer les accidents les plus graves, l'apoplexie, l'épilepsie, la
cécité, la surdité, la paralysie, etc...

L'ordre des temps nous conduit à Fabre. Cet auteur considérait le diagnostic des affections syphilitiques comme chose très-difficile. « Lorsqu'une maladie a résisté opiniâtrément aux
« remèdes qui paraissent le mieux indiqués, on a le droit de
« supposer la présence du virus, s'il y a d'ailleurs quelque autre
« circonstance qui autorise ce jugement, comme un chancre,
« une gonorrhée supprimée et qui aurait précédé la maladie.
« Il y a des cas où l'apparence la plus légère doit suffire pour
« faire soupçonner la présence du virus et pour nous détermi-
« ner à employer les antivénériens, et cela principalement
« quand la maladie est grave et menace la vie du malade. »

Lieutaud, par de savantes recherches, tenta d'éclairer l'anatomie pathologique de la syphilis; c'était là un sujet entièrement neuf et plein de difficultés. Il a décrit tour à tour les lésions des viscères, du cœur, des muscles, des os. Il considérait la vérole comme un protée indéfinissable, mais lui attribuait une tendance spéciale à affecter la tête.

Bourru, contemporain des précédents auteurs, et qui fut bibliothécaire de l'École de médecine, considérait la syphilis comme une affection miasmatique et en plaçait le siége dans le système nerveux.

Carrère (1783) s'est plus spécialement occupé des formes dégénérées de la vérole. (*Recherches sur les maladies vénériennes chroniques sans signes évidents, c'est-à-dire masquées, dégénérées ou compliquées*). Suivant cet auteur, le virus dégénéré peut produire la phthisie, le rhumatisme, les ophthalmies, la cachexie, l'asthme, l'hydropisie, la dysurie, la paralysie, l'épilepsie, l'apoplexie ; de plus il peut se compliquer de tous les autres virus. Carrère divise ces maladies en maladies vénériennes chroniques *masquées*, dépendant du virus vénérien *latent* mais restant vénérien, et en maladies vénériennes chroniques *dégénérées*, entretenues par un vice vénérien *modifié* ou *compliqué* d'un autre virus.

Benjamin Bell, sans faire à la syphilis la part aussi large que ses devanciers, lui a vu cependant produire des troubles manifestes du côté du système nerveux, et son ouvrage contient plusieurs faits dont nous tirerons parti dans le cours de ce travail. C'est ainsi qu'il a vu la vérole confirmée produire la cécité, la goutte sereine, la surdité, la phthisie, l'asthme, le rhumatisme, l'épilepsie et même la manie. Disons en passant que Benjamin Bell est peut-être le premier syphilographe qui appuie ses opinions de faits cliniques de quelque valeur; aussi verrons-nous son nom reparaître plus d'une fois sous notre plume, tandis que la plupart des auteurs précédents n'étayent leurs doctrines d'aucune preuve clinique ou fournissent à l'appui des observations si vagues, si dénuées des détails les plus essentiels que l'on ne peut, au point où en est arrivée la science, en tirer aucune déduction de quelque importance.

Swédiaur admet toutes les idées de Carrère sur les déguisements dont est susceptible la maladie vénérienne. On lui doit néanmoins d'heureuses modifications dans les dénominations usitées avant lui en syphilographie; nous lui devons d'avoir attaché au mot de syphilis la valeur exclusive qu'il a encore aujourd'hui et de l'avoir distingué nettement de celui de maladie vénérienne; c'est encore Swédiaur qui créa le mot de blennorrhagie.

La part faite à la syphilis dans la pathogénie des maladies ne pouvait pas aller plus loin. Les derniers auteurs que nous venons de citer lui accordaient en effet la puissance d'engendrer à peu près toutes les maladies du cadre nosologique. Les progrès du diagnostic, de l'anatomie pathologique, des sciences accessoires devaient nécessairement faire disparaître peu à peu ce qu'il y avait d'exagéré et de confus dans les doctrines des médecins de la fin du siècle dernier.

Déjà en Angleterre, J. Hunter dans son beau *Traité des maladies vénériennes*, en assignant au poison vénérien, sinon pour siége exclusif, du moins pour siége d'élection certains tissus et certains organes, émet des doutes sur la réalité des autres manifestations admises en si grand nombre de son temps. Je ne puis mieux faire que de reproduire ici ce passage du grand syphilographe anglais :

« Il est des parties qui se montrent beaucoup plus susceptibles
« que les autres de certaines maladies spécifiques. Les poisons
« ont un siége d'élection dans le corps vivant comme si des
« tissus déterminés leur étaient assignés. Ainsi la peau est le
« siége des affections scorbutiques et de diverses autres mala-
« dies, de la petite vérole, de la rougeole ; la gorge est le siége
« de l'hydrophobie et de la coqueluche ; les scrofules attaquent
« le système absorbant et principalement les glandes ; les ma-
« melles, les testicules et les glandes conglomérées sont le
« siége du cancer ; la peau, la gorge et le nez sont plus suscep-
« tibles d'être affectés par la syphilis constitutionnelle que les
« os et le périoste, et ces derniers en sont plus promptement at-
« teints que plusieurs autres parties, et notamment que les par-
« ties vitales qui peut-être ne sont pas susceptibles du tout de
« cette maladie (1). »

L'opinion que Hunter n'a émise que sous forme dubitative,
d'autres après lui la soutinrent d'une manière absolue, niant
la nature spécifique de la plupart des accidents attribués jusqu'alors au virus syphilitique. Ce fut surtout l'école physiolo-
giste qui tomba dans l'extrême opposé à celui dans lequel nous
avons vu presque tous les auteurs des siècles passés. Il suffit de
citer les noms de Richond des Brus, de Desruelles, de Jourdan,
de tous ceux que M. de Castelnau désigne sous le nom de *non-
virulistes* (2), pour faire voir où peut mener un principe poussé
à l'extrême. Cette doctrine du reste ne pouvait guère survivre
à l'école fameuse qui lui avait donné naissance, et depuis plusieurs années déjà il se fait un juste retour vers des idées physiologiques et pathogéniques plus saines et moins exclusives.

« On a longtemps livré au ridicule », disait il y a peu d'années
un de nos syphilographes les plus éminents, M. Cazenave, « les
« nombreux auteurs même les plus sévères, qui étaient dispo-
« sés à voir la syphilis au fond d'un grand nombre d'affections

(1) Hunter, *OEuvres compl.*, trad. de Richelot, t. II, p. 160.
(1) *Annales des maladies de la peau et de la syphilis*, t. I.

« graves et rebelles. Aujourd'hui les esprits, ramenés au con-
« traire par une observation plus exacte, tendent à suivre ana-
« tomiquement l'influence de ce poison sur les organes pro-
« fonds (1). »

En 1845 M. Rattier écrivait encore : « La syphilis est une ma-
« ladie simple de la peau et des membranes muqueuses, ayant
« une existence indépendante, ne se confondant pas avec d'au-
« tres maladies, ne se masquant point, et n'ayant pas besoin de
« pierre de touche pour être dûment diagnostiquée par ceux
« qui l'ont suffisamment étudiée. L'infection générale ou sy-
« philis constitutionnelle, mal désignée puisqu'elle n'agit que
« très-peu sur la constitution et la santé générale, est une mala-
« die spécifique de la peau et des muqueuses. Je l'appelle pa-
« pule syphilitique ; elle a une forme constante et caractéristi-
« que ; sa durée est indéterminée, mais elle guérit parfaitement
« sans traitement approprié et sans laisser aucune trace dans la
« constitution. C'est cette syphilis papuleuse qui, observée d'une
« manière insuffisante, a engendré la multitude de symptômes
« qu'on trouve décrits dans les auteurs. Une autre cause de cette
« multiplication est dans la coexistence d'autres affections qu'on
« fait passer sur le compte de la syphilis qui est devenue le
« bouc émissaire de la pathologie..... Voilà donc la vérole ré-
« duite à sa plus simple expression : syphilis primitive ou chan-
« cre, syphilis secondaire ou papuleuse. Les autres symptômes
« n'appartiennent pas en propre à la syphilis (2). »

M. Rattier est très-probablement seul de son opinion aujour-
d'hui et tous les syphilographes sont d'accord pour ranger au
nombre des symptômes appartenant en propre à la syphilis, des
lésions des tissus muqueux, fibreux et osseux, de la peau, de la
gorge, des testicules ; tous reconnaissent que la syphilis confirmée est une affection générale par infection et se manifestant
par des accidents vers les tissus ou les organes précités, acci-

(1) *Annales des maladies de la peau et de la syphilis*, t. IV, p. 100.
(2) Rattier, *Lettre sur la syphilis*, p. 49.

dents variables dans leur forme sans cesser d'être syphilitiques.

Mais ce sont là les seules manifestations syphilitiques indiquées par la plupart des syphilographes modernes, et si l'on se bornait à étudier la syphilis dans les traités spéciaux de ces auteurs, on demeurerait convaincu que les organes plus profondément situés, les viscères et en particulier les centres nerveux, sont tout à fait à l'abri des atteintes de la vérole. Astley Cooper entre autres, dans ses *OEuvres chirurgicales*, s'exprime en ces termes : « Le virus vénérien, lorsqu'il a été absorbé et porté dans le sang « affecte principalement trois parties du corps : la gorge, la peau « et le périoste avec l'os sous-jacent ; ces diverses parties sont « ordinairement affectées dans l'ordre suivant lequel je les ai « énumérées, tandis qu'il y a d'autres tissus qui ne paraissent « pas susceptibles d'être altérés par l'influence de ce virus ; tels « sont le cerveau et les viscères abdominaux et thoraciques. »

Et cependant, sans parler des anciens auteurs, les recueils périodiques, les comptes-rendus des séances des diverses sociétés savantes, quelques traités de pathologie contiennent un nombre considérable d'observations destinées à établir la réalité des affections nerveuses syphilitiques ; nous ne saurions énumérer ici tous les auteurs, tous les praticiens qui ont observé des faits de ce genre ; leurs noms figureront d'ailleurs dans le cours de ce travail lorsque nous discuterons les faits que nous leur emprunterons. Il nous suffira, je pense, de nommer Lallemand, Vidal de Cassis, MM. Ricord, Cullerier, Rayer, Schutzenberger, Yvaren, sur les opinions desquels nous étayerons souvent notre propre manière de voir, pour prouver que les conclusions que nous pensons devoir tirer de l'observation des faits ne manquent pas de base solide.

Pour nous résumer nous dirons donc : Entre l'opinion des médecins des seizième, dix-septième et dix-huitième siècles qui, presque tous, voyaient dans la syphilis un véritable protée morbide, susceptible de revêtir les formes pathologiques les plus variées, et dans la plupart des affections chroniques acquises ou

héréditaires autant de métamorphoses de la maladie vénérienne ;
qui croyaient que cette affection pouvait rester à l'état latent
dans l'économie pendant un temps souvent très-long pour éclater
ensuite sous une des mille formes variées du cadre nosologique,
et qui, en conséquence de cette croyance, établissaient en principe la nécessité de soumettre tous les sujets atteints de syphilis,
à quelque degré et à quelque période que ce fût, à un traitement
mercuriel complet ; entre cette opinion, disons-nous, et l'opinion
actuelle qui circonscrit la maladie vénérienne à un certain nombre d'organes et de tissus, de quel côté se trouve la vérité ? Nul
doute qu'il n'y ait eu beaucoup de confusion et d'exagération
dans la première opinion, mais, en nous appuyant sur des faits
nombreux et que, pour la plupart, nous croyons concluants, nous
affirmons qu'en ce qui concerne spécialement l'influence de la
syphilis sur le système nerveux, il faut franchir le cercle étroit
dans lequel la plupart des syphilographes modernes ont cherché
à renfermer l'histoire de la syphilis.

Déjà MM. Lagneau et Depaul ont fait pour la syphilis du poumon ce que nous tentons aujourd'hui pour la syphilis du système nerveux ; d'un autre côté, MM. Rayer, Ricord, Gubler,
Schutzenberger, Foucaret, Budd, Dittrich ont signalé des altérations du foie qu'ils rapportent à la même cause. Nos lecteurs
apprécieront si les recherches que nous avons entreprises suffisent pour faire admettre également une syphilis du système nerveux.

Que si l'on s'étonne du silence que, dans ce court aperçu historique, nous gardons à l'égard de plusieurs auteurs qui ont en-
richi la science médicale de travaux importants sur la syphilis,
nous répondrons que leurs noms devant paraître souvent dans
le cours de ce travail, nous aurons mainte occasion d'apprécier
leurs écrits, et que d'ailleurs, dans ce qui précède, nous nous
sommes borné à quelques données permettant d'embrasser d'un
coup d'œil les diverses phases qu'a traversées la question avant
d'arriver jusqu'à nous.

INTRODUCTION

L'action du virus syphilitique sur le système nerveux peut être *directe* ou *indirecte*. Nous admettons que cette action est directe lorsque nous ne pouvons constater aucune lésion des tissus environnants capable de produire les symptômes nerveux observés. Dans le cas contraire, lorsque les tissus osseux, fibreux, les glandes sont altérés sous l'influence de la diathèse, nous sommes le plus souvent autorisés à ne considérer les troubles nerveux que comme la conséquence de ces lésions matérielles, comme des symptômes de la syphilis de ces divers tissus : de là deux 'grandes divisions :

I. Affections nerveuses syphilitiques proprement dites, ou syphilis du système nerveux.

II. Affections nerveuses symptomatiques d'altérations syphilitiques des tissus voisins.

C'est la première de ces divisions qui doit surtout nous occuper car c'est à elle que se rapporte spécialement ce qu'on peut appeler une affection nerveuse. La seconde cependant ne nous paraît pas moins importante à connaître par la diversité et la gravité des troubles que les manifestations syphilitiques étrangères au système nerveux sont capables de susciter dans les fonctions nerveuses.

La syphilis du système nerveux ne saurait plus être niée de nos jours. Les courtes données historiques dans lesquelles nous sommes entrés, les recherches fructueuses de quelques auteurs modernes sur la syphilis des autres viscères parlent assez haut pour nous dispenser de débattre une question que chacune de nos pages tend à résoudre.

Mais si aujourd'hui il n'est plus possible de nier la syphilis du système nerveux, il est un autre point de doctrine sur lequel les avis sont partagés : c'est de savoir s'il peut exister des affections nerveuses syphilitiques sans lésion matérielle des centres ou des branches nerveuses, ou si toujours des troubles nerveux doivent faire admettre un désordre matériel quelconque dans un point plus ou moins étendu du système nerveux. Nous devons à nos lecteurs notre opinion à cet égard.

Nous avons fait un certain nombre d'autopsies de syphilitiques morts des suites d'une affection nerveuse, et le plus souvent nous avons constaté des lésions organiques portant sur les centres nerveux, sans lésions concomitantes de leurs parois osseuse et fibreuse, et nous les relaterons avec tous les détails qu'elles comportent. Rien de plus naturel que de rattacher dans ces cas les désordres fonctionnels aux lésions cadavériques, et sur ce point il ne peut y avoir de doute. Rien de plus naturel encore que de rapporter à des lésions semblables certains faits cliniques ayant présenté l'ensemble symptomatique observé dans des cas semblables, alors même que la guérison est venue, en prouvant la puissance d'un traitement spécial, nous priver de la preuve palpable de la vérité de notre diagnostic.

Mais, dans nos recherches longues et laborieuses, nous avons encore rencontré un certain nombre de faits cliniques ayant trait à des troubles variés du système nerveux, à des douleurs, à des névralgies, à des attaques épileptiformes, à des chorées, à des paralysies très-variées, à des vésanies, dans lesquels il n'existait aucun signe qui nous permît de les rapporter à une des lésions matérielles que, de par les données anatomo-pathologiques, nous savons appartenir à la syphilis du système nerveux. Dans ces cas, en effet, il n'a existé aucun symptôme de congestion cérébrale ou médullaire, encore bien moins d'encéphalite, de méningite, de ramollissement ou de compression des centres nerveux ; les accidents consistent en de simples troubles fonctionnels ; ils peuvent durer un temps très-long sans que nous voyions, comme dans les affections organiques, leur succéder des symptômes graves, indiquant une lésion profonde des centres nerveux, et entraînant souvent rapidement la mort. Doit-on dans

ces cas admettre une lésion organique qu'il est impossible de
préciser, que rien ne révèle, et qui, à l'encontre de ce que nous
observons tous les jours, persisterait pendant un temps fort long
sans développement ultérieur et sans aggravation des accidents
dont elle serait la cause ?

Ce seront encore les recherches cadavériques qui nous fourni-
ront notre réponse.

M. Dumoulin, dans sa *Thèse sur les cachexies et la cachexie
syphilitique en particulier* (1), rapporte une observation de cachexie syphilitique, terminée par la mort. Le malade avait présenté, dix ans après l'accident primitif, des accès épileptiformes
qui revenaient d'abord très-fréquemment, puis plus rarement,
et qui disparurent spontanément au bout de douze ans ; ils furent
remplacés par des douleurs. A l'autopsie on constata la parfaite
intégrité du cerveau et de la face interne du crâne.

M. Rodet (2) a vu mourir deux syphilitiques à la suite de maladies du cerveau, et l'autopsie fit reconnaître que les centres
nerveux étaient parfaitement sains.

Un malade de M. Ricord meurt à l'Hôpital du Midi avec tous
les signes rationnels d'un ramollissement cérébral, après avoir
présenté à plusieurs reprises des symptômes de congestion cérébrale assez intense pour entraîner une *hémiplégie persistante :*
l'autopsie faite avec le plus grand soin par les hommes les plus
compétents, ne permet pas de découvrir dans les centres nerveux
la plus légère altération.

Que conclurons-nous de ces faits? qu'il existe des affections
nerveuses sans lésions?

Oui, si nous croyons que toute lésion doit laisser des traces
palpables, évidentes, siégeant toujours dans les solides, et que
nos moyens d'investigation ont acquis le dernier degré de per-
fectionnement possible.

Non, si nous croyons qu'il est des lésions qui échappent à
nos recherches cadavériques, que l'anatomie pathologique n'a
pas encore dit son dernier mot, que des troubles des liquides et

(1) *Thèses de Paris,* 1848.
(2) *Gaz. méd. de Lyon,* 1858.

des tissus vivants peuvent exister ou avoir existé sans qu'il nous soit possible de les constater après la mort.

Cette dernière manière de voir, disons-le de suite, est la nôtre.

1° Nous croyons que les troubles variés que nous voyons survenir dans les fonctions de l'innervation sous l'influence du virus syphilitique peuvent se rapporter à l'action de ce virus sur les liquides de l'organisme, et plus particulièrement sur le liquide sanguin ; que c'est souvent par l'altération du sang que l'innervation se trouve compromise à son tour et que là gît tout au moins la *lésion* qui rend compte des troubles variés que la syphilis produit du côté des fonctions nerveuses, lorsque l'autopsie n'a pu en trouver la cause palpable dans les solides.

2° Nous croyons encore que lorsque, comme chez le malade de M. Ricord, il a existé des signes manifestes de troubles dans la circulation cérébrale, et que l'autopsie ne donne que des résultats négatifs, on peut admettre une congestion cérébrale dont les traces, comme cela a si souvent lieu, se sont dissipées après la mort.

3° Nous croyons enfin que la congestion n'est pas la seule modification morbide de la circulation dans la syphilis, que cet état diathésique peut entraîner du côté des centres nerveux des troubles simulant plus ou moins exactement la congestion, et que nous sommes plus disposés à considérer dans quelques cas comme des symptômes d'anémie cérébrale. Nous développerons cette idée en temps et lieu.

Si l'on croit comme nous, on se rendra parfaitement compte du développement des affections nerveuses sous l'influence du virus syphilitique, et sans admettre des affections nerveuses sans *lésions,* on en admettra sans *lésions appréciables.*

Nous diviserons donc la première partie de notre travail en deux sections. La première comprendra les troubles nerveux syphilitiques sans lésions appréciables du système nerveux, la seconde, les affections nerveuses syphilitiques pouvant être rapportées à une altération persistante du système nerveux, ou à certains troubles de la circulation dont les traces disparaissent après la mort. Nous aurions pu rattacher à la première section certains faits de cette dernière catégorie, mais la ligne de démarcation est

souvent difficile à tracer, et nous verrons, d'après les résultats fournis par l'autopsie d'un malade de M. Gubian que, même après la
mort, on ne saurait toujours décider s'il existe ou non une lésion
matérielle appréciable. D'ailleurs la forme congestive de la
syphilis du système nerveux précède presque toujours les formes
plus graves, et pour toutes ces raisons nous l'avons fait rentrer
dans notre seconde section.

Ceci posé, l'ordre dans lequel nous aurons à étudier notre
sujet se déroule tout naturellement.

Dans notre première section, ayant affaire à des troubles fonctionnels, à ce que l'on peut considérer comme des névroses
nous les étudierons par fonctions, et nous passerons successivement en revue :

Les névroses du sentiment,
Les névroses du mouvement,
Les troubles de l'intelligence.

Dans notre seconde section nous étudierons les désordres fonctionnels qui accompagnent les altérations organiques du système
nerveux, altérations que nous réunissons sous le nom de syphilis
cérébro-spinale, dans laquelle, nous fondant sur l'anatomie
pathologique, nous reconnaissons deux formes principales :

La forme inflammatoire,
La forme exsudative.

Ces deux formes sont précédées le plus communément de
troubles passagers se rapportant très-exactement à la congestion;
nous les avons donc fait précéder d'une première forme, la forme
congestive, laquelle nous l'avons déjà dit, peut constituer à elle
seule l'affection tout entière et se terminer par la mort. Nous
étudierons successivement ces trois formes de la syphilis cérébro-spinale, nous nous occuperons de leur anatomie pathologique, de leurs symptômes, de leur marche, de leur pronostic, et
nous terminerons cette seconde division par quelques considérations sur les causes qui nous paraissent favoriser la localisation de la syphilis sur le système nerveux.

Passant alors aux faits dans lesquels les désordres nerveux reconnaissent manifestement pour cause une lésion syphilitique étrangère au système nerveux, nous verrons quels sont ces désordres, et comment leur ensemble symptomatologique varie suivant la portion du système nerveux qui se trouve lésée ou seulement gênée dans ses fonctions. Ce sera l'objet de la seconde partie de notre travail.

Possédant alors tous les matériaux nécessaires, nous pourrons traiter avec détails la grande question du diagnostic des affections nerveuses dues à la diathèse syphilitique, et nous le ferons avec la prudence que comporte une question si grave et si importante. Nous verrons qu'en l'absence de cette certitude si rare en médecine, on peut, en appelant à son secours toutes les données diagnostiques, quelque minimes qu'elles paraissent, jeter néanmoins un grand jour sur ce sujet obscur, et arriver à un faisceau de probabilités qui permettent de marcher hardiment dans la seule voie thérapeutique vraiment utile dans ces cas.

Nous terminerons enfin par quelques règles thérapeutiques que nous croyons utile de rappeler, et par les conclusions générales qui doivent résumer notre travail.

PREMIÈRE PARTIE

SYPHILIS DU SYSTÈME NERVEUX PROPREMENT DITE.

PREMIÈRE SECTION

AFFECTIONS NERVEUSES SYPHILITIQUES SANS LÉSION APPRÉCIABLE.

Que doit-on entendre par affection nerveuse syphilitique sans lésion appréciable ?

Nous avons déjà exprimé notre manière de voir dans les pages qui précèdent, mais nous ne croyons pas inutile d'entrer derechef sur ce point dans quelques détails.

On doit évidemment comprendre sous le nom d'affection nerveuse syphilitique sans lésion appréciable, des troubles fonctionnels du système nerveux qu'un examen attentif ne peut faire rattacher à aucune lésion manifeste de la substance nerveuse ou des tissus environnants. Est-ce à dire que dans ces cas il n'existe aucune lésion ? Nous nous garderons bien de l'affirmer, car il nous paraît difficile de comprendre le désordre d'une fonction sans aucun dérangement dans les organes qui président à cette fonction, mais ce que nous pouvons affirmer, c'est que dans l'état actuel de nos connaissances, avec les moyens d'investigation dont nous disposons, ces lésions nous échappent.

Déjà, à mesure que nos moyens d'investigation se sont perfectionnés, un grand nombre d'affections considérées auparavant comme essentielles, comme idiopathiques, ont été successivement rapportées à leurs causes organiques plus ou moins évidentes, et le cercle des maladies et des troubles purement fonctionnels a toujours été se rétrécissant. On peut donc prévoir qu'un jour viendra où les affections dont aujourd'hui encore la

2

cause organique nous échappe, et que pour cette raison seulement nous considérons comme de simples troubles fonctionnels, figureront comme symptômes de telle ou telle lésion encore inconnue aujourd'hui. Mais jusque-là la force des choses nous fait une loi de maintenir la classe des affections sans lésion d'organe, et en restreignant la question au sujet qui nous occupe, voyons quelles sont les affections nerveuses syphilitiques qui doivent figurer dans cette division de notre cadre.

Bien des auteurs admettent, comme nous, la possibilité de troubles nerveux syphilitiques indépendants de toute lésion organique appréciable; voici quelques citations à l'appui de ce que nous avançons :

« Le virus syphilitique peut aussi agacer les nerfs et en trou-
« bler l'harmonie sans qu'il paraisse d'altération aux parties ; de
« là des douleurs de tête, des douleurs articulaires, les tremble-
« ments, l'épilepsie, accidents qui, quoique produits par bien
« d'autres causes, le sont quelquefois par le virus vénérien (1).

« La syphilis peut agir directement, idiopathiquement sur le
« système nerveux, » ont écrit MM. Monneret et Fleury (2)...
« Les douleurs syphilitiques, névrose syphilitique, douleurs rhu-
« matoïdes, douleurs syphilitiques périarticulaires ne doivent
« pas être confondues avec celles qui accompagnent les lésions
« du système osseux... Elles précèdent, accompagnent ou sui-
« vent les accidents secondaires ; elles sont caractérisées par une
« sensation de pression, de déchirement, de perforation ; elles
« ne coïncident avec aucun changement dans le volume, la
« forme, la température des parties affectées..... Tous les au-
« teurs admettent des migraines, des amauroses, des dyspepsies
« syphilitiques... Nous ne contestons pas l'existence des névroses
« syphilitiques, mais nous croyons que leur histoire n'est pas en-
« core établie sur des bases suffisamment solides.

« La syphilis, » dit à son tour M. Ricord, « peut agir idiopathi-
« quement sur le cerveau et sur la moelle épinière. Il est certain
« que des affections des enveloppes membraneuses des cavités

(1) *Dictionn.* en 60 vol., art. *Syphilis*, t. LIV, p. 131.
(2) *Compend. de méd. prat.*, art. *Syphilis*, t. VIII, p. 57 et 67.

« osseuses entraînent des lésions fonctionnelles des centres ner-
« veux, mais ce ne sont plus des altérations idiopathiques. Y a-t-il
« foncièrement et sans lésion préalable appréciable des enve-
« loppes des cas où la maladie porte seule sur le système ner-
« veux? Il paraît que oui. Pour notre part nous avons trouvé,
« dans le cerveau même, des tubercules déterminant des accidents
« du côté des fonctions, mais nous sommes convaincus aussi,
« qu'il peut y avoir des lésions de la motilité et de la sensibilité
« auxquelles on n'a pu trouver d'autre cause que la vérole... Les
« accidents du côté des centres nerveux que vous trouverez
« encore assez souvent sont l'épilepsie, la catalepsie. Tenez
« compte de l'élément syphilitique chez les sujets devenus ca-
« taleptiques après avoir subi l'infection vénérienne; tenez-en
« compte aussi dans l'étude de toutes les maladies nerveuses (1).

Sandras disait dans une leçon clinique sur les maladies chroniques et nerveuses : « L'an dernier, j'ai pendant quelques mois
« montré un homme à formes athlétiques atteint d'une paralysie
« générale progressive de nature syphilitique qui guérit compléte-
« ment, malgré l'apparente gravité du mal, et la guérison fut si
« prompte qu'il faut éloigner toute idée d'altération organique (2).

« La syphilis est une cause assez commune d'amaurose. Je ne
« parle pas de celles qui se développent par suite de la com-
« pression que peut exercer sur le nerf optique ou sur les parties
« centrales une production nouvelle; je parle de celles qui sont
« dues à une action spécifique du virus syphilitique sur les fonc-
« tion de la rétine (3).

« La douleur ostéocope reste longtemps douleur sans lésion
« appréciable ; il est des gens qui l'éprouvent pendant plu-
« sieurs mois sans qu'on observe chez eux autre chose qu'un
« amaigrissement progressif, un dérangement dans les fonctions
« de nutrition (4).

« Il n'est pas douteux que des productions syphilitiques déve-
« loppées au voisinage des organes nerveux ne puissent donner

(1) Ricord, *Gaz. des hôpit.*, 1846, p. 78.
(2) Sandras, *Union méd.*, 15 mai 1852.
(3) *Ibid.*, 5 août 1852.
(4) Ricord, *loc. cit.*, p. 2.

« lieu à des affections variées de ce système. Mais je suis con-
« vaincu aussi que le seul vice syphilitique est capable de faire
« naître de véritables névroses, c'est-à-dire des maladies ner-
« veuses sans altérations anatomiques appréciables, comme le
« plomb, la chlorose, etc... MM. Trousseau et Pidoux ont observé
« diverses névroses syphilitiques, entre autres des névralgies net-
« tement intermittentes et diurnes. On a beaucoup parlé de l'in-
« fection vénérienne comme cause de l'aliénation mentale. Elle
« est particulièrement indiquée par Esquirol, Germain et Bou-
« chet, et par le docteur Erlenmeyer, et il est une observation que
« l'on peut faire sur beaucoup d'individus atteints de syphilis
« ancienne : on remarque chez eux un état cachectique des plus
« caractérisés, presque toujours compliqué d'une tendance hypo-
« chondriaque ou mélancolique, parfois même de pensées de
« suicide... J'ai vu au moins trois cas de paralysie attribuables à
« la syphilis dans lesquels les particularités de l'affection ne per-
« mettaient pas d'admettre aucun désordre anatomique des cen-
« tres ou des cordons nerveux. Chez ces malades, la rapidité de
« la guérison contraste avec la lenteur de l'amélioration lors-
« qu'il s'agit d'une lésion matérielle (1).

A l'occasion d'un fait pathologique très-intéressant dont nous
reparlerons, M. Teissier (de Lyon) a fait récemment au sein de
la Société impériale de médecine de Lyon la profession de foi
suivante : « Pourquoi n'admettrait-on pas que cette affection »
« (encéphalopathie avec symptômes de ramollissement cérébral)
« est un mode de manifestation de la syphilis ? Ricord et avec
« lui tous les syphilographes reconnaissent bien des névralgies
« syphilitiques. Or, si la vérole agit sur les nerfs, elle peut
« bien exercer aussi son action délétère sur les centres nerveux.
« La syphilis, en définitive, est un empoisonnement compa-
« rable à l'intoxication saturnine dont on connaît les funestes
« effets sur le fonctionnement du système nerveux central. Il
« ne répugne nullement d'admettre que le virus syphilitique
« peut modifier les propriétés de la pulpe cérébrale à l'instar

(1) O. Landry, *Monit. des hôpit.*, 1855.

« d'un grand nombre de véritables poisons, sans faire naître de
« lésions anatomiques sensibles (1) ».

M. Diday (2) pense, d'une manière générale, que, quand la
syphilis existe, elle se manifeste par des lésions anatomiques; il
n'admettrait en tous cas la nature syphilitique de lésions purement fonctionnelles qu'autant que ces lésions auraient cédé rapidement à l'influence d'un traitement antisyphilitique. De plus,
il lui répugnerait de considérer de semblables lésions comme un
produit de la vérole si elles ne coexistaient pas avec les manifestations matérielles ordinaires de la maladie.

Notre manière de voir est encore entièrement conforme à
celle de M. Hildenbrandt (3) qui s'exprime ainsi :

« Dans un grand nombre d'affections cérébrales certainement
« l'altération matérielle échappe à la portée de nos sens et de
« tous nos moyens d'investigation : l'altération fonctionnelle est
« alors la seule qu'on puisse constater. Il en est ainsi des phréno-
« pathies. L'anatomie pathologique de ces affections, comme
« celle de la plupart des affections nerveuses, est tout à faire ;
« on en connaît à peine le premier mot. Mais conclure de l'igno-
« rance où nous sommes, la plupart du temps, des lésions ma-
« térielles à l'absence de ces lésions, ce serait certes avoir une
« foi trop absolue dans la valeur du scalpel, du microscope ou
« des réactifs chimiques; ce serait de la présomption. Il y a
« donc lieu d'admettre, sans crainte de voir taxer d'absurdité
« une semblable opinion , que la syphilis peut déterminer
« dans le cerveau *une lésion réelle, quoique inappréciable*, etc... »

Nous voyons, par ces diverses citations, qu'on fait figurer parmi les troubles nerveux fonctionnels dus à la syphilis, les affections nerveuses les plus variées, portant soit sur la sensibilité,
soit sur la motilité, soit sur les facultés intellectuelles, soit enfin
sur plusieurs de ces fonctions à la fois. Reprenons une à une
ces différentes séries d'accidents, et voyons ce que l'observation
des faits nous apprend à leur sujet.

____

(1, 2) *Gaz. méd. de Lyon*, 1858, n° 16.

(3) Hildenbrandt, *De la syphilis dans ses rapports avec l'aliénation mentale. Thèses de Strasbourg*, 1859, 2ᵉ série, n° 478.

CHAPITRE PREMIER

NÉVROSES DOULOUREUSES

Quand on parle de douleurs chez les syphilitiques, on réveille naturellement l'idée d'un des symptômes caractéristiques de la syphilis, des douleurs ostéocopes, les seules à peu près dont on se préoccupe en général, et contre lesquelles on ait songé jusqu'ici à agir énergiquement.

Ces douleurs sont cependant loin d'être les seules douleurs des syphilitiques ; il en est d'autres qui méritent également de fixer notre attention, car si elles ne constituent pas, dans la plupart des cas, une véritable affection nerveuse, elles sont cependant toujours un symptôme nerveux important, et dans quelques cas, existant seules, elles constituent l'affection tout entière. Nous séparons des douleurs syphilitiques, pour nous en occuper spécialement, les névralgies qui dans leur manière d'être, avec leurs points de départ et leurs trajets fixes, ont une physionomie assez distincte pour justifier cette séparation.

Les douleurs qui vont nous occuper se rapportent aux deux périodes généralement admises dans l'évolution de la syphilis constitutionnelle, et nous verrons les unes accompagner la période de transition et la période secondaire de la syphilis, ce sont les douleurs rhumatoïdes, tandis que les autres appartiennent en propre à la période tertiaire, ce sont les douleurs ostéocopes.

ARTICLE PREMIER

DOULEURS RHUMATOÏDES OU RHUMATALGIE SYPHILITIQUE

Les douleurs rhumatoïdes syphilitiques ont aussi été désignées sous le nom de douleurs prodromiques. Elles se rapportent en effet le plus souvent à cet état général de l'économie qui précède de peu de jours le début des premiers symptômes secondaires et que quelques pathologistes désignent sous le nom de *fièvre d'invasion*. Nous ne conserverons pas à cet état morbide ce nom de fièvre d'invasion ni celui de *fièvre syphilitique* (Vidal de Cassis), parce qu'il ne s'accompagne en général ni d'accélération du pouls, ni de chaleur, ni d'anorexie, ni du changement des urines qui coïncide avec un véritable mouvement fébrile, et parce que le plus souvent des troubles de la motilité et de la sensibilité, des symptômes nerveux, en un mot, le constituent presque exclusivement.

En effet, le malade commence par éprouver dans la tête une souffrance dont le propre est d'être perçue comme siégeant dans le cuir chevelu. Elle est ordinairement plus vive au front et à l'occiput; le patient a comme un cercle de feu autour du crâne ; toute la tête peut être prise, ou bien seulement une moitié de la tête, une des régions temporales (migraine, hémicrânie). Ce symptôme, lorsqu'il n'est pas combattu, augmente souvent rapidement d'intensité et devient parfois une véritable torture ; il jette quelquefois les malades dans un profond désespoir et peut faire naître des idées de suicide. Lorsque cette douleur persiste avec une certaine intensité, on lui donne quelquefois le nom de *céphalée*. M. Ricord range ce symptôme parmi les accidents secondaires précoces avec l'exanthème et l'engorgement des ganglions cervicaux. Il est d'observation qu'il précède souvent tout autre symptôme secondaire.

A ces douleurs de tête se joignent souvent, après un temps plus ou moins long, d'autres douleurs de même nature, qui ont été comparées aux douleurs rhumatismales. Elles siégent ordinairement au voisinage des articulations, et suivant quelques observateurs, plus spécialement aux lombes, à la nuque, au sternum, sur les parois costales ; nous les avons souvent rencontrées dans la continuité des membres, dans la profondeur des masses musculaires, par exemple à l'épaule.

Nous ne mettons pas au nombre des signes qui caractérisent cette classe de douleurs syphilitiques, l'exacerbation nocturne, parce que nous l'avons constatée d'une manière bien moins constante que pour les douleurs ostéocopes. Les douleurs rhumatoïdes viennent par crises, cela est vrai, mais le jour ou la nuit paraissent exercer peu d'influence sur le retour de ces crises, et si ce signe se trouve mentionné par un grand nombre d'auteurs avec une certaine insistance, cela vient, pensons-nous, de la confusion qui a longtemps régné entre toutes les sortes de douleurs syphilitiques, confusion que nous retrouvons encore dans un article de Chomel (1). C'est à M. Ricord surtout que nous devons de savoir distinguer les douleurs rhumatoïdes syphilitiques des douleurs ostéocopes. Ainsi, il a reconnu que les douleurs rhumatoïdes n'ont pas la fixité des douleurs ostéocopes, qu'elles n'occupent pas la même place à chaque accès, que les pressions exercées pendant les intermittences ne les réveillent pas ; de plus elles peuvent occuper toutes les parties du corps et sont tantôt superficielles, tantôt plus profondes; le malade ne peut indiquer d'une manière précise ni leur point de départ ni leur trajet.

N. de Blegny (1696) pressentait déjà cette distinction, car il dit en parlant des signes du septième degré de la maladie vénériennne, troisième degré de la vérole : « Beaucoup de sérosités « impures se séparent d'avec le sang, transsudent à travers les « tuniques des vaisseaux qui le contiennent et se répandent « universellement dans le corps, où elles causent des accidents « différents selon les diverses parties où elles s'attachent, ou « selon les sortes de matières avec lesquelles elles sont mêlées. « C'est ainsi qu'en piquant les nerfs et les membranes en plu- « sieurs lieux et en divers temps, elles font les douleurs incon- « stantes qui se font sentir tantôt dans une partie, tantôt dans une « autre. » Puis il ajoute en traitant du degré suivant : « Pour « dire quelque chose du dernier et du plus terrible degré des « maladies dont je parle, il est aisé de conjecturer qu'il n'arrive « que quand la matière vénérienne est profondément attachée « à des parties intérieures, parce qu'elle cause alors des douleurs « qui ne changent jamais de lieu, en piquant continuellement « les fibres nerveuses des parties qui reçoivent son action, qu'elle « fait des caries, des exostoses, etc..., qu'elle fait même souvent « des ulcères dans les poulmons et dans les autres parties prin- « cipales (2). » Ces dernières douleurs seules présentent, selon de Blegny, des exacerbations nocturnes.

(1) *Petit Dictionn. de médecine*, en 2 vol., t. II, p. 537. Paris, 1822.
(2) N. de Blegny, *l'Art de guérir les mal. vén.* Lahaye, 1696, t. I, p. 79.

Hunter dit que la fièvre syphilitique ressemble à la fièvre rhumatique. En parlant des symptômes constitutionnels il fait mention de douleurs semblables aux douleurs rhumatismales.

Gamberini, dans un travail (1) destiné à faire ressortir les différences entre la syphilis secondaire et la syphilis tertiaire, donne aux douleurs de la première période le nom de rhumatalgie musculaire vénérienne et en rapporte huit observations détaillées.

Pendant que M. G. Sée faisait en 1852 l'intérim de M. Andral à la Charité, il eut dans ses salles deux femmes et un homme qui tous trois présentaient des douleurs qu'on avait longtemps rapprochées du rhumatisme, et qui étaient évidemment sous la dépendance d'une syphilis constitutionnelle; dans un de ces cas, relaté avec détails (2), ces douleurs siégeaient dans les genoux et remontaient jusqu'aux cuisses ; elles n'étaient pas nocturnes et furent avantageusement combattues par l'iodure de potassium.

En même temps que ces douleurs prodromiques ou rhumatoïdes, on voit survenir de la faiblesse musculaire, parfois de la roideur musculaire ; d'autres fois la douleur vive est remplacée par un engourdissement, un sentiment de pesanteur et de fatigue ; il peut même survenir de véritables contractures musculaires augmentant pendant les accès douloureux. Nous avons été témoin d'un cas de ce genre à l'Hôtel-Dieu, dans le service de M. le professeur Trousseau. A ces symptômes locaux se joint un malaise général, de l'abattement ; les traits du malade s'altèrent ; il est triste, préoccupé, et c'est à cet ensemble de symptômes qu'on a quelquefois donné le nom de fièvre d'invasion, lors même que les signes essentiels de l'état fébrile font défaut.

Tel est brièvement le tableau que présente l'individu syphilitique au début de la période de généralisation de la maladie ; on voit donc que, contrairement à l'opinion généralement admise, ce ne sont pas des manifestations vers la peau ou les muqueuses qui marquent l'invasion de la syphilis constitutionnelle, mais bien des symptômes qui se rapportent presque exclusivement au système nerveux, et parmi ces symptômes le plus sail-

(1) Gamberini, *Bull. delle scienze med.*, 1847.
(2) *Union médic.*, 9 décembre 1852.

lant peut-être et certainement le plus fréquent, c'est le symptôme *douleur*. On peut donc dire qu'il existe ordinairement une phase de la vérole où la douleur en est le seul ou le principal signe apparent, et ce fait donne à la constatation de cette douleur une grande importance.

Nous trouvons dans une note lue à la Société de biologie par M. Charlon (1) :

« Souvent l'infection générale a pour premier symptôme des « douleurs dans les membres, douleurs peu aiguës qui s'accrois- « sent par la marche et par le mouvement et s'accompagnent « d'une lassitude et d'une faiblesse particulières. En 1851, à « Rome, ce symptôme a été constaté dans presque tous les cas. « Plusieurs fois je l'ai noté au quarantième jour après l'appari- « tion du chancre. Ces douleurs ont un spécifique vraiment « merveilleux dans l'iodure de potassium, mais elles récidivent « en s'aggravant, et il faut revenir à l'iodure.

Quelques auteurs, entre autres Astruc et Jos. Franck, ont distingué une variété de ces douleurs rhumatoïdes à laquelle ils ont donné les noms de lumbago syphilitique (Astruc) ou de rachialgie (Jos. Franck). Mais le plus souvent ces douleurs n'étant en effet qu'une variété des douleurs que nous étudions en ce moment, et n'ayant de particulier que leur siége, ne méritent pas de mention spéciale ; il en est d'autres qui accompagnent les lésions syphilitiques de la moelle ou de la colonne vertébrale et que nous retrouverons dans la symptomatologie de ces affections.

Sigmund (2) insiste sur l'importance diagnostique des douleurs rhumatoïdes comme appartenant aux premières manifestations de l'influence syphilitique. Les symptômes qui, suivant cet auteur, suffisent, en l'absence de tout symptôme secondaire ordinaire, pour affirmer que la vérole devient constitutionnelle sont : une peau jaunâtre, sèche, flétrie, ayant perdu son élasticité, une diminution de l'énergie musculaire, une nutrition en souffrance, un amaigrissement rapide, des troubles divers de la digestion, des douleurs de la tête, de la nuque, des articulations et des muscles, un sommeil troublé, le moral affecté, parfois des

(1) *Ann. des mal. de la peau et de la syphilis*, t. IV, p. 161.
(2) *Wiener med. Wochenschrift.* 1856, nᵒ 18.

mouvements fébriles. Cet état, suivant Sigmund, s'accompagne souvent d'une altération peu marquée des ganglions.

A cette première phase en succède plus ou moins promptement une seconde caractérisée par une ou plusieurs des localisations généralement reconnues soit sur la peau, soit sur les muqueuses, soit vers quelque autre organe, l'œil par exemple, soit enfin par quelqu'un des autres accidents nerveux que nous étudierons. Le plus souvent, plusieurs de ces localisations se font simultanément ou dans un temps très-court, et voilà pourquoi le symptôme nerveux ou bien passe inaperçu, ou bien n'est pas rapporté à sa véritable cause ; les exemples de ce genre ne nous manqueront pas.

Les tableaux suivants montrent la grande fréquence des douleurs rhumatoïdes ou prodromiques et leurs principaux siéges :

Sur 297 cas de syphilis confirmée, le docteur Cassola de Syracuse a noté 222 fois l'existence de douleurs rhumatoïdes ou prodromiques ; ces douleurs se répartissaient, quant à leur siége, comme suit :

Douleurs vagues générales........................	119 fois.
— bornées aux membres inférieurs..........	55
— — — — supérieurs.........	23
— — — articulations.....	10
— — à la tête......................	6
— — à l'abdomen et aux lombes........	6
— — à la poitrine	3
Ensemble........	222 fois (1).

Les 254 observations que nous avons analysées pour ce travail nous ont donné les résultats suivants :

Douleurs vers les articulations	31 fois.
— bornées à la tête..........	28
— — aux membres.....	10
— vagues générales........	8
Ensemble........	69 fois.

(1) *Gaz. Toscana*, nov. 1843, et *Ann. des mal. de la peau et de la syphilis*, t. I, p. 285.

Nous sommes persuadé que ces derniers chiffres sont loin d'exprimer la fréquence réelle de ces douleurs, car la plupart des observations rapportées par les auteurs sont trop laconiques pour que dans leur rédaction on ait tenu compte de tous les symptômes.

Quel est le mécanisme par lequel le virus syphilitique produit les douleurs que nous venons de décrire ? Cette question ne saurait recevoir de solution absolue, et en cela notre ignorance n'est ni moindre ni plus grande que dans une foule de questions analogues qui se présentent à chaque pas dans les recherches étiologiques ou pathogéniques. Cependant, avec la plupart des auteurs anciens, avec Vidal de Cassis, avec M. Ricord, nous admettons que c'est par une modification spéciale du sang que le virus manifeste son action sur l'organisme tout entier et sur le système nerveux en particulier.

« Sans agiter la question du mécanisme à l'aide duquel se produit
« l'infection syphilitique constitutionnelle, » dit M. Ricord (1), « il
« est aujourd'hui expérimentalement prouvé qu'un des premiers
« effets saisissables de cette espèce de résorption du pus virulent
« qui va constituer la diathèse syphilitique, consiste en une altéra-
« tion constante du sang. Dans ce qu'on peut considérer avec Cata-
« née comme la période d'incubation des accidents secondaires,
« on trouve déjà le sang plus ou moins altéré, de telle façon que,
« soit avant, soit après la manifestation des accidents secondaires,
« l'inspection du sang et les phénomènes qui peuvent dépendre
« de la circulation générale peuvent servir à éclairer sur l'état
« morbide de la constitution. Déjà de Jessen en 1618 et Co-
« schwitz en 1728 pensaient qu'on pouvait reconnaître la vérole
« à l'inspection du sang. Dès que la syphilis a pénétré dans l'éco-
« nomie, c'est sur les globules du sang qu'elle porte son action.
« La diminution des globules détermine une variété de la chlo-
« rose : coloration particulière de la peau, vices de la circulation,
« courbature générale, douleurs rhumatoïdes avec exacerbations
« nocturnes siégeant dans le voisinage des articulations sans y
« déterminer ni gonflement ni changement de couleur de la
« peau, céphalalgie, céphalée, hémicrânie, douleurs névralgiques
« de la cinquième paire, paralysie de la septième, alopécie, tor-

____

(1) *Bullet. gén. de thérap.*, t. XXVII, p. 111.

« ticolis, etc... Tous ces symptômes constituent une première
« manifestation d'accidents secondaires rarement précédés ou
« accompagnés de mouvements fébriles ; c'est la *chlorose syphi-*
« *litique* qui, même en l'absence de tout symptôme pathogno-
« monique, de toute éruption caractéristique, peut être recon-
« nue et traitée convenablemént. »

« Assurément, » dit à son tour M. Teissier (de Lyon) (1), « on
« ne peut nier qu'un individu qui a contracté la syphilis, n'ait
« par cela même une altération du sang, car ce n'est qu'en pas-
« sant par ce liquide et en l'imprégnant, que le virus inoculé a
« pu produire la vérole constitutionnelle... Ce n'est aussi que par
« l'intermédiaire d'un sang altéré qu'un homme qui a eu la vé-
« role constitutionnelle, et qui n'en présente plus aucun signe
extérieur, peut cependant, comme on l'observe quelquefois,
procréer des enfants syphilitiques. »

M. Gubler (2) est moins précis dans son appréciation lorsqu'il
dit :

« Suivant toute probabilité le virus n'existe pas dans le sang à
« l'état où il se rencontre dans l'ulcération primitive ; tout au
« plus devons-nous y admettre la présence d'un nouveau poison
« qui, pour en être une simple transformation, est néanmoins
« très-différent du virus chancreux. Si l'on tient à faire intervenir
« nécessairement un virus syphilitique pour expliquer les phéno-
« mènes variés de la diathèse, c'est à un virus atténué qu'il faut
« s'adresser. Quoi qu'il en soit de cette distinction, il est com-
« mode d'admettre que le poison syphilitique circule en entier
« dans toute l'économie ; c'est aussi l'opinion à laquelle on se
« rattache généralement. Un de nos maîtres, partant de cette
« donnée, croit même que le virus peut vicier primitivement le
« sang et porter le désordre dans le système nerveux. » Ce maître dont parle M. Gubler est sans doute Lallemand. Cet observateur, dont les travaux nous ont fourni plusieurs faits importants,
admet en effet une action directe du virus syphilitique sur le système nerveux par l'intermédiaire du sang. Nous savons aussi que
telle est également l'opinion de M. Rayer.

(1) *Gaz. méd. de Lyon*, 1857, n° 10.
(2) *Mém. sur l'ictère syphilitique*, p. 30.

Nous pensons donc être dans le vrai en admettant que les manifestations nerveuses dues au virus syphilitique, transformé ou non transformé, se font par l'intermédiaire du sang, que ces manifestations soient purement fonctionnelles, comme celles qui nous occupent en ce moment, ou qu'elles s'accompagnent de lésions anatomiques variées du tissu nerveux lui-même, comme celles que nous étudierons plus loin.

Ce que nous avons dit de l'extrême fréquence des douleurs prodromiques ou rhumatoïdes pourrait à la rigueur nous dispenser de citer des observations cliniques ayant spécialement trait à ce symptôme nerveux, puisque nous le retrouverons mentionné dans un grand nombre d'observations ultérieures. Nous croyons néanmoins devoir rappeler brièvement ici quelques faits dans lesquels la douleur a constitué à elle seule toute l'affection nerveuse.

L'observation 1 est en outre remarquable en ce que deux ans s'étaient écoulés depuis l'apparition du phénomène initial, que pendant ce long espace de temps, alors même qu'il n'avait été fait aucun traitement spécifique, il n'était survenu aucun accident constitutionnel; en ce que la céphalalgie a existé comme seul symptôme secondaire, qu'elle était nocturne et a disparu avec une prodigieuse rapidité sous l'influence de l'iodure de potassium. M. Diday (1), comme M. Charlon et d'autres praticiens, signale l'action vraiment spécifique de l'iodure de potassium contre ce symptôme secondaire précoce.

Dans l'observation 2, empruntée à B. Bell, la douleur occupe toute la tête; son caractère nocturne est beaucoup moins tranché; les antécédents de la malade et l'existence de taches portant « un véritable cachet vénérien » indiquent à Bell la véritable nature de cette céphalée qu'on avait inutilement traitée pendant trois ans, et qui céda définitivement « à l'emploi du mercure « poussé jusqu'à la salivation. »

Dans l'observation 3, recueillie par l'un de nous, l'affection nerveuse syphilitique présentant tous les caractères des douleurs rhumatoïdes, était accompagnée de roséole syphilitique et d'une arthrite. Le diagnostic ne pouvait donc guère s'égarer; le traitement mercuriel fut institué aussitôt par M. Rayer et donna immé-

____

(1) *Gaz. méd. de Paris,* année 1848.

diatement un résultat favorable. Remarquons que dans ce cas le caractère nocturne des douleurs était à peine marqué.

L'observation 4 est encore un de ces cas où la céphalée, indépendante de toute lésion appréciable, se manifeste comme premier symptôme secondaire, symptôme dont la véritable nature, grâce surtout aux dénégations du malade, a été méconnue jusqu'à l'apparition de l'alopécie et des condylômes à l'anus.

Enfin l'observation 5 empruntée à M. Ricord, nous montre très-nettement sur le même sujet la réunion des deux espèces de douleurs syphilitiques dont nous admettons l'existence, chaque espèce se présentant dans ce cas avec les caractères qui lui sont propres. C'est là ce qui donne à cette observation son principal intérêt.

OBSERVATIONS.

OBSERVATION 1. — Homme de vingt-cinq ans, a eu un chancre en 1842. Pas de traitement mercuriel; pas d'accidents secondaires. En 1844, céphalée opiniâtre, nocturne, fixée à la bosse frontale droite. Aucun symptôme vénérien concomittant. Insuccès des médications les plus variées. Guérison en trois jours par l'iodure de potassium : 1ᵍʳ,00, puis 2ᵍʳ,00 par jour. (DIDAY, in *Annales des maladies de la peau et de la syphilis*, t. II, p. 259.)

OBSERVATION 2. — Femme de trente ans. Depuis trois ans, céphalée occupant toute la tête, provoquant souvent de l'insomnie et un affaiblissement très-grand. Insuccès de tous les moyens employés. Un an auparavant, éruption de taches portant un véritable cachet vénérien, et ulcère fétide sur le sternum. Le mari avait eu des chancres et des bubons; la femme avait accusé en même temps une douleur dans la vulve, douleur qui avait guéri sans traitement. Céphalée et ulcère cèdent au mercure poussé jusqu'à la salivation. (B. BELL, *Maladies vénériennes*, t. II, p. 666.)

OBSERVATION 3. — *Douleurs rhumatoïdes, arthrite du genou et du gros orteil droits; syphilis secondaire; traitement mercuriel. Guérison.* — E. M..., couturière, vingt ans, entre à la Charité (service de M. Rayer) le 3 septembre 1858, se disant malade depuis huit jours. Fille grande et forte, née de parents sains. Enceinte pour la première fois il y a huit mois, elle fit une fausse couche au terme de quatre mois; depuis lors pertes blanches. Depuis six semaines, douleurs dans les grandes lèvres. Pas de traitement antérieur.

État actuel : douleurs datant de quinze jours, siégeant dans toute la moitié droite du corps, principalement dans l'épaule droite, au niveau des septième et huitième espaces intercostaux, au niveau de la crête iliaque et dans la cuisse, douleurs assez vives paraissant s'exaspérer par la chaleur du lit. Genou droit très-volumineux; rougeur, gonflement produit par un épanchement; jambe fléchie sur la cuisse. Les mêmes accidents ont envahi l'articulation du gros orteil du pied droit. Plaque muqueuse à la face interne de chacune des grandes lèvres; écoulement vaginal blanc, abondant; engorgement des ganglions inguinaux, roséole sur le dos et la poitrine, taches cuivrées sur les avant-bras, alopécie commençante. — M. Rayer pose le diagnostic : *Douleurs rhumatoïdes, probablement de nature syphilitique et arthrite.* (Eau de Sedlitz; ventouses sur le genou; deux pilules de Sedillot.)

Le 15, le genou est guéri, mais l'orteil est encore douloureux; les plaques muqueuses sont guéries, la roséole a disparu. (Continuer les pilules de Sedillot. Sangsues sur l'orteil.)

Le 17, pas de changement. (Trois pilules de Sedillot.)

Depuis lors amélioration graduelle dans l'état local. Dès le 16, les douleurs rhumatoïdes avaient entièrement disparu.

Le 15 octobre, la malade quitte l'hôpital complétement guérie, en promettant de continuer le traitement mercuriel. (Observation inédite.)

OBSERVATION 4. — Jeune homme. Céphalée depuis plusieurs jours, siégeant à la région frontale droite, augmentant d'intensité la nuit. Insuccès de diverses médications. Il survient de l'alopécie qui fait soupçonner une diathèse syphilitique. Le malade nie, mais M. Minich constate l'existence de condylômes à l'anus et de taches cuivrées fort suspectes sur la poitrine. Traitement par le sublimé d'après la formule de Dzondi. Guérison de la céphalée en trois ou quatre jours. (MINICH, de Padoue, *in Annales de thérap.*, t. V, p. 428.)

OBSERVATION 5. — Homme de trente ans, a eu, il y a un an, un chancre induré, deux mois après plaques muqueuses à la gorge. Depuis un mois, douleurs vives dans les cuisses, n'augmentant pas par la pression. Douleurs beaucoup plus intenses, plus fixes sur les pariétaux, augmentant par la pression. Les unes et les autres s'exaspèrent la nuit, d'où insomnie durant depuis quinze jours. Traitement

mercuriel et iodé. Les douleurs rhumatoïdes cèdent rapidement ; les douleurs ostéocopes cèdent lentement à l'iodure de potassium seul.
(Ricord, *in Bullet. gén. de thérap.*, t. XXXVIII, p. 130.)

ARTICLE II

DOULEURS OSTÉOCOPES

On s'étonnera peut-être de nous voir placer les douleurs ostéocopes au nombre des troubles nerveux fonctionnels indépendants d'une lésion organique, alors qu'il est généralement admis que ces douleurs sont les compagnes des affections syphilitiques des os et du périoste. Deux motifs nous ont fait agir de la sorte : en premier lieu, nous avons cru utile de ne pas séparer l'étude des douleurs ostéocopes de celle des douleurs rhumatoïdes, afin de mieux faire ressortir leurs caractères différentiels ; en second lieu, il est d'observation que de véritables douleurs ostéocopes n'ont pas été suivies de lésions osseuses ou ne l'ont été qu'après un temps fort long ; elles peuvent donc constituer par elles-mêmes un symptôme nerveux important et comme tel méritent une étude spéciale.

« Le seul nom de douleurs ostéocopes, » dit M. Diday (1), « rappelle assez la nature et le caractère de cette sorte de douleurs pour me dispenser d'en faire l'histoire complète, car ce mot n'a certes pas plus besoin d'être défini aux lecteurs spéciaux pour qui j'écris, qu'aux chirurgiens ceux de crépitation, de fluctuation, d'inamovibilité. Cette vive souffrance nocturne, symptôme tertiaire par excellence, peut-elle être méconnue ou confondue avec quelque lésion que ce soit ? »

En effet les douleurs ostéocopes, par leur extrême fréquence et leur excessive violence, par leur action pernicieuse sur l'état général des malades, ont de tout temps attiré l'attention des observateurs.

« Inter omnia luis venereæ symptomata, nullum est quod magis laborantes torquat quam sævissimum illud dolorum genus quod plerumque in capite, vel toto, vel dimidio, vel circa articulos et maxime in internodiis tantopere exquisitius excruciat ;

(1) *Gaz. méd. de Paris*, décembre 1850.

profecto hinc non crudelissimum quodlibet quæstionis genus
nec severum æquali judicium est comparandum. Sunt venerei
dolores arthritide et nephretide crudeliores, sunt, ut uno absol-
vamus verbo, inferni dolores quos nec ipsæ naturæ vires, nec
preces, nec vota, nec quandoque deorum numina, præter mer-
curium depellere possunt (1). »

« Dolores, » dit Sydenham (2), « tum caput, tum artus in
articulorum interstitiis, humeros scilicet, brachia et talos cru-
deliter laniant, nullo ordine invadentes, et per intervalla, licet
noctu ægrum lectuli calore profusum rarissime destituant nec
nisi sub aurora libenter evanescant..... Universa symptomata
pedetentìm incrudescunt, dolor pro reliquis, qui tandem eo
usque exacerbatur, ut se nequeat miser diutius in lecto con-
tinere, sed protinus exiliens huc illuc in cubiculo cursitet irre-
quietus ferme, donec illucescat. »

La douleur ostéocope, suivant M. Ricord, est un accident
tertiaire par excellence. Le malade n'éprouve d'abord, pendant
un temps plus ou moins long, qu'une sensation désagréable,
mais celle-ci se transforme graduellement en une véritable douleur, qui souvent finit par devenir atroce. Cette douleur est fixe,
se montre toujours dans le même point et avec les mêmes caractères ; elle est exaspérée par la moindre pression ; les malades
indiquent avec précision le point qu'elle occupe et ils sentent
très-bien qu'elle a son siége, son point de départ, dans un os.
Tous ces caractères séparent nettement les douleurs ostéocopes
des douleurs rhumatoïdes que nous venons de décrire et des
névralgies syphilitiques, que nous étudierons plus loin.

La plupart des syphilographes assignent comme caractère
pathognomonique aux douleurs ostéocopes d'être *nocturnes*.
M. Ricord a étudié ce signe avec soin, et ses recherches lui ont
démontré que l'exaspération des douleurs n'est point en rapport
avec le mouvement terrestre, mais qu'elle est tout simplement
produite par la chaleur du lit ; ainsi il a observé que chez les
individus qui font du jour la nuit et de la nuit le jour, les douleurs ostéocopes sont diurnes. En tenant compte de cette expli-

(1) Musitan, *De lue vener.*, lib. III, cap. xix.
(2) Sydenham, *Epist. resp.* II, *ad H. Pamam.*

cation, le caractère habituellement nocturne des douleurs ostéocopes fournit souvent, comme nous aurons l'occasion de le voir, des données précieuses pour le diagnostic.

Les douleurs ostéocopes peuvent se faire sentir dans tous les points des tissus osseux et fibreux, mais elles siégent de préférence dans les os plats ou superficiels, surtout dans les os du crâne, la clavicule, le sternum, la face sous-cutanée du cubitus, du radius et du tibia. Les parties compactes de ces os sont plus souvent affectées que leurs parties spongieuses.

Ces douleurs, avons-nous dit, se font sentir parfois pendant plusieurs mois de suite sans s'accompagner de lésions appréciables, et sans produire d'autres accidents qu'un dérangement dans les fonctions de nutrition et un amaigrissement progressif. Dans la majorité des cas cependant, elles sont suivies, au bout d'un temps variable, d'une altération du tissu osseux et plus souvent encore d'une périostose. Mais « à mesure que la lésion orga- « nique fait des progrès, la douleur propre et caractéristique « diminue, » dit M. Ricord (1), « parce qu'à mesure que la pé- « riostose marche, que la tumeur augmente, l'affection intéresse « et détruit les filets nerveux qui se rendaient au point malade, « partant il n'y a plus de douleurs possibles. »

Vidal de Cassis n'admet pas de douleurs ostéocopes sans lésion profonde ; voici ce qu'il dit à ce propos (2) : « Ces douleurs sont les compagnes des lésions osseuses et des périostoses, mais comme elles ont été constatées quelquefois sans que ces lésions aient été observées en même temps, on les a décrites à part dans beaucoup de livres. Si je me conforme à cet usage, c'est seulement pour étudier avec plus de soin ce symptôme. Je ne crois pas, en effet, que cette modification de la sensibilité soit une maladie à part et indépendante de toute lésion matérielle. Quand nous observons ces céphalées si tenaces, nous ne constatons rien par nous-mêmes, car il n'existe qu'un symptôme subjectif ; mais croit-on que les tissus fibreux en rapport avec les os du crâne soient alors à l'état parfaitement normal? Dans les cas où la lésion n'apparaît pas extérieurement, c'est qu'elle

(1) Ricord, *Gaz. des hôpit.*, 1846, p. 2.
(2) Vidal de Cassis, *Traité des mal. vénér.*, p. 475.

n'est pas encore assez matérialisée, ou bien que la tumeur s'opère dans le sens de la cavité formée par les os. Ainsi l'action syphilitique, au lieu de se porter sur les couches les plus superficielles de l'os, sur le périoste, peut se porter sur les couches profondes, sur la membrane médullaire pour les os des membres, sur la dure-mère pour les os du rachis et du crâne. Dans ces derniers cas l'on peut rester longtemps et même toujours malade sans manifestation extérieure, matérielle. Ceci est prouvé par des autopsies, par l'existence d'*exostoses internes* qui peuvent donner lieu à des douleurs atroces, à des compressions cérébrales mortelles sans qu'on soupçonne leur existence si on ne connaît pas les antécédents du malade. Dans les cas où des douleurs ostéocopes persistent malgré la disparition d'une exostose apparente, il est à supposer qu'il y avait en même temps exostose externe et exostose interne et que la seconde persiste encore. »

Quoi qu'il en soit de ces suppositions, sur lesquelles nous aurons d'ailleurs à revenir; que la douleur ostéocope existe comme symptôme purement fonctionnel ou qu'elle dépende d'une exostose interne que rien n'indique pendant la vie, elle n'en reste pas moins une des manifestations nerveuses les plus habituelles de la syphilis invétérée, elle existe souvent comme seul symptôme pendant un temps plus ou moins long ; elle a donc souvent une grande importance diagnostique. De plus, lorsqu'elle occupe le crâne, elle est souvent le précurseur de lésions nerveuses plus profondes, plus graves, que nous examinerons à leur moment et que quelques auteurs ont réunies sous le nom de syphilis cérébrale (MM. Rayer, Schutzenberger, Bedel); sous ce rapport elle devient un précieux élément pour le pronostic. A tous ces titres donc les douleurs ostéocopes méritent de nous arrêter encore un moment.

Ce sont principalement les douleurs ostéocopes siégeant au crâne qui ont pour nous une grande valeur, étant souvent, comme nous venons de le dire, le premier symptôme de la syphilis cérébrale. Dans ce cas, « la céphalalgie, » comme le dit M. Bedel (1), « est ordinairement continue, accompagnée d'exacerbations sur-

_____

(1) Bedel, *De la syphilis cérébrale. Diss. inaug.* Strasbourg, 1851.

tout pendant la nuit ; quelquefois aussi elle est intermittente. Elle est presque toujours nettement localisée en un point de la voûte crânienne où la pression du doigt la réveille et l'exaspère (1); son intensité est souvent très-grande. Un malade comparait ses sensations à la douleur que causerait une boule de feu roulant dans la tête, une vrille perforant le crâne; il disait que sa tête était sur le point d'éclater.... Cette céphalalgie, en général, est d'autant plus intense qu'elle est plus ancienne, et sa marche suit les progrès de l'affection générale. »

En dehors des signes différentiels sur lesquels nous avons déjà insisté, c'est principalement le caractère nocturne des douleurs ostéocopes qui met sur la voie de leur nature syphilitique et qui permet de distinguer ces douleurs des céphalalgies ou autres douleurs non diathésiques. Sur vingt-huit cas, M. Yvaren (2) a constaté ce caractère seize fois. Nous-même, sur cinquante-trois cas, l'avons noté quarante-deux fois. La durée de ces douleurs, leur intensité, la merveilleuse efficacité que possède contre elles le traitement spécifique sont encore autant de signes précieux, non-seulement pour établir leur nature syphilitique, mais encore pour reconnaître si elles dépendent ou non d'une lésion matérielle déjà établie.

Nous rapportons ici le résumé de quelques observations dans lesquelles il s'agit de douleurs ostéocopes sans lésions appréciables auxquelles il soit possible de les rattacher. Encore une fois nous n'affirmons pas que dans ces cas il n'ait pas existé d'altération commençante des tissus fibreux ou osseux, mais nous croyons que tout au moins le doute est possible.

Ainsi dans l'observation 6, des douleurs qui pendant trois ans avaient résisté aux traitements les plus variés, entre autres au mercure, cèdent complétement, en vingt jours, à l'iodure de potassium. On conviendra que dans ce cas il est difficile d'admettre une périostose, car nous ne sachions pas que l'iodure, quelle que soit son efficacité contre les lésions des tissus fibreux ou osseux, les fasse disparaître en un temps si court et à des doses

____

(1) Ces caractères assignés par M. Bedel à la céphalalgie prodromique de la syphilis cérébrale prouvent bien qu'il s'agit ici de douleurs ostéocopes.

(2) Yvaren, *Des métamorphoses de la syphilis*. Paris, 1854.

aussi faibles. Les douleurs d'ailleurs siégeaient aux bras et aux jambes, et dans ces parties les lésions matérielles deviennent promptement appréciables à la palpation. Remarquons enfin la fixité de ces douleurs qui pendant trois ans ont toujours occupé les mêmes points.

L'observation 7 nous montre la gravité des accidents généraux qui sont quelquefois le résultat de la persistance de ces douleurs et peut-être aussi des traitements irrationnels mis trop souvent en usage avant qu'on ait reconnu la véritable nature du mal. M. Rognetta n'a pas indiqué quels symptômes syphilitiques antérieurs ce malade avait présentés. C'est une lacune regrettable que nous ne retrouverons que trop souvent dans les observations même les plus intéressantes sous d'autres rapports.

Chez le sujet de l'observation 8 les douleurs étaient tellement atroces qu'elles avaient fait naître des idées de suicide. Nous retrouverons ce caractère dans plusieurs des autres manifestations nerveuses de la syphilis, et nous nous demandons si l'état de découragement moral dans lequel se trouve un grand nombre de syphilitiques ne favorise pas ces coupables tendances.

OBSERVATIONS.

OBSERVATION 6. — L...., âgé de vingt-cinq ans, ayant eu plusieurs blennorrhagies, ressent depuis trois ans des douleurs nocturnes dans les bras et dans les jambes. Insuccès des sudorifiques, des bains de vapeur; soumis à l'iodure de potassium, l'amélioration est notable au bout de douze jours, complète après vingt jours. (GAUTHIER, *Annales des maladies de la peau et de la syphilis*, t. II, p. 284.)

OBSERVATION 7. — Vieux militaire italien, se plaint de céphalée insupportable, d'insomnie, de douleurs vagues dans les membres, avec exaspérations nocturnes. Inutilité de plusieurs médications. Faiblesse extrême. Rognetta *soupçonne* une vieille vérole, d'après le caractère des douleurs. L'iodure de potassium et les toniques guérissent ce malade en peu de jours. (ROGNETTA, *in Annales de thérapeutique*, t. V, p. 340.)

OBSERVATION 8. — M..., âgé de cinquante ans, ayant eu plusieurs blennorrhagies, ressent depuis un an de violentes et profondes douleurs dans les membres inférieurs, persistant jour et nuit et provoquant des idées de suicide. *Il avait épuisé toutes les ressources de la thérapeutique* lorsqu'il fut soumis à l'iodure de potassium à hautes doses, qui amena rapidement la guérison. (CADE, *in Bulletin gén. de thérap.*, t. XXVIII, p. 118.)

Insomnie. — Arrêtons-nous encore un instant à un phénomène qui accompagne presque toujours les douleurs ostéocopes, et qui souvent trouve une explication toute naturelle dans les exacerbations ordinairement nocturnes que présentent ces douleurs, c'est l'*insomnie.* Ce symptôme, nous l'avons en effet noté vingt-deux fois comme résultat de l'intensité des douleurs nocturnes.

Mais d'autres fois l'insomnie paraît exister comme symptôme de la syphilis constitutionnelle complétement indépendant de toute douleur nocturne qui par son intensité empêche le sommeil, et cela aussi bien chez des adultes que chez les enfants en proie à la syphilis héréditaire. Nos observations nous offrent seize cas de ce genre.

C'est Sigmund qui s'explique à cet égard le plus catégoriquement en ce qui concerne les adultes, et le sujet nous paraît assez neuf pour que nous reproduisions ici ses opinions :

Sigmund a rencontré plusieurs fois dans sa pratique des individus qui, en l'absence de symptômes bien marqués de syphilis ancienne, étaient affligés d'une insomnie dont les retours présentaient quelque chose de périodique ; c'étaient principalement des hommes de trente à cinquante ans. L'insomnie se montrait plusieurs années après la disparition des derniers accidents syphilitiques ; dans un cas ce fut douze ans après. Ces insomnies résistent à tous les moyens rationnels, aux narcotiques les plus énergiques ; les malades s'endorment généralement à l'heure habituelle, mais leur sommeil ne dure pas ; au bout de trois ou quatre heures ils se réveillent, sans que ce réveil soit provoqué par aucune souffrance et restent jusqu'au matin sans pouvoir retrouver le sommeil. «Dans ces cas, ajoute Sigmund (1), « un examen attentif fait toujours reconnaître des traces d'une

(1) Sigmund, dans *Oestreich. Zeitschr.* 1856, n° 41.

« syphilis passée ; ce seront des taches sur la peau, des squam-
« mes, des nodosités, des engorgements ganglionnaires, une
« inflammation chronique des amygdales, des douleurs muscu-
« laires, etc… » Quelquefois on ne constate qu'une anémie très-
prononcée (chlorose syphilitique de M. Ricord, ou à une période
plus avancée, premier degré de cachexie syphilitique). Cette insomnie, par sa durée prolongée, entraîne souvent à sa suite des
troubles digestifs prononcés, un affaissement marqué des forces
physiques et morales. Dans ces circonstances, un traitement mercuriel amène presque toujours la guérison rapide de cette affection aussi incommode que grave par sa persistance, et on en
empêche le retour par un régime réconfortant, des bains, des
lotions froides et un exercice convenable.

Si, chez les adultes, l'insomnie syphilitique n'a peut-être pas
la valeur que lui attribue Sigmund, il n'en est plus de même de
l'insomnie chez les enfants à la mamelle. On sait en effet combien il règne encore de doute et d'incertitude sur les symptômes
syphilitiques que peuvent offrir les nouveau-nés, sur la symptomatologie de la syphilis congéniale, comme on l'appelle. Dans ces
dernières années des travaux intéressants ont fait rattacher à
la syphilis congéniale le pemphigus, quelques altérations pulmonaires parfaitement décrites par M. Depaul, des lésions du
thymus, quelques altérations du foie signalées par M. Gubler.

Un praticien consommé d'Allemagne, le docteur Pittschaft, a
observé que certains enfants, issus d'un père syphilitique, sont
souvent tourmentés par une insomnie opiniâtre, passent leurs
nuits en cris et en plaintes, ne se calment et ne commencent à
goûter du sommeil que vers le matin. Il a cru remarquer aussi,
disons-le en passant, que ces enfants étaient plus tard affectés de
scrofules. Pittschaft présume que cette insomnie peut indiquer
l'existence de douleurs nocturnes qui seraient chez les enfants
l'analogue des douleurs ostéocopes. D'après ces vues ingénieuses
il soumit ces petits enfants à un traitement spécifique et les résultats favorables qu'il obtint lui parurent une présomption de plus
en faveur de la nature syphilitique de cette insomnie.

Ces faits furent d'ailleurs vérifiés par d'autres observateurs,
comme le prouve une observation de M. René Vanoye que nous

reproduisons. M. Guérard (1) à son tour reconnut l'exactitude du fait observé par Pittschaft, et nous signalons ici le mode de traitement simple et ingénieux adopté par le médecin de l'Hôtel-Dieu : il fait appliquer deux fois par jour sur la langue de l'enfant un mélange de 1 centigramme de calomel et de sucre de lait et fait immédiatement après teter l'enfant.

OBSERVATION.

OBSERVATION 9. — Un petit garçon de quatorze mois, chétif, malingre, passait depuis sa naissance toutes ses nuits en cris et en plaintes. Après avoir employé inutilement plusieurs moyens, tant hygiéniques que thérapeutiques pour modifier la constitution et rappeler le sommeil, M. Vanoye soupçonna un vice syphilitique, dont les antécédents des parents rendaient d'ailleurs l'existence très-probable. En conséquence, il prescrivit des bains de sublimé. Au bout de peu de temps l'enfant se calma, son état général s'améliora et ses nuits devinrent parfaitement paisibles. (R. VANOYE, in Bertherand, *Précis des maladies vénériennes*, p. 329.)

ARTICLE III

NÉVRALGIES SYPHILITIQUES

Il serait trop long d'énumérer les nombreux auteurs qui passent les névralgies syphilitiques complétement sous silence ; des observations que nous reproduisons, les unes remontent à une haute antiquité, les autres se trouvent isolées dans les recueils périodiques, et ni les unes ni les autres n'ont réussi à éveiller l'attention des auteurs spéciaux. Nous allons tâcher d'utiliser les faits cliniques que nous avons réunis, et nous verrons s'ils sont suffisants pour faire admettre une nouvelle variété étiologique de névralgies, les névralgies syphilitiques.

On a depuis longtemps cessé de considérer toutes les névralgies comme idiopathiques, et à mesure que la science du diagnostic a fait des progrès, on a rattaché un nombre toujours plus grand de ces affections, soit à une lésion du nerf lui-même ou des tissus environnants, soit le plus souvent à une altération du sang, à un état général de l'organisme, à une diathèse.

(1) *Bullet. génér. de thérap.*, t. XXXVI, p. 378.

Montfalcon admet les névralgies dues à la diathèse syphilitique;
il dit en effet (1) : « Quelques névralgies sous-orbitaires parais-
« sent avoir été l'un des effets consécutifs du virus vénérien; on
« les observait du moins sur des individus qui avaient été atteints
« à différentes reprises de maladies vénériennes mal traitées,
« consécutivement à des blennorrhagies répercutées imprudem-
« ment; ces névralgies cédaient à l'emploi méthodique des mer-
« curiaux. »

« De toutes les formes cachées qu'affecte la diathèse syphili-
« tique, » dit à son tour M. Franceschi (2), « la plus décevante
« est sans doute celle où elle ne se traduit que par une simple
« névralgie sans antécédents ni concomitants spécifiques. De
« tels faits n'ont pas seulement l'intérêt d'un fait rare, ils consti-
« tuent un avertissement en permanence pour les médecins appe-
« lés à se trouver au milieu de pareilles ténèbres. » L'auteur cite à
l'appui une observation dont nous reproduirons les traits saillants.

Nous n'avons rien à dire de l'anatomie pathologique des névralgies qui vont nous occuper, car avec Desault, Cooper, Rousset, Valleix, MM. Andral, Piorry, Dubois d'Amiens et la plupart
des nosographes, nous croyons que la névralgie consiste dans
une altération de fonctions dont la cause organique nous échappe.
Dans d'autres parties de ce travail nous retrouverons des douleurs nerveuses, névralgiformes, symptomatiques de lésions organiques variées. Quelques auteurs même pensent que toutes
les névralgies syphilitiques rentrent dans cette dernière catégorie.
Ainsi, M. Michaëlis, de Presbourg, affirme (3) que « la plupart
« des névralgies considérées comme syphilitiques sont le résul-
« tat d'exostoses ou de tumeurs osseuses qui compriment les
« nerfs à leur sortie du crâne ou sur leur trajet. » Sandras est
moins exclusif, car, tout en admettant que les névralgies syphilitiques appartiennent à la période tertiaire, il en reconnaît
« qu'on pourrait dire sans matière (4). »

(1) Montfalcon, art. *Névralgie*, du *Dict.* en 60 vol., t. XXXV, p. 522.
(2) Franceschi, *in Il raccoglitore med.* 1848, et *Gazette méd. de Paris*,
1848, p. 614.
(3) Michaëlis, *Compend. der Lehre v. der Syphilis*, p. 309. Wien, 1859.
(4) Sandras, *Malad. nerv.*, art. *Névralgie*.

§ 1. — Névralgies des nerfs cérébraux.

Deux opinions se partagent les esprits, quant aux nerfs de face qui peuvent être le siége de névralgies. Tandis que Ch. Bell, Magendie, Mayo, Chaussier, Bérard, nient positivement que la septième paire nerveuse soit douée de sensibilité propre, Waton, Halliday, Chaponnière, M. Jobert (de Lamballe) considèrent les névralgies du nerf facial comme parfaitement démontrées. Sans prétendre trancher la question, disons seulement qu'il est aujourd'hui à peu près généralement admis, d'après les expériences de MM. Longet et Cl. Bernard, que la sensibilité dont jouit le nerf facial ne lui est communiquée que par les filets récurrents de la cinquième paire et du pneumo-gastrique. D'ailleurs si l'on prend en considération les nombreuses anastomoses qui unissent ces différentes branches nerveuses, les conclusions auxquelles est arrivé M. Marchal (de Calvi) et d'après lesquelles un effet pathologique peut rétrograder, non-seulement de rameau à rameau dans un même nerf, mais encore d'un nerf à un autre par le centre nerveux commun, on comprendra de quelle obscurité est entourée la solution de ce problème. Quant à nous, qui ne saurions admettre la névralgie du nerf facial, nous croyons pouvoir rapporter tous les faits qui suivent à la névralgie trifaciale ou névralgie de la cinquième paire, affection bien étudiée depuis une vingtaine d'années.

Si, avant Thouret et Andry, le tic douloureux avait paru rare, c'est que sans doute on le confondait avec d'autres maladies telles que certaines odontalgies, les douleurs ostéocopes, le rhumatisme de la face, etc... André de Versailles avait cependant déjà publié en 1756 plusieurs observations de cette affection dans son *Recueil d'observations chirurgicales*; Fothergill, qui pendant quelque temps donna son nom à la névralgie faciale, et Pujol croyaient à la possibilité d'un tic douloureux de cause humorale. Pujol cite spécialement le vice syphilitique parmi ces causes humorales, à côté des vices goutteux, cancéreux et autres. Siebold (1), Meglin (2), au contraire, nient l'influence pathogéni-

____

(1) Siebold, *Dissert. sur le tic douloureux.* 1797.

(2) Meglin, *Recherches et obs. sur la névralgie faciale.* 1816.

que de la syphilis. Cette dernière opinion a été soutenue de nos jours par Valleix (1), qui suspecte l'exactitude des observations de ses prédécesseurs par la raison que ces observations, ne faisant pas mention des points douloureux spéciaux à chaque névralgie, ne sauraient être concluantes.

Au premier abord on pourrait considérer les auteurs du *Compendium de médecine pratique* comme niant l'existence des névralgies syphilitiques de la face; mais, comme plus loin, lorsqu'ils abandonnent les idées théoriques pour établir les règles pratiques qui doivent guider le médecin au lit du malade, ils font une loi de recourir, dans certains cas, au traitement antivénérien, nous croyons pouvoir en conclure que ces auteurs admettent la possibilité de l'influence syphilitique sur la pathogénie des névralgies (2).

La névralgie trifaciale syphilitique frappe très-rarement l'ensemble des branches de la cinquième paire ; lorsqu'un ou deux rameaux sont seuls compromis, on donne ordinairement à la névralgie le nom des filets douloureux. Nous allons passer en revue ces diverses variétés de névralgies.

1° *Névralgie de la cinquième paire.* — Nous conservons ce nom aux névralgies dans lesquelles les douleurs ont porté à la fois sur un grand nombre de rameaux nerveux du trijumeau. Nous en avons réuni huit observations ; ainsi dans l'observation de Graffenauer les douleurs partant des mâchoires remontent aux tempes et à toute la tête. Chez leurs deux malades MM. Trousseau et Pidoux signalent des douleurs névralgiques intolérables de la face et du front ; dans un cas emprunté à Waton un tic douloureux dans la joue gauche a succédé à de fortes migraines ; ce tic a son point central un peu au-dessus de l'ouverture antérieure du canal sous-orbitaire et empêche la mastication des aliments solides ; dans une des observations de M. Vaulpré il est dit que les douleurs névralgiques de toute la moitié droite de la face « dessinent presque tous les nerfs de la cinquième paire, » et arrachent des cris au malade. Au bout d'un mois il survient une ophthalmie intense, conséquence fréquente de ce genre

(1) Valleix, *Traité des névralgies*, p. 30.
(2) *Compendium de méd. prat.*, t. III, p. 606 et 609.

d'affection (Magendie). Cette observation est l'exemple de névralgie faciale syphilitique la plus complète et la plus étendue que nous ayons rencontrée. Chez la malade de M. Yvaren, la névralgie occupait aussi un grand nombre de filets nerveux appartenant presque tous aux deux branches maxillaires du trifacial. Chez le malade traité par MM. Velpeau et Pajot le siége précis de la névralgie n'est pas désigné. Dans un des cas rapportés par M. Vaulpré nous voyons trois névralgies se succéder rapidement : à une sciatique succède une névralgie faciale droite; celle-ci n'avait pas encore disparu que le côté gauche de la face devint douloureux à son tour ; ce fut l'apparition d'une syphilide squammeuse, qui, après de longs tâtonnements, vint divulguer la nature spéciale de l'affection nerveuse ; la névralgie, dans ce cas, était franchement intermittente et diurne. Nous rapprochons encore de ces faits l'observation de Masius que, contrairement à l'avis de Valleix, nous croyons devoir considérer comme un cas de névralgie syphilitique.

Nous avons encore trouvé dans les auteurs des indications de faits analogues et se rapportant évidemment à l'affection qui nous occupe ici. Le plus ancien appartient à N. Massa. C'est l'observation d'une douleur de la face qui commença dans l'angle de la mâchoire inférieure ; elle était des plus violentes et empêchait la mastication et la déglutition ; il n'y avait aucun gonflement, sur le lieu douloureux où l'on ne remarquait qu'un peu de rougeur. La malade était une femme de quarante-cinq ans dont les règles étaient supprimées depuis deux ans. Massa attribue en partie la névralgie à cette circonstance, mais « il « aperçut aussi un vice vénérien, quoique aucun signe ne l'indi- « quât. » Massa veut sans doute dire par là qu'il n'existait plus chez la malade aucun symptôme franchement syphilitique, ce qui, comme nous le verrons, est souvent le cas, ou bien peut-être, qu'il ne connaît aucun signe diagnostique certain qui distingue de prime abord les névralgies syphilitiques de celles qu'on ne peut rattacher à cette origine, ce qui est encore vrai aujourd'hui.

2° *Névralgies frontales.* — Deux de nos observations nous offrent des exemples de névralgie du nerf sus-orbitaire sans aucun

symptôme syphilitique concomitant, résistant pendant longtemps à tous les traitements usités en pareil cas et cédant très-
rapidement au traitement spécifique dirigé contre la diathèse
syphilitique probable. Nous reproduisons ici les courtes réflexions dont Réveillé-Parise fait suivre son observation, et
nous appuyons de toutes nos forces l'enseignement pratique qu'il
y formule. « Je crois que dans la plupart des névralgies on ne
« s'enquiert pas assez des causes et qu'on s'attache trop au
« phénomène prédominant de la douleur. Je n'ignore pas que
« dans beaucoup de cas cette cause est tout à fait obscure, mais
« aussi, dans certains cas on arrive à cette cause par une inves-
« tigation attentive, soutenue, minutieuse, et à peine touche-t-on
« à ce but que les indications deviennent aussi formelles qu'évi-
« dentes (1). »

Ces deux observations ne paraissent pas uniques dans la
science. M. le professeur Forget (1) a signalé sans plus de détails un cas de névralgie sus-orbitaire chez une femme de trente-
quatre ans, guérie par l'iodure de potassium et l'aconit. M. le
docteur Boinet a cité à la Société médicale du troisième arrondissement deux cas de névralgie sus-orbitaire qui, pour lui,
étaient sous la dépendance de la syphilis et qui guérirent par
un traitement spécifique.

Dans l'observation de M. Franceschi, la névralgie paraît avoir
son siége dans quelques filets nerveux appartenant soit au nerf
ophthalmique, soit à la branche supérieure du nerf auriculo-
temporal. La prompte action du traitement spécifique, malgré
la longue durée de l'affection qui, pendant trois ans, avait résisté à tous les traitements, nous paraît justifier la place que nous
lui assignons ici.

3° *Névralgie du maxillaire inférieur.* — Nous considérons
comme un cas de névralgie du nerf maxillaire inférieur une
observation qui a été communiquée à la Société médicale du
deuxième arrondissement par M. Piogey, et y a donné lieu à une
courte discussion portant bien moins sur la nature de l'affection

____

(1) Réveillé-Parise, *in Bull. gén. de thérap.*, t. XIII, p. 102.
(2) Forget, *Clin. méd. de Strasbourg.* 1842 à 1844, p. 140.

que sur des points d'anatomie et de physiologie pathologiques.
Ainsi M. Demarquay n'admet pas qu'une lésion matérielle puisse
exister sur le trajet du nerf maxillaire inférieur dans le trou
ovale sans compromettre à la fois des nerfs moteurs; il est donc
porté à admettre que, chez le malade de son collègue, la lésion
siége au voisinage du canal dentaire seulement. Mais alors, ré-
plique M. Piogey, comment expliquer la névralgie du lingual?
Il nous semble que le désaccord entre MM. Piogey et Demarquay provient de ce que tous deux admettent comme nécessaire
l'existence d'une lésion matérielle étrangère au nerf lui-même
et dont le siége, dans ce cas, nous paraît difficile à fixer, préci-
sément parce que les désordres fonctionnels résidaient à la fois
dans le nerf dentaire inférieur, dans l'auriculaire antérieur et
dans le lingual, alors que d'autres rameaux ayant leur origine
plus loin du centre commun n'offraient aucun symptôme de
compression. Ces douleurs, n'occupant que des filets nerveux
isolés, nous paraissent constituer au contraire une névralgie sans
lésion matérielle appréciable, analogue à toutes celles que nous
étudions en ce moment.

4° *Névralgie du lingual.* — La névralgie syphilitique peut se
fixer sur un point encore plus restreint d'une branche nerveuse;
c'est ce qui a lieu dans l'observation que nous empruntons à
M. de Castelnau. Au début la névralgie n'occupait que le seul nerf
lingual; elle offrait des exacerbations nocturnes bien tranchées.
Plus tard survinrent dans la gorge des douleurs et une sensation
de sécheresse probablement symptomatiques d'une angine syphilitique; plus tard encore des douleurs dans l'épaule gauche.
Cette affection, survenue trois mois après l'apparition des symptômes primitifs, marqua bien le début de la vérole constitutionnelle.

Plenck, Meckel, Jos. Franck admettent une *odontalgie* syphilitique qu'ils regardent comme étant le plus souvent un symptôme de caries ou d'exostoses vénériennes des alvéoles, des

mâchoires et du palais. Mais rien n'empêche d'admettre que les branches nerveuses dentaires ne puissent être isolément le siége de véritables névralgies syphilitiques, puisque nous les voyons atteintes concurremment avec d'autres branches nerveuses.

OBSERVATIONS.

OBSERVATION 10. — *Névralgie faciale*. Jeune fille de 25 ans, enceinte, traitée d'une vérole par le mercure soluble de Hahnemann, est prise d'une salivation mercurielle, puis immédiatement après de douleurs de tête insupportables. Ces douleurs piquantes, lancinantes, déchirantes partent des mâchoires, remontent aux tempes et à toute la tête. L'opium administré du 23 août au 10 septembre et porté jusqu'à la dose de 8 grains, n'amène qu'un calme trompeur.

Le 10 septembre on lui associe le sublimé ; presque aussitôt, les douleurs perdent insensiblement de leur force et cessent d'être lancinantes. Salivation ; interruption du traitement durant quelques jours, reprise et continuation jusqu'au 25 septembre, époque à laquelle la tête est parfaitement libre. (GRAFFENAUER, *in Journ. de Sédillot*, t. LXIX, p. 70.)

OBSERVATIONS 11 et 12. — *Névralgies faciales*. Deux femmes éprouvaient tous les jours à heure fixe, principalement vers midi, des douleurs névralgiques intolérables de la face et du front. Tous les moyens mis en usage furent inefficaces. Le mercure fut administré et la guérison obtenue en peu de jours. Ces deux femmes avaient eu la syphilis et n'avaient encore subi aucun traitement mercuriel. (TROUSSEAU et PIDOUX, *Traité de mat. méd. et de thérap.*, t. I, p. 230.)

OBSERVATION 13. — *Névralgie faciale*. Une femme de 40 ans, ayant eu des chancres aux grandes lèvres et un bubon à l'aine, était prise depuis six ans de migraines, puis d'un tic douloureux de la joue gauche qui avait son point central un peu au-dessus de l'ouverture antérieure du canal sous-orbitaire. Au bout d'un an ces douleurs étaient intenses ; l'extraction de deux dents, un grand nombre de remèdes étaient restés sans action. Douleurs nocturnes vagues dans les membres, amaigrissement, chancre au voile du palais. L'opium à haute dose et les purgatifs restent sans résultats. Une éruption de taches présentant l'apparence de pustules vénériennes étant survenue à la peau, on ordonna des frictions mercurielles et la guérison fut bientôt complète. (Waton de Vaucluse, *in Journ. de Sédillot*, t. IV, p. 185.)

Observation 14. — *Névralgie faciale*. Ch. Plâtrier, 29 ans, nerveux, est atteint le 8 avril 1851 de douleurs névralgiques dans toute la moitié droite de la face. Ces douleurs dessinent presque tous les nerfs de la cinquième paire et arrachent des cris au malade : l'œil droit est rouge, gonflé, larmoyant, et semble vouloir sortir de son orbite. La maladie, d'abord continue, prend le type intermittent. Antipériodiques, saignées locales, narcotiques n'amènent aucun amendement. Le 2 mai, les accidents se calment; mais huit jours après, survient une ophthalmie de l'œil droit avec douleurs atroces qui résistent aux évacuations sanguines, aux collyres, aux révulsifs. Le 27, l'ophthalmie a à peu près disparu ; la névralgie faciale reparaît moins intense que la première fois, mais il s'y joint des douleurs si vives dans les poignets et dans les mains que le malade se sent porté au suicide. Dans les premiers jours de juin les douleurs augmentent encore, surtout la nuit; il en survient également dans les tibias ; l'œil gauche s'enflamme à son tour. En présence de ces symptômes, et malgré la dénégation absolue du malade, il est soumis à un traitement antivénérien. En dix jours les douleurs avaient cessé, l'ophthalmie disparu sans retour. Ce ne fut que plus tard que le malade avoua avoir eu une ulcération à la verge, ulcération qu'il ne crut pas de nature syphilitique, parce qu'elle n'avait duré que huit jours et avait disparu sans traitement. (Vaulpré de Bourg, *Bull. génér. de thérap.*, t. XLII, p. 75.)

Observation 15. — *Névralgie faciale*. Madame Th. B., dévideuse de soie, 45 ans, jouit d'une bonne santé jusqu'en 1840. Au mois de décembre de cette année survint une tuméfaction de tout le côté droit de la tête, en même temps que se développa dans la joue une tumeur de la grosseur d'une amande. Extraction de la dernière molaire. La fluxion ne cède que lentement aux émollients. Au printemps de 1841, douleurs si atroces dans les parties qui avaient été le siége de l'enflure que la raison de la malade en fut altérée et qu'on dut l'attacher dans son lit pour empêcher qu'elle ne se jetât par la fenêtre. Douleur partant de la tempe droite et s'étendant à l'oreille, au front, et à la partie latérale et supérieure de la tête, sans dépasser la ligne médiane, s'accompagnant d'une sensation de froid glacial vers le sinciput. Les antiphlogistiques et les narcotiques n'amènent aucun soulagement. Deux mois plus tard, la névralgie devint supportable durant le jour, mais reprenait son intensité de 11 heures du soir à 3 heures du matin. Durant l'été et l'automne, les douleurs diminuèrent d'intensité pour se réveiller au retour de l'hiver et constituer des accès nocturnes revenant tous les huit jours. En octobre 1843, nouvelle crise. En mars 1844 nouvelles douleurs ayant le même siége ; motilité des muscles du côté droit de la face intacte ; sensibilité un peu obtuse ; arcades dentaires ne pouvant s'écarter que de 2 ou 3 millimètres. Gencives rouges et saignantes, siége d'un fourmillement incommode. Ces crises se répètent jusqu'en juin sans pouvoir céder aux calmants.

M. Yvaren, après avoir perdu la malade de vue pendant un certain temps, la rencontre et est frappé de l'altération de son nez ; elle avait eu dans l'intervalle une rhinite purulente avec carie des os du nez ; on ordonne un traitement prolongé par les mercuriaux et les sudorifiques qui guérit et la carie du nez et la névralgie. (YVAREN, *Métamorphoses de la syphilis*, Obs. 2.)

OBSERVATION 16. — *Névralgie faciale.* Un débitant de tabac se présente à la consultation de M. Velpeau ; il souffre depuis onze ans d'une névralgie faciale. Les douleurs sont, dit-il, si cruelles que plusieurs fois déjà, il a été sur le point d'attenter à ses jours. Il porte des traces non équivoques de vésicatoires, de moxas, de sétons qui lui ont été appliqués en grand nombre; il a pris une quantité prodigieuse de pilules de Méglin ; un chirurgien lui a même sectionné l'une des branches du trifacial ; on lui a extrait toutes les dents de la mâchoire supérieure du côté de la névralgie. Enfin, il n'était guère possible de trouver un moyen qui n'eût déjà été employé infructueusement, lorsque M. Pajot s'avisa de lui demander s'il avait eu la vérole : le malade déclara avoir eu un bubon dont il n'avait pas été traité spécifiquement. Sur cet indice, M. Velpeau le mit au protoiodure de mercure. Peu de semaines après, cet homme revenait annoncer à M. Velpeau que depuis trois semaines, il n'avait pas souffert un instant. (*Gazette des hôpitaux*, 7 septembre 1844.)

OBSERVATION 17. — *Névralgie faciale.* Madame B., 38 ans, tempérament nerveux; névralgie sciatique le 17 mars 1851, qui cède à quelques sangsues et à un vésicatoire. Le 19 avril, douleur dans la moitié droite de la face, à caractère intermittent, revenant tous les matins à dix heures ; les sangsues, les antipériodiques, les narcotiques, les révulsifs, les ferrugineux sont impuissants. Le 24 mai, les douleurs diminuent. Le 1er juin, elles apparaissent à gauche avec une nouvelle intensité ; il s'y joint une conjonctivite de l'œil gauche. On emploie sans succès tout l'arsenal thérapeutique. Dans le courant de juin apparaît sur les épaules et sur le cou une syphilide squammeuse ; la malade avoue qu'elle a eu auparavant des boutons à la vulve qui ont disparu sans traitement. On prescrit le proto-iodure de mercure et la tisane de salsepareille ; trois jours après, nouvelles ulcérations à la vulve. A ce moment, les douleurs névralgiques cessent. L'ophthalmie perd de son intensité ; au bout de huit jours les ulcérations de la vulve disparaissent, bientôt après les plaques squammeuses du cou. Depuis lors, guérison complète. (VAULPRÉ de Bourg, *loc. cit.,* p. 74.)

OBSERVATION 18. — *Névralgie faciale.* Un célibataire fort adonné aux femmes, ayant eu plus de vingt gonorrhées et plusieurs ulcères vénériens dans la gorge, éprouva à quarante-deux ans une roideur de la langue pendant plusieurs semaines, à laquelle succéda tout à coup une douleur violente de la joue droite qui fut prise pour du rhumatisme. Trois ou quatre mois plus tard, Masius reconnut un tic douloureux de Fothergill. Ce tic parcourait d'abord un trajet oblique depuis l'orbite gauche jusqu'à l'épine externe de la mâchoire inférieure, puis se borna ensuite à l'arcade alvéolaire. La moindre excitation, le plus léger mouvement des mâchoires faisait naître le tic et produisait une sensation semblable à la perforation de l'os maxillaire ; la douleur se portait comme une étincelle électrique au menton, où elle se fixait. Après quelques tiraillements convulsifs des muscles du visage, ce tic se dissipait ; mais le plus souvent il donnait naissance à un second tic dans l'arcade dentaire. Ce dernier, plus violent, donnait lieu à une sensation que le malade exprimait en disant qu'on lui sciait les dents. Les gencives se gonflaient, et la sécrétion de la salive était augmentée. Ce dernier tic n'arrivait qu'après l'autre et n'était pas excité, même en mâchant les aliments les plus durs. Le malade avait plusieurs accès par jour ; les nuits étaient généralement bonnes. Les antécédents du malade firent admettre une cause vénérienne. Masius administra le sublimé seul d'abord, puis avec la ciguë et l'opium. Au bout de quatre semaines il y eut affaiblissement des fonctions digestives. Le mercure soluble n'ayant pas mieux réussi, il résolut de faire saliver le malade à l'aide du calomel à petites doses. Après neuf jours de salivation, les douleurs diminuèrent, les accès devinrent plus rares. On continua pendant quatre semaines. La douleur, qui avait progressivement diminué, était devenue insignifiante ; elle se perdit bientôt tout à fait, et depuis trois ans la guérison ne s'est pas démentie. (MASIUS, *Journal de Hufeland*, 1er cahier, 1807, et *Bibliothèque médicale*, 1808, t. XIX, p. 99.)

OBSERVATION 19. — *Névralgie sus-orbitaire.* Femme bilioso-nerveuse. Il y a six ans, syphilis grave caractérisée par des chancres aux parties et à la gorge. Depuis lors, constipation, rétrécissement considérable du rectum à 6 ou 8 centimètres de l'anus. Trois mois après la dilatation de ce dernier, névralgie sus-orbitaire gauche, avec caractère intermittent. Le sulfate de quinine paraît agir au début, mais bientôt la douleur reparaît avec une intensité que rien ne peut modérer. Les antécédents font supposer une cause spécifique. Un traitement antisyphilitique est prescrit, et au bout de six jours les douleurs avaient entièrement disparu. (VAULPRÉ de Bourg, *loc. cit.*, p. 75.)

OBSERVATION 20. — *Névralgie sus-orbitaire.* M. B... éprouvait de temps en temps de violentes douleurs du nerf sus-orbitaire gauche ; ces douleurs persistaient souvent durant un mois ou six semaines d'une manière cruelle, et, une fois calmées, elles menaçaient sans cesse de revenir. Ce malade avait eu à deux reprises différentes la maladie vénérienne, dont il n'avait été traité que superficiellement. Soumis à un traitement méthodique, il fut bientôt délivré de sa névralgie. (RÉVEILLÉ-PARISE, *Bullet. gén. de thérap*, t. XIII, p. 102.)

OBSERVATION 21. — *Névralgie frontale.* Femme de vingt-cinq ans, constitution athlétique, ressent depuis quinze jours une douleur insupportable à la tête, particulièrement à la tempe gauche et dans la région du sinus frontal gauche. Déjà, depuis trois ans, ces symptômes se manifestaient à l'automne, mais jamais aussi violents. Les antispasmodiques, le cyanure de fer, les révulsifs, restent sans action. La malade avoue avoir ressenti, au moment de son mariage, quelques accidents aux parties génitales. Traitement par le calomel et le gaïac ; amélioration notable au bout de quatre jours, guérison le vingtième ; salivation ; on cesse le traitement le vingt-troisième jour. Bientôt après, éruption eczémato-papuleuse générale, puis pustules aux parties génitales, qui durent peu de temps. Au printemps suivant, le traitement de Dzondi acheva la cure. (FRANCESCHI, *Il Raccoglitore medico*, 1840, et *Gaz. méd. de Paris*, 1848, p. 614.)

OBSERVATION 22. — *Névralgie du nerf maxillaire inférieur.* X..., 44 ans, de forte constitution, a eu à vingt ans des chancres et des bubons combattus sans traitement mercuriel. A vingt-trois ans, syphilides qui guérirent sans mercure. A vingt-cinq ans, douleurs vives, chaleur au pharynx, aphonie se renouvelant à la moindre occasion. Déglutition douloureuse et parfois difficile. Traitement mercuriel jusqu'à salivation. Depuis ce moment, santé parfaite, à part des douleurs rhumatismales. En octobre 1852, douleurs aiguës au côté gauche de la face, s'irradiant parfois au conduit auditif du même côté, à l'extrémité de la langue, et s'arrêtant à la partie moyenne de la lèvre inférieure et du menton. Les douleurs sont bientôt remplacées par une anesthésie complète, portant non-seulement sur les parties dont il vient d'être question, mais encore sur les gencives et la muqueuse buccale du côté gauche. Perte complète du sens du goût. Insuccès des dérivatifs et des révulsifs. M. Piogey prescrit l'iodure de potassium à doses croissantes. Au bout de vingt jours, amélioration notable ; un peu plus tard, guérison complète. (PIOGEY, *Procès-verbaux de la Société médicale du II*e *arrondissement*, 13 janvier 1853.)

OBSERVATION 23. — *Névralgie linguale.* X..., bilioso-nerveux, eut, en août 1841, des chancres qui guérirent par l'emploi local du calomel. En novembre suivant survinrent dans la langue des douleurs violentes, nocturnes, empêchant tout sommeil, s'accompagnant de sécheresse et de douleurs dans la gorge. En décembre apparut une syphilide squammeuse sur le front et les lèvres, avec adénite cervicale ; les douleurs s'irradient dans l'épaule gauche. Le 11 janvier 1842, on commence un traitement mercuriel, et bientôt tous les symptômes ont disparu. Deux mois plus tard, nouvelle poussée de syphilides, avec douleurs nocturnes dans les articulations. Après avoir résisté à un traitement irrégulièrement suivi, les accidents cèdent à un traitement méthodique. (H. DE CASTELNAU, *Annales des maladies de la peau et de la syphilis*, t. I, p. 212.)

§ 2. — Névralgie des nerfs cervicaux.

Nous rangeons sous cette dénomination un certain nombre de névralgies, lors même que les douleurs évidemment névralgiques survenues sous l'influence de la syphilis n'aient pas affecté dans tous les cas les mêmes filets nerveux, lors même que dans quelques-uns l'affection se soit étendue encore à quelques filets provenant des nerfs sensibles de la face. Ces divergences dans les points affectés n'ont d'ailleurs pas lieu de surprendre quand on songe combien les nerfs cervicaux, après avoir constitué le plexus cervical, sont intimement liés entre eux par leurs nombreuses anastomoses, et intimement unis aussi aux divisions de la cinquième paire par leurs branches montantes, et en particulier par celle à laquelle Arnold a donné le nom de grand nerf occipital. La marche ascendante ou descendante des douleurs pourra quelquefois faire reconnaître si le point de départ de la névralgie appartient à la cinquième paire crânienne ou aux nerfs cervicaux ; mais en l'absence de ce renseignement nous sommes autorisés à admettre une névralgie cervicale. Toutes ces névralgies se rapportent d'ailleurs à ce que Valleix désigne sous le nom de névralgie cervico-occipitale ; dans plusieurs des observations de cet auteur on voit les douleurs se propager à la face et jusqu'à la région pariétale.

L'observation 24, prise dans la pratique hospitalière de l'un de nous, est un cas de névralgie occipito-temporale ; les douleurs partaient de la région occipitale et s'irradiaient jusqu'aux tempes ; dans ce cas la marche ascendante est nettement indiquée. Comme chez le malade de M. Franceschi, la névralgie était la seule manifestation syphilitique existante, et ·il a fallu l'insuccès des moyens les plus rationnels pour nous engager à administrer les antisyphilitiques à un malade qui niait tout antécédent syphilitique et ne présentait aucun symptôme suspect, pas même le caractère nocturne des douleurs ; un succès prompt et complet vint cependant justifier notre traitement et l'idée que nous nous étions faite de la nature de l'affection. Nous signalons encore les mouvements spasmodiques observés chez ce malade et qui cédèrent promptement aux antispasmodiques, tandis que les douleurs persistèrent.

Deux autres observations sont intitulées névralgie occipito-frontale. L'une, empruntée à M. Yvaren, pourrait être considérée comme une névralgie de la cinquième paire, puisque le point de départ des douleurs était au-dessus de l'orbite. Dans la seconde au contraire, la douleur partait de l'occiput et s'irradiait dans tout le côté droit de la tête jusqu'au sinciput. Le peu de détails que contient cette dernière observation ne nous permet pas d'être aussi affirmatifs que son auteur, quant à la nature syphilitique de la névralgie dans ce cas. Nous rapprochons de ces deux faits une observation de névralgie occipito-auriculaire dans laquelle l'affection nous paraît pouvoir être localisée dans les branches auriculaire et occipitale externe provenant des deuxième et troisième paires cervicales.

Nous aurions encore pu considérer comme un cas de névralgie syphilitique des nerfs cervicaux une observation consignée dans Valleix (1) et qui a trait à une fille publique atteinte de névralgie cervico-occipitale s'étendant parfois à des rameaux provenant du plexus brachial. Nous y remarquons en effet une exacerbation nocturne des douleurs, l'absence des causes ordinaires des névralgies et l'insuccès de tous les moyens les plus rationnels ; de plus la malade était une fille publique et n'avait sans doute pas été indemne de la contagion syphilitique. Cependant, comme Valleix ne fait pas mention des antécédents de sa malade, et qu'aucun traitement antivénérien n'a été tenté, il ne nous est pas possible de nous prononcer. Ce n'est malheureusement pas la seule observation incomplète que nous ayons rencontrée, et ces omissions dans la recherche des antécédents expliquent jusqu'à un certain point pourquoi Valleix a pu nier l'influence de la syphilis sur les névralgies, et mettre cette étiologie en suspicion dans une observation de Waton qu'il rapporte un peu plus loin et que nous considérons au contraire comme très-probante. Nous retrouvons dans cette observation de Waton ces mouvements convulsifs que nous avons déjà signalés. Mais ici les mouvements convulsifs occupaient les parties mêmes où siégeait la névralgie et ne disparurent qu'avec la névralgie sous l'influence d'un traitement antisyphilitique suffisamment prolongé. Si Valleix eût recherché les antécédents de la fille publique dont il parle, il n'aurait peut-être pas pu dire que le fait de Waton est seul de son espèce.

OBSERVATIONS.

Observation 24. — *Névralgie occipito-temporale.* J. P. Lirot, ouvrier teinturier, âgé de trente ans, de forte constitution, ressent

(1) Valleix, *loc. cit.*, p. 231.

depuis plusieurs semaines de vives douleurs dans la tête, et parfois des mouvements nerveux, spasmodiques, dans les bras, les jambes et le cou ; il a essayé inutilement des bains de vapeur et des pilules de Méglin, que son estomac ne pouvait supporter.

A son entrée à l'hôpital de Sainte-Marie aux Mines, le 16 mai 1855, je constate des douleurs névralgiques siégeant dans la région occipito - temporale. Le malade nie tout antécédent syphilitique. (Potion anodine.) Le 19, les mouvements spasmodiques ont cédé, mais les douleurs persistent ; elles sont sourdes, sans exacerbation nocturne, partant de l'occiput et s'irradiant jusqu'aux tempes. Le sulfate de quinine, le chloroforme, les bains de vapeur, les sang-sucs, n'amènent aucun soulagement. Le 2 juin, malgré les dénéga-tions obstinées du malade, qui nie avoir jamais eu la vérole, malgré l'absence de tout symptôme syphilitique concomitant, je prescris l'iodure de potassium à la dose de 1 gramme par jour. Dès le 9 les douleurs ont considérablement diminué, et le 27 le malade quitte l'hôpital guéri, mais promettant de continuer encore son traitement pendant un mois. Un an après, la guérison ne s'était pas démentie. (L. GROS, *Observation inédite*.)

OBSERVATION 25. — *Névralgie occipito-frontale.* Jeune homme de vingt-huit ans, a eu, en 1845, une gonorrhée bénigne, mais opiniâ-tre, qui dura huit mois. En août 1847, nouvelle gonorrhée, avec chancre sur le prépuce, suivi d'engorgement des glandes inguinales. Le chancre se cicatrise en dix ou douze jours, par l'usage d'une pommade sans doute mercurielle. En octobre 1847, douleurs rhu-matoïdes intenses dans les bras et les épaules, nocturnes, résistant aux bains de vapeur. Vingt jours après, elles sont remplacées par de vives douleurs de tête ayant leur point de départ au-dessus de l'une et l'autre orbite, s'irradiant par élancements jusqu'à la partie inférieure de l'occipital, en suivant le pourtour du crâne. Des douleurs pa-reilles existent aussi au sommet de la tête. Nulles ou supportables pendant le jour, ces douleurs sont intolérables pendant la nuit ; elles résistent aux purgations répétées et aux opiacés. Le 22 novembre le malade est mis à l'emploi du sublimé ; le cinquième jour les douleurs se calment, le sommeil est revenu ; le 3 décembre la guérison était à peu près complète, lorsque le malade est perdu de vue (1). (YVAREN, *loc. cit.*, OBS. 1.)

(1) « Cette affection, » ajoute M. Yvaren, « porte en elle tous les caractères « assignés aux névralgies : son siége était limité, ses points de départ arrêtés,

Observation 26. — *Névralgie occipito-frontale.* Un malade de M. Delporte, homme de cinquante ans, de tempérament nerveux, de constitution grêle, portait une céphalée ancienne partant de l'occiput, s'irradiant dans tout le côté droit de la tête jusqu'au sommet et revenant par accès irréguliers. Cette céphalée, d'origine évidemment syphilitique, fut traitée par les eaux d'Acqui, et guérit parfaitement. (Rognetta, *in Annales de thérap.*, t. VI, p. 163.)

Observation 27. — *Névralgie occipito-auriculaire.* Madame L... accusait une vive douleur au côté gauche de la tête, se propageant à l'oreille ; on l'avait considérée comme rhumatismale et traitée pendant six mois sans aucun succès par des moyens généraux, vésicatoires, etc... A l'inspection de la gorge, je constate l'existence d'ulcères vénériens ; la malade avoue avoir eu, deux ans auparavant, des pertes blanches abondantes ; elle guérit après quarante-cinq jours de traitement mercuriel, lequel fut continué pendant deux mois. (Fréteau, *in Journ. de Sédillot*, t. XLIV, p. 10.)

Observation 28. — *Névralgie occipito-faciale.* V..., militaire, trente ans, vif et vigoureux, malade depuis dix–huit mois, présente un amaigrissement extrême, une toux sèche, continuelle, des tiraillements douloureux dans la partie gauche de la tête partant de l'occiput un peu au-dessus de la nuque, entre celle-ci et l'apophyse mastoïde, et occasionnant une contracture spasmodique de l'œil et de la bouche. Paroxysmes revenant au moindre attouchement ou par le plus léger mouvement du cou et des mâchoires. Peau sèche, brûlante, insomnie, tristesse, dyspepsie. — Vésicatoires, séton, bains, opium, éther, restent sans effet. Le malade avait eu, à différentes reprises, des symptômes syphilitiques bien caractérisés. On prescrit des frictions mercurielles. Dès la septième, le sommeil est revenu, les accès névralgiques sont moins fréquents et moins intenses ; à la dix-neuvième, la guérison est complète. Le malade fit encore vingt-cinq frictions, et usa en tout 130 grammes de mercure. Il vécut encore douze ans sans rechute. (Waton de Vaucluse, *in Journal de Sédillot*, t. IV, p. 178.)

« son parcours facile à suivre..... Je n'ai pu constater aucune lésion du sys-
« tème osseux, et rien ne donne à supposer qu'il en existât. La promptitude
« des bons effets du sublimé ne peut raisonnablement s'expliquer que par la
« limitation de la maladie à un désordre fonctionnel des nerfs cervicaux. »

§ **3**. — Névralgies du plexus brachial.

1° *Névralgie cubito-digitale*. — Nous avons observé cette affection dans les salles de M. Rayer, à la Charité, chez un malade
dont l'observation ne laisse pas que de présenter de sérieuses
difficultés de diagnostic. Le fait le plus saillant de son histoire
consiste en une double névralgie cubito-digitale parfaitement
dessinée, durant depuis quinze ans et ayant amené depuis trois
ans seulement une atrophie musculaire assez exactement limitée
aux faisceaux musculaires qui reçoivent leur innervation du nerf
cubital ; à ces douleurs vint se joindre une hyperesthésie excessive de ces mêmes régions. Pour nous la nature syphilitique de
cette affection est problématique. Comme antécédents vénériens
nous trouvons deux blennorrhagies, deux chancres et une alopécie partielle ; le malade ne se souvient pas d'avoir jamais eu
ni maux de gorge ni éruption à la peau. Quoi qu'il en soit, après
l'emploi de moyens variés et nombreux, entre autres de l'électricité sous toutes ses formes, M. Rayer crut devoir tenter les
spécifiques et prescrivit les pilules de Sédillot. En peu de jours
l'intensité des douleurs et l'hyperesthésie avaient considérablement diminué ; on avait donc lieu de s'applaudir de cette tentative thérapeutique, mais l'amélioration ne suivit pas longtemps
sa marche ascendante ; l'iodure de potassium n'agit pas davantage, et le malade était encore loin d'une guérison complète
lorsqu'il quitta la Charité. Si nous en jugeons par d'autres faits
cliniques, nous dirons que peut-être l'emploi plus hardi de
l'iodure de potassium eût pu amener un résultat plus complet.
Nous restons néanmoins dans une sage réserve quant à la nature de la névralgie et à la cause réelle des accidents dans ce
cas spécial. Comme nous le verrons en parlant du diagnostic
différentiel des affections nerveuses syphilitiques en général,
l'hyperesthésie, symptôme si prononcé dans ce cas, se rencontre plus fréquemment dans les affections d'origine rhumatismale que dans celles qui se rattachent à la syphilis.

2° *Névralgie du nerf médian*. — Dans l'observation de M. Michel, malgré le peu de détails qu'elle contient, la nature syphi-

litique de la névralgie ne nous paraît pas douteuse. La névralgie dans ce cas était exactement limitée au nerf médian. C'est le seul fait de ce genre que nous ayons pu recueillir.

OBSERVATIONS.

OBSERVATION 29. — *Syphilis antécédente, double névralgie cubito-digitale, hypéresthésie cutanée. Traitement mercuriel, puis traitement iodé. Amélioration.* Cholley, âgé de cinquante-huit ans, ancien gendarme, entre à la Charité (salle Saint-Michel, n° 39, service de M. Rayer) le 13 décembre 1857.

Cet homme, d'une taille élevée, doué autrefois d'une force plus qu'ordinaire, ne se rappelle pas avoir été malade dans son enfance. Son père et sa mère, morts tous deux dans un âge avancé, étaient, comme lui, de forte constitution. A vingt-huit ans il fit une maladie de trois semaines; il éprouvait alors des douleurs dans la tête et dans le corps, et fut traité par une application de 90 sangsues sur le creux de l'estomac. L'année suivante, il contracta une première blennorrhagie qui dura quinze jours, et fut traitée par le copahu et les injections à l'acétate de plomb. Vers la fin de 1829, il eut deux chancres sur le prépuce, qui persistèrent pendant trois semaines, et furent pansés avec de l'onguent gris; il s'y joignit un engorgement ganglionnaire dans l'aine droite, sans suppuration. A l'âge de trente-deux ans, seconde blennorrhagie sans chancres, qui dura vingt jours environ, et céda au seul emploi d'injections. Quelque temps après survint de l'alopécie. Le malade ne se souvient pas d'avoir eu de maux de gorge ni d'éruption cutanée.

Le malade se maria en 1835; il avait alors trente-cinq ans; il eut sept enfants, dont l'un mourut à l'âge de onze ans, de fièvre typhoïde; les autres sont tous bien portants. Le malade reste fort et bien portant jusqu'à l'âge de quarante-trois ans. A ce moment il commence à ressentir des douleurs dans les avant-bras, douleurs partant du coude et s'étendant jusqu'aux deux derniers doigts, suivant le trajet du nerf cubital, apparaissant sous formes de crises, durant à peine quelques secondes et se répétant cinq ou six fois par jour. Ces crises allèrent en augmentant jusqu'en 1853. Cependant le malade continuait à faire son service; en 1845, il avait été aux eaux de Bourbonne, mais n'avait pas achevé la saison, vu l'absence complète d'amélioration. En 1855, il quitte le service. Depuis lors il n'a pas pu travailler, mais n'a subi aucun traitement. Les douleurs sont devenues de plus en plus vives et fréquentes; elles durent deux ou trois minutes, et existent toujours exclusivement sur le trajet du nerf cubital.

Lors de l'entrée du malade à la Charité, sa santé générale est bonne, mais il y a amaigrissement prononcé des bras et des mains; pas de douleurs de tête. Dès le mois de janvier 1858 le malade est traité par l'électricité; on se sert d'abord des chaînes de Pulvermacher, puis concurremment, d'un côté, du courant continu, de l'autre côté du courant interrompu; il n'y eut de résultat apparent ni d'un côté ni de l'autre. Voici, du reste, l'état du malade le 12 septembre 1858 : le visage, quoique amaigri, présente encore l'apparence de la santé; les pupilles sont inégales, la gauche un peu plus large que la droite qui est considérablement contractée; contractilité pupillaire très-faible des deux côtés; iris de couleur normale ; le malade assure n'avoir jamais souffert des yeux ; cependant, questionné avec soin et persistance, le malade dit ressentir quelques picotements dans l'œil droit, qui est un peu injecté. A la partie postérieure de la région cervicale on trouve la trace de six cautères; il n'y a, du reste, rien d'anormal dans cette région, où la pression ne provoque aucune douleur. Le corps tout entier présente un certain degré d'analgésie qui contraste avec une hyperesthésie excessive des bras et des avant-bras. Maigreur assez prononcée du tronc et des membres supérieurs; tous les muscles de ces parties paraissent atrophiés. Élancements douloureux dans le tronc, dans les jambes ; ces douleurs sont vagues et durent quelquefois dix minutes dans le tronc ; dans les jambes, au contraire, elles ne font que paraître et disparaître ; la plus légère pression suffit pour les calmer, l'électricité les engourdit sans les faire cesser. Pas de mouvements involontaires dans le tronc ni dans les jambes. Les deux bras et les deux avant-bras sont également amaigris, mais l'atrophie porte surtout sur les muscles interosseux du métacarpe. Il existe entre les deux premiers métacarpiens une excavation qui ferait croire que toute fibre musculaire a disparu; il en est de même des éminences thénar et hypothénar. Le malade étend bien les doigts et peut leur faire exécuter tous les mouvements, excepté aux deux derniers, à cause des douleurs que provoquent ces mouvements. Les tendons extenseurs des doigts sont agités de temps à autre par des mouvements dus à la contraction involontaire des muscles correspondants; rien de semblable dans les muscles fléchisseurs ; cependant les doigts sont habituellement fléchis. Ces mouvements involontaires se retrouvent dans les interosseux et dans les muscles des éminences thénar et hypothénar; ce sont des mouvements de la totalité des muscles, et non

des mouvements fibrillaires. Les crises douloureuses déjà mention-
nées sont très-vives et très-fréquentes ; elles durent deux ou trois
minutes, commencent comme toujours entre le radius et le cubitus,
et se continuent dans tout le trajet du nerf cubital jusque dans l'extrémité des doigts ; depuis peu de temps elles remontent quelquefois
jusque dans les bras, ou pour mieux dire elles commencent dans les
bras, car jamais elles ne suivent une marche ascendante dans le nerf.
Ces crises sont plus fréquentes et plus fortes la nuit que le jour; le plus
grand nombre a lieu de sept heures du soir à trois heures du matin.
Pendant ces crises, le malade tient un de ses bras en l'air, le plus souvent le bras gauche, et en comprime fortement l'avant-bras avec la
main droite ; il fait entendre en même temps des cris tout particuliers, et témoigne d'une anxiété très-grande ; pendant ces paroxysmes,
la température du corps paraît augmenter, la face se congestionne.
La main gauche, surtout sur son bord cubital, présente une hypéresthésie excessive ; à droite, cette hypéresthésie remonte jusque vers
le milieu de l'avant-bras ; le moindre attouchement de ces régions
occasionne des douleurs atroces et réveille les crises; si l'on vient à
pincer ou à piquer ces parties, les douleurs sont beaucoup moins
vives, ce qui prouve que c'est surtout la sensibilité tactile qui est en
jeu ; il y a quelque temps, cette hypéresthésie était bornée au bout
des doigts. Toutes les autres fonctions s'exécutent normalement ;
cependant le malade n'accuse pas de désirs vénériens , et cela depuis
assez longtemps déjà. — (3 pilules de Sédillot par jour.)

Le 20 septembre , les crises sont toujours aussi fréquentes , mais
les douleurs sont moins vives , et l'hypéresthésie a beaucoup diminué.

Le 23, on peut toucher les mains du malade sans le faire crier et
sans provoquer de crises.

Le 1er octobre, l'amélioration a encore fait quelques progrès ; elle
a continué pendant tout le mois, quoique très-lente ; dans les derniers jours seulement, les crises sont redevenues plus fréquentes ; il
est survenu des élancements douloureux dans les jambes; malgré
cela, l'hypéresthésie cutanée continue à diminuer.

Le 1er novembre, on remplace les pilules mercurielles par l'administration quotidienne de 1,00, puis 2,00 d'iodure de potassium.

Le 1er décembre, pas de nouvelle amélioration. Les crises ont plutôt augmenté de fréquence. (Iodure de potassium, 3,00.)

Le 1er janvier, lorsque le malade quitta la Charité, l'état n'était pas
modifié davantage. (LANCEREAUX, *Observation inédite*.)

Observation 30. — *Névralgie du nerf médian.* Infirmière de quarante-cinq ans, prise dans le milieu de l'été de douleurs le long du nerf médian. On sent plusieurs points douloureux au-dessus du deltoïde, au pli du coude, etc..., avec élancements très-vifs surtout la nuit, engourdissement de tout le membre. Opium, immobilité, douches froides, etc., sans succès pendant cinq semaines. En désespoir de cause et malgré l'absence de tout antécédent, l'iodure de potassium fut employé à la dose de 1 gramme par jour. Guérison complète en quelques jours. M. Michel obtint peu après l'aveu d'antécédents syphilitiques. (F. S. Michel, *Thèses de Paris,* 1858, n° 308. Obs. 33, p. 69.)

Avant de parler des névralgies sciatiques, disons brièvement que les auteurs anciens, entre autres Baillou, Stoll, J. Franck, Meckel, admettent encore d'autres variétés de névralgies syphilitiques qui viendraient se placer ici. Ainsi M. Yvaren (1) rapporte en peu de lignes l'observation d'une névralgie intercostale que Baillou considéra, vu l'insuccès des traitements ordinaires, comme étant de nature vénérienne ; il reproduit également sur le nom de *névralgie brachio-mammaire* le fait suivant que Stoll (2) intitule *fièvre syphilitique larvée.* « Il était « survenu depuis neuf semaines à une jeune fille de 18 ans « qui s'était toujours bien portée jusque-là, une tumeur osseuse au milieu du sternum, accompagnée de douleurs qui « prenaient irrégulièrement le jour, la nuit, qui s'étendaient « jusque dans les mamelles et dans les bras, et qui quelquefois « s'apaisaient entièrement. Il n'y eut jamais aucun autre signe « de vice vénérien. Elle fut mise à l'usage d'un électuaire de « rob de sureau, d'extrait de gratiole et de sublimé corrosif. « La tumeur et la douleur disparurent, la malade guérit. » Nous pensons comme M. Yvaren que ces deux faits ne sont rien moins qu'incontestables. N'ayant pas d'observation plus concluante à leur adjoindre, sachant au contraire que M. Béroud (3), dans ses recherches sur la névralgie intercostale, n'a pas pu en rencontrer un seul cas reconnaissant pour cause la syphilis, nous passons outre.

(1) Yvaren, *loc. cit.,* p. 63.
(2) Stoll, *Méd. prat.,* édition Delahaye, p. 310.
(3) Béroud, *Thèses de Paris,* 1855, n° 323, p. 14.

Nous lisons encore dans Valleix (1) : « Parmi les antécé-
« dents des malades atteints de névralgie dorso-intercostale
« on trouve que deux hommes avaient contracté, à une époque
« plus ou moins éloignée, des maladies vénériennes, mais ne
« présentaient ni syphilides ni tumeurs des os, ni douleurs
« ostéocopes, rien en un mot qui indiquât une syphilis consti-
« tutionnelle ; quatre femmes étaient entrées à l'hôpital pour des
« affections vénériennes ; une seule offrait les signes d'une af-
« fection constitutionnelle, mais le squelette et le thorax en par-
« ticulier étaient parfaitement sains. » Pour que ses observations pussent être de quelque utilité, Valleix aurait dû indiquer
si l'affection chez ces six malades a cédé aux moyens ordinaires
ou s'il a fallu recourir à un traitement spécifique, circonstances
bien capables de modifier l'opinion qu'on peut se faire de la
nature de la maladie.

§ 4. — Névralgie sciatique.

La névralgie sciatique de nature syphilitique est admise par la
plupart des auteurs anciens, entre autres par Cirillo, par Waton ;
de nos jours elle l'est également par Sandras, M. Yvaren.
Un praticien distingué de Genève, le docteur Senn, nous a dit
en avoir observé plusieurs cas incontestables, dans lesquels,
comme dans les observations que nous rangeons ici, la douleur
ne pouvait être rapportée à aucune lésion apparente ; nous
verrons en effet plus loin qu'il existe des douleurs occupant le
trajet du nerf sciatique et qui ne sont que le résultat d'une
compression. Peut-être aurions-nous pu placer ici quelques
observations tirées d'auteurs anciens, entre autres un fait intitulé
par Plenck *Ischias venerea* (2). Mais la plupart de ces observations sont tellement incomplètes qu'on ne saurait y attacher une
grande importance.

OBSERVATIONS.

OBSERVATION 31. — B..., chasseur d'Afrique, entre à l'hôpital
Saint-Éloi le 16 septembre 1843. Sciatique violente depuis trois ans,

(1) Valleix, *loc. cit.*, p. 397.
(2) J. J. Plenck., *Doctr. de morb. vener.*

s'étendant le long de la cuisse et de la jambe gauches, suivant parfaitement la direction du nerf. Vésicatoires, moxas, morphine, sans résultat. L'acupuncture soulagea pour quelques jours. La douleur ayant reparu, l'acupuncture échoua. Le malade a eu, en Afrique, plusieurs maladies vénériennes qu'il a traitées en courant. Lallemand prescrit les pilules de Sédillot ; dès les premiers jours, une amélioration non équivoque survient, et l'on peut espérer une guérison complète à la fin du traitement. (COURTY, *Clin. de Montpellier*, 1844. —YVAREN, *loc. cit.*, OBS. 10.)

OBSERVATION 32. — *Névralgie sciatique.* Homme de soixante-dix ans, ayant eu à vingt-cinq ans une blennorrhagie, et à trente ans un chancre sur la verge. A cinquante ans survint une sciatique qui, ayant résisté à tous les moyens employés, ne fit que s'aggraver pendant vingt ans. D'après les antécédents, l'irrégularité des traitements suivis et l'exaspération nocturne des douleurs, M. Gérard rattacha la sciatique à une syphilis constitutionnelle méconnue, et prescrivit l'iodure de potassium, 3 grammes en quatre jours. Dès le second jour, grande diminution des douleurs, et huit jours suffirent pour faire disparaître des douleurs qui duraient depuis vingt ans. (GÉRARD de Lyon, *Union méd.*, mai 1852.)

OBSERVATION 33. — *Névralgie sciatique.* Madame S..., vingt-trois ans, était retenue au lit par des douleurs qui, du bassin, s'irradiaient jusqu'au talon gauche en suivant la partie postérieure du membre. Plusieurs traitements avaient été faits sans résultat, lorsque M. Gérard vit successivement se dérouler tous les symptômes d'une syphilis tertiaire : taches cuivrées, tumeurs sur divers points des surfaces osseuses, tumeurs gommeuses, douleurs ostéocopes, pustules plates, végétations, etc... L'iodure de potassium fut administré, et les douleurs disparurent complétement en quinze jours. Le traitement fut continué plus longtemps pour triompher des autres accidents. (GÉRARD, de Lyon, *loc. cit.*)

§ 5. — Névralgie ilio-scrotale.

Nous en avons rencontré un cas imputable au virus syphilitique. L'observation en a été publiée par Vandekeere : le doute sur la nature de l'affection ne fut pas de longue durée, puisque nous voyons le malade entrer à l'hospice des Vénériens le 6 décembre, commencer son traitement mercuriel le 7, et sortir complé-

tement guéri le 1ᵉʳ janvier suivant. Nous croyons devoir reproduire ici les réflexions que ce fait a suggérées à Vandekeere (1) :
« Les douleurs, chez ce malade, ont été non-seulement ostéocopes mais encore névralgiques, ce qui est assez rare. Tout porte
à penser que ces douleurs étaient dues à une irritation vénérienne, car, outre qu'elles avaient paru après une syphilis mal
traitée, elles augmentaient d'intensité sous l'influence de la chaleur et disparurent sous celle d'un traitement moitié méthodique
et moitié empirique. Il semble que la guérison a été due moins
aux antiphlogistiques qu'au mercure ; en effet l'amélioration n'a
commencé à se manifester que treize jours après l'emploi des
émissions sanguines, époque à laquelle le malade avait déjà pris
quinze doses de liqueur de Van Swiéten. La névralgie ilio-scrotale est une maladie rare. Chaussier, Richerand, Delpech sont, je
crois, les seuls auteurs qui disent l'avoir rencontrée. L'observation précédente est d'autant plus intéressante que la névralgie
était symptomatique de la syphilis. »

OBSERVATION.

Observation 34. — *Névralgie ilio-scrotale.* P. M..., trente-neuf
ans, jardinier, entre à l'hôpital des Vénériens le 6 décembre 1820.
A eu autrefois une blennorrhagie et des végétations sur le gland,
qui, quoique mal traitées, ont entièrement disparu. Depuis deux ans,
douleurs profondes dans les extrémités ; douleur plus vive qui, du
côté gauche du scrotum, s'étend jusqu'aux lombes (névralgie ilio-
scrotale). Ces douleurs sont plus fortes la nuit que le jour, dans les
temps chauds que dans les temps froids, et n'ont jamais été combattues. Le 7 décembre, après deux émissions sanguines, le malade est
mis à la liqueur de Van-Swiéten. Le 21, douleurs moins vives,
exacerbations plus rares. Le 1ᵉʳ janvier 1821, guérison compiète.
(Vandekeere, *in Journ. de Sédillot,* t. CII, p. 310.)

§ 6. — Névralgies viscérales.

« L'observation anatomique, l'expérience physiologique et

____

(1) *Journal gén. de médecine,* de Sédillot, t. CII, p. 310. — *Mém. sur les
formes insolites de la syph.*

les faits pathologiques les mieux constatés, » dit M. Jolly (1), «se réunissent pour prouver de la manière la plus positive que le trisplanchnique se partage avec les nerfs cérébro-spinaux l'influence nécessaire à l'accomplissement des phénomènes de la vie..... Les nerfs de la vie organique ont leur manière de sentir et de souffrir, et bien que les douleurs que l'on éprouve dans les organes où se distribuent les nerfs aient un caractère particulier, bien que certaines douleurs cardiaques, pulmonaires, utérines, intestinales, hépatiques, etc... ne ressemblent en rien aux douleurs des parties externes, elles n'en sont pas moins de véritables névralgies. » Nous suivrons l'exemple de M. Jolly et de Sandras en rapprochant des névralgies des nerfs de la vie de relation celles des nerfs de la vie organique, portant plus spécialement sur le système nerveux ganglionnaire.

La névralgie ganglionnaire, admise par Bichat, Mérat, MM. Jolly, Longet, peut être générale et suivre le trajet des gros troncs artériels ; elle peut aussi être locale et occuper exclusivement le larynx ou la trachée-artère, quelques parties du tube digestif, etc..... Ainsi Sandras admet une névralgie cardiaque ou gastralgie, une névralgie intestinale ou colique nerveuse, une névralgie du rectum et de l'anus ; de plus il range parmi les névralgies certaines angines de poitrine. Il admet pour quelques-unes la diathèse syphilitique au nombre de leurs causes. « Les névralgies intercostales, brachiales, sciatiques, les angines « de poitrine, les névralgies ganglionnaires dépendent fort sou- « vent d'affections rhumatismales ou goutteuses ou syphiliti- « ques (2). »

Nous avons noté plusieurs fois des symptômes nerveux viscéraux dans le cours d'autres affections nerveuses syphilitiques que nous relaterons à leur place ; de plus, en parlant de cet ensemble de symptômes initiaux auquel quelques auteurs ont donné le nom de fièvre d'invasion, nous avons noté comme très-fréquents des troubles variés dans les fonctions digestives. Enfin dans les sept observations que nous plaçons ici, les

____

(1) *Dictionnaire de méd. et de chir. prat.*, t. XII, p. 41 à 43.
(2) Sandras, *loc. cit.*

douleurs viscérales ont constitué le symptôme principal, quelquefois unique de la maladie. Dans plusieurs le siége des douleurs était l'estomac, et la maladie méritait le nom de *gastralgie*. Une de ces observations appartient à MM. Trousseau et Pidoux et a présenté un symptôme saillant, que nous retrouverons chez un malade atteint de paralysie générale dont nous relaterons l'histoire : c'est le retour *nocturne* des douleurs gastriques s'accompagnant de vomissements également nocturnes. Ce signe fut le seul qui engagea ces praticiens à suspecter la nature syphilitique de l'affection et à administrer le mercure avec un prompt succès.. Dans une observation que nous avons recueillie nous-mêmes à la clinique de M. Trousseau, nous voyons une diarrhée datant de quinze mois, s'accompagnant de vomissements et de gastralgie, résister à tous les traitements et céder promptement au traitement mercuriel par les bains de sublimé. Rien dans ce cas n'avait pu indiquer la nature de ces troubles gastriques lorsque l'apparition de douleurs ostéocopes et de tumeurs gommeuses vint tardivement éclairer le diagnostic. Dans une autre observation, recueillie également par nous-mêmes dans le service de M. Rayer, le diagnostic était moins incertain, puisqu'on avait pour se guider des symptômes secondaires actuels et non douteux. Cependant le caractère nocturne des douleurs n'existait pas ; nous n'en voyons pas moins le mercure dissiper tous les troubles gastriques. La malade elle-même signale cet effet bienfaisant du mercure qui n'est cependant pas habituel dans les accidents gastriques ordinaires.

L'observation suivante est empruntée à M. Andral; le diagnostic longtemps douteux s'éclaira par l'apparition d'une angine suspecte, et cette heureuse circonstance ramena la malade des portes du tombeau. Nous voyons en effet un marasme prononcé, résultat de vomissements incessants, arrêté promptement par les préparations mercurielles. La douleur dans ce cas était limitée au creux épigastrique et se réveillait sous l'influence de l'ingestion des aliments ; aucune lésion organique ne put être découverte par l'examen le plus minutieux.

Dans l'observation 39 le siége de la névralgie viscérale ne

saurait être précisé avec toute l'exactitude désirable. La douleur est rapportée au flanc droit et survient quelques heures après l'ingestion des aliments; elle avait apporté assez de troubles dans la nutrition pour avoir amené un marasme excessif. L'absence de symptômes du côté du foie nous autorise à placer, dans ce cas, le siége des douleurs dans l'intestin et à considérer le fait comme un exemple d'*entéralgie syphilitique*, dont l'iodure de potassium fit promptement justice.

Les deux dernières observations, empruntées l'une à Portal, l'autre à Baumès, nous paraissent offrir de grandes analogies. Dans les deux cas l'affection débute par de la gastralgie, s'étend au foie et amène des troubles hépatiques, hépatalgie et jaunisse. Chez la malade de Portal ce fut la persistance d'un écoulement vaginal suspect qui éclaira le diagnostic; chez celui de Baumès ce furent des syphilides survenues sous l'influence des bains d'Aix en Savoie. Il est encore à noter que dans ce cas, comme dans quelques autres que nous avons rencontrés, les symptômes internes disparurent en même temps que se montraient les manifestations spécifiques à la peau. C'est sur cette coïncidence que certains auteurs se sont fondés pour voir dans ces cas une sorte de métastase.

OBSERVATIONS.

OBSERVATION 35. — *Gastralgie.* Un riche banquier de Paris, qui avait mené une vie un peu déréglée, éprouvait depuis dix ans des douleurs d'estomac et des vomissements qui revenaient chaque soir et que rien n'avait pu modifier. On s'avisa de lui donner du mercure, plutôt en souvenir d'anciennes véroles que dans l'espoir fondé de le guérir. Dès que la salivation commença, les fonctions de l'estomac se rétablirent, et la santé fut dès lors excellente (1). (TROUSSEAU et PIDOUX, *loc. cit.*, t. I, p. 230.)

OBSERVATION 36. — *Gastralgie, diarrhée, fièvre intermittente, céphalée, douleurs ostéocopes, tumeurs gommeuses ; traitement mercuriel.*

(1) « Dans ce cas, » ajoutent les auteurs, « les accidents et les douleurs étaient nocturnes, et ce fut ce seul point de contact avec la syphilis qui engagea à prescrire les mercuriaux. »

Guérison. Victorine P..., vingt-cinq ans, entre à l'Hôtel-Dieu (salle Saint-Bernard, n° 34, service de M. le professeur Trousseau), le 15 décembre 1856. Bonne santé habituelle, sauf de fréquentes migraines; leucorrhée depuis l'âge de dix-huit ans. En octobre 1856, écoulement verdâtre par la vulve, douleurs vives en urinant; elle affirme n'avoir eu ni chancres ni bubons. A la même époque s'établit une diarrhée qui résista à tous les moyens. Deux mois après, fièvre intermittente qui, d'abord quotidienne, devint tierce et dura cinq mois. La diarrhée persista pendant treize mois, se compliquant de lienterie, de gastralgie, de vomissements, de dyspepsie, d'amaigrissement; elle résista à une foule de remèdes, entre autres à l'acide chlorhydrique qui, au début, avait paru réussir, et ne céda qu'au traitement mercuriel.

Dix mois après son entrée à l'hôpital, des douleurs névralgiques se manifestèrent dans les tempes, s'accompagnant d'une excessive sensibilité du cuir chevelu et s'exaspérant notablement pendant la nuit, au point d'empêcher le sommeil. Peu après, la malade accusa des douleurs dans les jambes, dans la profondeur des os, douleurs vives surtout pendant la nuit, mais augmentant autant sous l'influence du froid que sous celle de la chaleur. Quatre mois plus tard apparurent des tumeurs sur les deux tibias, sur le radius droit, puis sur l'humérus gauche; cette dernière existe encore aujourd'hui. La liqueur de Van-Swiéten, donnée pendant douze jours, ne fut pas supportée; il en fut de même de plusieurs autres préparations mercurielles. Enfin, depuis trois mois, la malade prend des bains de sublimé qui calmèrent promptement tous les symptômes. Aujourd'hui 20 juillet 1858, l'état général est excellent, la diarrhée n'existe plus, les douleurs de tête et les douleurs ostéocopes des membres ont disparu depuis longtemps, les tumeurs gommeuses se sont effacées, à l'exception de celle de l'humérus gauche, qui est encore douloureuse à la pression. La malade accuse un peu de faiblesse dans les jambes; elle se fatigue vite par la marche ou la station debout.

Le 7 août, je revois la malade, qui continue toujours ses bains; le mieux se soutient; il y a encore quelques douleurs ostéocopes nocturnes dans le bras gauche, provoquées par la tumeur qui tend au ramollissement; malgré cela le sommeil est tranquille. (Frictions belladonées sur le bras gauche.)

Le 21, la tumeur de l'humérus gauche a considérablement diminué; la malade accuse de la roideur et des douleurs dans le creux du jarret droit, où on constate un peu de rétraction musculaire et tendineuse des muscles fléchisseurs de la jambe. L'état général est, du reste, excellent.

15 septembre. Une vaste ulcération syphilitique existe sur le mollet droit (gomme ulcérée) ; on continue le traitement par les bains de sublimé.

Le 15 octobre, l'ulcération est cicatrisée ; la tumeur du bras gauche est dissipée ; la santé générale de la malade est excellente.

Le 15 novembre, la malade quitte l'hôpital complétement guérie. (L. Gros, *Observation inédite*.)

Observation 37. — *Syphilis secondaire, gastralgie, dyspepsie, douleurs rhumatoïdes. Traitement mercuriel. Guérison.* Ch. Félicie, vingt-deux ans, entrée à la Charité (service de M. Rayer), le 4 octobre 1858, sourde depuis l'enfance, n'a jamais eu précédemment de douleurs gastralgiques. Vers la fin d'avril, boutons aux parties génitales, avec adénites inguinale et cervicale, croûtes dans les cheveux. Peu après, roséole précédée d'une fièvre qui persiste pendant plusieurs jours, s'accompagnant de courbature, de lassitude ; maux de gorge, alopécie, puis gastralgie, battements dans la région épigastrique, insomnie, douleurs vagues dans tous les membres, surtout aux épaules et aux lombes. En juillet, traitement par la saponaire ; en août, éruption sur les jambes de pustules se transformant en ulcérations entourées d'une aréole couleur lie de vin.

Le 4 octobre, la malade est mise à l'usage des pilules de Sédillot. L'éruption pustuleuse disparaît rapidement. Le 19, les pustules sont remplacées par des taches de couleur caractéristique. Depuis le 11, les douleurs gastralgiques ont entièrement disparu, les digestions sont parfaites. La malade sort le 19, mais continuera les pilules de Sédillot et prendra des bains sulfureux. (Lancereaux, *Observation inédite*.)

Observation 38. — *Gastralgie.* Femme de vingt-neuf ans ; a eu une blennorrhagie, puis des boutons aux grandes lèvres. Deux ans après, à la suite de chagrins, dépérissement. Sensation douloureuse au creux épigastrique après l'ingestion des aliments ; vomissements fréquents, éructations ; peau habituellement aride. Malgré tous les efforts de l'art, la maladie faisait des progrès incessants ; on désespérait de la malade lorsque survint une ulcération syphilitique au pharynx. Un traitement mercuriel, institué aussitôt, produisit une amélioration marquée dès le vingt-cinquième jour, et ne tarda pas à rendre à la malade toute la plénitude de sa santé (1). (ANDRAL, *Clin. méd.*, t. IV, p. 122.)

OBSERVATION 39. — *Entéralgie.* Homme de haute intelligence; depuis deux ans, symptômes intestinaux graves, pris tantôt pour une entéralgie, tantôt pour les signes d'un rétrécissement. Douleur fixe dans le flanc droit, devenant intolérable quelques heures après l'ingestion des aliments; marasme physique et moral excessif. Le malade songe de lui-même à une syphilis qu'il a eue, et qui n'a été traitée que par des remèdes insignifiants. On prescrit des bains de sublimé. Au bout de huit jours, amélioration notable et guérison assurée. (*Bullet. gén. de thérap.*, t. X, p. 37.)

OBSERVATION 40. — *Gastralgie et hépatalgie.* Femme de vingt-cinq ans; accuse des douleurs épigastriques constantes, parfois des coliques violentes suivies de jaunisse; alternatives de constipation et de diarrhée; amaigrissement; grandes douleurs dans la tête, augmentant le soir et plus encore dans la nuit, pour se dissiper le matin; écoulement vaginal copieux. Les moyens rationnels restent sans effet. Sous l'influence du sirop de Cuisinier, du sublimé à l'intérieur et des frictions mercurielles, les accidents se dissipèrent et le rétablissement fut complet. (PORTAL, *Observat. sur la nature et le traitement des maladies du foie.*)

OBSERVATION 41. — *Gastralgie et hépatalgie.* S... a eu à vingt-deux ans des chancres et un bubon non suppuré, mal et incomplétement traités par le mercure. Un an après, gastralgie, hépatalgie, constipation, hypochondrie. Traitement varié pendant huit ans. Après vingt jours de l'emploi des eaux d'Aix, en Savoie, apparition d'une syphilide serpigineuse sur la poitrine et cessation des accidents internes. On institue un traitement par la tisane de Feltz et le sublimé, et l'entière guérison paraît assurée. (BAUMÈS, *Précis des malad. vén.*, t. I, p. 372.)

Tels sont, au nombre de trente-deux, les faits de névralgie sy-

(1) « Le fait que nous venons de rapporter, » ajoute M. Andral, « est loin « d'être sans analogue dans les annales de la science. On lit dans Stoll, par « exemple, l'histoire d'un individu qu'il délivra, par un traitement mercuriel, « de vives douleurs abdominales accompagnées d'un trouble marqué dans la « digestion et d'un dépérissement général. » Nous n'avons pu trouver cette observation dans Stoll; M. Yvaren déjà n'avait pas été plus heureux que nous.

philitique que nous avons pu trouver dans les auteurs ou observer nous-mêmes. La lecture de ces observations nous apprend d'abord ce fait important, que la névralgie syphilitique, pas plus que les autres névroses que nous passerons successivement en revue, n'a de symptomatologie qui lui soit propre. En effet, nous retrouvons, sous l'influence du virus syphilitique, les différentes névralgies telles que nous les connaissons, alors qu'elles surviennent indépendamment de toute cause spécifique. Si, la plupart du temps, on peut arriver à reconnaître leur nature spéciale, c'est bien plutôt d'après des données étrangères à la symptomatologie que l'on y parvient. C'est même cette absence de signe distinctif clair et précis qui a fait nier si longtemps les névroses syphilitiques, et qui fait qu'aujourd'hui encore, comme nous l'avons vu, elles sont un objet de doute et d'incrédulité pour un grand nombre d'observateurs. C'est à faire disparaître cette hésitation qu'ont tendu tous nos efforts, et c'est à ce point de vue, seulement, que nous allons étudier les faits cliniques qui précèdent. Sans donc nous arrêter longuement à énumérer les symptômes qui sont communs à toutes les névralgies, qu'elles soient syphilitiques ou non, nous allons rechercher si dans les faits que nous avons réunis et que nous considérons comme des exemples de névralgie syphilitique, nous trouvons des preuves de la nature spéciale que nous leur attribuons. Nous allons dans ce but établir pour tous ces cas : l'existence positive d'une affection syphilitique constitutionnelle, s'étant déjà précédemment manifestée par des signes non douteux, ou ne se manifestant que pendant la durée même de la névrose ; l'insuccès des traitements les plus rationnels dirigés contre la névrose, en opposition avec le prompt effet des spécifiques; enfin, nous mettrons en relief les quelques particularités symptomatiques ou autres qui peuvent éclairer le diagnostic.

I. — *Accidents syphilitiques antérieurs.* — Voici ce que nous apprennent, sous ce rapport, nos 32 observations :

13 malades avaient eu, de leur propre aveu, des chancres ou des boutons aux parties sexuelles, avec ou sans bubon, avec ou sans blennorrhagie.

1 femme avait eu des bubons sans chancre constaté. On

sait que ce fait n'est pas rare chez les femmes, surtout chez celles qui ont peu de soins de leur personne, et chez lesquelles un chancre peut parfaitement passer inaperçu.

2 (deux femmes) n'avaient présenté d'après leur dire qu'un écoulement suspect par le vagin. Nous pouvons faire, pour ces deux cas, la même restriction que pour le cas précédent.

13 malades ont accusé une ou plusieurs atteintes de syphilis sans indication plus précise.

3 malades ont nié jusqu'au bout toute atteinte syphilitique antérieure. Chez ces 3 malades l'évolution ultérieure de la syphilis et des informations exactes ont démontré la fausseté de leurs assertions, et nous pouvons affirmer que chez tous nos névralgiques il y avait eu syphilis antérieure dûment constatée.

II. — Il était également intéressant de savoir si ces accidents antérieurs avaient été simplement des accidents primitifs, ou si nos malades avaient déjà offert des accidents constitutionnels plus ou moins avancés. 8 de nos observations se taisent à cet égard et se bornent à mentionner l'existence d'une syphilis anté-rieure; de plus nous avons vu que 3 malades avaient nié tout antécédent syphilitique. Chez les 21 malades restants, nous trouvons que :

12 fois la névralgie n'a été précédée que d'accidents primitifs.

2 fois on a signalé des accidents secondaires précoces.

5 fois des accidents secondaires proprement dits.

2 fois seulement la névralgie n'est survenue qu'après des accidents qu'on peut considérer comme tertiaires, savoir : une cachexie syphilitique avec céphalée nocturne, et un rétrécisse-ment syphilitique du rectum.

On voit donc combien est erronée l'opinion de Sandras, qui veut que toutes les névralgies syphilitiques appartiennent à la période tertiaire de la syphilis. Il est vrai qu'en traitant des symp-tômes nerveux qui accompagnent les lésions de la syphilis ter-tiaire, nous retrouverons quelques faits de douleurs névralgiques, mais ils sont loin d'être aussi nombreux que ceux que nous avons réunis ici.

III. — La circonstance la plus propre à éclairer le diagnostic et à faire rapporter la névralgie à sa véritable cause est l'existence d'accidents syphilitiques concomittants de la névralgie. Or :

27 fois la névralgie existait seule, sans aucun autre symptôme syphilitique. Ajoutons que sur ces 27 cas 4 fois seulement la névralgie affecta un caractère nocturne qui pût faire soupçonner sa véritable nature.

5 fois il existait d'autres symptômes vénériens lorsque survint la névralgie : 3 fois des syphilides, 1 fois une angine spécifique et 1 fois un écoulement suspect.

27 fois donc, le diagnostic présenta de sérieuses difficultés ; ce furent le plus souvent l'étude attentive des antécédents du malade ou l'apparition de nouvelles manifestations spécifiques qui mirent un terme à l'incertitude du praticien.

IV. — C'est qu'en effet, comme nous l'avons déjà dit, la névralgie syphilitique n'a pas de symptôme qui lui appartienne en propre, pas même ce caractère, qui différencie si nettement les douleurs ostéocopes, de se manifester presque exclusivement la nuit. Voici en effet ce que nous apprennent nos 32 observations :

19 fois il n'est pas fait mention de ce caractère, qui, s'il avait existé, eût certainement attiré l'attention du malade ou du médecin ; il est simplement dit que les douleurs reviennent par accès, qu'elles sont intermittentes. Dans 3 de ces cas cependant on signale une insomnie persistante qui peut faire soupçonner des accès nocturnes.

9 fois seulement le caractère nocturne des accès est explicitement indiqué, et plusieurs fois, comme nous l'avons vu, il a servi, en l'absence de tout autre symptôme syphilitique, à faire soupçonner la véritable nature de la névralgie.

4 fois par contre les accès revenaient toujours pendant le jour et à heure fixe, et malgré cette intermittence si nette, les antipériodiques sont restés sans effet.

V. — Ceci nous conduit tout naturellement à parler des traitements qu'on a opposés à ces accidents, et sous ce rapport nous avons plusieurs points intéressants à relever.

Et d'abord nous devons rechercher si, chez ces 32 malades, dans les cas anciens surtout, on peut attribuer l'apparition des accidents nerveux aux traitements spécifiques dirigés contre les symptômes syphilitiques antérieurs, ou plutôt à l'absence de ces traitements ou à leur mauvaise direction. Les résultats auxquels nous arriverons répondront victorieusement, pensons-nous, à ceux qui veulent mettre sur le compte du mercure tous les accidents qui suivent l'infection vénérienne, et qui font ainsi de ce métal le bouc émissaire de la syphilographie. Ces résultats les voici : Sur 27 cas dans lesquels il est fait mention des traitements antérieurs :

16 fois il n'avait été fait aucun traitement mercuriel, conséquence naturelle de l'apparition précoce de la névralgie.

2 fois le mercure n'avait été employé qu'extérieurement pour le pansement des chancres, c'est-à-dire en quantité insignifiante.

6 fois il avait été fait un ou plusieurs traitements mercuriels, mais ils avaient été suivis inexactement, de l'aveu même des malades.

2 fois le traitement avait été poussé jusqu'à la salivation et avait dû être interrompu prématurément.

1 fois seulement le traitement mercuriel paraît avoir été bien fait.

Ainsi 16 fois sur 27 il n'avait été fait aucun traitement mercuriel, 2 fois le mercure n'avait été employé qu'au pansement des chancres ! Que signifient donc ces éternelles accusations contre le mercure d'être la cause de tous les accidents? Ce tableau nous enseigne au contraire une chose sur laquelle nous insistons, c'est que l'absence de traitement spécifique explique, dans le plus grand nombre des cas, l'apparition des accidents ultérieurs, et que sous ce rapport les traitements mercuriels incomplets ont presque autant de danger que l'absence de tout traitement spécifique.

VI. — Une fois la névralgie développée, on l'a combattue par les moyens qui sont préconisés contre les affections nerveuses ; on s'est adressé aux antiphlogistiques, aux narcotiques, aux antispasmodiques, aux révulsifs, au sulfate de quinine, à l'eau froide, à l'électricité, etc... Tous ces traitements sont restés sans action ; 24 fois ils ont été nombreux et variés, disent les observations. Certes si 24 fois des traitements nombreux et variés sont restés sans action, il faut qu'il y ait eu, dans la nature même de l'affection, une cause qui expliquât ces insuccès.

Cette cause, ce « quid ignotum » contre lequel venaient échouer tous les efforts de la thérapeutique, finit dans tous les cas par se

découvrir, soit par l'apparition de quelque symptôme syphilitique non équivoque, soit, comme dans un cas observé par l'un
de nous et dans d'autres, par l'heureux et prompt effet du traitement antisyphilitique en l'absence de tout symptôme manifestement syphilitique. En agissant ainsi nous n'avons d'ailleurs fait
que mettre en pratique le conseil de Galien rappelé par Ballonius : « Quoties consuetis remediis morbi non profligantur, ad
« κακοήθειαν est recurrendum (1). »

VII. — Mais dans le plus grand nombre des cas il a fallu du
temps pour en arriver là ; c'est ce que nous démontre le tableau
suivant :

Faisant abstraction de 8 cas qui ne parlent pas de la durée de la
névralgie, nous trouvons qu'avant l'emploi des antisyphilitiques
la névralgie avait duré :

4 fois *très-longtemps*, sans autre explication,

6 fois de 7 à 20 ans,

7 fois de 1 à 3 ans,

7 fois de 2 à 6 mois.

L'affection qui durait depuis 20 ans lorsqu'on se décida à
tenter les antisyphilitiques était une sciatique ; elle guérit en
huit jours sous l'influence de 6 grammes d'iodure de potassium.

VIII. — Ce succès n'est pas un fait isolé, car 31 cas dans lesquels on employa les spécifiques, mercure ou iodure de potassium, nous donnent les résultats suivants :

19 fois la guérison était complète en moins d'un mois, c'est-à-
dire en 3, 6, 7, 8, 10, 15, 19, 20 jours,

3 fois il est dit seulement que la guérison fut *prompte*.

6 fois l'époque de la guérison n'est pas précisée.

3 fois enfin, il n'y eut pas de guérison complète, mais seulement de l'amélioration ; un de ces malades était d'ailleurs encore
en traitement lorsqu'il quitta l'hôpital ; chez les deux autres l'affection datait de 8 et de 15 ans ; le résultat eût peut-être été différents si le traitement spécifique eût été fait plus tôt. La plupart de ces
malades ont continué leur traitement pendant plusieurs semaines
encore après la cessation des accidents, afin d'éviter les rechutes

____

(1) Ballonius, *Epid. et Ephem.*, t. I, p. 7.

si fréquentes dans la syphilis, et dont le traitement le plus rationnel ne met que trop rarement à l'abri.

Notons encore que dans tous les cas qui ont été suivis de guérison, cet heureux résultat fut toujours précédé d'une amélioration quelquefois remarquablement prompte. Ainsi c'est le second, le troisième, le cinquième jour déjà que des affections rebelles à tous les traitements antérieurs se modifiaient sous l'influence du mercure ou de l'iodure de potassium. Lisfranc déjà avait noté la merveilleuse promptitude avec laquelle certains symptômes nerveux, entre autres les douleurs ostéocopes et l'insomnie, cèdent à l'iodure de potassium. Il a vu aussi que lorsqu'on interrompait le traitement pendant vingt-quatre heures seulement, les accidents reparaissaient pour cesser de nouveau dès qu'on reprenait le médicament (1). MM. Trousseau et Pidoux exaltent également la promptitude d'action du mercure dans les affections vénériennes insolites, profondes et longtemps méconnues (2).

Nous avons dit que 31 des malades qui font le sujet de nos observations ont été traités par le mercure ou par l'iodure de potassium. Sur ce nombre 23 ont été traités par le mercure seul, 5 par l'iodure de potassium seul ; dans les 3 autres cas le médicament spécifique mis en usage n'est pas précisé. La guérison obtenue 23 fois par le mercure comparée à l'insuccès absolu des médications les plus variées, employées pendant un temps souvent démesurément long, est encore la meilleure réponse aux accusations portées contre le mercure. A qui fera-t-on croire que des douleurs qui guérissent par le sublimé ou les pilules de Sédillot sont des douleurs mercurielles ?

En résumé nous croyons pouvoir terminer ce que nous avons à dire des névralgies syphilitiques par les conclusions suivantes :

1° Il existe des névralgies de nature syphilitique.

2° Elles peuvent exister pendant un temps très-long comme seule manifestation syphilitique.

3° Elles peuvent occuper les nerfs sensibles de la face, des membres, ou les nerfs de la vie organique.

(1) *Annales de thérap.*, t. II, p. 66, et *Gaz. des hôpit.* 1842, p. 251.
(2) Trousseau et Pidoux, *loc. cit.*, t. I, p. 228.

4° Elles se manifestent souvent dans la période secondaire de la syphilis.

5° Elles ne possèdent pas de symptôme spécial qui permette de les distinguer d'autres névralgies ; les accès, le plus souvent franchement intermittents, sont rarement exclusivement nocturnes.

6° L'absence ou l'insuffisance de traitement spécifique antérieur favorisent leur apparition ; elles sont rares après un traitement spécifique bien fait.

7° Elles résistent opiniâtrément à tout traitement autre que les antisyphilitiques.

8° Elles cèdent le plus souvent avec une merveilleuse rapidité à un traitement spécifique bien dirigé. Dans les cas où ce résultat n'est pas obtenu, on doit supposer ou l'existence d'une lésion organique ou une erreur de diagnostic.

CHAPITRE SECOND

NÉVROSES CONVULSIVES.

Nous avons vu jusqu'ici le virus syphilitique influencer les nerfs du sentiment, et produire soit des douleurs vagues générales, soit des douleurs plus ou moins nettement localisées. Nous allons actuellement le voir produire des désordres du côté de la motilité, et ici encore nous le verrons agir soit sur l'ensemble du système nerveux, soit sur des branches nerveuses isolées. Dans le premier cas deux ordres de faits pourront se produire : ce seront ou des convulsions générales, ou une paralysie généralisée ; dans le second cas nous aurons de même des convulsions partielles ou des paralysies limitées à un certain nombre de nerfs.

Les réserves que nous avons faites avant de décrire comme affections sans lésion appréciable certaines névroses du sentiment, nous les reproduisons ici avec plus d'insistance encore. Il doit être bien entendu que nous ne rangeons ici un certain nombre de névroses convulsives ou paralytiques que parce que la cause organique, qui suivant nous doit exister, échappe à nos recherches. Un fait des plus intéressants, dont nous avons été témoins à l'hôpital Lariboisière, et que nous relaterons avec détails à la place qui lui appartient, nous affermit encore dans notre manière de voir. Il s'agit d'un homme chez lequel nous avons vu se dérouler des troubles nerveux variés qui tous, pensons-nous, étaient sous la dépendance d'une diathèse syphilitique ; ces troubles, nous les avons dès le début considérés comme symptomatiques de lésions osseuses ou fibreuses, ce que prouvaient clairement une tumeur de la région parotidienne et un écoulement suspect par le conduit auditif externe. L'iodure de potassium amena assez rapidement une guérison à peu près complète, et le malade quitta l'hôpital débarrassé de presque tous les symptômes qu'il avait présentés. Peu de semaines après, cet homme rentrait à l'hôpital avec tous les signes d'une violente compression cérébrale à laquelle il succomba. L'autopsie démontra que tout le sphénoïde était transformé en une masse molle, d'apparence squirrheuse tendant à l'encéphaloïde, d'un volume triple de celui que présente ordinairement cet os, et comprimant la plupart des nerfs crâniens. Cette lésion, constituant, suivant M. Robin, une *tumeur gommeuse type*, était évidemment ancienne, et c'est elle qui avait causé les accidents antérieurs. Or, malgré la persistance de la lésion, tous les symptômes avaient cédé au traitement spécifique. Comment expliquer ce fait ; comment surtout, après en avoir été témoin, oser encore conclure de la promptitude de la guérison à l'absence de lésions matérielles ?

Ce cas, nous le répétons, a fortifié en nous l'idée bien arrêtée qu'il n'existe pas de troubles fonctionnels sans lésions organiques ; mais il n'en est pas moins vrai que dans un certain nombre de cas il nous est impossible de découvrir la lésion qui doit avoir été le point de départ des accidents, et ce sont ces cas seulement dont nous entendons parler ici.

ARTICLE PREMIER

CONVULSIONS GÉNÉRALES. — (ÉPILEPSIE. ÉCLAMPSIE.)

Un grand nombre d'auteurs anciens et modernes ont admis une épilepsie syphilitique. Bonet, Pelargus, Kaempf, Jos. Franck,

Homobon Piso, Boerhaave et son commentateur Van Swiéten, Dehaen, Storck, Morgagni, Sauvages, Cullérier l'oncle, Tissot, Maisonneuve, Esquirol, Portal, Graves; de nos jours Vidal de Cassis, Sandras, MM. Trousseau et Pidoux, Ricord, Delasiauve et bien d'autres sont unanimes pour considérer la syphilis comme une cause avérée de convulsions épileptiformes. Mais disons-le de suite, le plus grand nombre des faits rapportés par ces auteurs ont trait à des épilepsies symptomatiques de lésions matérielles du cerveau, ou plus souvent encore des enveloppes membraneuse et osseuse des centres nerveux, et à ce titre nous les retrouverons plus loin. Portal croit l'influence de la syphilis sur l'épilepsie tellement grande, qu'il se demande si ce n'est pas à un vice scrofuleux ou syphilitique dominant en France qu'on doit attribuer la plus grande fréquence de l'épilepsie dans ce pays (1).

Parmi les nombreuses observations d'épilepsie syphilitique que nous avons trouvées éparses dans les auteurs, nous en avons cependant rencontré 13 dans lesquelles la marche de la maladie, l'absence de symptômes indiquant une lésion matérielle précise ou d'autres particularités séméiologiques ou étiologiques, peut-être aussi, dans quelques cas, l'absence de détails suffisants, nous empêchent de rapporter les convulsions à une lésion matérielle déterminée, et ce sont ces 13 faits que nous allons analyser.

MM. Trousseau et Pidoux paraissent aussi admettre une épilepsie syphilitique sans lésion appréciable lorsqu'ils disent: « L'é-« pilepsie peut être quelquefois causée par des exostoses du « crâne, par des végétations de la dure-mère, par toute autre « lésion appréciable ou inappréciable du système nerveux dépen-« dant de l'infection syphilitique (2). » Nous empruntons plusieurs faits cliniques à M. Yvaren qui conclut dans le même sens.

Malgré ces autorités, nous n'avons pas cru devoir conserver aux faits que nous réunissons ici le nom d'épilepsie que leur ont donné les auteurs. Tout au plus pourrait-on, avec M. Moreau, de Tours, les considérer comme des cas de pseudo-épilepsie. Nous remplacerons ces dénominations par celle de névroses convul-

----

(1) Portal, *Traité de l'épilepsie*, p. 120.
(2) Trousseau et Pidoux, *loc. cit.*, p. 230.

sives d'après le symptôme dominant, tout en reconnaissant qu'il y a dans la plupart de ces faits plus que des convulsions ; il y a une atteinte momentanée portée au cerveau et anéantissant pour un temps plus ou moins long toutes les fonctions cérébrales, le sentiment et l'intelligence aussi bien que le mouvement (1).

Nous joindrons à nos 13 observations de convulsions générales chez l'adulte, un cas d'éclampsie syphilitique chez un enfant, et c'est d'après ces 14 faits cliniques que, comme pour nos névralgies, nous tâcherons d'établir les caractères qui, pour nous, témoignent de la nature syphilitique de ces accidents nerveux.

I. — Tous ces malades avaient présenté, avant d'avoir des attaques épileptiformes, des symptômes syphilitiques non équivoques, c'est-à-dire des chancres suivis d'angine syphilitique, d'ulcérations secondaires, de bubons, de syphilides, etc... Une seule malade n'accuse comme antécédent suspect qu'une gonorrhée.

Dans une observation qui appartient à M. Ricord, il n'est pas fait mention des antécédents. Nous ne révoquerons cependant pas en doute un fait que le chirurgien du Midi considère comme très-probant, et nous n'en considérerons pas moins l'existence de la syphilis comme avérée chez tous les malades dont nous réunissons ici les observations.

II. — A côté des symptômes manifestement syphilitiques que nous venons de mentionner, nous avons plusieurs fois noté, parmi les antécédents de nos malades, des symptômes nerveux qui, pour nous, sont également de nature syphilitique. C'est ainsi que nous trouvons deux fois la céphalée, une fois une névralgie occipito-frontale, une fois des douleurs rhumatoïdes alternant avec de l'entéralgie, trois fois de la gastralgie, deux fois l'insomnie non provoquée par la violence des douleurs, enfin chez le nouveau-né de Brachet de l'agitation et une insomnie presque absolue, fait dont nous avons signalé ailleurs l'importance diagnostique.

III. — Il peut être intéressant aussi de savoir combien de

(1) On comprendra toute la difficulté qu'il y a à séparer ces faits de quelques-uns de ceux que nous rattachons à l'hypérémie ou à l'anémie cérébrales. Il est infiniment probable, en effet, que les uns comme les autres reconnaissent pour cause un trouble de la circulation cérébrale.

temps après les accidents syphilitiques primitifs, sont survenus les accidents convulsifs. Voici ce que nous apprennent nos observations à cet égard :

6 fois on peut, malgré l'absence de chiffres précis, affirmer que ce laps de temps a été long. Ainsi il est dit qu'un malade, avant d'en venir aux antisyphilitiques, avait essayé de tous les moyens; dans une observation de J. Franck le malade, âgé de 40 ans, fait remonter l'infection primitive à sa jeunesse, etc...

1 fois ce laps de temps a été de 8 ans,

1 fois de 7 ans,

3 fois de 2 ans,

1 fois de 1 an.

1 fois enfin cet intervalle ne peut être apprécié, même approximativement.

IV. — Mais si dans tous ces cas l'existence d'accidents syphilitiques antérieurs a pu être établie lorsqu'on en vint à soupçonner la nature spéciale des accidents nerveux, l'absence de symptômes spécifiques au moment de l'apparition de la névrose a presque toujours empêché, pour un temps plus ou moins long, qu'on ne rattachât les symptômes nerveux à leur véritable cause. C'est ainsi que nous ne trouvons que 3 cas dans lesquels il subsistait encore des symptômes syphilitiques manifestes quand se déclarèrent les convulsions épileptiformes ; c'était une fois des syphilides, une fois des ulcères secondaires; une fois l'alopécie, symptôme saillant, vu l'âge de la malade. Dans tous les autres cas, les accidents syphilitiques ayant disparu depuis un temps plus ou moins long, les traitements furent dirigés exclusivement contre les accidents nerveux, et restèrent complétement sans action.

V. — Quant aux attaques convulsives elles-mêmes, à leur physionomie spéciale, elles ne sauraient guère éclairer le diagnostic, car nous devons avouer qu'il n'est pas possible d'y reconnaître de signes particuliers qui de prime abord permettent de dire : telle affection convulsive est évidemment d'origine syphilitique. La forme des accès a tellement été celle de l'épilepsie vraie, que la plupart des auteurs se bornent à signaler des attaques d'épilepsie sans les décrire. Cullérier et M. Ebrard sont les seuls qui entrent sur ce point dans quelques détails, et nous ne trouvons aucun trait saillant dans leurs descriptions des accès. La céphalée, que nous trouverons comme prodrome presque constant dans l'épilepsie syphilitiqué symptomatique de lésions matérielles, ne se rencontre que deux fois dans nos 13 observations. L'apparition des accès pendant la nuit, dont J. Franck voudrait faire un caractère distinctif de l'épilepsie syphilitique, ne se retrouve que dans l'observation que nous empruntons à cet auteur. La fréquence des accès, qui a varié entre plusieurs par jour et un accès tous les quinze jours, ne fournit non plus aucun signe distinctif; on ne s'étonnera donc pas que 13 fois le diagnostic d'épilepsie ait été porté, et que ces malades aient souvent été traités pendant un temps fort long pour une épilepsie vraie, et cela sans aucun résultat.

Et cependant, malgré ces difficultés, on parvint dans tous ces cas, après des hésitations, des tâtonnements plus ou moins prolongés, à rattacher les convulsions à leur véritable cause, à reconnaître la véritable nature de la névrose. Voyons quelles furent les particularités qui mirent les observateurs sur la voie de la vérité.

VI. — Un premier trait de ressemblance entre toutes celles de ces observations qui ont été publiées avec quelques détails, c'est qu'à l'encontre de ce qu'on observe dans l'épilepsie réelle, idiopathique, les malades ne jouissent pas, dans l'intervalle des accès, de l'intégrité de leur santé; des accidents, des malaises variés remplissent ces intervalles et indiquent jusqu'à un certain point l'existence d'une cause persistante. Cette remarque a déjà été faite par Maisonneuve, qui après avoir relaté trois cas d'épilepsie syphilitique ajoute : « Il est impossible de ne pas apercevoir « les rapports de symptômes qui existent entre ces trois observa- « tions. Dans toutes, les affections variées qui occupent l'inter- « valle des accès, sont à peu près les mêmes, et indiquent l'ac- « tion constante d'une cause morbifique toujours présente. On « ne remarque pas, dans les autres espèces d'épilepsie, cette con- « tinuité de souffrances diverses occupant l'intervalle des accès, « dont chacun au contraire semble user pour un temps plus ou « moins long la cause qui l'a produit. Il faut avouer que si cette

« particularité vraiment remarquable dans ces trois épilepsies se
« trouvait aussi dans les épilepsies de cause teigneuse, psorique,
« goutteuse, etc..., ce serait un excellent caractère spécifique de
« l'épilepsie humorale (1). » Les trois observations auxquelles
Maisonneuve fait allusion dans ces lignes sont nos observations
47, 48, et 49.

D'autres de nos observations semblent justifier ces remarques
de Maisonneuve. Ainsi, chez le malade de M. Ebrard, par exemple, nous trouvons : accidents primitifs en 1847, éruption syphilitique en 1848, puis, en mai 1849, vertige épileptique avec
convulsions oculaires, flexion des doigts, perte de connaissance
revenant plusieurs fois par jour. Chez la malade de Baumès les
troubles successifs furent plus nombreux encore, et portaient
plus spécialement sur le système nerveux. Ainsi à 14 ans se
manifestent des pustules aux parties génitales ; bientôt le teint
pâlit, l'appétit décline ; puis surviennent des palpitations, une
toux sèche, de violentes céphalalgies, de l'alopécie, de la gastralgie, de la leucorrhée, enfin des crises nerveuses avec perte
de connaissance et mouvements convulsifs se renouvelant tous
les trois ou quatre jours ; tout cela sans interruption jusqu'à ce
que la véritable nature du mal ait été reconnue. Le malade
de B. Bell présente également une succession de symptômes
assez remarquables. Mais nous en avons dit assez pour faire voir
que dans la plupart des cas on peut, avec un peu d'attention,
saisir les liens quelquefois cachés ou dissimulés qui unissent
entre elles les différentes phases de ces drames morbides, et que
l'idée de Maisonneuve, qui veut baser sur la continuité des troubles fonctionnels la séparation d'un certain nombre d'épilepsies
sous le nom d'épilepsies humorales, ne paraît pas dénuée de
raison d'être en ce qui concerne spécialement les convulsions
syphilitiques.

VII. — Un second point de ressemblance entre nos diverses observations, qui établit en même temps une ligne de démarcation
entre ces faits et l'épilepsie franche, c'est l'absence des causes
habituelles de cette névrose. Nous ne trouvons en particulier

____

(1) Maisonneuve, *Thèse* de 1803.

l'hérédité, cette cause si fréquente de l'épilepsie, signalée chez aucun d'eux, et sauf l'observation 50, où une frayeur amène des céphalalgies, et seulement quelque temps après les crises nerveuses, on ne pourrait assigner aux attaques épileptiques aucune des causes qui produisent l'épilepsie franche. Avant que l'influence syphilitique fût soupçonnée, le plus grand nombre de ces malades (11 sur 13) avaient été traités par une foule de remèdes; il est à supposer, lors même que les observations se taisent sur ce point, qu'on avait employé des remèdes dirigés contre les causes les plus habituelles de l'épilepsie; une fois on avait cru à l'existence de vers intestinaux, et les remèdes dirigés contre cette cause si fréquente de convulsions avaient échoué comme tous les autres.

VIII. — Mais un trait encore plus caractéristique par lequel se ressemblent toutes les observations que nous réunissons ici, c'est qu'aucun de ces malades n'était épileptique depuis son enfance, que tous, au contraire, n'ont vu survenir le premier accès qu'à un âge où l'épilepsie idiopathique se déclare rarement. Ce fait n'avait échappé ni à Jos. Franck ni à Cullérier et leur a servi à reconnaître la nature syphilitique des accidents nerveux chez plusieurs de leurs prétendus épileptiques. De nos 13 malades adultes, 10 sont devenus épileptiques vers 30 ans, et n'avaient éprouvé auparavant aucun symptôme analogue. Les trois autres avaient 15 et 16 ans lors de la première attaque épileptiforme, mais cette infraction à la règle que nous établissons ici n'est qu'apparente, puisque ces trois malades étaient syphilitiques, l'un depuis l'âge de 7 ans, les deux autres depuis l'âge de 14 ans.

Or, nous le répétons à dessein, l'apparition des attaques d'épilepsie franche, idiopathique, à 30 ans seulement est un fait exceptionnel. Celles-ci apparaissent dans l'immense majorité des cas pendant la première ou la seconde enfance, rarement dans l'âge adulte. D'après le relevé de M. Beau, sur 209 épileptiques 177 l'étaient avant 30 ans; sur 66 épileptiques observés par MM. Boucher et Cazauvielh, 50 l'étaient avant l'âge de 20 ans.

Nous croyons donc pouvoir dire, en nous appuyant de l'autorité de J. Franck, de Cullérier l'oncle, de M. Yvaren : Lorsque vous verrez survenir une première attaque épileptiforme chez un adulte, ne perdez pas de vue la syphilis et interrogez dans ce sens le passé et le présent du malade.

IX. — Mais, dira-t-on, et a-t-on en effet dit et répété : Ce n'est pas à la syphilis qu'il faut rapporter les convulsions dans ces circonstances, c'est à l'action délétère du mercure, lequel, chacun le sait, produit des tremblements et des accidents nerveux nombreux. Nous avons vu que le malade de M. Ebrard accusait lui-même le mercure d'être la cause de ses vertiges épileptiques qui guérirent cependant par le mercure. Que nous répondent à cet égard nos observations?

7 fois il n'est pas fait mention de traitements mercuriels antérieurs.

1 fois seulement, les accidents antérieurs avaient été combattus par des traitements mercuriels qui paraissent avoir été bien dirigés.

1 fois le traitement a été mal fait, incomplet.

4 fois enfin, et nous insistons de toutes nos forces sur ce point, il n'avait été fait aucun traitement mercuriel lorsque apparurent les accidents convulsifs, accidents qui persistèrent plusieurs mois pour ne céder qu'à des traitements antivénériens, et presque toujours au mercure.

X. — Ceci nous conduit au caractère distinctif par excellence des convulsions syphilitiques, c'est leur curabilité par les spécifiques.

En effet, dans tous les cas où le traitement mercuriel a été employé (12 fois sur 14), la guérison, une guérison qui paraît définitive, en a été le résultat. Et cependant ce traitement n'a souvent été employé que lorsque déjà les convulsions persistaient depuis un temps assez long : 1 an, 3 ans, plusieurs années ; 21 frictions ont suffi pour enrayer des convulsions qui revenaient tous les 10 jours depuis trois ans, et 14 mois après il n'y avait pas encore eu de rechute.

Disons à ce propos que, dans la plupart des observations, il a été possible de constater la persistance de la guérison, fait si important dans l'espèce, après un terme fort long, après 14 mois, 2 ans, 5 ans, 7 ans, 12 ans, etc.

Ce résultat constant et inespéré du traitement spécifique dans des affections considérées comme épileptiques ne forme-t-il pas déjà, à lui seul, une distinction tranchée entre ces faits et l'épilepsie véritable? Qui ne sait, en effet, combien sont problématiques les résultats des traitements anti-épileptiques les plus rationnels et les mieux dirigés, combien surtout la guérison, lorsqu'elle a lieu, est lente et incertaine?

XI. — C'est parce que ces accidents syphilitiques se présentent sous la forme symptomatique de l'épilepsie vraie, c'est parce que dans tous ces cas ils ont été pris pour de l'épilepsie, que nous insistons et sur les particularités qui peuvent faire reconnaître leur véritable nature, et sur leur curabilité. Sous ce dernier rapport nous sommes d'accord avec MM. Trousseau (1), Sandras, Weigel (2), Rognetta et bien d'autres.

« L'épilepsie, dit M. Rognetta (3), est au nombre des maladies « que la routine relègue légèrement parmi les incurables. C'est « un malheur très-grand, un préjugé déplorable dont on ne « saurait trop garantir les jeunes médecins. »

« Appliquons-nous à démasquer l'épilepsie syphilitique, » dirons-nous encore avec M. Yvaren (4), « à peine sera-t-elle « connue qu'elle sera guérie. »

Malheureusement ces cas heureux ne sont que de rares exceptions comparés au grand nombre d'épilepsies vraies qu'on rencontre. M. Moreau, de Tours (5), sur 529 cas d'épilepsie, n'en mentionne que 2 se rattachant à la syphilis.

OBSERVATIONS.

Observation 42. — *Éclampsie.* Madame X..., ayant contracté la syphilis au début de sa grossesse, n'y opposa qu'un traitement incomplet, et accoucha à huit mois d'une petite fille délicate, qui présenta dès sa naissance une agitation extrême. Elle ne faisait que crier et dormait à peine deux heures sur vingt-quatre. Le cinquième jour, convulsions intenses; antispasmodiques sans effet. Le neuvième jour, ophthalmie purulente qui envahit promptement les deux yeux. « Malgré la crainte d'augmenter l'irritation nerveuse par un traite-

(1) Trousseau, *Leçons sur l'épilepsie.* 1856, p. 18.
(2) Weigel, *Biblioth. italienne,* t. IV, p. 1.
(3) Rognetta, *Ann. de thérap.,* t. IV, p. 19.
(4) Yvaren, *loc. cit.,* p. 112.
(5) Moreau (de Tours), *Mém. sur l'épilepsie.*

« ment antisyphilitique, » dit Brachet, « je m'y décidai, en considérant « que cette irritation était l'effet même de la syphilis. » Le quinzième jour, les convulsions deviennent plus violentes, lorsque apparaissent sur le corps des pustules d'un aspect très-expressif, et dans la bouche quelques aphthes qui donnèrent lieu à des chancres. Le mercure est donné *intus et extra*. Le trente-cinquième jour, les accidents se calmèrent; le traitement fut continué durant cinquante jours. Depuis lors, la santé de la petite malade s'est maintenue bonne. (BRACHET, *Traité des convulsions*.)

OBSERVATION 43. — *Épilepsie*. Il y a quelques années je donnais des soins à un de nos acteurs comiques les plus distingués atteint d'épilepsie, et qu'un grand nombre de médecins déjà consultés avaient jugé incurable. Je le soumis à l'iodure de potassium; au bout d'un mois, les accès avaient disparu complétement après s'être graduellement éloignés, et depuis ils ne se sont pas reproduits. (RICORD, *Gaz. des hôpit.*, 1846, p. 78.)

OBSERVATION 44. — *Épilepsie*. Un Polonais de quarante ans, ayant eu la syphilis dans sa jeunesse, est atteint d'épilepsie rebelle. Franck constate une céphalalgie atroce, nocturne; accès d'épilepsie également nocturnes. Le sublimé corrosif guérit, en six semaines, la céphalée et l'épilepsie. (Jos. FRANCK, *loc. cit.*, t. III, p. 361.)

OBSERVATION 45. — *Épilepsie*. Veuve attaquée à trente ans d'épilepsie; deux ou trois accès par jour; remèdes ordinaires sans effet. Une violente ardeur d'uriner fait soupçonner une maladie vénérienne; la malade avoue avoir eu précédemment une gonorrhée suivie de chancres dans la bouche. La salivation la guérit complétement. (SCARDONA, *Aph. de cognos. et curand. morbis*, lib. 1, cap. VIII, p. 163.)

OBSERVATION 46. — *Vertiges épileptiques*. X..., trente-deux ans, a eu à vingt-sept ans des ulcérations sur le gland, à vingt-huit ans une éruption syphilitique combattue par un traitement mercuriel de plusieurs mois. Un an après, céphalalgies fréquentes et vertiges épileptiques revenant depuis lors tous les jours et s'accompagnant de perte de connaissance pendant quelques minutes. Le malade attribue ces accidents au mercure. Usage interne de proto-iodure de mercure; bains avec la même substance. Guérison complète au bout de trois mois, qui ne s'était pas démentie deux ans après. (EBRARD, *in Gaz. méd. de Paris*, février 1843.)

OBSERVATION 47. — *Épilepsie*. Marie C..., dix-sept ans, infectée à l'âge de sept ans d'écoulement vaginal syphilitique suivi d'ulcérations à la gorge. A douze ans, douleurs dans la cuisse gauche avec exaspérations nocturnes, remplacées quelquefois par des coliques. Bains, sangsues, etc., sans résultat. A quinze ans, premier accès d'épilepsie ; depuis deux ans les accès se répètent fréquemment, s'accompagnant de douleurs dans les bras et dans les jambes, et alternant avec les coliques. Remèdes nombreux sans succès, au nombre desquels ne figurent pas les antisyphilitiques. (Maisonneuve, *Thèses de Paris*, 1803.)

Observation 48. — *Épilepsie*. Dumesnil, cordonnier, âgé de trente-six ans, entre à Bicêtre en mai 1788. Il n'est épileptique que depuis trois ans. Quelques mois après, des accidents syphilitiques (chancres, gonorrhée, bubon), malaise général, dérangement des fonctions digestives, agitations pendant le sommeil, enfin attaques épileptiformes intenses avec perte de connaissance, revenant d'abord tous les mois, puis tous les douze ou quinze jours. « Aucune des « causes ordinaires de l'épilepsie n'ayant donné lieu à cette maladie, « qui n'existait que depuis trois ans ; le malade ayant eu une vérole « plusieurs fois renouvelée sans doute par l'insuffisance du traite- « ment, » Cullérier attribue l'épilepsie au virus vénérien et prescrit les frictions mercurielles. Après la deuxième, faible accès ; après la huitième, léger frissonnement sans convulsions ; depuis lors, guérison qui s'était maintenue un an après. (Cullérier l'oncle, *in Journ. de Sédillot*, t. XIV, p. 276.)

Observation 49. — *Épilepsie*. Nicolas Jolly, âgé de trente-quatre ans, traité à vingt-sept ans pour des chancres et un bubon par la liqueur de Van Swieten. Deux ans plus tard, mêmes symptômes, sans que le malade puisse assurer si c'est une nouvelle contagion ou bien une suite de la première. L'année suivante, blennorrhagie et orchite ; plusieurs écoulements durant les quatre années qui suivirent. Le malade n'avait vu survenir aucun symptôme vénérien depuis trois ans, « mais il avait été attaqué sans interruption de douleurs d'esto- « mac, qui devenaient plus vives lorsque cet organe était plein d'ali- « ments. Croyant à une affection du pylore, on avait fait prendre « des pilules fondantes et des eaux minérales, puis on avait appliqué « un vésicatoire. C'est à la suite de ce mal d'estomac que les attaques « d'épilepsie se déclarèrent. »
État actuel : Grande agitation ; tous les muscles de la face éprouvent des mouvements convulsifs, surtout du côté gauche. Les bras, les avant-bras, les mains ressentent des secousses violentes lorsqu'ils

ne sont pas fortement soutenus. Le malade déclare qu'il a tous les quinze jours de pareilles convulsions, à la suite desquelles il perd connaissance. Quinze jours avant le premier accès, picotements et inquiétudes dans les doigts avec embarras dans les mouvements de la langue et perte de connaissance. Sangsues, bains, pilules de camphre et d'opium, valériane, exutoires, étaient restés sans résultat. Cullérier prescrit le sirop sudorifique et le muriate suroxygéné de mercure (1 centigramme 1/2), qu'on dut interrompre pendant quelques jours à cause d'un malaise éprouvé par le malade ; ils furent repris, et on y ajouta quelques pilules de camphre et de nitrate de potasse. La guérison fut rapide et durait encore deux mois et sept jours plus tard, époque à laquelle le malade fut perdu de vue. L'affection de l'estomac persistait. (Cullérier l'oncle, *loc. cit.*, p. 276.)

Observation 50. — *Attaques convulsives.* Marguerite G..., ouvrière, eut à quatorze ans des ulcères ronds, enflammés, douloureux, à l'entrée du vagin, puis bientôt des pustules grosses comme des pois en dehors des grandes lèvres. Disparition de ces accidents au bout de deux mois par quelques bains. Les règles se dérangent bientôt après, les jambes enflent, l'appétit se perd ; les règles se suppriment. Au mois d'octobre suivant, par un temps froid et humide, surviennent des palpitations, oppression, toux sèche, opiniâtre (sangsues aux cuisses). Les règles reparaissent pendant deux jours seulement. Amélioration légère ; mais, peu de temps après, réapparition des mêmes symptômes. Sur ces entrefaites, après une forte émotion, éclatent de violentes céphalalgies, tandis que les symptômes du côté de la poitrine disparaissent. Alopécie. Au mois de juin, sous l'influence d'une légère indigestion, apparaissent de violents maux d'estomac, des pertes blanches abondantes, et bientôt des crises nerveuses pendant lesquelles la malade perd connaissance et exécute quelques mouvements convulsifs avec les bras. Ces crises durent quelques minutes et se renouvellent tous les trois ou quatre jours. « Pendant un an, dit Baumès, « malgré tous les efforts que je fis pour calmer les accidents à mesure « qu'ils se présentaient, pour ramener régulièrement les menstrues, « je n'obtins que des soulagements momentanés, et je fus témoin, « pendant tout ce temps-là, des phénomènes morbides qui, ayant pour « siége tantôt la poitrine, tantôt l'estomac et les voies gastriques, « présentaient les divers traits du tableau que je viens de tracer. » Une éruption survenue aux deux jambes soulage tout à coup la malade : dix à douze pustules d'ecthyma syphilitique parfaitement caractérisées se montrent sur chaque jambe ; des plaques cuivrées

arrondies existent en dedans des cuisses, et bientôt il s'en présente à
la partie interne des bras et antérieure de la poitrine. (Bains avec
2 gros de sublimé, sirop de Cuisinier, tisane de salsepareille.) « Cette
« malade marcha rapidement vers la guérison sous l'influence de ce
« traitement ; toutes les pustules et les plaques disparurent, les règles
« revinrent, et depuis deux ans que la guérison a eu lieu, elle ne s'est
« pas démentie. Je n'ai plus vu reparaître, chez M. G..., aucun des
« phénomènes morbides qui l'assaillaient si souvent d'une manière si
« brusque et si alarmante. » (BAUMÈS, *loc. cit.*, Iʳᵉ partie, p. 141.)

OBSERVATION 51. — *Épilepsie.* Jeune homme de dix-sept ans, faible,
languissant depuis l'âge de quatorze ans, époque à laquelle il lui
était survenu des ulcères sur toute la verge et une tumeur à l'aine.
Supposant une affection vermineuse, on avait administré, depuis
deux ans, quantité de remèdes sans succès, lorsque apparurent des
ulcères sur diverses parties du corps. Ophthalmie à la suite de laquelle l'œil gauche se perdit entièrement. Depuis un an, violentes
attaques d'épilepsie qui, depuis deux mois, reviennent plusieurs fois
par jour ; maigreur excessive, pouls bon, jugement sain. Ces accidents furent considérés comme de nature scrofuleuse ; le quinquina,
l'acier, la ciguë, les bains de mer, une quantité d'autres remèdes
tentés pour guérir l'épilepsie furent employés sans résultat. Les ulcères sont assez profonds pour gagner le tissu musculaire ; deux d'entre
eux, l'un sur le côté droit du nez, l'autre sur les tempes, mirent
B. Bell sur la voie de la maladie vénérienne ; il administra le mercure ; dès que la bouche commença à s'affecter, les ulcères se déter-
gèrent et prirent une belle apparence ; ils étaient cicatrisés à la fin de
la neuvième semaine. En moins de trois semaines les accès d'épilepsie devinrent moins fréquents et moins violents que jamais, et vers la
fin de la sixième semaine ils ne reparurent plus qu'une fois en trois
ou quatre jours ; ils se dissipèrent complétement avant la fin du traitement, et le malade n'en eut aucun ressentiment par la suite. (B. BELL,
loc. cit., t. II, p. 68.)

OBSERVATION 52. — *Épilepsie.* Un malade pris tout à coup, sans
cause connue, d'accès épileptiques qui augmentaient de fréquence et
d'intensité, malgré les saignées, les antispasmodiques, et duraient
depuis deux ans, s'adressa à Sandras, qui employa de nouveau les
moyens indiqués contre l'épilepsie sans meilleur succès. S'appuyant
alors sur une gonorrhée antécédente à la maladie, Sandras prescrivit
des frictions mercurielles sur les cuisses et des pilules de sublimé.

A peine douze jours s'étaient-ils écoulés depuis l'emploi de cette médication que les accès d'épilepsie cessèrent pour ne plus reparaître.
Deux ans plus tard, il n'y avait pas eu de nouvelle attaque. (SANDRAS,
in Bullet. génér. de thérap., t. X, p. 37.)

OBSERVATION 53. — *Épilepsie.* Homme de vingt-cinq ans, contracte
des chancres en province ; traitement palliatif. Plus tard, gonorrhée.
Quelques années après survient, dans une rue de Versailles, un accès d'épilepsie caractérisé par une chute subite avec perte de connaissance, des mouvements convulsifs et de l'écume qui sort de la
bouche. Plusieurs accès se succédèrent d'abord de loin en loin, se
rapprochèrent ensuite insensiblement, puis se répétèrent tous les
huit jours. Fabre, connaissant les antécédents du malade, le soumit
à un traitement spécifique. Cinq ans plus tard, il n'avait vu reparaître aucun accès épileptique. (FABRE, *Traité des mal. vénér.*, 1782.
OBS. 20, p. 473.)

OBSERVATION 54. — *Épilepsie.* Un jeune homme attaché à la diplo-
matie anglaise avait eu plusieurs véroles ; il croyait en être guéri,
lorsqu'il commença à éprouver quelques vertiges épileptiques, puis
bientôt de véritables attaques convulsives. Traité par ce qu'il y avait
de plus recommandable parmi les médecins de Londres et de Paris,
il ne voyait aucun terme à sa cruelle maladie, et il avait formé le
projet de se tuer. Il demanda nos conseils. Rien n'indiquait chez
notre malade l'existence de l'infection syphilitique, mais plusieurs
véroles avaient été traitées sans mercure ; ce nous fut un motif de
croire que le virus vénérien pourrait n'être pas étranger aux graves
désordres nerveux survenus depuis quelques années. Nous lui fîmes
subir un traitement mercuriel en règle. L'épilepsie disparut, et depuis douze ans M... n'a pas éprouvé le moindre ressentiment d'un
mal qui avait pris rapidement une extension des plus effrayantes.
(TROUSSEAU et PIDOUX, *loc. cit.*, t. I, p. 229.)

OBSERVATION 55. — *Épilepsie.* Un adulte, souvent infecté de syphilis, est tout à coup frappé d'épilepsie. Le mal résista pendant plusieurs années à tous les moyens employés pour le guérir, puis un
jour un médecin qui l'examinait vit à la surface du corps des taches
et des productions évidemment syphilitiques. A compter de ce moment, le malade fut soumis à un traitement antisyphilitique méthodique, et l'épilepsie ne tarda pas à disparaître pour ne plus revenir.
(SANDRAS, *Mal. nerv.*, t. I, p. 220.)

Vertiges. Étourdissements. — Dans la plupart des observations que l'on vient de lire, on trouve au nombre des symptômes nerveux accompagnant ce que l'on a nommé l'épilepsie syphilitique, les vertiges et les étourdissements. On pourrait en conclure que ces accidents, lorsqu'ils se montrent dans le cours de la syphilis, indiquent toujours l'imminence d'attaques convulsives. On aurait tort, car nous les retrouverons tout aussi fréquents dans les névroses à forme paralytique, et surtout comme symptôme prodromique des altérations organiques du cerveau. M. le docteur Max Simon signale le vertige nerveux au nombre des accidents tertiaires de la syphilis; en parcourant le plus grand nombre des observations que contient ce travail, on pourra s'assurer que le vertige est tout aussi fréquent dans la période secondaire de la syphilis que dans la période tertiaire.

Mais nous avons vu dans quelques cas rares les vertiges ou les étourdissements se montrer seuls, sans autre accident nerveux, ou n'entraînant qu'une perte incomplète de connaissance, et ce sont ces faits que nous rapportons ici, les considérant, non comme des névroses distinctes, mais comme une variété des accidents épileptiformes que peut produire la syphilis. On pourrait donc admettre, comme dans l'épilepsie vraie, deux formes dans l'épilepsie syphilitique : la forme convulsive et la forme vertigineuse. M. Schutzenberger a vu chez un de ses malades dont l'observation se trouvera à la place que nous croyons devoir lui assigner, des vertiges se transformer en attaques convulsives épileptiformes, et celles-ci être à leur tour remplacées par des vertiges.

Quoi qu'il en soit, dans la première observation que nous empruntons à Fabre, les symptômes ont consisté en des étourdissements revenant fréquemment et ne durant que quelques minutes. L'histoire de ce malade est d'ailleurs remarquable par l'absence complète de symptômes syphilitiques secondaires, malgré le long espace de temps qui sépara les symptômes primitifs des troubles cérébraux; ce qui n'empêcha pas les accidents cérébraux de céder à une salivation douce et soutenue.

Dans la seconde observation du même auteur, il existe un symptôme qui la rapproche encore plus de l'épilepsie : c'est un mouvement violent partant de l'estomac, se communiquant de la poitrine à la tête et entraînant une perte de connaissance de quelques minutes. Ne reconnaît-on pas là l'*aura* épileptique si variée dans son point de départ et dans sa marche?

L'observation que nous devons à l'obligeance de M. Martin-Magron se rapporte évidemment à des troubles du même genre. L'*aura* épileptique, dans ce cas, paraît avoir eu la jambe pour point de départ.

OBSERVATIONS.

OBSERVATION 56. — *Étourdissements.* Officier ayant eu plusieurs gonorrhées et des chancres mal soignés, fut pris d'étourdissements considérables revenant de plus en plus fréquemment; émissions sanguines, purgatifs, etc., sans effet. Fabre le fait passer régulièrement par les remèdes qui le guérirent après une salivation douce et modérée. — (FABRE, *loc. cit.*, OBS. 21.)

OBSERVATION 57. — *Pertes de connaissance.* Jeune homme; gonorrhée il y a plusieurs années; depuis lors écoulements fréquents de courte durée. Ce malade est parfois surpris par un mouvement violent qui part de l'estomac, se communique de la poitrine à la tête, et lui fait perdre connaissance pendant quelques minutes. Fabre conseille avec force un traitement spécifique, mais on ne sait si son conseil a été suivi. — (FABRE, *loc. cit.*, OBS. 22.)

OBSERVATION 58. — *Syphilis antécédente. Pertes de connaissance. Iodure de potassium. Guérison.* Un avocat avait eu en 1850 des accidents vénériens primitifs. En 1854, il est pris, au milieu de la nuit, d'une crampe dans la jambe; il se lève mais retombe aussitôt et reste sans connaissance pendant vingt-cinq minutes. Cet accident ne s'était pas reproduit lorsqu'au mois d'août 1855, causant avec son frère, il demeure tout à coup les yeux fixes, puis tombe sans connaissance, en apparence du moins, car revenu à lui, il a conservé le souvenir de sa chute. Traité par l'iodure de potassium, le fer et le vin de quinquina, il n'a pas eu d'attaque depuis. — (Observation inédite, communiquée par M. le docteur MARTIN-MAGRON.)

ARTICLE II

CONVULSIONS PARTIELLES (HÉMICHORÉE).

Les faits de convulsions partielles de nature syphilitique, indépendantes de toute lésion appréciable, ne paraissent pas fréquentes, puisque nous n'en avons réuni que quatre, dont un seul nous semble hors de doute. Nous ne parlons ici que des faits où les convulsions ont constitué l'affection nerveuse tout entière, car nous avons, au contraire, rencontré assez fréquemment des convulsions partielles qui étaient concomitantes d'autres troubles nerveux, et lorsque nous parlerons des lésions syphilitiques du cerveau, nous retrouverons les spasmes et les convulsions partielles au nombre des symptômes du ramollissement et d'autres lésions matérielles que la syphilis nous paraît capable d'engendrer.

Storck a dit : « Les douleurs syphilitiques envahissent quelquefois les articulations des mâchoires et produisent le tétanos des mâchoires ou trismus (1). » Le sens de ces paroles ne nous paraît pas très-précis; nous croyons cependant y voir que Storck admet des douleurs rhumatoïdes des mâchoires de nature syphilitique, et dans ce cas, le trismus ne serait que le résultat de la douleur provoquée par les mouvements. On voit qu'il y a loin de là au tétanos des mâchoires.

M. Yvaren (2) rapporte sous le nom de « tétanos syphilitique » une observation de Rivière (3) que nous ne saurions considérer comme probante. Il s'agit d'un soldat dont le bras fut emporté par un projectile de guerre; la plaie se cicatrisa, puis il survint des convulsions tétaniformes ramenant la tête sur l'épaule droite et agitant les mâchoires l'une contre l'autre, au point que le malade était contraint de tenir un linge entre ses dents. Toutes les médications échouent, y compris la résection de l'extrémité de l'os. En vue d'une gonorrhée ancienne, Aimar, qui soignait ce blessé, prescrit les sudorifiques et les mercuriaux, et le malade guérit en peu de jours. Or, aujourd'hui encore, les sudorifiques,

(1) Storck, *Præcepta med. pract.*, t. II, p. 236.
(2) Yvaren, *loc. cit.*, p. 112.
(3) Rivière, *Op. omnia*, Obs. 10, p. 580.

tels que l'aconit et l'ammoniaque, et les frictions mercurielles comptent des succès dans le tétanos traumatique, et nous croyons que le fait de Rivière est susceptible de la même explication, sans qu'il soit nécessaire de faire intervenir dans ce cas une diathèse syphilitique qui nous semble bien douteuse.

Une autre observation qui, pour nous, prête au doute a été publiée par Mouton d'Agde (1); aussi n'avons-nous pas cru devoir la reproduire ici.

M. G. Sée, dans son *Mémoire sur la chorée* (1854), rapporte l'observation d'une jeune fille choréique qui était atteinte de syphilis, mais en même temps rhumatisante. Cette seconde circonstance paraît avoir prédominé dans la pathogénie de l'affection nerveuse.

Enfin il y a en ce moment (février 1859), dans les chambres particulières de l'hôpital du Midi, un malade atteint d'anesthésie complète, absolue, de toute la surface du corps, et qui a présenté pendant plusieurs années des accès choréiformes qu'on a voulu rattacher à la diathèse syphilitique. Après un examen répété, des interrogations multipliées, des recherches minutieuses relatives à ses antécédents, nous restons convaincus que, malgré des accidents syphilitiques antérieurs, la névrose que présente aujourd'hui ce malade n'est pas de nature syphilitique. Telle est d'ailleurs aussi l'opinion de M. Ricord.

Par contre c'est bien à la chorée syphilitique que nous rapportons l'observation de M. Costilhes, observation qui, de l'avis de M. Ricord, ne permet pas de doute sur la nature syphilitique de l'affection. Grâce à M. Sée, on sait que trois fois sur quatre la chorée, qu'on a considérée si longtemps comme essentielle, est au contraire sous la dépendance d'une diathèse, et dans la plupart des cas de la diathèse rhumatismale. L'observation de M. Costilhes vient compléter le cadre que l'étude de cette affection avait fourni à M. Sée, et il faudra dorénavant ajouter la diathèse syphilitique aux autres maladies générales dans la pathogénie de la chorée. Nous renvoyons, pour de plus amples détails, aux réflexions que cette observation a suggérées à son auteur (2).

(1) Mouton d'Agde, *Journ. de Sédillot*, t. I, p. 264.
(2) Costilhes, *Gaz. hebd.*, 30 mars 1855.

Du reste, nous dirons de ces chorées ce que nous avons dit de l'épilepsie syphilitique; ce ne sont pas de véritables chorées, mais bien des convulsions choréiformes de nature syphilitique et rien de plus; mais par les difficultés que présente leur diagnostic, elles méritent toute l'attention du praticien.

C'est ici le lieu d'indiquer brièvement les faits de convulsions partielles que nous avons rencontrées dans le cours d'autres affections nerveuses. Rappelons que le malade de notre observation 24 présentait, outre sa névralgie occipito-temporale, des mouvements convulsifs des membres supérieurs et du cou; un malade de Waton (1), atteint de névralgie occipito-faciale, avait des convulsions des muscles de la face avec des contractures de ces mêmes parties. Chez le sujet de l'observation 18, le tic douloureux se terminait par des tiraillements spasmodiques des muscles du visage. Un malade de Cullérier (2) présentait, outre son épilepsie, des convulsions continuelles dans les membres supérieurs. Ce dernier symptôme augmentait d'intensité pendant les accès épileptiques. Nous verrons aussi que plusieurs malades présentant des paralysies variées quant à leur siége ont éprouvé pendant un temps plus ou moins long des spasmes, des mouvements convulsifs dans les parties qui plus tard devinrent le siége de la paralysie; nous retrouvons ce fait chez un malade dont nous avons recueilli l'observation à la Charité (3) ; chez un malade de M. Cazenave il existait une contracture des masséters ayant rendu pendant quelque temps impossible tout écartement des mâchoires (4). Chez un malade observé dans le service de M. Legroux, nous voyons des symptômes de chorée succéder à une hémiplégie (5). Enfin nous retrouverons les convulsions partielles au nombre des symptômes que provoquent les lésions syphilitiques des centres nerveux et de leurs branches.

OBSERVATION.

Observation 59. — *Hémichorée*. Picard, vingt-deux ans, blanchisseuse, entre à Saint-Lazare le 20 avril 1852. Jamais d'affections convulsives, ni de scrofules, ni de rhumatismes. Écoulement vaginal verdâtre en septembre 1851; chancres nombreux et douloureux en

(1) *Obs.* 28. — (2) *Obs.* 49. — (3) *Obs.* 65. —(4) *Obs.* 62. — (5) *Obs.* 159.

mars 1852. A son entrée, plaques muqueuses aux parties sexuelles et aux amygdales, syphilide papuleuse commençante, adénite cervicale, ulcération du col utérin. (Proto-iodure de mercure, 0,05 ; sudorifiques, cautérisation.) La malade allait sortir guérie lorsque, vers la fin de juin, après du malaise, une fièvre intense et une céphalalgie vive, surtout frontale et oculaire, apparaît une syphilide vésiculo-pustuleuse avec coloration cuivrée caractéristique sur les lombes, les fesses et les cuisses, puis une syphilide pustulo-crustacée sur le cuir chevelu. (Liqueur de Van Swieten, une, puis deux cuillerées ; iodure de potassium, 6,00 sur 150 ; pommade au calomel, bains de vapeur.) Le 25 août, céphalalgie intense, occipitale ; vomissements, insomnie, étourdissements, face vultueuse. (25 sangsues.) Soulagement immédiat.

Le 29, mouvements involontaires, contractions spasmodiques saccadées du bras, puis de la jambe gauches, avec affaiblissement marqué de ces parties et douleur intense depuis le coude jusqu'au bout des doigts ; même douleur dans les muscles antérieurs de la jambe, faiblesse du genou ; la jambe ne supporte plus le poids du corps. La malade ne peut porter sa cuiller à sa bouche ; mouvements convulsifs de la face, œil droit plus saillant que le gauche. (Iodure de potassium, 20,00 sur 500,00.)

1er septembre : la chorée est à son apogée ; le 3, les phénomènes diminuent ; le 12, il ne reste plus qu'un léger tremblement du bras gauche ; le 20, guérison complète. On continue le traitement. En décembre, la guérison s'était maintenue. (Costilhes, *loc. cit.*)

Pour résumer ce qui semble ressortir de l'examen attentif des faits exposés dans ce chapitre, nous dirons en terminant :

1° Il existe des convulsions générales ou partielles évidemment dues à la diathèse syphilitique, simulant la plupart des névroses convulsives, le plus souvent l'épilepsie, et qu'on ne saurait rattacher à aucune lésion matérielle appréciable.

2° Elles se manifestent en l'absence des causes habituelles des névroses, ordinairement à l'âge adulte, rarement avant trente ans, et toujours à la suite d'accidents syphilitiques.

3° Elles succèdent le plus souvent à des symptômes syphilitiques secondaires plus ou moins nombreux, quelquefois plusieurs années après les accidents primitifs.

4° Elles guérissent promptement par un traitement antisyphilitique méthodique après avoir résisté à tous les traitements non spécifiques.

CHAPITRE TROISIÈME

NÉVROSES PARALYTIQUES.

« La gêne des mouvements dans les membres inférieurs ne
« prouve pas plus une altération matérielle de la moelle épinière
« que les palpitations ne prouvent une maladie organique du
« cœur, » a dit Lallemand (1). Cette citation, empruntée à un
des meilleurs observateurs de notre époque, nous servira de jus-
tification pour ce qui, aux yeux des anatomo-pathologistes purs,
pourrait passer pour une hérésie scientifique, l'admission de paralysies syphilitiques sans lésions appréciables. Voici du reste,
et sans répéter les réserves que nous avons déjà faites sur le
degré de certitude du diagnostic dans les cas de ce genre, l'opinion de quelques auteurs sur ce point :

« Quelques observations éparses dans la science semblent de-
« voir faire admettre la syphilis comme cause de paralysies essen-
« tielles, » dit M. Barnier (2) ; puis après avoir rappelé quelques-uns des faits que nous rangeons ici, il continue : « Les
« cas de paralysies observés dans la syphilis sont fort rares et nous
« devons dire que la place que nous leur donnons ici est fort
« contestable. N'y a-t-il pas eu dans ces faits une lésion cachée
« qui a déterminé le trouble nerveux ? Quand on songe à la fré-
« quence des productions syphilitiques qui peuvent siéger dans
« les muscles, les nerfs, les os, en un mot dans chaque élément
« de nos tissus, on est entraîné vers cette dernière opinion que
« n'ébranle pas toujours la prompte guérison obtenue par un
« traitement approprié ; car on sait avec quelle merveilleuse ra-
« pidité les productions syphilitiques cèdent à l'iodure de potas-
« sium. De nouvelles observations, appuyées surtout sur des au-
« topsies, sont donc nécessaires pour se prononcer sur ce sujet
« délicat. »

(1) Lallemand, *Des pertes séminales*, t. III, p. 60.
(2) Barnier, *Des paralysies essentielles*, Th. de concours, 1857, p. 60.

« La paralysie syphilitique, » dit M. Macario (1), « peut être
« symptomatique ou dynamique. Elle est symptomatique lors-
« qu'elle reconnaît pour cause une exostose ou toute autre cause
« intra-crânienne ou intra-rachidienne de nature syphilitique;
« elle est dynamique lorsqu'elle est sous la dépendance d'une
« simple diathèse vénérienne. Cette diathèse une fois bien connue
« fournit l'occasion au médecin d'obtenir des résultats qui tien-
« nent parfois du prodige. »

M. Ricord (2) nous a dit avoir observé des amauroses syphilitiques indépendantes de toute lésion du nerf optique, soit avant,
soit après sa sortie du crâne. Ces amauroses dépendent d'une
sorte de névralgie qui siégerait exclusivement dans les rameaux
ciliaires de la troisième paire. M. Tavignot (3) admet aussi une
amaurose par névralgie des branches extra-orbitaires du trijumeau etqui agirait en paralysant la rétine.

Enfin nous avons déjà rappelé (4) que M. O. Landry, dans un
intéressant travail sur les maladies nerveuses, dit avoir vu au
moins trois cas de paralysies attribuables au virus vénérien et
dans lesquels on ne pouvait admettre aucun désordre anatomique des centres ou des cordons nerveux.

C'est ici le lieu de rappeler les travaux de MM. Brierre de Boismont et Duchenne de Boulogne, dans lesquels ces auteurs ont
cherché à différencier la paralysie générale des aliénés des paralysies générales sans aliénation mentale. Ainsi tandis que de
l'aveu de tous les aliénistes modernes la paralysie générale des
aliénés reconnaît pour cause organique une lésion méningo-
encéphalique qu'on peut dire constante, dans la paralysie générale sans aliénation on ne constate le plus souvent à l'autopsie
aucune lésion appréciable. Le même fait ressort d'une communication faite par M. Briquet à la Société de médecine du département de la Seine dans la séance du 22 avril 1849 (5).

(1) Macario, *Gaz. méd. de Paris.* 1857, p. 427.
(2) Communication orale.
(3) Tavignot, *Union méd.* 1852, p. 101.
(4) P. 20.
(5) Voir aussi la discussion sur l'atrophie graisseuse au sein de l'Académie
de médecine, et en particulier les observations formulées par M. Bouvier
dans la séance du 5 avril 1853.

C'est à cette dernière espèce de paralysie générale qu'on peut, pensons-nous, rattacher les faits que nous réunissons ici sous le nom de paralysie généralisée, et la syphilis serait donc à ajouter aux causes encore très-problématiques de la paralysie générale sans aliénation mentale.

Cela dit, nous allons passer en revue les quelques faits de paralysie qu'il nous a été impossible de rattacher à une lésion organique appréciable portant directement ou indirectement sur le système nerveux. On verra que nous avons agi en cela avec une extrême prudence en reportant ailleurs tout fait pathologique dans lequel un indice, quelque léger qu'il fût, pouvait faire soupçonner l'existence d'une lésion matérielle.

ARTICLE PREMIER

PARALYSIE GÉNÉRALISÉE.

Le fait de paralysie généralisée que nous empruntons à M. Gjör, auteur d'un remarquable travail sur les maladies nerveuses syphilitiques, s'est terminé par la mort. L'examen cadavérique n'a révélé aucune lésion ni du cerveau ni de la moelle. Nous pourrions donc, nous appuyant sur ce fait, être plus affirmatifs que nous ne le sommes dans les quelques considérations générales qui précèdent. Ce qui nous retient, c'est que la liaison entre la syphilis et la paralysie n'est pas assez nettement prouvée dans l'observation en question. La malade était une femme aménorrhéique depuis quatre ans; les membres paralysés étaient le siége de crampes; une grande partie du corps était anesthésiée, enfin les traitements spécifiques entrepris à plusieurs reprises restèrent sans action, tandis qu'il y eut des améliorations tout à fait spontanées. Tout cet ensemble s'éloigne beaucoup de ce que nous observons dans les faits franchement et nettement syphilitiques; malgré l'absence de détails qui seuls pourraient trancher la question, nous ne sommes pas éloignés de considérer ce fait comme un cas de paralysie hystérique survenue chez une syphilitique. Ces considérations et ces réserves nous empêchent donc d'attacher à cette observation toute la valeur qu'elle aurait pu avoir avec quelques détails de plus.

Un fait clinique plus concluant et que nous croyons devoir ranger ici appartient à M. O. Landry (1); encore nous serions-nous refusés à considérer l'affection comme essentielle si nous n'avions ajouté foi à la manière positive dont on y constate l'absence de tout phénomène indiquant une lésion matérielle appréciable. Ce qui dans cette observation nous a surtout inspiré du doute sur l'absence [de lésion, c'est l'existence d'une exostose considérable du tibia, circonstance indiquant que les tissus fibreux et osseux ont déjà subi l'atteinte du virus syphilitique et pouvant par conséquent faire présumer l'existence d'une lésion analogue dans l'intérieur du canal rachidien ou à la face interne des os du crâne. Mais avec M. Landry nous sommes frappés de l'absence de tous les signes indiquant une exostose crânienne ou rachidienne ; dans ce cas, en effet, les sens, l'intelligence, les fonctions de la vessie et du rectum ont conservé leur parfaite intégrité, la parole est nette, il n'y a pas de douleurs à la pression du crâne ou du rachis ; enfin comme dernier signe plaidant contre l'existence d'une lésion interne du rachis, M. Landry fait remarquer que la motilité se rétablit avec rapidité sous l'influence du traitement spécifique, tandis qu'une exostose concomitante du tibia ne se modifie nullement. Dira-t-on que les exostoses internes se dissipent plus vite que celles qui occupent la surface externe des os? Rien n'autorise une pareille interprétation des faits. Si donc les symptômes paralytiques ont disparu alors qu'une exostose externe diminuait à peine de volume, c'est qu'il est plus que probable qu'elle ne dépendait pas d'une lésion analogue. Admettra-t-on une lésion portant spécialement et exclusivement sur la substance nerveuse, un épanchement par exemple? Mais l'invasion lente et graduelle des symptômes de paralysie ne s'accorde pas avec cette supposition. Nous verrons, en effet, bientôt que dans les cas d'épanchements ou de ramollissements apoplectiformes du cerveau, les symptômes paralytiques surviennent brusquement, comme dans l'apoplexie sim-

____

(1) *Observation* 61.

ple ; de plus ce sont ordinairement des hémiplégies qui se manifestent alors et non des paralysies portant comme ici sur les deux côtés du corps. Mieux vaut donc avouer que dans ce cas la lésion nous échappe comme elle a échappé à Sandras et à M. Landry. Remarquons encore que dans ce cas, comme dans ceux qui vont suivre, le sentiment n'a nullement été atteint : il n'y a eu ni anesthésie ni hyperesthésie. L'affection fut d'ailleurs de courte durée, et promptement rapportée par Sandras à sa véritable cause, elle céda rapidement au traitement spécifique. Les faits suivants nous montreront que lorsque le mal est plus ancien il entraîne d'autres désordres.

L'observation 62 nous paraît avoir plusieurs points de contact avec celle que nous venons d'analyser. La paralysie y a été précédée de douleurs nocturnes siégeant dans les os des membres et ayant amené une insomnie complète. Ici encore la paralysie a occupé les quatre membres ; sa longue durée amena un amaigrissement marqué de ces parties. Cet amaigrissement, véritable atrophie musculaire est, comme chacun le sait, une suite fréquente des paralysies. Un muscle qui a perdu son mouvement, sa fonction motrice, a le plus souvent aussi perdu sa force de nutrition. Cette atrophie nous a paru très-rapide et très-marquée dans plusieurs des cas de paralysie que nous n'avons pu rapporter à aucune lésion anatomique du système nerveux ; ne serait-elle pas le signe d'une altération encore inconnue des branches nerveuses elles-mêmes ou peut-être de la fibre musculaire comme le donne à penser Friedberg (1). Cet auteur divise en effet les paralysies en paralysies névropathiques et paralysies myopathiques ou myopathies ; il admet des myopathies dyscrasiques et en particulier des myopathies consécutives à la syphilis, dans lesquelles l'atrophie se trouve toujours mentionnée comme symptôme saillant (2).

Quoi qu'il en soit, chez notre malade la paralysie et l'atrophie atteignirent un plus haut degré dans le bras droit que dans les trois autres membres sans que nous puissions donner de cette

---

(1) Friedberg, *Pathologie und Therapie der Muskellæhmung*. Weimar, 1858.
(2) Voir la thèse de M. Barnier sur les paralysies musculaires. (Concours de 1860.)

particularité une explication satisfaisante. De nouveaux symptômes nerveux se manifestèrent encore ; d'abord une contracture très-prononcée et bornée aux muscles masséters, puis une surdité ne tenant pas au boursouflement de la muqueuse de la trompe d'Eustache, lésion qui cependant, à en juger par nos recherches, est la cause la plus ordinaire des surdités syphilitiques. Enfin dans ce cas, malgré la longue durée de l'affection, le résultat du traitement spécifique fut des plus rapides (1).

L'observation publiée par M. Rodet de Lyon est encore un beau fait de paralysie des membres avec atrophie musculaire progressive, de nature syphilitique. Elle présente cela de spécial que ces symptômes ont marqué le début de la période secondaire, et furent précédés d'étourdissements sans douleurs de tête, et d'insomnie. Malgré la date récente de la syphilis, ce fut encore dans ce cas l'iodure de potassium qui amena la guérison, tandis que le mercure se montra sans action. M. Rodet voulut s'assurer si l'iodure de potassium pouvait être employé avec succès dans tous les cas d'atrophie musculaire progressive, ou s'il n'avait réussi dans ce cas que parce que la maladie était de nature syphilitique. L'occasion ne tarda pas à s'offrir : V... qui n'avait jamais été atteint de syphilis, l'ayant consulté pour une atrophie musculaire progressive encore peu marquée, fut soumis à l'iodure de potassium. La maladie fit des progrès incessants en dépit du remède qui fut cependant porté à une assez forte dose. « Ainsi, » dit M. Rodet (2), « l'atrophie musculaire de G... était bien de « nature syphilitique et c'est pour cela que l'iodure de potassium « en a triomphé. » M. Rodet est porté par analogie à admettre dans ces cas, une lésion matérielle, soit une atrophie des racines antérieures des nerfs spinaux (Cruveilhier), soit une atrophie de la moelle elle-même (Valentines de Kiel). Nous devons nous

____

(1) Nous ne serions pas éloignés d'admettre que notre confrère et ami M. Bourguignon a ou affaire à un cas analogue en traitant le malade dont il a parlé à la Société de médecine du département de la Seine ; c'est du moins l'impression qui nous est restée de ce fait en en lisant le court résumé dans la *Gazette hebdomadaire* du 30 octobre 1857. Malheureusement l'absence de détails suffisants nous laisse dans le doute.

(2) *Union médicale.* 1859, t. I, p. 407.

borner à indiquer ces suppositions sans pouvoir nous prononcer sur leur valeur dans ce cas spécial.

Nous rangeons encore ici deux observations dont l'une est empruntée à Cirillo et dont l'autre a été recueillie par l'un de nous. Nous faisons nos réserves pour ce dernier fait clinique dans lequel on peut contester la nature syphilitique de l'affection. Nous ferons cependant observer que l'amélioration survenue sous l'influence de l'iodure de potassium, quoique très-incomplète, est cependant remarquable en considération de la très-longue durée des accidents. Ainsi c'est en 1852 que se manifestèrent les premiers symptômes de paralysie et ce n'est que six ans plus tard, alors qu'on avait essayé pendant tout ce temps les traitements les plus variés, que l'iodure amena en deux mois une amélioration un peu notable. Il est vrai qu'en 1853 déjà on avait essayé le sel potassique, mais la dose de 75 centigrammes par jour est insuffisante dans des cas de ce genre.

En résumé, nous possédons cinq faits qui nous paraissent devoir être considérés comme des paralysies générales sans aliénation mentale, de nature syphilitique et dans lesquels on ne peut rattacher les accidents à aucune lésion appréciable. Ce chiffre est trop restreint pour nous permettre d'en tirer des conclusions un peu certaines. Nous nous bornerons donc à relever quelques particularités relatives à la marche de l'affection et à ses principaux symptômes.

I. *Époque d'apparition des accidents nerveux.* — Si nous en exceptons l'observation de M. Rodet, les accidents paralytiques ont toujours apparu très-tardivement : neuf ans, dix ans, onze ans s'étaient écoulés depuis les premiers symptômes syphilitiques quand survint la paralysie. Malgré cela, l'observation de M. Landry est la seule où l'on ait constaté des symptômes tertiaires.

II. *Marche et filiation des symptômes.* — De l'engourdissement commençant aux extrémités et remontant vers le centre, des fourmillements dans ces mêmes parties, d'abord intermittents, puis plus ou moins continus, tels sont les symptômes qui marquent le début de la paralysie. Leur marche est lente et graduelle ; après avoir occupé pendant quelque temps une portion restreinte des membres, ils gagnent les portions supérieures, puis lentement aussi la motilité se perd, d'abord dans les doigts ou dans les pieds, puis dans les jambes et les avant-bras, puis dans le membre entier. Le plus souvent la sensibilité se conserve intacte durant toute la maladie. Trois fois la paralysie a été promptement suivie d'atrophie qui, dans un cas, s'est bornée à une portion des parties paralysées.

La durée de l'affection fut longue dans la plupart de ces cas; une foule de traitements furent tentés sans succès; quatre fois les antisyphilitiques amenèrent en peu de temps une guérison complète, une fois une amélioration notable.

Enfin on constata presque toujours l'existence concomitante d'autres symptômes syphilitiques tels qu'exostoses, céphalées, troubles gastriques, douleurs rhumatoïdes ou syphilides.

OBSERVATIONS.

OBSERVATION 60.—*Paralysie généralisée.*—Madame L., 31 ans, entrée à l'hôpital le 8 août 1854, a fait trois traitements antisyphilitiques pour une syphilis constitutionnelle, deux par le mercure, un dernier par l'iodure de potassium en 1849. En automne 1853, sans cause connue, elle éprouve de la faiblesse dans le bras droit, puis quelques jours après dans la jambe droite; au bout d'un mois tout le côté droit était paralysé. Vers la fin de l'année la faiblesse gagna le bras gauche et peu après la jambe du même côté. Il y a trois mois amélioration spontanée telle que la malade pouvait un peu marcher, mais depuis trois semaines la paralysie envahit derechef les quatre membres, s'accompagnant de vives douleurs avec exacerbations nocturnes, puis de crampes. A son entrée la motilité est conservée à un très-faible degré dans les articulations des mains, des doigts et de la nuque, le reste du corps est entièrement paralysé; douleurs et crampes intenses, sensibilité conservée jusqu'au milieu du thorax, très-obtuse au-dessous; plusieurs cicatrices étendues, d'un jaune clair; facies et appétit bons, selles rares, aménorrhée depuis quatre ans. Quelques jours plus tard survient un état fébrile qui persiste longtemps et après lequel on administre de la strychnine. Le 10 novembre on donne l'iodure de potassium. Le 12, apparition de quelques bulles de pemphigus sur la main. La paralysie persiste, les crampes augmentent. Le 28, on cesse la strychnine, le 23 on cesse également l'iodure. Le 6 décembre, après une toux durant depuis quelques jours, survient un violent accès de dyspnée avec râles muqueux dans les deux poumons; les accidents s'aggravent et la malade succombe le 10 décembre. *Autopsie :* rien d'anormal ni dans le cerveau ni dans la moelle. Hypérhémie des parties les plus déclives du poumon, mucosités abondantes dans les bronches; du reste rien à noter. (Gjör, *Norks Magazin,* B. XI, p. 775 od. 824.)

OBSERVATION 61. — X..., trente-huit ans, peintre en bâtiments, entre à Beaujon (service de M. Sandras), le 20 mai 1851. Il a eu, il y a neuf ans, une gonorrhée avec orchite et crêtes de coq. En février dernier, ulcère de fort mauvais aspect sur la jambe, suivi de plusieurs autres ulcérations à froid grisâtre et sanieux; guérison en deux mois par la cautérisation. En avril, engourdissements aux pieds, puis aux mains, qui gagnent les parties supérieures des membres et s'accompagnent de faiblesses et de paralysie de ces parties. A l'entrée du malade à Beaujon, paralysie complète des quatre membres ; aucun signe morbide du côté des centres nerveux; intelligence intacte, sens sains, parole facile, vessie et rectum non paralysés. Purgatifs, sangsues, vésicatoires restent sans effet. Les cicatrices de la jambe présentent une teinte cuivrée caractéristique ; exostose considérable du tibia. Pas de tumeurs sur les os du crâne ni du rachis, pas d'intoxication saturnine. (Iodure de potassium, 2,00.) Le 11 juin déjà amélioration surprenante. Le 9 juillet les symptômes de paralysie ont disparu; l'exostose persiste. Le 20 octobre guérison maintenue. (O. LANDRY, *Rech. sur les causes et les ind. cur. des mal. nerv.,* p. 62.)

OBSERVATION 62. — *Syphilis, scorbut ; paralysie avec atrophie des membres, contracture du masséter, surdité. Iodure de potassium. Guérison.* — Leclerc, 31 ans, chaudronnier, entre à Saint-Louis (service de M. Cazenave), le 1er juin 1858, se disant malade depuis neuf mois. Il y a douze ans, il eut un écoulement blennorrhagique et des bubons; l'écoulement dura neuf mois, et coule depuis lors de nouveau au moindre écart de régime; jamais d'induration dans aucun point de l'urètre. Ces accidents furent traités à l'ambulance d'Amiens par le mercure et des bains. Il y a quatre ou cinq ans, en Algérie et en Crimée, il eut deux atteintes graves de scorbut. Il y a trois ans, il entrait à l'hôpital du Midi pour une éruption cutanée. Vidal de Cassis, ne le considérant pas comme vénérien, le fit évacuer sur l'hôpital Saint-Louis; guérison en quarante jours par des bains, des pilules de Vallet et la pommade de goudron. Il fut dès lors bien portant, jusqu'à il y a neuf mois. A cette époque survinrent dans les os des membres des douleurs beaucoup plus fortes la nuit que le jour, lancinantes, intolérables, amenant une insomnie complète, de la paralysie des jambes et des bras au point que le malade ne pouvait manger seul, et qu'on dut l'amener à l'hôpital sur un brancard. Il passa cinq mois à l'hôpital du Havre, traité par l'iodure de potassium, les bains russes et la teinture de colchique à hautes doses ; ce dernier médicament provoqua de vives douleurs d'estomac. Pendant ce temps survint un amaigrissement progressif portant presque exclusivement sur les bras et sur les jambes. Il y a quatre mois, le malade vint à Paris, où il se fit traiter, à domicile, par des frictions qui le brûlaient comme du feu, et un vésicatoire à chaque bras. Aux symptômes déjà notés vint se joindre une atrophie de tous les muscles des membres, surtout des bras, plus complète à droite qu'à gauche ; le tronc maigrit peu, comparativement aux membres. Les muscles masséters se contractèrent au point d'empêcher tout écartement des mâchoires ; il survint une surdité assez prononcée.

Tel était l'état du malade à son entrée à Saint-Louis ; on constate de plus une paralysie complète du bras droit, une extrême faiblesse des jambes, une abondante éruption d'acné sur tout le corps, une atrophie de tous les muscles des membres, des douleurs atroces occupant toute la tête, sans exacerbations nocturnes, que le malade dit ressentir depuis plus de trois ans. On ne peut constater aucune sensibilité de la colonne vertébrale à la pression, aucune tumeur osseuse extérieure, aucune trace d'angine, aucun signe morbide fourni par l'intelligence. Le traitement consista en bains de vapeur, et l'iodure de potassium à l'intérieur.

Le 13, après douze jours de traitement, l'amélioration est vraiment surprenante : les mâchoires s'écartent facilement de 3 centimètres et permettent la mastication ; les muscles des membres ont repris leur volume ; le bras gauche est redevenu ce qu'il était avant la maladie ; le bras droit, encore un peu grêle, a repris de la force, et le malade s'en sert avec facilité ; les jambes ont recouvré la force et le mouvement ; le malade marche facilement sans canne ni soutien d'aucune sorte ; tout le corps est couvert d'une éruption iodique abondante. Le 15 juin, le malade quitte l'hôpital bien décidé à continuer son traitement. (L. Gros, *Observation inédite*.)

OBSERVATION 63. — G..., cinquante-six ans. Tempérament sanguin, consulte le 9 février 1856 le docteur Rodet pour un chancre induré datant d'un mois ; engorgements indolents dans les deux aines (bichlorure de mercure; calomel en pommade). Le 10 mars, étourdissement sans douleurs de tête, insomnie, douleurs sourdes dans les jambes, faiblesse dans ces parties et dans le bras droit. (Cesser le mercure; pilules de Meglin, frictions avec opodeldoch.) Le 21, même état. (Reprendre le traitement mercuriel *ut suprà*, de plus des bains de sublimé.) Le 17 avril, la tête est moins embarrassée; la faiblesse des membres a un peu augmenté. Le 23 mai la faiblesse a augmenté ; insomnie. (Remplacer les mercuriaux par les toniques.) Le 17 juin, l'état s'est aggravé : tête lourde, membres faibles, vacillants, crampes dans les mollets, surtout à droite, rougeur à l'arrière-gorge. (Toniques et purgatifs). Le 25 juillet, ulcérations spécifiques dans la bouche; persistance des symptômes; engourdissements dans les doigts, atrophie des muscles thénar et hypothénar, des muscles de l'avant-bras, du bras, du mollet et de la cuisse droits ; les muscles atrophiés présentent un mouvement fibrillaire comparable à de faibles secousses électriques. Le malade a perdu 15 kilogrammes de son poids. (Valériane et lactucarium.) Le 25 août, l'atrophie a fait de nouveaux progrès ; plaques muqueuses dans la bouche. (Iodure de potassium, toniques, frictions stimulantes.) Le 1er octobre, amélioration notable. (On continue l'iodure de potassium, dont la dose est poussée jusqu'à 3gr, 50 par jour). La guérison de tous les symptômes survint lentement, mais s'est maintenue. (Rodet, *in Union méd.*, 1859, t. I, p. 403.)

Observation 64. — Jeune homme atteint de syphilis confirmée ressent une faiblesse générale et une grande difficulté dans les mouvements ; bientôt paralysie complète de tout le corps. Le malade, soumis à l'emploi du sublimé, peut être considéré comme convalescent avant la fin de la cure. Deux ans plus tard la guérison s'était maintenue. (Cirillo, *Traité compl. et observat. prat. sur les malad. vén.*, p. 332.)

Observation 65. — *Syphilis antécédente. Paralysie des quatre membres, avec atrophie de la moitié supérieure du corps. Douleurs rhumatoïdes. Iodure de potassium. Amélioration.* P. Libert, employé dans une administration, entre à la Charité (service de M. Rayer) le 11 novembre 1857. Taille au-dessus de la moyenne, constitution bonne. Il a eu, dans son enfance, la rougeole et la variole. Depuis l'âge de vingt et un ans, il éprouvait chaque année, au printemps, une sensation de barre dans la poitrine, qui disparaissait sous l'influence de sangsues à l'anus. Ce symptôme persista pendant quatre ans; jamais d'hémorrhoïdes. En 1827 et 1828, plusieurs blennorrhagies, dont l'une dura plus de quatre mois et fut traitée par le copahu et par la liqueur de Van Swieten. En 1836, ictère qui dura six mois ; on lui appliqua à cette époque quarante sangsues au creux épigastrique; santé bonne jusqu'en 1842. A cette époque, chancre sur la verge avec écoulement urétral ; trois semaines après, bubon suppuré traité par le sirop de Cuisinier pendant quatre mois. Plus tard, éruption qu'il caractérise de taches jaunes, ayant son siége sur les jambes ; il nie avoir jamais eu ni céphalée ni angine. Ses cheveux n'ont commencé à tomber qu'à 55 ou 56 ans.

En 1845, douleurs vives partant de l'épaule et allant gagner les doigts de la main gauche, douleurs augmentant surtout sous l'influence des mouvements; il ne peut préciser si ces douleurs s'exaspéraient par la chaleur du lit. Le malade ne put plus se servir de son bras, qui, dit-il, était paralysé. Ces douleurs survenues brusquement, comme une atteinte de rhumatisme, cédèrent, au bout de trois mois, à des frictions, mais revinrent les années suivantes à la même époque, quoique moins intenses. A cela près, la santé reste toujours bonne jusqu'en 1852.

Dans les premiers jours de septembre de cette année, engourdissement dans l'annulaire de la main gauche; cet engourdissement alla en augmentant pendant dix ou quinze jours et gagna les autres doigts, puis, dans le courant d'octobre, s'étendit à la main droite ; en novembre, les poignets, surtout le gauche, se relèvent moins facilement; rien d'anormal du reste dans les avant-bras. Le 1er décembre, le malade entre à la Pitié (service de M. Nonat) présentant une flexion constante des doigts. Les bains sulfureux, la brucine amènent une excitation du système nerveux, des mouvements involontaires dans les membres ; le quinzième jour du traitement, le malade tombe dans la salle, le corps entier est paralysé sauf la tête. Cet état dura six semaines, puis le malade put de nouveau se lever et marcher ; le 26 janvier 1853, il quitte la Pitié sans avoir éprouvé aucun changement. Le 20 février il sent ses forces diminuer dans les avant-bras et les bras. Il s'aperçoit en même temps que ces parties ont diminué de volume, elles ne sont le siége d'aucun mouvement involontaire, d'aucune contraction fibrillaire; sensibilité partout conservée; des frictions sur les bras et les reins avec la pommade phosphorée de Lescot paraissent ramener un peu de force ; mais après cinq ou six semaines de ce traitement le volume des membres n'avait pas changé. Pendant les mois d'avril et de mai il interrompit de nouveau tout traitement; le mal augmenta, s'étendit aux bras; le malade peut encore fléchir les avant-bras, mais aussitôt qu'ils sont fléchis, et suivant la position des

membres, les muscles se détendent involontairement et brusquement
Le malade a de la peine à marcher, à se tenir debout ; la tête s'incline
sur le tronc ; fatigue dans les épaules ; les bras maigrissent, sont déjà
plats, ils ont perdu environ la moitié de leur volume. Dans le courant
des trois mois suivants, surviennent du tremblement, des mouvements
involontaires, choréiformes tels que le malade ne peut qu'avec peine
saisir un bouton de porte ; quand il le tient, il peut à peine le serrer.
En août le malade entre à Beaujon, prend des bains sulfureux et le
tremblement diminue. M. Robert le soumet en même temps à l'emploi
de l'iodure de potassium à la dose de 0,75 par jour. Ce traitement continué jusqu'au 3 novembre n'amène aucun résultat favorable ; les forces continuent à décliner surtout dans le bras gauche. Le 3 novembre
survient de la fièvre, puis une diarrhée intense, qui dura deux mois. Le
malade sort le 27 novembre et jusqu'au 30 janvier 1854 ne fait aucun
traitement. Les forces continuent à décliner, surtout dans la main
gauche ; à l'exception du pouce et de l'index il ne peut plus mouvoir
que la première phalange sur les métacarpiens. Sans engourdissement
préalable la jambe gauche diminue de volume, tandis que la droite
reste intacte. Le 30 janvier 1854, il entre à l'Hôtel-Dieu (service de
M. Legroux) ; le bras gauche ne peut être fléchi que par le secours
d'une autre personne, et reste étendu et raide, l'atrophie va toujours
croissant. L'huile de foie de morue fait cesser la diarrhée ; frictions
stimulantes, bains sulfureux tous les deux jours sans résultat. Le
malade sort sans changement dans son état le 11 mai, pour rentrer
le 22 dans le service de M. Cruveilhier où il est soumis pendant tout
son séjour à des frictions avec l'essence de térébenthine. Les doigts
de la main gauche sont toujours fléchis sans pouvoir être étendus,
les doigts de la main droite par contre sont étendus sans pouvoir être
fléchis. On lui appliqua successivement six cautères sur le cou, on lui
fit prendre des bains sulfureux, de la valériane, du fer ; vers le mois
d'octobre il y eut une amélioration marquée, le malade pouvait ouvrir
la main gauche et porter le bras à l'épaule. Le 1er janvier 1857,
après un traitement continué pendant plus de deux ans, la marche est
plus facile, le malade peut même marcher sur une jambe ; les bras
ont repris un peu de volume ; il n'y a plus de tremblement ; la tête est
toujours vacillante, le malade peut à peine soulever un objet un peu
lourd avec ses deux mains. Il quitte l'hôpital le 3 janvier, et entre
le 13 dans le service de M. Rostan suppléé par M. Vigla (électricité,
toniques, quinquina, valériane, fer à l'intérieur, frictions stimulantes,
bains sulfureux tous les jours). Les forces reviennent au point que le
malade peut porter un sceau d'eau d'un bout de la salle à l'autre ; les

bras paraissent aussi avoir repris un peu de volume. En avril M. Rostan fait cesser l'électricité et continuer le reste du traitement. Vers
le 15 août on essaie l'électropuncture en faisant passer des décharges entre les coudes et les poignets. Au début les décharges étaient
douloureuses et les muscles se contractaient difficilement. Vers la fin
d'octobre la contractilité musculaire paraît augmentée. Le malade
sort de l'Hôtel-Dieu le 31 octobre et entre le 11 novembre dans
le service de M. Rayer, où il fut soumis à l'usage des tisanes de
houblon et des chaînes électriques pendant deux mois; pendant ce
temps l'état s'aggrava, ce que le malade attribua à l'immobilité néces-
sitée par l'application constante des chaînes. On interrompit le traitement et on donna un bain sulfureux tous les deux jours. A partir du
20 janvier 1858, on électrisa le malade d'abord trois fois par semaine, puis deux fois; ce moyen lui fit regagner ce qu'il avait perdu
par l'application des chaînes. Néanmoins les membres inférieurs
sont atrophiés, les mollets ne présentent qu'une circonférence de
26 à 30 centimètres; leurs muscles sont le siége de contractions
qui ne sont ni des mouvements fibrillaires ni des contractions
du muscle entier, mais des contractions de faisceaux musculaires
isolés; on ne constate rien de semblable aux cuisses; les muscles fes-
siers sont bien développés, de même que les muscles abdominaux.
Les muscles de la région dorsale, par contre, sont considérablement
atrophiés, et des deux côtés de la colonne vertébrale il existe d'énormes gouttières; l'atrophie s'étend aussi aux régions sus et sous–épineuses, principalement du côté droit; les muscles deltoïdes sont réduits à un simple ruban, le gauche se contracte à peine, le droit ne
se contracte pas du tout ; l'atrophie porte aussi sur les pectoraux ; les
membres supérieurs pendent le long du corps comme deux battants de
cloche. L'atrophie est incomplète dans les muscles des bras, plus prononcée dans les avant-bras. Le malade peut encore fléchir l'avant-bras
gauche. Les deux avant-bras sont aplatis, c'est à peine si les muscles
remplissent l'espace interosseux, ils sont complétement dépourvus de
contractions. Les poignets sont fléchis sur l'avant-bras, et dans la supination le malade ne peut les redresser ; dans la pronation, au contraire, les poignets sont étendus et ne peuvent être fléchis; dans la
supination les doigts sont fléchis, dans la pronation ils ne peuvent
être complétement étendus. A droite les trois derniers doigts peuvent
être fléchis complétement sans point d'appui, l'indicateur au contraire
a besoin d'être appuyé ; à gauche les mêmes doigts ne peuvent se
fléchir qu'à demi ; des deux côtés le pouce reste immobile. Les espaces
interosseux, à l'exception du premier, sont sensiblement excavés. Le

malade peut encore porter un poids de cent livres de la main droite, de la main gauche il ne peut rien tenir, parce que les doigts ne ferment pas, et cependant l'atrophie est moins prononcée à gauche qu'à droite.

A partir du 15 septembre, le malade est mis à l'usage de l'iodure de potassium, à la dose de 0,60 d'abord, puis de 0,75 ; le 7 octobre, la dose est portée à 1,50 ; puis progressivement à 3,00 par jour. Au bout d'un mois de ce traitement, le malade avait plus de liberté dans les mouvements, surtout dans ceux du cou ; sa santé paraît s'améliorer. A sa sortie de la Charité, le 29 novembre, l'atrophie avait diminué, mais était encore bien marquée, les mouvements des membres et de la tête avaient repris une assez grande énergie. L'amélioration eût sans doute été encore plus marquée si l'électricité avait été employée avec plus de persistance et de régularité. (LANCEREAUX. *Observation inédite.*)

ARTICLE II.

PARALYSIES PARTIELLES.

L'observation empruntée à M. Nièpce forme pour ainsi dire la transition entre les paralysies généralisées que nous venons d'étudier et celles qui ne portent que sur un petit nombre de nerfs, ou sur une seule branche nerveuse, et dont nous avons aussi réuni quelques cas. Chez ce malade en effet, la paralysie ne porte que sur les muscles qui reçoivent leur innervation du plexus brachial. Un fait digne de remarque et qui exclut l'idée d'une paralysie par compression, semblable à beaucoup de celles que nous rencontrerons plus loin, c'est que les branches sensitives du plexus brachial ne paraissent avoir subi aucune atteinte, aucune compression ; il n'y a eu en effet ni douleur, ni paralysie du sentiment dans les parties qui ont perdu leur motilité ; bien plus, des douleurs rhumatismales qui avaient préexisté à la paralysie se dissipent sous l'influence des eaux d'Aix en Savoie tandis que la paralysie résiste à leur action, ce qui nous fait admettre que dans ce cas les douleurs étaient bien réellement rhumatismales et non syphilitiques. Cette manière d'expliquer les choses nous paraît la seule conforme à la saine

8

logique, car rien n'empêche qu'un individu syphilitique ne soit en même temps rhumatisant; les deux diathèses ne s'excluent nullement, et ce serait tomber dans une grave erreur que de rapporter à la syphilis tous les accidents qui peuvent survenir chez un malade ayant ou ayant eu la syphilis. Dans ce cas nous remarquons encore l'absence de symptômes cérébraux et nous insistons sur ce que la paralysie ne s'étendait ni à la vessie ni au rectum.

M. Nièpce n'indique pas si le malade a eu des accidents primitifs et ne spécifie ni la nature ni l'époque de ces accidents; malgré cette lacune regrettable nous ne pensons pas que la nature syphilitique de l'affection puisse être mise en doute dans ce cas.

L'observation suivante appartient à Vidal, de Cassis, celui de tous les syphilographes modernes qui a traité avec le plus de soin les lésions nerveuses syphilitiques. Il s'est surtout montré très-sévère dans le choix des observations qu'il rapporte à l'appui de ses opinions. La nature syphilitique de la paralysie ne saurait donc être mise en doute dans ce cas malgré l'énorme espace de temps qui sépara la blennorrhagie initiale de l'apparition de la paralysie et qui fait dire à Vidal : « Le malade avait eu une blen- « norrhagie à dix-huit ans; il en avait quarante quand je le vis! « Que ceci ne sorte pas de la mémoire du jeune praticien ! » L'observation manque néanmoins de données quant aux symptômes qui ont accompagné la paralysie ; elle n'indique pas s'il existait une lésion qui pût expliquer les symptômes nerveux ; nous sommes porté à croire que non, puisque l'existence d'une syphilide mit seule Vidal sur la voie de la vérité.

Des nombreuses observations de *paralysie du nerf facial* d'origine syphilitique que nous avons réunies, deux seulement nous paraissent devoir être classées parmi les paralysies sans lésion appréciable, parce que rien n'y indique une lésion cérébrale et qu'on n'y trouve pas davantage les signes d'une compression exercée sur le trajet du nerf par des glandes ou des ganglions engorgés, comme cela a le plus souvent lieu, au dire de Vidal, de Cassis, de M. Ricord et de la plupart des syphilographes anciens.

Dans l'observation de M. Yvaren, en effet, le cerveau paraît
exempt de toute lésion, il n'existe pas d'engorgement ganglionnaire sur le trajet du facial, la paralysie ne saurait pas plus être
rattachée à une lésion déterminée que les névralgies intercostale
et cervicale qui l'ont précédée. La nature syphilitique des accidents fut longtemps méconnue ; les traitements les plus irrationnels furent mis en usage, et l'affaiblissement qu'ils occasion-
nèrent ne contribua pas médiocrement à amener les troubles
gastriques qui jetèrent le malade dans un état de sombre mélancolie et éveillèrent en lui des idées de suicide. Nous signalons
encore dans ce cas, comme digne de remarque, l'hyperesthésie
de la région paralysée.

L'observation que nous avons recueillie à la Pitié a beaucoup
d'analogie avec celle de M. Yvaren. La paralysie dans l'une comme
dans l'autre se rapporte au début de la période secondaire ; ici
encore absence de signes de lésion cérébrale ou de compression
nerveuse. Nous n'insisterons pas davantage sur ces faits.

OBSERVATIONS.

OBSERVATION. 66 — *Paralysie et atrophie partielles.* — M..., âgé
de 42 ans ; douleurs rhumatismales dans le dos, le cou et les bras, il
y a trois ans, avec fièvre intermittente. Deux mois après, atrophie
prononcée de la région postérieure du cou et du membre supérieur
gauche, avec affaiblissement des muscles de ces régions. Les eaux
d'Aix en Savoie dissipent les douleurs ; l'atrophie et la paralysie résistent aux moxas, aux vésicatoires, à la strychnine, à deux saisons
d'Aix. Le malade se rend à Allevard ; la paralysie et l'atrophie étaient
alors complètes dans les parties déjà indiquées, la sensibilité étant
conservée. Éruption de syphilides nombreuses. Iodure de potassium ;
sous son influence tous les muscles atrophiés reprennent leur force
et leur volume. (NIÉPCE, *in Monit. des Hôpit.*, 1853, p. 383.)

OBSERVATION 67. — *Paralysie du bras.* — Commis, âgé de 40 ans,
atteint de paralysie du bras avec endolorissement de tous les muscles
de l'épaule ; depuis un an traitements nombreux sans résultat. Vidal
aperçoit au haut du front une couronne de syphilides pustulo-papu-
leuses. (Iodure de potassium, 2,00, puis 4,00 par jour). Vingt jours
après, tout symptôme de paralysie avait disparu. Le malade finit par

se rappeler qu'il avait eu une blennorrhagie à dix-huit ans. (Vidal
de Cassis, *Malad. vénér.*, p. 441).

Observation 68. — *Hémiplégie faciale. Névralgies intercostale et
acromiale.* — X., âgé de 30 ans, boulanger. Il y a quatre mois, chancres sur le prépuce et bubons non suppurés ; pas de traitement mercuriel. Névralgie intercostale à gauche, avec exacerbations nocturnes ; puis névralgie intercostale droite ; douze jours après, névralgie acromiale droite ; trois jours après, céphalalgie violente devenant
intolérable la nuit et hémiplégie faciale droite. Insuccès des émissions sanguines répétées et des sudorifiques ; affaiblissement considérable ; troubles gastriques, mélancolie profonde, pensées de suicide,
insomnie ; (sublimé corrosif). Le quatrième jour les douleurs diminuent, le sommeil se rétablit. Au bout de quelques semaines guérison complète. (Yvaren, *loc. cit.*, *Obs. XXIII.*)

Observation 69 * (1). — *Syphilis antécédente. Hémiplégie faciale.
Névralgie concomitante de la cinquième paire (côté droit). Kérato-con-
jonctivite légère à gauche.* — Bourgault, âgé de 30 ans, tailleur, fort
et robuste. Il y a quatre ans, fluxion de poitrine précédée de douleurs
dans la région des reins et les articulations. En juin 1859, il entre à
l'Hôtel-Dieu (service de M. Béraud) pour une roséole et des plaques
muqueuses. Six semaines auparavant il avait contracté un chancre. Il
prend 120 pilules de proto-iodure de mercure avant de quitter l'Hôtel-
Dieu. Dans le courant d'octobre il éprouve quelques douleurs dans les
épaules. Le 21 octobre, il est tout étonné, en s'éveillant, de voir sa
bouche déviée et son œil droit malade. La veille il travaillait le dos
appuyé à une fenêtre ; mais il ne se souvient pas d'avoir éprouvé la
moindre sensation de froid. Entré pour la seconde fois à l'Hôtel-Dieu,
le 25 octobre 1859, on constate une hémiplégie faciale complète du
côté droit ; la commissure labiale très-fortement tirée à gauche ; l'œil
droit reste ouvert, la contraction du buccinateur, du frontal, de tous
les muscles animés par le facial est impossible sous l'influence de la
volonté, tandis que ces mêmes muscles sont restés irritables à l'action de l'électricité; le malade accuse vers la tempe une douleur qu'il
dit très-vive par instants; l'œil gauche est rouge, injecté; les vaisseaux placés sous la conjonctive ont une direction parallèle et s'ai-

(1) Les observations marquées d'un astérisque ne figurent pas dans les différents tableaux ou relevés statistiques que nous donnons dans le cours de ce
travail. Elles ne font pas non plus partie de notre mémoire manuscrit.

rêtent à la cornée. Quelques jours plus tard, un léger dépoli de cette membrane et un peu moins de transparence vers la moitié inférieure, indiquent qu'elle participe aussi à l'altération. Alopécie; quelques ganglions à la partie inférieure du cou. Plusieurs collyres au nitrate d'argent firent disparaître en grande partie, mais assez difficilement, la lésion du globe oculaire. La paralysie fut traitée sans succès durant deux mois par des vésicatoires répétés et par l'électricité. Le malade sortit de l'hôpital vers la fin de décembre.

Le 10 janvier 1860, il entre à la Pitié (service de M. Marrotte), pour une roséole qui occupe toute la surface du corps. Ses cheveux sont en grande partie tombés. L'hémiplégie faciale persiste aussi complète qu'auparavant. En outre le malade accuse des douleurs vives, lancinantes, revenant par accès vers plusieurs des points d'émergence de la cinquième paire, et plus particulièrement vers la tempe et le front. (Liqueur de Van Swieten, en commençant par une cuillerée.) La roséole disparaît au bout de dix jours. Le traitement est continué; on donne deux, puis à la fin trois cuillerées par jour; on applique en outre à trois reprises différentes quelques pointes de feu en avant et en arrière de l'oreille correspondante.

Vers le 10 février, il y a un peu d'amélioration du côté de la paralysie; les douleurs ont presque complétement disparu, le malade se plaint cependant encore de quelques élancements revenant par instants. Peu à peu la paralysie diminue et l'exeat est donné le 20 mars. La déviation de la bouche est alors à peine sensible; le buccinateur, le canin et l'élévateur de la paupière supérieure et de l'aile du nez ne se contractent pas encore complétement; la paupière se ferme, le frontal se contracte bien, le malade a pris de l'embonpoint; on peut considérer sa guérison comme très-avancée. (LANCEREAUX. *Observation inédite.*)

ARTICLE III.

PARALYSIE DES NERFS SENSORIAUX.

Ces paralysies ne rentrent pas, à proprement parler, dans les paralysies du mouvement; elles se rapprochent plutôt des névroses du sentiment, puisqu'elles sont constituées par l'abolition des sensations spéciales. Mais le nom de paralysie leur est généralement consacré, et nous croyons bien faire de les rapprocher des paralysies qui précèdent, sans attacher du reste aucune importance à la place que nous leur assignons.

Il n'y a que deux sens dont la paralysie paraisse avoir été observée isolément, sous l'influence de la syphilis, sans lésion appréciable soit des centres nerveux, soit des nerfs de sentiment propre qui président au libre exercice des sens, ce sont l'ouïe et la vue. Les troubles de l'olfaction et du goût ne se rencontrent que comme symptômes d'affections plus complexes et seront étudiés en leur place, encore les cas où les lésions appréciables font défaut ne paraissent-ils constituer que l'exception. Nous pouvons en dire autant de la sensibilité tactile ; nous avons déjà rencontré l'anesthésie succédant à une névralgie chez un malade de M. Piogey (1). Nous aurons encore à signaler quelques cas rares d'anesthésie ou d'analgésie survenant concurremment avec d'autres symptômes nerveux. Quant à la paralysie de l'ouïe et de la vue, nous allons en dire quelques mots.

§ 1. Cophose.

Astruc déjà a signalé parmi les symptômes de la syphilis divers troubles fonctionnels de l'ouïe, tels que bourdonnements, sifflements, tintements d'oreilles. Van Swieten, Dehaen, Stork, MM. Lagneau , Gibert ont cité des exemples de surdité attribuables au virus syphilitique ; M. Trousseau admet la surdité sous la dépendance directe ou indirecte de la syphilis ; Thomas Spence en a fait un symptôme de la syphilis secondaire ; Hunter a vu également la syphilis secondaire produire une surdité complète et s'accompagner d'une vive douleur d'oreille. Enfin Kaula , Bonnet ont rapporté un certain nombre de cas de surdités syphilitiques. Mais l'examen attentif de ces faits nous montre que, conformément à l'opinion de Bonnet et de Kaula , ces surdités ne sont presque jamais essentielles, et que, comme le pense Kramer, l'action directe du virus syphilitique sur le nerf auditif est encore à prouver, que, presque toujours, on peut reconnaître l'existence d'une lésion de voisinage, d'une compression exer-

____

(1) Obs. 22. — Chez le sujet de l'observation 15, la sensibilité devint obtuse dans la moitié droite de la face.

cée sur le nerf acoustique, qui rend compte des troubles de l'ouïe.

Quoi qu'il en soit, nous plaçons ici une observation recueillie dans le service de M. Rayer, à la Charité, et dans laquelle nous ne savons à quelle lésion rapporter la cophose. Celle-ci a coïncidé avec des douleurs rhumatoïdes bien caractérisées s'exaspérant la nuit ; mais la malade n'avait aucune affection du pharynx. Au bout de huit jours de traitement mercuriel, l'ouïe était redevenue égale des deux oreilles. Il nous a été impossible de retrouver un fait analogue; aussi ne faisons-nous qu'indiquer ici l'absence de lésion appréciable, sans oser en tirer de conclusions, et nous considérons notre observation comme un jalon posé pour des recherches ultérieures (1).

Voici, du reste, le sentiment de M. Yvaren à cet égard ; on verra que ses recherches n'ont pas été plus fructueuses que les nôtres : « La surdité peut-elle résulter de l'action directe, immé-« diate du virus vénérien sur le tissu propre du nerf de la hui-« tième paire, se montrer primitive, essentielle, bornée à un « trouble purement fonctionnel ? Je ne crains pas d'en admettre « par analogie la possibilité, tout en avouant que je n'en ai pas « observé dans ma pratique, ni trouvé d'exemples dans les « auteurs (2). »

OBSERVATION.

OBSERVATION 70. — *Syphilis secondaire; douleurs rhumatoïdes, surdité; traitement mercuriel. Guérison.* —Marie P....., domestique, âgée de 28 ans, entre à l'hôpital de la Charité (service de M. Rayer), le 24 septembre 1858. Tempérament lymphatique; a souvent souffert dans son enfance de douleurs de tête et d'estomac. Réglée à 22 ans seulement, elle perdait en blanc depuis l'âge de 12 ans; dyspepsie habituelle; chaque époque est marquée par de vives coliques; écoulement sanguin pâle et peu abondant. La malade dit avoir eu de fréquentes épi-

---

(1) L'observation LXIII du Mémoire de M. Lagneau fils sur les maladies syphilitiques du système nerveux, empruntée à Pearson, est intitulée *Surdité*. L'absence de détails ne nous permet pas de préciser le genre de lésion auquel doit être rapporté le trouble de l'ouïe dans ce cas. La syphilis, chez ce malade, était aussi à la période secondaire.

(2) Yvaren, *loc. cit.*, p. 158.

staxis, avoir rendu du sang par l'anus, en avoir craché et vomi à plusieurs reprises; ces hémorrhagies ont diminué depuis l'établissement de la menstruation; il existait en même temps de la dyspepsie avec vomissements alimentaires revenant deux ou trois fois par jour. Ces derniers accidents nécessitèrent l'entrée de la malade à la Pitié, où elle fut traitée, il y a dix-huit mois, dans le service de M. Becquerel, par la teinture d'iode, la poudre de colombo, le bismuth, l'opium; les vomissements cessèrent et la malade fut assez bien portante depuis lors, digéra assez bien, mais accusa néanmoins encore de la douleur à l'épigastre.

Le 16 septembre, elle a été prise pendant la nuit de vomissements et de douleurs vives dans la partie postérieure du cou, qui l'empêchaient de mouvoir la tête et qu'elle compare à un torticolis; ces douleurs étaient exaspérées non-seulement par les mouvements du cou, mais encore quand la malade parlait; elles se prolongeaient à droite surtout, jusqu'à la région du sourcil; intenses pendant toute la nuit, elles diminuaient vers le jour, sans cependant disparaître complétement. En même temps, la malade ressentait des douleurs vives dans l'épaule droite. Le 17, vers cinq heures du soir, survint une légère exacerbation; à dix heures les douleurs deviennent très-vives; vers deux heures du matin elles diminuent sans disparaître complétement de tout le jour. Dans les premiers jours, au dire de la malade, ces douleurs s'accompagnaient d'une fièvre assez vive, la langue était sale.

État actuel. — Sur la petite lèvre existe un tubercule muqueux qui paraît n'être que la transformation d'un chancre; la malade prétend ne s'en être aperçue que depuis huit jours; engorgement ganglionnaire des aines; éruption de roséole sur le ventre et la poitrine; croûtes nombreuses dans les cheveux, léger gonflement des ganglions cervicaux un peu au-dessous et en dedans des apophyses mastoïdes; pas d'alopécie, pas de mal de gorge, légère accélération du pouls; la langue est encore sale, les douleurs de tête n'existent plus qu'à droite; celles du cou ont en partie disparu; cependant la région sous-épineuse gauche est très-douloureuse, et la pression sur le muscle sous-épineux fait jeter des cris à la malade; il existe de plus des douleurs au niveau des articulations des membres des deux côtés; toutes ces douleurs s'exaspèrent la nuit. La vue et les autres organes des sens ne présentent rien de notable, sinon que la malade se plaint d'entendre moins bien de l'oreille gauche; en effet, de ce côté elle n'entend pas une montre placée à 8 ou 10 centimètres de son oreille, tandis qu'à droite elle l'entend distinctement à 3 ou

4 décimètres; elle accuse en même temps des bourdonnements, qu'elle compare à un bruit de voitures, des élancements douloureux dans cette même oreille gauche : tous ces symptômes sont plus prononcés pendant la nuit; la malade assure même entendre mieux pendant le jour.

La malade est mise à l'usage des pilules de Sédillot. Sous leur influence, la surdité diminue et au bout de huit jours l'ouïe était égale des deux oreilles, toute douleur nocturne avait disparu. Des vomissements survenus le 1er et le 2 firent interrompre le traitement pendant quelques jours, puis on le reprit, et lorsque la malade quitta l'hôpital, le 11 octobre, l'ouïe était parfaitement rétablie; la roséole, les douleurs avaient disparu, les croûtes du cuir chevelu étaient tombées. Malgré cette guérison apparente on engagea vivement la malade à continuer son traitement pendant quelques semaines encore. (Lancereaux. *Observation inédite*).

§ 2. Amaurose.

L'influence de la syphilis sur la production des troubles de la vue n'est niée par aucun des auteurs anciens et modernes qui se sont spécialement occupés soit des maladies syphilitiques, soit des maladies des yeux. Zacutus, Astruc, B. Bell, Smith, Sauvages, Scarpa, Chomel, Rognetta, Vidal de Cassis, Sandras, MM. Deval, Sichel, Petrequin, Ricord et bien d'autres admettent une amaurose syphilitique, mais tous la rattachent plus ou moins exclusivement à une compression exercée soit sur la partie du cerveau qui donne naissance aux nerfs optiques, soit sur le trajet même de ces nerfs; on l'a aussi rattachée, et Magendie signale le fait, à la compression de la branche ophthalmique de Willis qui, suivant lui, est pour la vision un auxiliaire indispensable du nerf optique et de la rétine. M. Ricord et M. Tavignot, comme nous l'avons déjà dit, admettent une mydriase ou amblyopie produite par une lésion fonctionnelle portant sur les nerfs ciliaires émanant de la troisième ou de la cinquième paires.

Nous verrons, lorsque nous parlerons de l'espèce d'amaurose syphilitique la plus fréquente, de celle qui se rapporte à une lésion matérielle, la seule positive, selon Mackensie, Ruete et d'autres, quelles sont au sujet de cette lésion les opinions des ophthalmologistes dont le nom fait autorité dans la science, et les progrès que l'ophthalmoscopie a fait faire dans ces derniers temps à cette partie de la pathologie.

Pour le moment nous nous bornerons à rappeler que quelques auteurs admettent des amauroses syphilitiques sans lésion appréciable. De ce nombre est Sandras, dont nous avons rapporté ailleurs la manière de voir (1). A l'appui de cette opinion nous trouvons dans la même leçon clinique le résumé de deux observations d'amaurotiques ayant eu la syphilis, mais nous devons dire que les circonstances étiologiques n'y sont pas précisées, et qu'il n'y est pas fait mention du résultat du traitement spécifique; ces deux faits ne peuvent donc être d'aucun poids à nos yeux; reste cependant l'opinion de Sandras, dont il nous faut tenir compte. M. Yvaren cite également plusieurs faits d'amaurose syphilitique qu'il considère comme essentielle; nous croyons reconnaître, dans la plupart, des signes de congestion cérébrale, ce qui nous les fait reporter à une autre partie de ce travail. Enfin, M. Deval rapporte brièvement un certain nombre de faits qui, tout en prouvant la fréquence des amauroses qu'on peut rattacher à la syphilis, ne présentent aucun détail qui permette de spécifier si le trouble fonctionnel est essentiel ou symptomatique d'une lésion matérielle (2).

Nous ne rangerons donc ici que deux observations dans lesquelles, malgré les détails qu'elles contiennent, il nous est impossible de trouver une lésion organique comme cause du trouble fonctionnel; l'une appartient à Dupuytren, l'autre à M. Yvaren; encore cette dernière renferme-t-elle l'indication de quelques symptômes qui nous font douter de l'essentialité de l'amaurose. Ainsi, les étincelles, les taches colorées que voyait le malade au début de l'affection, le fait que certaines parties seulement de la rétine avaient perdu leur sensibilité, tandis que celle-ci était parfaitement intacte en d'autres points, tous ces symptômes peuvent se rapporter à une choroïdite ou à une exsudation entre la choroïde et la rétine, ayant produit un décollement partiel de la

____

(1) Voir p. 19.

(2) M. de Graefe, dans quelques cas d'amaurose syphilitique, n'a pu découvrir, à l'aide de l'ophthalmoscope, aucune lésion matérielle. (*Deutsche Klinik*, 1858, p. 21.)

rétine. Nous verrons en effet plus loin que M. Follin croit à la fréquence de la choroïdite exsudative, comme cause organique des amauroses syphilitiques, que c'est également l'opinion d'un syphilographe allemand, M. Knorre; qu'enfin l'ophthalmoscope vient encore confirmer cette manière de voir, en montrant dans tous ces cas l'existence de taches décolorées sur la rétine.

Remarquons encore en terminant que la cécité peut exister comme seul symptôme syphilitique, et persister pendant un temps fort long avant que sa nature ne soit dévoilée, soit par l'apparition de quelque autre symptôme spécifique, soit par le succès inespéré d'une médication spécifique. Ce prompt résultat du traitement avait déjà fait dire à Lisfranc : « La syphilis est une planche de salut, » et à M. Deval : « Toutes les fois que je puis « raisonnablement attribuer une origine syphilitique à l'amau- « rose, je m'en réjouis au point de vue du pronostic. » Quand au contraire l'amaurose résiste aux antivénériens, c'est signe que loin d'être essentielle, elle dépend de lésions variées, plus ou moins profondes, que nous retrouverons.

OBSERVATIONS.

OBSERVATION 71. — *Amaurose.* — Femme de 36 ans, atteinte de cécité depuis dix mois après une ophthalmie peu intense; aucune lésion oculaire appréciable, pupilles immobiles. Céphalalgie frontale vive, tristesse, teint terreux. Aucun symptôme syphilitique conco- mitant; la malade nie tout antécédent spécifique. Révulsifs, purgatifs, bains, sans résultat pendant un mois. Effrayée de ces insuccès, la malade avoue enfin avoir eu onze mois auparavant des accidents vé- nériens communiqués par un nourrisson. Traitement antisyphilitique; guérison entière. (DUPUYTREN, *Revue médicale*, 1832, t. II, p. 383.)

OBSERVATION 72. — *Amaurose.* — Peintre, âgé de 34 ans, éprouve depuis l'automne de 1844 des troubles de la vue, étincelles, boules colo- rées, etc. Vue abolie lorsque le malade regarde de face, conservée lorsqu'il regarde obliquement; vision plus nette le soir que le jour; pupilles mobiles, sommeil calme. Un an auparavant *corona veneris* de pustules syphilitiques; en août 1842, chancres. Le 4 août 1845, on prescrit l'iodure de potassium. Le 11, amélioration légère; douleurs nocturnes au sternum. Le 19, la lecture est facile. Iodure à doses croissantes. Le 17 septembre, guérison complète. (YVAREN, *loc. cit. Obs.* 25).

CHAPITRE QUATRIÈME.

ASTHME.

Avant de parler des troubles de l'intelligence qui reconnaissent pour cause la syphilis, nous allons dire quelques mots d'un autre ordre de troubles fonctionnels qui, comme les précédents, ne sauraient, dans un certain nombre de cas, être rattachés à une cause matérielle appréciable, nous voulons parler de l'asthme.

Sandras a dit : « La syphilis est encore une des affections gé-
« nérales dont l'asthme peut se trouver l'expression symptoma-
« tique. Certainement il ne faut pas confondre avec l'asthme
« syphilitique l'étouffement qui peut résulter d'exostoses ou de
« productions syphilitiques diverses sur les os, le périoste ou les
« ligaments, les téguments du crâne, du cou ou du canal rachi-
« dien en rapport avec les nerfs qui servent à la respiration. Ces
« étouffements de cause matérielle sont constants, réguliers, et
« suivent le sort de l'affection syphilitique tertiaire qui les a pro-
« duits. Les asthmes syphilitiques, au contraire, ont tout l'en-
« semble de l'asthme nerveux, en même temps que quelques
« signes pathognomoniques obligent de les attribuer à l'affection
« syphilitique. Tels sont le retour de l'asthme ou son alternance
« avec des douleurs ostéocopes, la présence de pustules, de tu-
« meurs, d'ulcérations syphilitiques, avec la connaissance acquise
« qu'avant la syphilis il n'y avait pas d'apparence d'asthme, que
« l'hérédité peut être écartée dans la recherche des causes, que
« la diathèse syphilitique a précédé l'invasion de l'asthme (1). »
Plus loin, Sandras insiste d'une manière toute spéciale sur le traitement à mettre en usage contre cet asthme syphilitique (2).
Les lignes que nous venons de reproduire tendent à prouver l'existence de l'asthme nerveux syphilitique, et en indiquent en

(1) Sandras, *Mal. nerv.*, t. II, p. 162.
(2) *Ibid.*, p. 175.

même temps les principaux signes diagnostiques. Nous aurons peu de chose à y ajouter.

On sait combien les avis sont partagés touchant le siége précis de l'asthme; on sait que ce trouble fonctionnel peut exister en dehors de toute lésion appréciable, ou dépendre au contraire d'une lésion des poumons, du cœur, du cerveau, de la moelle ou des nerfs qui se distribuent aux viscères; c'est de la première espèce seule que nous parlons en ce moment, tandis que nous aurons occasion plus loin de signaler la dyspnée symptomatique de lésions syphilitiques appréciables.

Le siége de l'asthme essentiel a été placé dans les nerfs pneumogastriques ou cervicaux par Willis (1), tandis qu'au contraire Cullen le place dans les fibres musculaires des bronches, et Georget dans l'encéphale ou la moelle. Nous ne pensons pas qu'on puisse préciser ce siége autrement qu'en admettant que l'asthme essentiel est une névrose des nerfs qui président à la respiration, en particulier du pneumogastrique.

Dans les observations qui suivent, nous retrouvons la plupart des signes diagnostiques indiqués par Sandras; nos malades avaient tous les quatre une syphilis apparente ou latente; tous les quatre n'étaient devenus asthmatiques que lorsque déjà ils étaient sous l'influence de la diathèse syphilitique; chez tous le traitement spécifique dirigé contre des accidents autres que l'asthme, calma cette névrose; enfin chez aucun de nos malades on ne saurait préciser la lésion matérielle qui aurait pu provoquer le trouble des fonctions respiratoires.

Nous avons rapproché de ces observations un fait emprunté à Michel, d'Avignon, mais nous n'oserions pas affirmer que dans ce cas l'asthme et les défaillances ne fussent pas symptomatiques de quelque lésion osseuse de la partie supérieure du rachis.

Ce ne sont pas là les seuls faits d'asthme syphilitique qu'on trouve dans les auteurs, mais la plupart sont trop peu explicites pour qu'on puisse les utiliser. De Horne entre autres a observé un asthme commençant chez une femme affectée de gonorrhée et de bubons inguinaux, et qui guérit par des lavements antivénériens.

____

(1) Willis, *Pathol. cérébr.*, p. 94.

OBSERVATIONS.

OBSERVATION 73. — *Asthme.* — Homme de 45 ans, a beaucoup souffert de la syphilis dans sa jeunesse sans avoir jamais fait de traitement suivi ; depuis sept ans, nombreux ulcères d'aspect syphilitique, qui résistent à trois traitements mercuriels ; depuis cinq ans, asthme survenu sans cause appréciable, et que de nombreux remèdes n'ont pu modifier. Après sept semaines de traitement par les frictions mercurielles jusqu'à salivation, les ulcères et l'asthme disparaissent. Trois ans après l'asthme n'avait pas reparu. (B. BELL, *loc. cit.*, t. II, p. 644.)

OBSERVATION 74. — *Asthme.* — B..., âgé de 62 ans ; écoulement il y a plus de vingt ans ; depuis huit ans ulcérations aux jambes, douleurs ostéocopes, céphalalgies fréquentes. Guérison complète de ces accidents par le proto-iodure de mercure, qui dissipe en même temps un asthme nocturne qui survenait plusieurs fois par mois. La guérison s'est parfaitement maintenue. (EBRARD, *loc. cit.*, p. 121.)

OBSERVATION 75. — *Asthme.* — Homme de 40 ans, a eu plusieurs atteintes syphilitiques dans sa jeunesse ; n'a jamais fait de traitement régulier. Accès d'asthme et palpitations depuis la dernière manifestation syphilitique, résistant à tous les moyens depuis plusieurs années. En avril 1790, ulcère au côté gauche du nez. Traitement mercuriel interne et externe ; six semaines après l'ulcère est cicatrisé ; l'asthme et les palpitations se dissipèrent avant la fin du traitement, qu'on continua pendant trois mois. La guérison s'est maintenue. (B. BELL, *loc. cit.*, t. II, p. 649.)

OBSERVATION 76. — *Asthme.* — Homme de 25 ans. Il y a huit mois, accidents syphilitiques ; en même temps que survinrent des nodus à la peau s'établirent des symptômes d'affection pulmonaire consistant en râle crépitant sans bronchophonie ; sensation de constriction en travers de la poitrine, suffocation revenant toutes les nuits. L'iodure de potassium et des frictions mercurielles calmèrent graduellement tous les accidents. (SADOWSKI, de Prague, cité par M. Lagneau. *Thèses de Paris, 1851.*)

OBSERVATION 77. — *Dyspnée.* — Fille d'hôtel, âgée de 46 ans, en proie à une infection syphilitique générale ; ulcérations à la gorge, carie des os palatins et maxillaires, douleurs ostéocopes, céphalée nocturne avec défaillances, dyspnée, aphonie. Tous les symptômes disparurent après quinze jours de traitement par l'iodure de potassium. (MICHEL, d'Avignon, *Bullet. gén. de Thérap.*, t. XXXII, p. 52.)

Pour être complet, mentionnons encore avant de quitter les névroses syphilitiques, que dans ces derniers mois M. Diday, de Lyon, a relaté plusieurs cas *d'aphonie syphilitique* que l'on ne saurait rapporter à aucune lésion palpable du larynx et qu'il est disposé à rattacher à la paralysie des muscles dont la contraction donne aux bords de la glotte leur propriété vibratile. Nous renvoyons pour de plus amples détails, à l'intéressant travail de notre confrère (1).

Rappelons encore que M. Ricord admet des *catalepsies* de cause syphilitique. Nous avons cherché un fait clinique qui pût nous aider à démontrer la réalité de cette assertion, mais nos recherches ont été infructueuses; nous devons donc nous borner à rappeler ici l'opinion de M. Ricord sans nous y arrêter davantage, en ajoutant que si nous jugeons par analogie de ce qui a lieu pour l'épilepsie et pour la chorée, nous n'avons aucune répugnance à admettre qu'une manifestation syphilitique puisse simuler la catalepsie.

Nous en dirons autant des accès *hystériformes*. M. Lagneau fils intitule deux de ses observations : hystérie, mais nous ne saurions voir dans l'une que des accidents syphilitiques épileptiformes; dans l'autre, qu'une hystérie pure ne se rattachant nullement à la syphilis (2).

Cela dit, nous passons au dernier chapitre de notre première division, et après avoir vu la diathèse syphilitique se manifester par des troubles fonctionnels du sentiment ou du mouvement, nous allons là voir porter le désordre dans la fonction la plus exquise dévolue au système nerveux, l'intelligence.

---

(1) Diday, *Gaz. méd. de Lyon*. 1860, p. 35.
(2) Lagneau fils, *Des maladies syphilitiques du système nerveux*. 1860.

CHAPITRE CINQUIÈME.

TROUBLES DE L'INTELLIGENCE.

Nous ne connaissons que M. Ratier qui, de nos jours, nie l'influence de la syphilis sur la pathogénie des diverses formes de l'aliénation mentale. Cet auteur dit en effet (1) : « On a redit à satiété que la syphilis était une des causes les plus fréquentes de la folie. Rien ne paraît moins démontré, à moins qu'on ne compare le nombre des aliénés ayant eu précédemment la syphilis, avec celui des malades complétement exempts de cette contagion, ce qui n'a pas été fait. Et d'ailleurs, eût-on fait ce calcul, on trouverait peut-être la cause de l'aliénation mentale dans le libertinage et dans les désordres de tous genres qu'il entraîne à sa suite, et aussi dans l'abus des mercuriaux trop commun en pareil cas. »

Nous sommes loin d'admettre que la syphilis soit une des causes *les plus fréquentes* de la folie, et n'avons d'ailleurs pu trouver cette assertion nulle part. Mais avec Read, Bell, Black, J. Franck, MM. Michel (d'Avignon), Ricord, Trélat, et le plus grand nombre des aliénistes, nous admettons et nous espérons prouver que la syphilis peut entraîner à sa suite, soit directement, soit indirectement, des troubles de l'intelligence.

M. Trélat (2) nous a dit n'avoir vu que rarement, à la Salpêtrière, des cas de folie dont l'origine syphilitique pût être indiquée d'une manière positive. Les circonstances au milieu desquelles vivent les femmes syphilitiques qui entrent à la Salpêtrière, pour la plupart des prostituées, impliquent tant de causes de folie plus puissantes et plus manifestes que la syphilis, qu'au milieu de ces éléments complexes d'étiologie, il est difficile, sinon impossible, de déterminer ce qui appartient en propre à la diathèse syphilitique. Nous citerons cependant, à la place qui lui appartient, un fait que M. Trélat a bien voulu nous communiquer, et dans lequel l'origine syphilitique de la manie paraît

(1) Ratier, *loc. cit.*, p. 38.
(2) Communication orale.

très-probable. De plus M. Trélat a souvent vu la syphilis coïncider avec la paralysie générale des aliénés, mais sans oser se prononcer sur la corrélation dans laquelle ces deux affections se trouvent l'une vis-à-vis de l'autre.

MM. Essmarck et Jessen (1) ont relaté plusieurs faits de troubles de l'intelligence, qu'ils considèrent comme dépendants de la syphilis. Ces auteurs, plus positifs que M. Trélat, admettent la syphilis comme étant fréquemment le point de départ de la paralysie générale des aliénés. Jos. Franck affirme que les personnes affectées de maladies vénériennes ont le système nerveux très-irritable, ce que, suivant cet auteur, « on doit peut-être attribuer à l'état de l'âme pendant cette maladie honteuse, ou à l'action du mercure, plus qu'au virus lui-même. »

M. Dagonet, professeur agrégé à la Faculté de médecine de Strasbourg, médecin en chef de l'important Asile d'aliénés de Stephansfeld, pense que la syphilis doit être considérée comme une cause incontestable de troubles intellectuels les plus variés, soit qu'elle agisse directement sur les centres nerveux, en déterminant des ulcérations superficielles, des ramollissements partiels, des abcès et des tumeurs du parenchyme cérébral, peut-être aussi en donnant lieu à une dégénérescence particulière de cet organe, soit qu'elle porte primitivement son action sur les enveloppes osseuse et membraneuse, dont les lésions viennent agir pathologiquement sur l'organe qu'elles sont destinées à protéger, soit enfin que, par suite de la chlorose et de la cachexie syphilitique, le cerveau éprouve les effets désastreux de l'appauvrissement du sang sur le système nerveux (2). Mais, selon lui, pour être dans le vrai, il faut, dans l'étude de l'action de la syphilis sur les centres nerveux, tenir un compte rigoureux d'autres éléments, tels que l'épuisement qui peut être la conséquence des effets vénériens mêmes, et la prédisposition organique acquise, ou héréditaire, sous l'influence de laquelle peuvent se trouver les sujets vérolés (3).

(1) Essmarck et Jessen, *in Allg. Zeitschr. für Psychiatrie.* 1857, p. 20.
(2) M. Dumoulin (thèse déjà citée, p. 20) indique les troubles de l'intelligence comme un des premiers symptômes de la cachexie syphilitique.
(3) Hildenbrandt, *loc. cit.*, p. 7.

Suivant M. Hildenbrandt (1), tous, ou presque tous les malades entrés à Stephansfeld, pour cause de paralysie générale des aliénés, ont des antécédents syphilitiques dûment constatés.

Black (2) dit que sur 2829 aliénés admis à Bethlem, de 1772 à 1787, 14 fois la maladie reconnaissait pour cause l'affection vénérienne. Enfin, sur 458 cas de folie, dus à des causes physiques, Esquirol (3) en rapporte 9 à la syphilis.

Dans les observations que nous avons recueillies pour ce travail, nous avons rencontré un très-grand nombre de fois des symptômes variés du côté de l'intelligence; on en a déjà remarqué dans les observations précédentes; mais le plus souvent, ces troubles nous paraissent liés à une lésion matérielle du cerveau lui-même. Ces troubles rentrent souvent dans la classe des lypémanies; on trouvera aussi quelques manies, des monomanies, la démence, et nous verrons que l'assertion d'Essmarck et Jessen, touchant l'influence de la syphilis sur la pathogénie de la démence paralytique, ne paraît pas manquer de preuves cliniques. La tendance au suicide, que nous rencontrons souvent, se rapporte d'une manière évidente à des troubles intellectuels, car le suicide est dans l'immense majorité des cas, nous en avons la conviction, un acte de folie. Comme nous ne nous occupons ici que des troubles intellectuels indépendants de toute lésion appréciable, nous laissons de côté le plus grand nombre de ces faits; ceux que nous plaçons ici, et que, pour la plupart, nous empruntons à la thèse de M. Hildenbrandt et au Mémoire de MM. Essmarck et Jessen, nous paraissent plus que suffisants pour démontrer qu'en l'absence de toute lésion encéphalique appréciable, attribuable à la syphilis, celle-ci peut troubler profondément l'intelligence. On remarquera dans tous ces faits l'action promptement curative des antisyphilitiques, de l'iodure de potassium en particulier, l'absence de prédisposition héréditaire à la folie, et l'absence de signes qui permettent de rattacher les troubles cérébraux à une lésion organique déterminée.

L'observation 79 que nous avons recueillie nous-mêmes, pa-

(1) *Ibid.*, p. 52.
(2) Black, *Dissertation on insanity.*
(3) Esquirol, *Dict. en 60 volumes*, t. XVI, art. *Folie*, p. 188.

raîtra peut-être susceptible d'une autre interprétation. Ainsi la
malade nie avoir jamais eu la vérole; les symptômes psychiques
ont été précédés pendant longtemps de douleurs sans caractère
spécifique; des causes morales peuvent, jusqu'à un certain point,
rendre compte de la mélancolie, tandis que les douleurs pourraient être rattachées à un principe rhumatismal. Mais nous répondrons que, quant aux dénégations de la malade, relativement
à une syphilis antécédente, on sait le peu de foi qu'on doit avoir
en pareil cas dans les réponses des malades, des femmes surtout;
nous rappellerons ses angines fréquentes, nous insisterons sur la
rapidité merveilleuse avec laquelle les symptômes nerveux et
intellectuels disparurent sous l'influence de l'iodure de potassium; enfin, quant aux causes morales qui expliqueraient la maladie mentale dans ce cas, nous croyons, avec M. Trélat (1), que
ce genre de causes jouit en général de trop de faveur, qu'elles
occupent une place usurpée dans le cadre étiologique de la folie,
et ne constituent au contraire que de très-rares exceptions, et
nous pensons que dans ce cas, en particulier, elles pourraient
bien n'avoir été que cause occasionnelle.

L'observation que nous empruntons à M. Ricord a suggéré à
son auteur des réflexions pleines d'intérêt dont nous extrayons les
suivantes, comme rentrant plus spécialement dans notre sujet :
« Un dernier point intéressant de l'histoire de D. c'est le trouble
des facultés intellectuelles et l'hémiplégie survenus d'une manière lente, graduelle, sans mouvement apoplectique, sans douleurs ostéocopes crâniennes, sans tumeurs appréciables du côté
opposé à la paralysie... Pour expliquer ce qui s'est passé du côté
droit de l'encéphale et ce qui a pu produire les accidents de paralysie du côté gauche, on aurait pu croire à une altération passagère des méninges; mais il était plus rationnel d'admettre
le développement de quelque tumeur gommeuse ou tubercule
plastique analogue à ceux qui s'étaient produits sur le malade
dans d'autres régions, dans d'autres tissus.... Si les engorgements de même nature qu'on avait pu reconnaître sur d'autres
points faciles à apprécier, parce qu'on pouvait les voir et les tou-

---

(1) Trélat, *Ann. méd. psychol.* 1856, p. 9.

cher, avaient disparu sous l'influence du traitement, il a dû être rationnel d'admettre la même cause, la seule du reste en parfaite harmonie avec la symptomatologie, sans qu'il fût nécessaire d'en trouver des traces sur le cadavre. »

Nous avons donc raison d'admettre que, dans un certain nombre de cas, des troubles intellectuels variés et multiples peuvent exister sans lésion appréciable des centres nerveux ou de leurs enveloppes.

OBSERVATIONS.

OBSERVATION 78. — Narcisse D..., 37 ans. Chancre induré et engorgement inguinal indolent en 1842; traitement mercuriel pendant trois mois. En 1845 rupia proéminent, guéri par le proto-iodure de mercure et l'iodure de potassium. En décembre 1846, nouveau rupia guéri par le même traitement. En juillet 1847 exostose du pariétal gauche, induration des deux testicules, douleurs ostéocopes; guérison par l'iodure de potassium (3 à 6,00). En décembre, tintements d'oreilles, diplopie, paralysie incomplète de la troisième paire à gauche; ces accidents guérirent par l'iodure de potassium. En janvier 1846 faiblesse du côté gauche qui alla jusqu'à l'hémiplégie, intelligence très-affaiblie, mémoire fugitive. Pendant un mois aliénation mentale, le malade déraisonne sur tout, mais d'une manière calme et tranquille; pas de douleurs ostéocopes, aucune tumeur crânienne. L'iodure de potassium administré de 6 à 8,00 pendant deux mois calma tous ces symptômes. Le 14 août le malade succombe au choléra. Le cerveau examiné avec le plus grand soin ne présente rien d'anormal : les pariétaux, la base du crâne, la dure-mère tout est parfaitement sain. — (RICORD, *Clin. iconogr. des maladies vénér.*, pl. XXXIX.)

OBSERVATION 79*. — H., 26 ans, d'intelligence assez développée, ayant eu un chancre en Espagne, entre à Stephansfeld le 25 janvier 1858, malade depuis treize mois. A la suite de frayeur son caractère avait changé, il était devenu très-exalté et sujet à des hallucinations. Au bout de quatre ou cinq mois il était devenu taciturne, puis étaient survenues des idées ambitieuses et des accès de fureur. A son entrée, éruption sur la face et le front, de teinte caractéristique, pustules sur le dos, l'abdomen et les cuisses, cicatrice non douteuse de chancre sur le prépuce, engorgement ganglionnaire indolent dans l'aine gauche; facies empreint de stupeur, regard éteint, idées incohérentes, facultés intellectuelles engourdies; le malade commet à chaque instant des actes extravagants. (Iodure de potassium de 0,50 à 6,00 par jour.) L'état mental de H. s'améliore sensiblement; il devient plus calme, ses actes se régularisent, son intelligence s'é claircit.

Le traitement a duré deux mois. Dès lors le malade marche rapidement vers la guérison; il passe encore trois mois à l'établissement et sort le 12 septembre. Nous avons appris depuis que la guérison s'est maintenue.

« Dans ce cas, » ajoute M. Hildenbrandt, « la disparition simultanée « des accidents somatiques et psychiques sous l'influence de l'iodure « de potassium tend à prouver, ce nous semble, que la syphilis a été « la cause réelle de la phrénopathie, plutôt que la terreur, comme « on le croyait. » — (HILDENBRANDT, *loc. cit.*, *Obs. VII*, p. 45.)

OBSERVATION 80. — C., domestique, 48 ans, hérédité nulle, a eu antérieurement un chancre. Depuis trois ans souffre de l'estomac, amaigrissement, mauvaise humeur. Bientôt excitation continuelle et lentement progressive amenant des idées de grandeur, puis le délire et la manie. Le 19 juillet la manie avec tous ses symptômes connus va jusqu'à la fureur la plus extrême; en même temps apparition de syphilides sur tout le corps. Vers la fin d'août vomissements fréquents, somnolence continue. En novembre excitation plus intense que jamais. Le 14 décembre traitement par l'iodure de potassium. Le 30, pas de résultat. Le 4 janvier, sublimé corrosif. Le 21, salivation; on reprend l'iodure de potassium. Pendant le traitement mercuriel l'agitation diminua. Sous l'influence de l'iodure de potassium l'état mental s'amenda et les forces s'accrurent à vue d'œil. En avril, on retire le malade qui présentait une amélioration notable. — (ESSMARCK et JESSEN, *loc. cit.*)

OBSERVATION 81*. — Ursule D., fille publique, entre à Stephansfeld le 24 décembre 1858, à la suite d'une tentative de suicide. A 19 ans blennorrhagie; plus tard chancres, puis syphilides. A son entrée taches cuivrées sur le cou et les épaules, perforation du voile du palais, douleurs ostéocopes des membres, céphalalgie temporale continuelle; insomnie, agitation nocturne, pleurs et gémissements; prostration morale extrême, hallucinations de l'ouïe. (Proto-iodure de mercure et iodure de potassium.) Le 5 février, salivation; amélioration notable; le sommeil revient, céphalée et hallucinations moindres (continuation du traitement). 11 février aggravation. (Iodure de potassium 2,00.)

Au bout de trois semaines l'amélioration était manifeste; douleurs ostéocopes nulles; nuits calmes, état mental très-amendé. On continue le traitement. — (HILDENBRANDT, *loc. cit., Obs. IX*, p. 50.)

OBSERVATION 82. —A., avocat, 41 ans, hérédité nulle. Entre à Hornheim en janvier 1853. Fréquentes atteintes syphilitiques antérieures. Depuis un temps assez long caractère modifié, indolence; depuis plusieurs mois, mélancolie. En janvier 1854, abolition presque complète de la volonté. Peu à peu le malade devient remuant, plus causeur; en mai, l'excitation devint telle qu'on dut le maintenir de force. Insomnie, grand affaiblissement de l'intelligence, mouvements de violence. A ce moment on constate sur la jambe gauche un ulcère arrondi, que le malade dit provenir d'une chute, mais qui présente les caractères d'un ulcère syphilitique; à côté apparaissent deux pustules qui s'ulcèrent également. (Diète. Sublimé en solution; plus tard iodure de potassium.) Ce traitement eut un excellent résultat; les ulcères se cicatrisèrent, l'aliénation mentale marcha vers la guérison. En août apparaît un herpès zona sans couleur spécifique; le 21 septembre, l'aliénation mentale était complétement guérie.

L'été suivant, la manie reparut en même temps qu'une pharyngite. (Sublimé corrosif.) Le médicament guérit encore une fois et l'aliénation et les autres symptômes spécifiques. — (ESSMARCK et JESSEN, *loc. cit.*)

OBSERVATION 83. — *Céphalée, lypémanie, insomnie; iodure de potassium. Guérison.* — Madame Q., ouvrière, 46 ans, entre le 3 mai 1858 à l'hôpital Lariboisière (service de M. Tardieu). Femme de bonne constitution, mariée à un homme maladif, scrofuleux, qui nie avoir jamais eu aucune affection vénérienne; souffre depuis plus de dix-huit ans de douleurs vives dans la tête. Ces douleurs se sont manifestées à la suite d'une chute et de coups reçus sur la tête; une large saignée fut pratiquée au début; les douleurs n'en devinrent pas moins intolérables. Au début elles occupaient les deux régions temporales, s'accompagnaient d'une sensation de craquement dans les régions frontale et occipitale et se calmaient par la chaleur. Une grossesse les diminua momentanément, mais après l'accouchement elles reparurent plus intenses et s'étendirent à toute la tête; elles furent exaspérées par les vésicatoires, les cautères, les sétons qu'on leur opposa, s'amendèrent pour un temps sous l'influence de l'hydrothérapie, mais reparurent avec une force nouvelle après que la malade se fut exposée au froid. Pendant deux ans il vint s'y joindre des douleurs utérines atroces, présentant, comme celles de la tête, des exacerbations fréquentes survenant indifféremment le jour et la nuit. La malade eut de plus, à diverses reprises, des érysipèles de la face et des angines graves et persistantes.

État actuel : Ébranlement nerveux prononcé, pleurs faciles sans cause; insomnie, mélancolie profonde, idées noires; douleurs de tête atroces, occupant toute la tête, aussi fortes de jour que de nuit; digestions pénibles, anorexie, grande prostration des forces, pas d'atrophie; pertes blanches abondantes. La malade nie avoir jamais eu aucune affection syphilitique, il n'existe aucune trace d'éruption à la peau, pas de gonflement des glandes inguinales ou cervicales, rien d'anormal dans la gorge. (Iodure de potassium.)

Le 3 juin : la malade a pris l'iodure de potassium pendant plus de trois semaines, à la dose maximum de 2,00 par jour. Sous l'influence de cette médication une amélioration incroyable s'est produite. Aujourd'hui les idées noires, l'insomnie, la céphalée, tout a disparu; les forces sont revenues, les digestions sont régulières et faciles, le moral est calme et rassuré; la malade quitte l'hôpital parfaitement guérie, mais promet de continuer son traitement un mois encore. (L. Gros, *Observation inédite.*)

Observation 84*. — Homme de 30 ans, ayant eu un chancre et un bubon à 20 ans, entre à Stephansfeld le 12 mars 1859 ; porte sur la face et le front des taches luisantes rouge foncé, sur la tête des croûtes jaunâtres. Les deux cornées sont opaques; conjonctivite intense ; eczéma sur les jambes, engorgement des ganglions des aines et du cou. Excitation maniaque intense. (Toniques, iodure de potassium de 0,50 à 3,00.) Le 20 avril, amélioration notable. Le malade est calme. Au lieu de pérorer et de gesticuler il reste assis en s'entretenant avec lui-même. (Iodure de potassium et proto-iodure de mercure.) Le malade est encore en traitement. — (Hildenbrandt, *loc. cit.*, *Obs. VIII*, p. 48.)

Nous ne croyons pas devoir quitter le sujet que nous venons de traiter sans dire quelques mots d'une aberration mentale qui survient assez fréquemment encore, non plus sous l'influence de la syphilis, mais *à l'occasion* de la syphilis : nous voulons parler de ce que M. Ricord appelle la *syphilophobie*, nosomanie spéciale engendrée uniquement, comme son nom l'indique, par la peur de la vérole, pouvant se manifester aussi bien chez des individus n'ayant jamais présenté de symptômes syphilitiques que chez d'autres qui, dans un passé plus ou moins lointain, ont eu des accidents syphilitiques dûment constatés.

M. Ricord a, dans ses leçons cliniques, signalé à plusieurs reprises la gravité de cette monomanie qu'il décrit dans les termes suivants : « En dehors des lésions primitives, réelles, maladives, « organiques ou fonctionnelles, la vérole produit souvent sur le « cerveau un accident aussi grave que ceux que nous venons de « signaler, c'est la syphilophobie. C'est une des affections morales « les plus fâcheuses ; l'hypochondrie syphilitique est la plus « malheureuse que les malades puissent avoir. Ici il n'y a plus « de lésions matérielles, mais les malades ont peur de la vérole. « La chose la plus insignifiante leur paraît une des lésions les « plus graves que puissent produire la syphilis. »

Cette monomanie a été signalée depuis longtemps ; Bru (1) en particulier en traite assez longuement. Il dit entre autres : « Les malades imaginaires sont assez communs dans le siècle où nous vivons ; on en trouve dans toutes les classes de la société. Pourquoi la vérole ne serait-elle pas comprise dans le nombre des maladies que l'imagination s'approprie ? Elle prête plus qu'une autre à ce genre de démence par les circonstances où l'on peut s'être trouvé et les égarements qu'on peut s'être permis pendant sa jeunesse.... J'ai à ma connaissance plusieurs faits de cette nature. Il se présente dans les hôpitaux beaucoup de malades affectés de la *manie vérolique*. Il faut les satisfaire en leur faisant éprouver un léger traitement, mais avec un grand apparât de formes, afin de tranquilliser leur esprit.

« La manie vérolique a plusieurs degrés ; quelques maniaques le sont avec fureur ; ils sont en général très-alarmés sur leur état ; quelques-uns sont moins effrayés ; d'autres enfin, avec la certitude d'avoir le mal, ne s'inquiètent point des suites, parce qu'ils pensent qu'une fois l'acquisition faite on ne s'en délivre jamais, quelque traitement qu'on lui oppose. Les livres populaires qu'on a fait sur la vérole n'ont pas peu contribué à augmenter le nombre de ces maniaques.... J'ai connu plusieurs hommes affectés de cette maladie morale, qui croyaient avoir toutes les maladies qu'ils trouvaient dans les livres et que rien ne pouvait désabuser : un éblouissement, un tintement d'oreil-

____

(1) Bru, *Nouv. méth. pour traiter la maladie vénérienne.*

les, la plus petite douleur, le plus léger mal de tête étaient des signes non suspects de vérole. »

Bru a quelquefois employé, dans ce cas, des frictions avec une pommade ayant la couleur de l'onguent mercuriel et préparée avec de l'ardoise pilée. Nous terminerons en rapportant ici, comme exemple de manie vérolique, l'observation suivante que nous empruntons à Bru.

OBSERVATION.

OBSERVATION 85. — *Manie vérolique.* — Un homme qui paraissait avoir beaucoup de bon sens vint un jour me trouver tout désolé et me demanda en grâce de venir à son secours. Il me dit : « Monsieur, je suis l'homme le plus malheureux de toute la terre ; il y a vingt ans que j'ai la vérole, je me suis marié avec ce mal, et mes enfants et ma femme en sont attaqués. » L'air avec lequel cette personne me tint ce langage m'avait persuadé, et je m'attendais à trouver des signes si évidents de cette maladie chez lui, sa femme et ses enfants, pour ne me laisser aucun doute. Après l'avoir consolé de mon mieux je lui demandai quels étaient ces symptômes. « Comment, » s'écria-t-il, « vous ne les voyez pas? » Aussitôt il montra sa langue, ses gencives, le dedans de ses paupières ; il me fit tâter ses aines où il s'imaginait avoir plusieurs bubons, il me dit qu'il était écrasé de douleurs, qu'il souffrait en rendant les urines, qu'il avait des coliques perpétuelles, des étourdissements, qu'il avait perdu l'appétit et le sommeil, et qu'enfin, par mille autres causes, il savait, à n'en pas douter, qu'il avait la vérole. Lui ayant fait part de mes doutes qui le contrarièrent beaucoup, il tira un livre de sa poche en me disant : « Voilà, Monsieur, celui qui m'a dessillé les yeux et qui m'a appris à connaître mon mal. » Je lui représentai que dans les cas semblables ce n'était pas au malade à comparer le dire d'un livre avec les maux qu'il prétendait éprouver, et qu'il ne fallait rien moins pour cela que les lumières d'un grand praticien, que je croyais qu'il était dans l'erreur sur son état. Aussitôt mon homme remit son livre dans sa poche, me regarda fixement avec dépit et s'en fut sans proférer une parole.

Il alla trouver un autre praticien plus complaisant qui le passa secrètement aux frictions, mais à la dixième il devint entièrement fou ; il fallut l'attacher pour s'en rendre maître, et enfin il mourut peu de jours après. — (BRU, *loc. cit.*, t. II, p. 156.)

DEUXIÈME SECTION

AFFECTIONS NERVEUSES SYPHILITIQUES AVEC LÉSION APPRÉCIABLE.

Nous allons étudier dans cette seconde division de notre travail, les altérations matérielles, appréciables, que la syphilis est susceptible de produire au sein des organes de l'innervation, ainsi que les symptômes par lesquels se manifestent ces altérations organiques. Nous rechercherons en particulier si ces lésions, qu'on pourrait réunir sous le nom de *syphilis cérébro-spinale*, possèdent quelques caractères anatomo-pathologiques ou symptomatiques qui permettent de les distinguer des lésions analogues indépendantes de la diathèse syphilitique.

CHAPITRE PREMIER

ANATOMIE PATHOLOGIQUE.

Pour arriver à nous faire une idée exacte des lésions matérielles qui, sous l'influence de la syphilis, peuvent se produire dans la substance nerveuse, nous avons interrogé les données fournies par les autopsies des sujets ayant succombé à des troubles nerveux se rattachant à la syphilis. De ces autopsies, il en est dont nous avons trouvé les détails dans les auteurs ; il en est d'autres que nous avóns eu l'occasion de faire nous-mêmes; après en avoir défalqué celles dans lesquelles la lésion nerveuse n'était que l'extension ou la conséquence d'une altération des tissus voisins, il nous en est resté un certain nombre que nous avons compulsées et comparées, et c'est le résultat de ce double travail, d'analyse d'abord, de synthèse ensuite, qui servira de base à ce chapitre.

Mais auparavant, faisons connaître les opinions des auteurs sur ce point de la science :

« Dans ma pensée, » dit M. Gubler, « la diathèse syphilitique doit se manifester au dedans par des altérations semblables à celles que nous observons à l'extérieur du corps. Les travaux les plus récents justifient cette généralisation, et l'on peut affirmer que bientôt les lésions des viscères constitueront un des chapitres les plus importants de la syphilographie. Déjà nous voyons les épanchements plastiques se répéter sur les organes internes comme sur le tissu cellulaire sous-cutané ou à la surface des os (1). »

« Il faut bien s'entendre, » dit Vidal, de Cassis, « sur le rôle que joue la syphilis dans la production des maladies viscérales. Ainsi, il est incontestable qu'elle peut devenir une cause occasionnelle de certaines affections dont le germe ou la prédisposition existait déjà..... Mais ce qui est plus difficile à établir, c'est l'existence des lésions viscérales essentiellement syphilitiques, ayant des caractères anatomiques à part et une symptomatologie qui prouve leur spécificité. En passant en revue les lésions des organes intérieurs qui ont été observées, je fournirai la preuve de ce que j'avance ici, et je ferai connaître au jeune praticien qui voudra agrandir la science dans ce sens, les matériaux que j'ai pu recueillir et observer.

« On a observé dans le cerveau, des tubercules semblables aux tumeurs gommeuses. Mais est-il possible de les distinguer anatomiquement de ceux qui ont reçu plus spécialement ce nom en pathologie et qui se répètent si fatalement dans les. poumons (2) ?

« Y a-t-il foncièrement et sans lésion préalable, appréciable des enveloppes, » dit à son tour M. Ricord, « des cas où la syphilis porte seule sur le système nerveux ? Il paraît que oui. J'ai montré à l'Académie de médecine des tubercules syphilitiques du cerveau lui-même, ayant déterminé des accidents du côté des fonctions (3). »

(1) Gubler, *Mém. sur l'ictère syph.*, p. 34.
(2) Vidal, de Cassis, *loc. cit.*, p. 499.
(3) Ricord, *in Gaz. des hôpit.* 1846.

En effet, M. Ricord présenta, le 7 octobre 1834, à l'Académie de médecine des tubercules syphilitiques développés dans le corps strié du côté droit, et ayant produit une hémiplégie gauche. Le 14 octobre suivant, Cullérier présenta également un cerveau à la base duquel se trouvaient deux tubercules très-volumineux et un troisième plus petit ; quelque temps avant de succomber, l'individu porteur de cette altération s'était plaint d'une violente céphalée, de tintements d'oreilles, et était tombé successivement dans un état de torpeur, de somnolence, de surdité et de coma. Les recherches faites dans les autres organes ne firent découvrir aucun tubercule soit dans les poumons, soit dans le mésentère. Comme le malade avait contracté quatre ans auparavant une maladie vénérienne, et qu'en dernier lieu il portait sur la face et sur d'autres régions des pustules de même nature, Cullérier pensa que les tubercules du cerveau avaient une origine syphilitique.

Après avoir relaté onze observations d'affections cérébrales sous la dépendance directe ou indirecte de la syphilis, Lallemand s'exprime ainsi : « C'est évidemment au virus vénérien qu'il faut attribuer en dernière analyse les affections cérébrales dans onze de nos observations. Mais le virus a-t-il agi directement sur le cerveau ? Nous avons vu quelle funeste influence avait la carie du crâne sur les organes contenus dans sa cavité : il semble donc naturel de penser que, dans les cas dont il s'agit, l'encéphalite a été provoquée par la maladie des os plutôt que par l'action directe de la cause syphilitique. Cependant chez plusieurs de ces malades les symptômes d'affections cérébrales ont évidemment précédé tous les autres ; chez presque tous ils se sont amendés d'une manière notable toutes les fois qu'un traitement antivénérien a été administré ; ils ont même disparu complétement et à plusieurs reprises de manière à faire croire à une guérison radicale ; enfin chez deux malades les tumeurs avaient leur siége dans l'épaisseur du cerveau, et même il n'est question dans ces deux cas d'aucune altération du crâne ou de la dure-mère. Ces faits suffiraient pour prouver que la substance cérébrale est susceptible d'être influencée primitivement et directement par le virus vénérien, au point d'éprouver une véritable inflammation et même une inflammation aiguë.

« Loin d'admettre les idées émises dans ces derniers temps sur la cause des accidents vénériens, je suis bien convaincu que le virus vénérien peut affecter un plus grand nombre de tissus qu'on ne pense, et se montrer sous des formes qui n'ont jamais été décrites... Tout récemment encore j'ai vu un médecin distingué et un officier d'infanterie guéris d'une surdité très-ancienne par un traitement antivénérien administré contre de nouveaux symptômes syphilitiques développés successivement sous les formes les plus insidieuses. Dans tous ces cas anormaux et beaucoup d'autres, la cause première de la maladie n'a presque jamais été soupçonnée qu'après un temps fort long, perdu en traitements multipliés et infructueux ; enfin l'apparition de quelques pustules, de végétations, d'une exostose ou de tout autre symptôme aussi caractéristique a conduit à administrer un traitement antivénérien, et les premiers symptômes si anciens, si insolites, si opiniâtres, ont disparu complétement avec ceux qui plus tard avaient décelé l'influence du virus vénérien ; ils étaient donc dus à la même cause. J'ai vu dans des cas de syphilis constitutionnelle des symptômes bizarres qui ne pouvaient appartenir qu'à une affection de la moelle ou du cerveau, et dont je n'ai reconnu la cause première qu'après leur disparition subite sous l'influence d'un traitement antisyphilitique administré sur d'autres indices (1). »

Les auteurs du *Compendium de médecine pratique* ne partagent ni les opinions ni la conclusion de Lallemand (2). »

A propos de trois faits publiés par M. Faurès de Toulouse et sur lesquels nous reviendrons, M. Dassier s'exprime ainsi : « Les faits recueillis par M. Faurès sont d'une grande importance. Chez les trois sujets qu'il a observés la syphilis invétérée est incontestable ; la reproduction de ses principaux symptômes, malgré le traitement le mieux approprié, est une preuve de l'infection profonde de ces malheureuses victimes. Les lésions trouvées chez les deux sujets autopsiés expliquent l'apoplexie

(1) Lallemand, *Lettres sur l'encéphale,* 7ᵉ lettre, p. 98.
(2) *Compendium de méd. prat.,* t. III, p. 303.

qui a amené la mort, et le caractère tout particulier de la production trouvée chez l'un d'eux vient confirmer cette opinion
que la syphilis ne respecte aucun viscère, pas plus qu'elle ne
respecte les muqueuses, la peau et les os, et que lorsqu'elle se
manifeste sur le cerveau, elle imprime aux maladies de cet organe
une gravité toute spéciale (1). »

Dans la statistique déjà citée de Cassola de Syracuse nous
trouvons sur 297 cas de syphilis confirmée, 2 cas de tumeurs
encéphaliques.

M. Schützenberger, dont le nom justement estimé figurera
encore souvent dans ce travail, s'exprime ainsi : « La syphilis
des organes internes est considérée par beaucoup de médecins
comme très-problématique. Il fut un temps, et ce temps n'est
pas loin, où les localisations de la vérole constitutionnelle étaient
considérées comme irrévocablement circonscrites à la peau, au
tissu cellulaire sous-cutané, au système osseux et aux glandes
lymphatiques. Le testicule était le seul organe parenchymateux
et glandulaire dont l'affection syphilitique fût admise..... Dans
ces derniers temps la doctrine de la localisation restreinte de la
syphilis constitutionnelle a été attaquée de divers côtés.... J'ai
signalé, il y a plusieurs années, l'origine syphilitique de certaines
maladies cérébrales très-graves, et la thèse de M. Bedel a réuni
dans un travail spécial des faits assez nombreux pour mettre
hors de doute la syphilis intra-crânienne et cérébrale.... Lors
donc qu'une maladie chronique d'un organe interne se présente dans des conditions qui rendent sa nature syphilitique
probable, le problème diagnostique doit être posé et sérieusement discuté (2). »

Read (3) a publié plusieurs faits intitulés « méningite syphilitique » dont nous aurons à tenir compte.

M. Rayer croit à la possibilité d'un travail phlogistique spécial
des méninges, à marche chronique, sous l'influence de la syphilis,
travail analogue à celui qu'elle détermine dans les tissus fibreux

(1) *Comptes rendus de la Soc. méd. de Toulouse.* 1823 à 54, p. 31.
(2) Schützenberger, *in Gaz. méd. de Strasbourg.* 1856, p. 80.
(3) Read, *in Dubl. quaterly Journ.* Février 1852.

pour donner lieu à la périostose. « Cet habile praticien, » dit M. Rognetta (1), « nous a cité plusieurs cas de syphilis cérébrale ou méningienne larvée, c'est-à-dire, s'offrant sous forme de ramollissement encéphalique, de semi-paralysie, d'idiotisme commençant avec ou sans aberration dans les idées, avec ou sans délire, etc... qu'on avait en vain traités comme des maladies non spécifiques et qu'il a guéris par l'iodure de potassium intérieurement et la pommade mercurielle en frictions sur les régions malades. Ce qu'il y a de plus remarquable dans les faits de ce genre, c'est l'obscurité de la nature de la maladie qu'il a fallu deviner, pour ainsi dire, puisque aucun signe souvent ne trahit la vieille syphilis... L'on comprend parfaitement que le traitement spécifique combatte heureusement ces phlogoses spéciales, chroniques, lardacées des méninges, ces tumeurs de lymphe plastiques intra-crâniennes, et les enlève, de même que les tumeurs analogues sur les membres. »

Pour M. Knorre, dont nous exposerons les idées avec quelques détails, le lieu de production des tumeurs, des tubercules syphilitiques serait la pie-mère, en raison de la préférence qu'a la vérole, à une certaine période de son évolution, de s'attaquer aux tissus riches en vaisseaux (2).

Nous voyons, par ce qui précède, que les lésions matérielles du système nerveux, dues à la diathèse syphilitique, sont admises par un grand nombre d'auteurs modernes dont le nom fait autorité dans la science. Si l'on veut bien se reporter à notre résumé historique, on verra que telle était aussi l'opinion de l'immense majorité des syphilographes des siècles passés.

Voyons maintenant ce que nous enseignent les autopsies que nous avons analysées. Ces autopsies sont au nombre de 31 ; dans ce nombre ne sont pas comprises trois observations dans lesquelles, après des symptômes cérébraux assez graves pour entraîner la mort, l'autopsie n'a rien révélé, et que nous rangeons dans ce que nous désignons sous le nom de forme congestive.

<hr>

(1) Rognetta, *in Ann. de thérap.* 1847, t. **V**, p. 338.
(2) Knorre, *in Deutsche Klinik.* Décembre 1849.

Toutes les lésions matérielles que nous avons rencontrées, peuvent être rapportées à deux altérations anatomiques principales :

1° L'inflammation dans laquelle nous faisons rentrer le ramollissement ;

2° L'exsudation, comprenant les indurations et les tumeurs.

Formes congestive, inflammatoire et exsudative, tel est l'ordre dans lequel nous allons étudier les altérations syphilitiques du système nerveux.

ARTICLE PREMIER.

FORME CONGESTIVE.

Dans les observations que nous rapportons à la congestion des centres nerveux, et qui se sont terminées par la mort, si l'autopsie n'a révélé parfois aucune lésion matérielle, ce résultat n'a pas lieu de surprendre, car on sait que le plus souvent les traces de congestion se dissipent après la mort.

On peut se demander d'une manière générale si la syphilis, par sa nature, peut déterminer des congestions cérébrales. Si nous comparons ce qui se passe vers d'autres organes sous l'influence de la même cause, vers la peau par exemple dont les altérations sont accessibles à la vue, nous répondrons par l'affirmative ; c'est ainsi que les syphilides exanthématiques, la roséole syphilitique en particulier, ne sont que de simples congestions. La congestion syphilitique se retrouve encore dans d'autres organes, dans l'œil par exemple, où le plus souvent elle précède l'inflammation ; elle a été également admise pour le foie par M. Gubler. Nous admettons donc, d'après l'ensemble des symptômes consignés dans les faits cliniques que nous rapportons, et alors même que l'anatomie pathologique n'en fournit pas toujours de preuve saisissable, la congestion cérébrale de cause syphilitique, de même que nous admettons l'anémie cérébrale sous l'influence de la même cause. Que si l'on nous objecte que la durée prolongée des accidents ne concorde pas avec celle de la congestion, nous répondrons que c'est le propre des affections syphilitiques d'avoir une marche lente, même dans leurs formes congestive et inflammatoire, comme on peut le voir à la peau, dans la roséole et les syphilides en général.

Peut-on admettre une hémorrhagie cérébrale syphilitique?

Si nous posons cette question et si nous la discutons, c'est que nous avons trouvé dans les auteurs un certain nombre d'observations qui sont rapportées à l'hémorrhagie cérébrale de cause syphilitique; mais nous ne possédons aucune autopsie qui nous démontre positivement l'existence de foyers hémorrhagiques dans le cerveau ou dans la moelle dans des cas de ce genre. Ce n'est pas que tous les faits cliniques dont nous parlons se soient terminés par la guérison ; deux fois, au contraire, la mort a eu lieu, mais par une étrange fatalité l'autopsie n'a pas été faite, et nous verrons bientôt quelle est l'idée que l'on doit se faire de la lésion qu'elle eût dévoilée.

Des 31 autopsies dont nous connaissons les détails, aucune ne nous montre l'hémorrhagie cérébrale comme cause des symptômes notés pendant la vie. Deux fois cependant, nous avons trouvé, à côté d'autres lésions que nous avons bien plus de tendance à rattacher à la syphilis, un petit noyau apoplectique, de date probablement ancienne, si l'on en juge par sa coloration jaunâtre et la disparition de tout caillot : c'étaient de petites excavations situées, l'une dans le corps strié, l'autre dans une des couches optiques et dont l'origine, au moins dans le cas dont nous avons été témoins, peut prêter au doute.

Malgré cette absence de preuves anatomiques, nous n'oserions nier d'une manière absolue la possibilité de l'apoplexie syphilitique ou *apoplexie a lue venerea*, comme on l'a désignée. Pourquoi les fluxions répétées, qui se font au sein de la substance cérébrale ne pourraient-elles pas amener une rupture des vaisseaux et donner lieu à un épanchement sanguin? M. Yvaren explique ainsi la possibilité de l'hémorrhagie cérébrale : « Les douleurs excessives, insupportables, se reproduisant ou s'exaspérant la nuit, et privant le malade de tout sommeil, entretiennent dans les vaisseaux cérébraux une turgescence, un engorgement de plus en plus considérable; dans la pulpe cérébrale une irritabilité, une congestion croissante d'où résulte, soit une rupture des tuniques artérielles et un épanchement sanguin, soit tout au moins une compression du foyer central de l'innervation (1). » Mais à nos yeux, l'hémorrhagie cérébrale, si elle existe, n'est qu'un fait exceptionnel, et dans les cas où les symptômes observés la simulent, il faut plutôt, à l'exemple de Vidal de Cassis, admettre une lésion particulière de l'encéphale (2). Nous verrons, en effet, que dans plusieurs observations de ce que les auteurs ont désigné sous le nom d'apoplexie *a lue venerea*, l'autopsie a permis de constater soit un ramollissement, soit le plus souvent des exsudations plastiques.

ARTICLE II.

FORME INFLAMMATOIRE.

Dans tous les tissus dans lesquels on a suivi l'action de la syphilis, on l'a vue produire des inflammations ; la peau, l'iris, les tissus osseux, fibreux, présentent tous des lésions syphilitiques indiquant un travail inflammatoire. Ordinairement ce travail inflammatoire n'est pas franc, la période aiguë en est mal dessinée, mal accusée, et le plus souvent l'inflammation revêt d'emblée la forme chronique ou subaiguë. En est-il de même pour la substance nerveuse ?

Peu d'auteurs admettent les encéphalites ou les méningites aiguës de nature syphilitique ; nous avons déjà fait connaître les opinions de Lallemand, de MM. Knorre, Rayer, Ricord sur ce point.

Nos autopsies ne nous permettent pas de trancher cette question, ni d'affirmer qu'il existe des inflammations aiguës, franches, des centres nerveux ou des méninges, développés sous l'influence de la syphilis. Nous possédons, à la vérité, trois autopsies dans lesquelles on a trouvé des foyers purulents dans le cerveau : une fois dans la couche optique droite, une fois dans le lobe antérieur gauche du cerveau, la troisième autopsie ne précise pas le

____

(1) **Yvaren**, *loc. cit.*, p. 165.

(2) Voir à ce propos dans la *Gaz. hebd. de méd. et de chir.* (1859, p. 147 et 153) une discussion au sein de la Société anatomique au sujet d'une observation présentée par M. Foville, d'un malade atteint d'hémiplégie alterne, de nature probablement syphilitique.

siége de la lésion. Dans ces trois cas les symptômes fonctionnels étaient bien ceux de l'encéphalite, mais dans aucun d'eux nous n'avons la preuve irréfragable que ces foyers contenaient bien réellement du pus, puisque le microscope n'a pas été appelé à juger la question. Or, l'on sait combien certains ramollissements, certaines tumeurs gommeuses à leur dernière période en imposent facilement par leur aspect éminemment puriforme. Une autre particularité anatomo-pathologique qui nous laisse dans le doute, c'est que dans ces trois cas les foyers n'étaient pas enkystés, ne présentaient pas cette membrane de nouvelle formation qui limite ordinairement la suppuration dans les abcès légitimes ; dans ces trois cas, au contraire, le foyer se continuait sans délimitation fixe avec un ramollissement plus ou moins marqué de la substance cérébrale, s'étendant plus ou moins loin ; dans un cas ce ramollissement périphérique avait une coloration lie de vin.

Nous ne nions cependant pas l'inflammation cérébrale d'origine syphilitique, mais nous mettons en doute qu'elle ait une tendance pyogénique marquée, et croyons plutôt que, dans les centres nerveux, l'inflammation syphilitique produit de préférence des ramollissements ou des exsudations.

C'est en effet à la forme inflammatoire que nous rattachons les faits de ramollissement dont nous possédons la description nécropsique, et qui sont au nombre de sept. Toutefois nous n'affirmerons pas que ce soit toujours l'inflammation qui ait présidé au développement de cette lésion des centres nerveux. On sait combien la question que nous soulevons en ce moment a été diversement jugée par les hommes les plus compétents ; entre autres causes du ramollissement cérébral on range aujourd'hui l'oblitération des artères et des capillaires ; or, la syphilis, avec sa tendance prononcée à l'exsudation, ne pourrait-elle pas produire de ces oblitérations? Une autopsie, que nous empruntons à Essmarck et Jessen, paraîtrait plaider en faveur de cette cause. L'oblitération artérielle pourrait, dans certains cas, être consécutive au développement d'un produit plastique en dehors du calibre du vaisseau et qui agirait par compression, comme paraissent l'avoir observé MM. Virchow (1), Gildemeester et Hoyack (2).

(1) Virchow, *Ges. Abhan*, p. 414. — (2) *Nederl. Weekbl.* 1854, janv., n. 23.

Quoi qu'il en soit, nos 7 observations nous montrent le ramollissement siégeant :

2 fois dans un des lobes antérieurs du cerveau.

1 fois dans la substance blanche du lobe antérieur seulement.

1 fois dans un lobe antérieur et dans le corps strié correspondant.

1 fois dans la voûte à trois piliers.

2 fois le ramollissement était général, quoique plus marqué dans la substance blanche du centre de l'organe. Les lobes antérieurs ont donc été intéressés 6 fois sur 7.

Le petit nombre de ces autopsies, le manque de détails dans la plupart d'entre elles, ne nous permettent pas d'assigner de caractère anatomique distinctif au ramollissement d'origine syphilitique. Des recherches ultérieures seront-elles couronnées de plus de succès, c'est ce que nous ne saurions affirmer; mais en attendant, nous avons dû chercher ailleurs que dans l'anatomie pathologique, les signes qui permettent de rattacher à la syphilis les accidents observés pendant la vie dans les cas de ce genre.

Si, de la substance cérébrale, nous passons aux méninges, dont on ne saurait logiquement la séparer dans ces études, nous constaterons que nous n'avons trouvé qu'une fois des traces de méningite franchement inflammatoire, du pus à la surface des méninges. Nous admettons, avec M. Rayer et d'autres auteurs, une méningite chronique de nature syphilitique comme point de départ de certaines exsudations ou de quelques épanchements; dans l'autopsie rapportée par Essmarck et Jessen on constate des exsudations sur l'arachnoïde, et un épanchement séreux considérable sous cette membrane, lésions que les auteurs rapportent à une arachnitis chronique. Nous ne croyons pas devoir insister davantage sur ces faits qui, en présence des suivants, ne constituent que l'exception.

ARTICLE III

FORME EXSUDATIVE OU PLASTIQUE.

Que l'on étudie les effets de la syphilis dans les organes accessibles à la vue ou au toucher, qu'on suive ses diverses phases dans la peau, sur les muqueuses, dans l'œil, dans les tissus osseux et fibreux, dans le testicule ; qu'on en rapproche ce que l'on sait aujourd'hui des lésions syphilitiques du foie, du thymus, du poumon, un fait frappera certainement : c'est qu'il n'est pas un organe où, soit dès le début, soit à un degré plus ou moins avancé de son évolution, la syphilis ne manifeste son action par un travail d'exsudation. L'induration caractéristique du chancre huntérien, n'est-elle pas là, dès le début, pour témoigner en faveur de ce que nous avançons ? Les syphilides papuleuse, tuberculeuse, les tubercules plats, les excroissances, l'exsudation de lymphe plastique dans l'iritis, les tumeurs gommeuses de la peau, du tissu cellulaire, des muscles, des tissus fibreux, des os, le testicule vénérien, toutes ces manifestations syphilitiques, admises par tous les auteurs, ont pour caractère commun un travail d'exsudation.

Ceci posé, une fois convaincu qu'il est dans l'essence de la syphilis de produire fréquemment, dans les tissus qu'elle envahit, des dépôts plastiques, on ne s'étonnera pas que sur 31 autopsies de sujets morts de syphilis cérébro-spinale nous en ayons 22 dans lesquelles nous trouvons des lésions de cette espèce. Nous allons voir ce que la comparaison de ces 22 faits nous apprend touchant l'étendue, l'aspect, la composition et le siége de ces exsudats de nature syphilitique.

1° L'exsudation peut être disséminée dans la presque totalité de l'encéphale. Nous en avons observé un cas dans lequel la substance cérébrale tout entière paraissait infiltrée par une substance étrangère constituée en majeure partie par une matière amorphe. M. Robin a rapproché cette altération de ce qu'on désigne sous le nom de cérébro-sclérose ; le cerveau, dans ce cas, présentait une dureté remarquable et paraissait augmenté de volume, d'où les symptômes de compression observés pendant la vie. M. Virchow (1) paraît avoir rencontré cette même altération.

2° Dans un second cas, qui d'après M. Robin se rapporte également à la cérébro-sclérose, l'exsudation était moins géné-

______

(1) Virchow, *De la syphilis constitutionnelle*. Trad. franç. de M. P. Picard.

rale ; elle se présentait sous la forme de petites tumeurs d'un centimètre de diamètre, de formes variées, éparses, enclavées dans
la masse cérébrale, ne pouvant être énucléées. Nous ne pouvons
mieux faire que de reproduire ici la note de M. Robin : « Le tissu
cérébral qui m'a été remis offrait une résistance et une élasticité
particulières se rapprochant, bien qu'à un faible degré, de celles
que pourraient présenter des fragments de gomme élastique.
Son induration par rapport au tissu normal n'est pas douteuse.
Il ne se laisse pas écraser facilement entre les lames de verre. La
dilacération le réduit en petits fragments plutôt qu'en lambeaux
filamenteux. Le microscope montre que la matière amorphe
fondamentale de la substance grise des circonvolutions est
beaucoup plus granuleuse qu'à l'état normal et renferme des
granulations plus volumineuses. C'est elle qui offre particulièrement l'induration et la résistance anormales signalées ci-dessus.
Cette matière amorphe indurée renferme un plus grand nombre de
myélocytes que la substance grise normale. Elle ne présente plus
à l'observateur de cellules nerveuses multipolaires, de cylindres-
axes ni de tubes nerveux. On y trouve au contraire des noyaux
ovoïdes dits fibro-plastiques en assez grand nombre, dans certaines places particulièrement, et des fibres de tissu cellulaire.
Celles-ci, comme dans les tous cas analogues de *sclérose* cérébrale
observée chez l'adulte ou chez l'enfant, sont très-fines, flexueu-
ses, isolées, non-réunies en faisceaux et éparses dans la substance
amorphe grisâtre granuleuse, signalée précédemment. On ne les
aperçoit que sur les bords des petits fragments placés sous le
microscope, mais les granulations les masquent dans l'épaisseur
de la matière amorphe (1). »

3° Dans tous les autres cas nous trouvons de véritables tumeurs, c'est-à-dire des exsudations plus agglomérées et siégeant
dans divers points de l'organe cérébro-spinal que nous précise-
rons tout à l'heure.

Dans un cas c'est une tumeur du volume d'une petite noix,
entourée d'une enveloppe lisse, molle, élastique, d'un jaune pâle,
composée d'une masse grenue et opaque. M. Lebert a examiné

(1) *Bull. de la Soc. méd. des hôpit.*, t. IV, p. 33.

cette tumeur au microscope et en a donné la description suivante : « La tumeur est parfaitement délimitée par une enveloppe qui lui adhère intimement et montre, par places, quelques stries vasculaires ainsi qu'une induration crétacée sur une partie de sa base. La consistance de la tumeur est d'une mollesse élastique, sa coloration d'un jaune pâle ; en la coupant par le milieu on la trouve solide, compacte, élastique, un peu plus blanche à l'intérieur qu'à la superficie. Au microscope on trouve dans l'enveloppe une trame cellulaire et vasculaire. L'intérieur est composé d'une masse grenue et opaque que l'alcool bouillant ne modifie point tandis que l'acide chlorhydrique produit une forte effervescence et rend le tissu presque transparent ; il paraît alors composé de grands et de petits globules déformés. A l'œil nu on voyait à la base des paillettes brillantes, comme micacées, que le microscope montre composées de cristaux de cholestérine. Il est probable qu'il s'est agi, dans ce cas, d'une tumeur gommeuse ancienne, en partie calcifiée. »

M. Lebert spécifie ensuite de la sorte les différences qui distinguent cette tumeur du tubercule proprement dit : « Le tubercule est formé de globules plus volumineux, anguleux, polyédriques réunis par une substance intermédiaire hyaline, tandis que la tumeur en question ne présente qu'un tissu transparent, formé de globules plus petits que ceux du tubercule. »

Faisons observer que le passage de cette tumeur à l'état crétacé ne constitue pas un caractère propre aux tumeurs syphilitiques. Albers de Bonn a observé cette même transformation dans une tumeur fibroïde du cerveau, ayant entraîné des accidents tout à fait semblables à ceux que produisent les tumeurs syphilitiques (1).

Les tumeurs syphilitiques des centres nerveux ont été désignées par les termes les plus variés, selon leur apparence extérieure. Prost parle de « duretés obrondes ayant toutes les propriétés de la substance médullaire, disséminées dans une assez grande étendue du cerveau : la plus grande a le volume d'un pois. » L'auteur cité dans le *Schmidt's Jahrsbuch* parle d'une

____

(1) *Deutsche Klinik.* 1850, p. 431.

tumeur « grosse comme le poing, de couleur et de consistance égales à celles du cerveau. » Sanson, Ward, MM. Bertherand, Yvaren les comparent au squirrhe ou au cancer ; Romberg, Cullerier, MM. Courtin, Ricord les nomment « tubercules du cerveau. » Bonet leur attribue l'aspect de tumeurs gommeuses. Autour de la tumeur squirrheuse décrite par Sanson la substance du cerveau, dit cet auteur, « est semblable à de la gomme adragante. » Tacheron ajoute que la tumeur est dure comme du fibro-cartilage. Bayle et Kergaradec leur trouvent une grande analogie avec des cartilages, etc..... Ces dénominations diverses indiquent la variété d'aspects que peuvent présenter ces exsudations, lors même que toutes, nous le croyons du moins, constituent des tumeurs gommeuses, des tubercules syphilitiques du cerveau.

Rien ne ressemble d'ailleurs plus au tissu cancéreux, comme aspect extérieur, que la gomme syphilitique ; le fait suivant en est la preuve : dans une des dernières séances de la Société anatomique on présenta une altération du corps du sphénoïde qui, de par les symptômes observés pendant la vie, la marche de la maladie et les antécédents du malade, devait être considérée comme une gomme. Le plus grand nombre des membres présents furent unanimes pour admettre *de visû* que cette tumeur était de nature cancéreuse. Le microscope, par l'organe de M. Robin, reconnut dans cette altération une *tumeur gommeuse type.*

Nous reproduisons ici la description de tumeurs gommeuses du cuir chevelu d'après M. Lebert : « L'examen microscopique nous a montré dans ces tumeurs gommeuses : une trame fibreuse à larges mailles constituée par des fibres élastiques pâles, laissant dans leur intervalle de grands espaces remplis par une substance homogène, granuleuse, dont les parties élémentaires sont moins adhérentes les unes aux autres que dans le tubercule. La dimension de ces granules ne dépasse pas 0^{mm},005 ; ils sont arrondis et contiennent une substance homogène et irrégulièrement grenue. Quelques corpuscules plus grands atteignent 0^{mm},075 ; à paroi pâle et irrégulière, ils paraissent contenir un noyau arrondi. »

M. Lebert ajoute : « Nos études assez nombreuses sur les lésions produites par la syphilis ne nous autorisent pas à admettre l'existence d'un tissu syphilitique spécial, d'un élément cellulaire propre à la syphilis. Peut-être, lorsque les études histologiques des gommes auront été faites souvent, pourra-t-on admettre un tissu spécial, mais aujourd'hui nous ne pouvons pas professer cette opinion. Mais on doit, en anatomie pathologique, remarquer qu'un produit morbide peut présenter un caractère spécial, non par le caractère de sa composition moléculaire, mais par le groupement spécial d'éléments qui lui sont communs avec beaucoup d'autres lésions. »

Notre habile micrographe, M. Robin, déclare, comme M. Lebert, que nul élément histologique ne permet de distinguer une production syphilitique d'une autre non syphilitique. La tumeur gommeuse, qui est, de tous les produits spécifiques, celui qui a les caractères anatomiques les plus tranchés, n'a aucun élément qui lui soit propre.

D'après M. Robin, les éléments nouveaux, déposés dans nos tissus sous l'influence de la syphilis, sont toujours des éléments fibro-plastiques, des cytoblastions en grand nombre et de la matière amorphe, éléments qui se trouvent tantôt isolés, tantôt réunis, comme dans les tumeurs gommeuses. Mais aucun de ces éléments histologiques n'appartient en propre aux productions syphilitiques. On les retrouve, l'un ou l'autre, dans les tumeurs du molluscum, dans le chalazion et même, en très-petit nombre il est vrai, dans le tissu du derme dénudé, dans le parenchyme pulmonaire, de sorte que, dans l'état actuel de la science, il est impossible d'admettre l'existence d'un tissu syphilitique spécial. Voici maintenant quels ont été les résultats de nos propres recherches micrographiques à ce sujet.

Comme M. Chassaignac (1), nous avons rencontré la tumeur gommeuse sous trois formes distinctes : 1° la forme charnue, 2° la forme bourbillonneuse, 3° la forme colloïde ou gommeuse liquide. La forme charnue, suivant M. Chassaignac, présente un tissu d'un aspect particulier, intermédiaire en quelque sorte

____

(1) *Clinique européenne.* 1859, p. 239.

entre l'aspect de certaines tumeurs fibro-plastiques et celui de l'encéphaloïde. C'est celle en effet qui se rapproche le plus des tumeurs fibro-plastiques nées en dehors de l'influence syphilitique. Mais ce qui, au point de vue clinique, la distingue surtout de ces dernières, c'est sa prompte disparition sous l'influence de la médication par l'iodure de potassium. Ce caractère, joint à la marche habituelle de cette tumeur, est sans contredit le plus important.

La forme bourbillonneuse est caractérisée par la présence, au milieu des tissus, d'une espèce de bourbillon quelquefois très-volumineux, de couleur blanche, assez bien représenté, à la friabilité près, par la substance qui, dans les disques intervertébraux des vieillards, occupe le centre de la substance intervertébrale. M. Chassaignac le compare encore à un fragment de morue ou de veau à peine cuit ; nous pensons que la comparaison qui le ferait ressembler à une portion de tissu cellulaire mortifiée serait aussi vraie et plus juste. Il faut dire, toutefois, que la tumeur gommeuse diffère de l'eschare cellulaire par le temps parfois fort long qu'elle met à s'éliminer et encore par l'absence de tout phénomène de putridité.

Dans la troisième forme, la tumeur est constituée par une matière semi-fluide assez analogue à une solution de gomme.

Ces trois formes constituent-elles trois produits distincts? Quelle est leur structure, quelles sont les différences de leur composition ? C'est ce que l'examen microscopique va nous apprendre.

Dans une tumeur se rattachant à la dernière forme (tumeur gommeuse liquide), occupant la peau et le tissu cellulaire de la région antérieure du poignet chez un malade qui se trouvait, en 1859, dans le service de M. Manec à la Charité, nous avons trouvé : 1° une matière amorphe semi-transparente, granuleuse, très-abondante et parcourue par quelques vaisseaux capillaires ; 2° des noyaux ronds, légèrement granuleux et des noyaux ovoïdes embryoplastiques ; 3° quelques cellules avec un noyau semblable aux précédents; assez mal délimitées, ces cellules, devenues granuleuses et en partie altérées au moment de l'examen, nous ont paru être des cellules fibro-plastiques ; 4° des corps fusiformes, un peu déformés et granuleux, avec un noyau peut-être un peu plus allongé que les précédents ; 5° des fibres de tissu lamineux et quelques-unes de tissu élastique.

Chez une femme âgée de 57 ans, que nous avons pu observer à l'Hôtel-Dieu, dans le service de M. Béraud suppléant M. Robert, il existait, sur la partie antérieure de la jambe gauche, plusieurs tumeurs gommeuses qui déjà avaient en partie ulcéré la peau et apparaissaient sous forme de bourbillon au fond de l'ulcération. Ces tumeurs nous ont offert la composition suivante : 1° de nombreuses granulations, la plupart jaunâtres et de nature évidemment graisseuse ; 2° des noyaux sphériques assez petits, libres ou renfermés dans des cellules fortement granuleuses ; 3° des corps fusiformes plus ou moins réguliers chargés de granulations qui voilaient souvent le noyau ; 4° une gangue légèrement striée couverte de granulations et de gouttelettes graisseuses, le tout offrant une certaine ressemblance avec la fibrine exsudée à la surface ou dans le tissu des valvules du cœur, ou même avec celle qui constitue les caillots déjà anciens ; 5° enfin des débris de noyaux et de cellules, des fibres de tissu lamineux.

Dans le même service se trouvait, à la même époque, une femme de 55 ans portant à la partie moyenne et interne de la jambe gauche une tumeur du volume d'un petit œuf de poule, jaunâtre, friable, assez analogue à une portion de tissu cellulaire mortifié ; la peau était ulcérée à son niveau. Cette tumeur, traversée par des faisceaux de tissu fibreux du derme et par des faisceaux de tissu cellulaire, semble se continuer avec les tissus voisins ; moins blanche et plus grenue que celles de la précédente malade, elle ne présente, à l'examen microscopique, qu'un petit nombre de noyaux réguliers, peu de cellules, et encore moins de corps fusiformes. Cela tient évidemment à ce que la plupart de ses éléments, envahis par des granulations graisseuses, sont en partie dégénérés ; on trouve, en effet, de petits amas irréguliers de granulations graisseuses, des cellules et quelques rares corps fusiformes également envahis et recouverts des mêmes granulations ; enfin une masse légèrement striée, avec beaucoup de granulations et de grandes gouttes d'huile isolées.

Nous avons eu l'occasion d'observer d'autres tumeurs gommeuses, nous en avons vu qui rentraient dans la forme charnue, mais toujours nous avons rencontré les mêmes éléments, dans des proportions différentes, il est vrai, et à une période plus ou moins avancée de leur évolution pathologique, tantôt, mais rarement, dans la période d'évolution progressive, plus fréquemment à la période d'évolution regressive, alors qu'ils subissaient la dégénérescence graisseuse. Ces éléments nous ont toujours paru être ceux qui constituent le tissu cellulaire ou lamineux, ce qui nous porterait à dire que la tendance de la syphilis est de produire partout ce même tissu, dans des conditions spéciales, toutefois, en vertu desquelles il lui est à peu près impossible d'arriver à un complet développement, ce qui l'oblige presque nécessairement à subir la dégénérescence graisseuse, et à se mortifier.

Outre cette genèse des éléments celluleux, la syphilis, comme nous le ferons remarquer à propos d'une observation ultérieure, aurait encore le pouvoir d'engendrer les éléments propres aux glandes vasculaires sanguines; néanmoins ce n'est que plus rarement qu'on voit ces dernières s'hypertrophier. Si donc, comme Virchow prétend l'avoir démontré (1), les ganglions se rapprochent beaucoup du tissu conjonctif, on peut soutenir que ce tissu, ou ses dérivés comme le tissu osseux ou le tissu médullaire, est toujours le point de départ de l'altération organique syphilitique. L'élément nerveux ne serait ainsi atteint que consécutivement.

Nos observations nous portent donc à voir partout un produit à peu près identique, dont les éléments peuvent bien varier dans leur quantité relative, suivant le terrain ou le tissu au milieu duquel ils se développent, et dont la spécificité est moins dans la structure anatomique que dans l'évolution et la marche, et surtout dans sa prompte disparition sous l'influence de l'iodure de potassium ou des mercuriaux.

Les caractères cliniques des tumeurs gommeuses auraient ainsi, pensons-nous, une importance plus grande que leurs caractères anatomiques. Ce serait là du reste, dans l'état actuel de la

____

(1) Virchow, *Cellular Pathology.*

science, une loi générale en pathologie, l'économie pouvant user des mêmes matériaux sous des influences diverses, et pour nous servir d'une expression de M. Lagneau fils (1), nous dirons : « De même qu'en physiologie normale un organe sécréteur fournit un même liquide, quel que soit l'excitant qui le fasse fonctionner, de même aussi, en physiologie pathologique, il semble que souvent un organe exsude une matière analogue sous l'influence d'agents morbides divers. »

Si maintenant, au lieu de se localiser sur un point pour former une tumeur, le néoplasme syphilitique vient à infiltrer un tissu ou un parenchyme, nous aurons alors, toujours sous l'influence de la même cause, le même produit donnant lieu à des altérations qui pourront se manifester bien différemment suivant l'organe qui en sera le siége. Ici la différence sera moins dans la lésion que dans son siége, puisque chaque organe manifeste nécessairement sa souffrance par le trouble des fonctions qui lui sont dévolues.

C'est ainsi que, sans sortir de notre sujet, nous avons pu observer les troubles nerveux les plus variés suivant que l'altération occupait telle ou telle partie du système, ce qui ne veut pas dire que certaines portions ne soient pas beaucoup plus prédisposées, en vertu de leur structure, de leurs fonctions, ou d'une faiblesse acquise, à devenir le siége de la localisation. Rien d'étonnant donc que la syphilis soit, comme on l'a si souvent répété, un véritable protée, et qu'elle puisse revêtir la forme d'une foule de maladies.

Qu'on ne vienne pas nous dire que le néoplasme syphilitique ne se rencontre jamais à l'état d'infiltration, car nous l'avons vu à cet état dans le cerveau, dans le foie et dans d'autres organes encore ; nous l'avons vu même revêtir cette forme dans la peau, chez une malade qui présentait une large ulcération avec épaississement de toute la joue, dans le service de M. Béraud, et chez laquelle l'iodure de potassium, qui fit tout disparaître en peu de temps, ne laissa pas le moindre doute touchant le diagnostic.

____

(1) Lagneau fils, *loc. cit.*, p. 59.

Disséminé ou circonscrit au sein d'un organe, le néo-plasme syphilitique suit à peu près toujours la même évolution, c'est-à-dire qu'arrivé à une certaine période de son développement il s'arrête et subit la dégénérescence graisseuse, soit que cette fatalité soit inhérente à sa nature, soit que les vaisseaux qu'il possède, trop peu abondants pour le nourrir à un certain moment, ne lui permettent plus de vivre. Il faut bien dire toutefois que la marche vers la dégénérescence paraît d'autant plus prompte que la masse exsudée est plus abondante et mieux circonscrite. C'est ainsi que, dans le foie et dans le cerveau, le néoplasme peut parfois vivre longtemps à l'état d'infiltration, tandis qu'il se ramollit beaucoup plus rapidement lorsqu'il forme tumeur. Néanmoins, dans les deux cas il subit les mêmes métamorphoses et c'est là, pour le cerveau, l'origine de certains ramollissements avec induration du voisinage, c'est, pour le foie, l'origine de certains états cirrhotiques ou gras comme nous en avons rencontré plusieurs fois chez des syphilitiques.

Si nous en croyons les observations de Lallemand et de M. Faurès, les tumeurs dites gommeuses ne seraient pas les seules que la syphilis peut produire dans la substance cérébrale elle-même ou dans les méninges. Une autopsie faite par M. Faurès et une note de Lallemand signalent en effet l'existence dans les ventricules et sur la moelle allongée de tumeurs se rapprochant, par leur aspect, des végétations syphilitiques ; la première avait l'apparence d'une framboise et son tissu avait la plus grande analogie avec le tissu érectile (1) ; les secondes ressemblaient à des choux-fleurs, comme si aucune des manifestations extérieures de la syphilis ne devait être dépourvue de son analogue dans la syphilis des viscères. Nous ne possédons malheureusement pas d'autres détails sur la nature intime de ces produits morbides.

Il est encore une autre lésion anatomique que nous avons rencontrée très-développée chez un de nos malades, celui-là même qui présentait l'induration générale du cerveau, et que

____

(1) Obs. 137.

dans un second cas nous avons retrouvée à un degré beaucoup moins marqué. Cette lésion, qui rentre dans les exsudations dont les méninges peuvent être le siége, consiste en taches opalines plus ou moins étendues siégeant sur la face viscérale de la pie-mère, et donnant à cette membrane un aspect décoloré en même temps qu'une grande dureté. M. Knorre admet que ces exsudations sont plus fréquentes qu'on ne croit à la période secondaire de la syphilis ; il y voit l'analogue de ce qui se passe vers la peau à ce moment, lorsque se développent les syphilides papuleuses, dues également à un travail d'exsudation, et il leur attribue la puissance d'engendrer certaines paralysies survenant dans le cours de la syphilis secondaire, et qu'on ne saurait, à cette période précoce de la maladie générale, rattacher à des lésions osseuses ou fibreuses. Un auteur allemand, dont le nom nous échappe, considère ces exsudats de la pie-mère comme l'origine des tumeurs gommeuses ou scléreuses du cerveau lui-même. Il dit les avoir vus prendre de notables proportions, se détacher de la pie-mère, si bien qu'on aurait pu croire qu'elles avaient pris naissance dans le cerveau lui-même, si d'autres tumeurs, à un moindre degré de développement, les unes encore tout à fait adhérentes, les autres retenues encore à la pie-mère par un pédoncule, n'eussent indiqué nettement leur lieu de formation et leur mode de déplacement. Il nous est impossible de décider ce qu'il peut y avoir de vrai dans ces assertions.

Siége des exsudats. — Les exsudats ou les tumeurs de la substance cérébrale ont occupé des siéges variés :

1 fois la masse cérébrale tout entière paraissait infiltrée d'une substance étrangère.

1 fois les exsudats étaient disséminés dans diverses parties du cerveau.

6 fois les dépôts plastiques, sous forme de tumeurs bien délimitées, isolées ou multiples, siégeaient dans un des lobes antérieurs du cerveau ; dans ce nombre il est arrivé 3 fois que la base seule du lobe était intéressée, dans le voisinage du chiasma des nerfs optiques et de la naissance du nerf olfactif.

3 fois le siége des tumeurs était un des lobes moyens.

3 fois le corps strié.

3 fois les dépôts plastiques occupaient uue grande partie d'un hémisphère.

1 fois la base du cerveau, sans autre désignation plus précise.

1 fois le centre du cervelet.

1 fois la moelle épinière.

Nous trouvons encore là, comme pour les ramollissements, que les lobes cérébraux, et principalement le lobe antérieur, sont plus souvent intéressés que les parties centrales de l'organe. Or, ce fait nous suggère les réflexions suivantes : 1° La raison anatomique de ce fait ne se trouverait-elle pas dans la plus grande vascularité des parties périphériques du cerveau? 2° Le siége de la lésion dans les hémisphères ne rend-il pas, jusqu'à un certain point, compte de la fréquence des symptômes morbides fournis par les facultés intellectuelles? On sait en effet que les aliénistes qui admettent des lésions organiques comme cause des aliénations mentales, en placent le siége de préférence dans les hémisphères et surtout à leur surface. Sans aller toujours jusqu'à l'aliénation mentale, des troubles intellectuels plus ou moins persistants ont existé dans le plus grand nombre de nos observations. 3° Nous y trouvons encore l'explication de la longue durée habituelle des désordres fonctionnels, de la marche lente, graduelle de la maladie et nous pouvons même dire, de sa léthalité relativement médiocre. Dans presque tous les cas où la mort est survenue rapidement, cette marche rapide fut le résultat d'une inflammation intercurrente ou de l'extension de la tumeur cérébrale vers les parties centrales. On sait en effet combien les hémisphères cérébraux supportent des lésions profondes sans danger immédiat, souvent même sans manifester leur souffrance par des symptômes de quelque importance.

En récapitulant les faits d'anatomie pathologique que nous venons de passer en revue, nous voyons que dans la très-grande majorité des cas ce sont des exsudations que l'on trouve comme conséquence de l'influence directe de la syphilis sur le système nerveux, puisque sur 31 autopsies nous comptons 22 fois des dépôts plastiques, c'est-à-dire dans plus des deux tiers des cas, tandis que nous n'avons trouvé que 7 fois des ramollissements, 3 fois des foyers purulents ou des lésions considérées comme tels, et 2 fois des noyaux apoplectiques supposés. On comprend donc que nous ayons de la tendance à rapporter à des exsudations la plupart des faits publiés comme des exemples d'apoplexie *à lue venerea*. Comme le fait observer M. Knorre, la rapidité des accidents n'est pas toujours un argument contre la probabilité d'un dépôt plastique, car on sait quelle est la rapidité avec laquelle se produit l'exsudation dans certaines affections syphilitiques, dans l'iritis par exemple, et l'observation si intéressante de M. Faurès nous montre une végétation du quatrième ventricule se manifestant par des symptômes apoplectiformes, et entraînant la mort en six jours.

Si, des lésions portant sur les centres nerveux, nous passons, pour être complets, aux lésions qu'ont présentées certaines branches nerveuses, nous trouverons encore à signaler des altérations anatomo-pathologiques importantes. Ce seront surtout les lésions des nerfs optiques qui appelleront notre attention, et pour ne pas avoir à y revenir, nous ferons suivre la description des lésions directes des nerfs optiques de ce que nous connaissons aujourd'hui touchant les causes organiques de l'amaurose syphilitique indirecte, siégeant en dehors du nerf optique lui-même.

Dans un grand nombre de nos autopsies nous voyons les nerfs optiques participer à la lésion matérielle, et cette lésion explique les troubles de la vision observés pendant la vie. Toutes les fois que l'altération occupait la partie inférieure des lobes antérieurs ou moyens du cerveau ou les couches optiques, ou lorsqu'elle s'étendait jusque vers les tubercules quadrijumeaux, les fonctions visuelles ont été troublées; c'était quelquefois par simple compression, d'autres fois les nerfs étaient eux-mêmes atteints par le ramollissement, ou faisaient partie de la tumeur syphilitique, ou étaient atrophiés. C'est ainsi que, dans un cas, nous trouvons les nerfs optiques réduits à la moitié de leur volume, et se déchirant sous la plus légère pression ; une autre fois le nerf optique gauche était ramolli, diffluent, depuis son origine jusqu'au chiasma dont la partie gauche participait également au ramollissement, tandis que le nerf optique droit ne présentait qu'un peu d'injection de son névrilème.

Au passage à travers le trou optique, dans l'anneau fibreux

11

que ce nerf traverse à son entrée dans l'orbite, et qui est formé par les insertions postérieures des quatre muscles droits de l'œil, il peut être soumis à de nouvelles compressions, comme nous le verrons dans la seconde partie de ce travail ; enfin la rétine elle-même ou la choroïde sous-jacente peuvent être le siége de lésions matérielles que nous devons signaler ici. C'est à M. Desmarres que nous emprunterons, en partie, la description des lésions que la syphilis est susceptible de produire dans la rétine et la choroïde.

En dehors des amauroses ou des amblyopies qui se rattachent à une compression optique par une production de nature syphilitique placée dans l'encéphale, par quelque tumeur gommeuse du sommet de l'orbite, il en est d'autres qu'avec M. Desmarres nous rattachons à une affection de la rétine. Disons d'abord que, dans tous les cas de compression du nerf optique, ou de sa destruction sur une plus ou moins grande étendue, l'ophthalmoscope nous permet de constater *l'atrophie de la papille* du nerf optique ; c'est là un signe diagnostique important que nous devons à cet instrument nouveau.

Sans nous arrêter à la rétinite qui, comme nous le verrons, peut être de nature syphilitique, nous devons signaler :

1° Un œdème, connu aujourd'hui sous le nom d'*œdème ré-tinien*, que l'ophthalmoscope permet de reconnaître très-exactement. Dans ce cas, en effet, la rétine examinée à l'opthalmoscope offre une couleur blanchâtre, rosé sale, empiétant sur la papille qui est toujours hypérhémiée à un degré variable. On comprend l'importance qu'il y a, dans ces cas, à déterminer le siége exact de la lésion, car une altération de la rétine offre toujours un pronostic général moins grave qu'une lésion cérébrale, quoique, au point de vue restreint de la cécité seule, ces dernières guérissent, ou du moins s'améliorent souvent plus promptement que les lésions rétiniennes.

Mais ici encore, pas plus que dans les autres lésions syphilitiques, nous ne possédons de signe pathognomonique de la syphilis. L'œdème rétinien est un symptôme commun à toutes les maladies résultant d'un trouble dans la circulation rétinienne ; il est l'analogue du chémosis séreux de la conjonctive ; il s'observe dans l'hypérhémie de la rétine, dans les con-

gestions de la choroïde, quelquefois aussi dans les simples conjonctivites catarrhales un peu intenses. M. Desmarres l'a toujours
observé dans les amblyopies oculaires de cause syphilitique; il
disparaît ordinairement après quelques semaines, et ne porte que
rarement, par lui-même, une atteinte durable à la vision. Ce serait
donc à un œdème rétinien qu'on devrait rapporter les amauroses
et les amblyopies syphilitiques fugaces qu'on observe quelquefois
indépendamment de tout désordre matériel du cerveau ou de la
portion crânienne du nerf optique. Nous en avons nous-mêmes
constaté un cas que nous relaterons. Les troubles passagers de
la vue que l'on voit quelquefois accompagner les lésions osseuses
ou fibreuses de l'orbite peuvent aussi dépendre d'un œdème
rétinien qui, dans ces cas, serait le résultat de quelque compression exercée sur les vaisseaux sanguins qui alimentent la rétine.

 2° La syphilis peut encore produire, sur la rétine même, ou
entre la rétine et la choroïde, des exsudats analogues à ceux
qui se forment dans d'autres tissus, dans l'iris en particulier.
C'est souvent là, suivant M. Desmarres, la cause des amauroses syphilitiques incurables; c'est ordinairement dans la période secondaire tardive que se développent, comme l'iritis, ces amauroses
par exsudation. Mais nous ne connaissons jusqu'ici aucun signe
ophthalmoscopique qui différencie nettement ces exsudations
syphilitiques. De nouveaux et plus nombreux examens à l'ophthalmoscope nous en apprendront-ils davantage? Nous oson
l'espérer, lors même que tel n'est pas l'avis de M. Ricord (1),
qui, tout en admettant l'existence de ces dépôts plastiques de
nature syphilitique sur la rétine, ajoute qu'ils ne présentent
aucun caractère ophthalmoscopique spécial, et qu'étant donnés
deux yeux amaurotiques par dépôts plastiques sur la rétine,
l'un par cause syphilitique, l'autre dépendant de toute autre
cause, il défie l'ophthalmologiste le plus consommé de reconnaître l'amaurose syphilitique par la simple inspection à l'ophthalmoscope. Ce ne sont donc, nous disait M. Ricord, comme dans
toutes les affections nerveuses syphilitiques, que les symptômes
concomitants ou la connaissance exacte des antécédents qui pour-

____

(1) Communication orale.

ront faire reconnaître la nature spécifique de la lésion. Quoi qu'il en soit, la connaissance de ces exsudats est déjà un fait d'une grande importance, et l'existence de ce genre de lésion syphilitique démontre une fois de plus la tendance remarquable que possède la syphilis à produire partout des dépôts plastiques.

L'ophthalmoscope nous permet ainsi de voir dans l'appareil nerveux de l'œil l'analogue des trois formes anatomo-pathologiques que nous avons admises dans le reste du système nerveux.

3° Nous avons déjà indiqué ailleurs, à l'occasion d'une observation d'amaurose à laquelle nous croyons devoir refuser l'essentialité, que M. Follin admet, comme cause organique la plus fréquente des amauroses oculaires syphilitiques, une exsudation, non plus dans la rétine elle-même, mais sur la choroïde. Dans la choroïdite syphilitique, nous disait récemment M. Follin (1), on aperçoit au fond de l'œil un nuage léger, opalin, qui part du pourtour de la papille et s'étend en s'affaiblissant du côté de l'*ora serrata;* on reconnaît avec la plus petite habitude que cet exsudat est post-rétinien, et qu'on l'aperçoit à travers la rétine transparente. Si on suit le développement de cet exsudat, on le voit devenir plus épais, plus opaque, et l'affaiblissement de la vue augmente en proportion de son épaisseur et de son étendue. Ce dépôt plastique est très-persistant et entraîne quelquefois des amauroses rebelles à toute autre médication que la médication spécifique. M. de Graefe (2) a décrit cette lésion dans un travail récent.

4° Enfin puisque nous parlons ici de toutes les causes organiques de cécité qui peuvent dépendre de la syphilis, nous devons encore mentionner la *cataracte* syphilitique, affection sur l'anatomie pathologique de laquelle nous ne possédons aucune donnée, mais que nous admettons avec Lallemand, M. Ricord et d'autres auteurs. « Dans quelques circonstances, » dit M. Ricord (3), « on trouve des aberrations de vision dépendantes des déformations du globe oculaire qui paraissent avoir pour siége la sclérotique. A cette période aussi peut se produire l'amaurose déterminée par l'affection du système nerveux de l'œil, l'amblyopie;

(1) Communication orale.
(2) De Graefe, *in Deutsche Klinik.* 1858, n. 21.
(3) Ricord, *in Gaz. des hôpit.* Février 1846.

nous ne voyons aucune impossibilité à ce que la cataracte devienne la conséquence de l'action du principe syphilitique sur le cristallin ou sur la membrane cristalline. » Dans une des observations de choroïdite exsudative que nous reproduisons, on lit que la capsule cristalline était devenue opaque.

Nous devrions, après avoir parlé du nerf optique, passer en revue les autres branches nerveuses qui portent la sensibilité et le mouvement dans chaque partie du corps; ce travail cependant nous exposerait à bien des redites, et nous nous en tiendrons aux quelques données suivantes qui, pensons-nous, seront suffisantes.

C'est ainsi que nous possédons quelques autopsies qui signalent des lésions assez étendues des nerfs oculo-moteurs. MM. Essmarck et Jessen ont vu les nerfs oculo-moteurs, depuis leur sortie du crâne, devenus noueux et présentant une épaisseur triple de leur épaisseur normale; ils étaient transformés, ainsi que le névrilème, en une masse homogène, lardacée, constituée par une substance granuleuse fine; le trijumeau gauche était hypertrophié, le nerf acoustique du même côté, notablement épaissi, avait une coloration d'un jaune pâle. Dans une observation de M. Virchow, on trouve à l'autopsie, à la place de l'oculo-moteur droit, une masse épaisse, rougeâtre, calleuse; l'oculo-moteur gauche tuméfié, infiltré d'un tissu rougeâtre; les nerfs olfactifs se perdent dans une tumeur dont nous donnons plus loin la description. Dittrich (1) mentionne, dans un cas d'amaurose syphilitique, la transformation du nerf optique en une masse d'un gris sale, flasque, villeuse et fibreuse.

Disons encore que quelques auteurs anciens rapportent les névralgies, la sciatique en particulier, à des lésions du névrilème, à une inflammation, à des exsudats liquides ou solides dans l'épaisseur du nerf lui-même. Cotugno est de ce nombre ainsi que Cirillo; ils ont vu des nerfs augmentés de volume de plus d'un tiers, et présentant la consistance des tendons.

Enfin il est de nombreuses altérations des nerfs qu'on désigne sous le nom de *névrômes*. La composition de ces névrômes est loin d'être identique, car on a donné ce nom à toutes les productions

_____

(1) *Prager Viertelj.* 1849, t. I, p. 23.

qui peuvent se développer dans les nerfs et former une tumeur, sans distinction des éléments morbides qui les constituent. Aussi les opinions les plus divergentes partagent-elles les auteurs relativement à la nature des névrômes ; cancéreux pour les uns, ce sont pour les autres des productions fibreuses avec ou sans genèse des éléments nerveux. Deux faits rapportés par Dixon (1) nous portent à admettre qu'il existe des névrômes de nature syphilitique. Il s'agit de deux cas de syphilis tertiaire dans lesquels des tumeurs s'étaient formées dans le nerf oculo-moteur commun. Un examen attentif de ces tumeurs, que Dixon appelle *névrôme syphilitique*, les montra composées d'un tissu fibreux mélangé de matière granuleuse, de coloration jaune pâle, de consistance presque cartilagineuse.

CHAPITRE DEUXIÈME

FAITS CLINIQUES.

Avant de passer à la symptomatologie de la syphilis cérébro-spinale, et pour bien établir que les symptômes que nous signalerons se rattachent réellement à la syphilis, nous allons étudier brièvement chacune des observations que nous possédons; nous en profiterons pour insister, chemin faisant, sur les particularités de physiologie pathologique que ces faits ont présentées, sur les circonstances qui ont éclairé ou obscurci le diagnostic, sur les résultats thérapeutiques obtenus, et plus particulièrement sur les lésions qui doivent être admises comme les plus probables dans les cas qui ont été suivis de guérison, ou dont nous ne connaissons pas les résultats nécropsiques.

ARTICLE PREMIER

FORME CONGESTIVE.

I. *Faits cliniques se rapportant à l'hypérhémie cérébrale.*—Dans l'observation 86 qui a été prise à l'hôpital du Midi par M. Delaunay, interne dans le service de M. Ricord, les symptômes du début

______
(1) *Med. Times and Gaz.* 1858, oct., 434.

nous sont inconnus ; lors de l'entrée du malade à l'hôpital du Midi, il existait chez lui, outre des douleurs de tête intenses, continues, un certain degré d'affaissement des facultés intellectuelles. Un mois après surviennent brusquement des symptômes qu'on peut rattacher à une forte compression du cerveau ou à une hémorrhagie cérébrale : déviation de la bouche, difficulté de la parole, paralysie complète du bras droit, incomplète de la jambe du même côté ; cependant la sensibilité reste intacte, l'intelligence ne subit pas de nouvelle atteinte. Cette dissonance entre les symptômes fournis par la motilité et ceux de la sensibilité semble déjà indiquer que l'on n'a pas devant soi une véritable apoplexie. Après une amélioration de quelques jours une seconde attaque a lieu ; il s'y joint de la somnolence, et cependant l'intelligence se maintient intacte, de même que la sensibilité des parties paralysées. Quelques heures seulement avant la mort se manifestent la paralysie des sphincters, de la contracture dans le bras resté sain, des mouvements spasmodiques de la jambe du même côté, et du trismus des mâchoires, symptômes qui persistent jusqu'à la mort. A l'autopsie on ne découvre pas la moindre lésion, ni dans les centres nerveux, ni dans leurs enveloppes. Certes, ce résultat a tout lieu de surprendre, et quiconque eût pu suivre ce malade, se fût certainement attendu à rencontrer à l'autopsie une lésion matérielle portant sur l'hémisphère gauche du cerveau, et de plus un certain degré d'inflammation des méninges qui expliquât les symptômes des dernières heures de la vie. Il n'en fut rien, et nous sommes réduits à admettre, dans ce cas, des congestions cérébrales répétées n'ayant laissé après elles aucune trace durable, à moins d'admettre que l'autopsie n'ait pas été faite avec toute l'exactitude désirable, ce qui, dans ce cas surtout, n'est guère possible.

Nous rapprochons de ce fait l'observation 87, que nous empruntons à M. Gibert, et dans laquelle une hémiplégie incomplète survint brusquement chez une malade portant une périostose du pariétal droit. Le trépan provoqua une méningite rapidement mortelle, et, à part la méningite traumatique, on put constater l'intégrité des centres nerveux et de leurs enveloppes.

Ces faits ne sont d'ailleurs pas aussi rares qu'on pourrait le croire, et nous trouvons, dans une communication faite par M. Rodet à la Société impériale de médecine de Lyon, que ce médecin a observé quatre sujets syphilitiques atteints de maladie cérébrale : deux sont morts sans qu'on trouvât à l'autopsie aucune lésion des centres nerveux ; les deux autres ont guéri (1).

Par contre dans l'observation 88, que nous relatons d'après M. Gjör, on trouve à l'autopsie une hypérhémie de la substance cérébrale ; les méninges sont gorgées de sang, la pie-mère épaissie contient du sang gélatineux. La syphilis n'est pas douteuse dans ce cas puisqu'il existe encore des accidents secondaires manifestes. Deux fois les symptômes nerveux se sont amendés sous l'influence des antisyphilitiques qui évidemment n'ont pas été donnés avec assez de suite et d'insistance. Nous ne savons que penser du ramollissement partiel du cervelet constaté dans ce cas à l'autopsie : rien dans les symptômes ni dans la marche des accidents pendant la vie ne paraît se rapporter à cette lésion, qui peut-être était de date assez récente. Nous regrettons, à ce point de vue surtout, le manque de détails quant aux symptômes qui se sont succédé pendant les dernières semaines de la vie, et qui précédèrent l'issue fatale.

Nous rapprochons de ces trois faits un certain nombre d'observations dans lesquelles nous trouvons indiqués, d'une manière plus ou moins nette, les symptômes que nous rapportons à la congestion cérébrale : invasion brusque des accidents par des vertiges, étourdissements, troubles passagers de la motilité, dérangement plus ou moins fugace de l'intelligence, résultats favorables des émissions sanguines, etc..., et nous insisterons sur les circonstances qui nous portent à rattacher ces affections à la même cause générale, la syphilis.

Dans l'observation très-détaillée de M. Yvaren, nous n'admettons qu'une succession de congestions cérébrales, car les suites de chacun de ces accès ont été de trop courte durée pour pouvoir être rapportées à une lésion organique persistante. La diversité même des accidents, ces spasmes des muscles du cou,

(1) *Gaz. méd. de Lyon.* 1858, p. 349.

alternant avec des névralgies, ces névralgies occupant tantôt la cinquième paire, tantôt le plexus brachial, tantôt le nerf sciatique, nous paraissent indiquer des troubles ou purement fonctionnels, ou tout au plus sous la dépendance d'une congestion passagère. Les antécédents, la carie des os du nez, le caractère manifestement nocturne des symptômes fournis par la sensibilité auraient dû, comme le dit M. Yvaren, éclairer plus tôt le médecin sur la véritable nature du mal.

Étourdissement suivi de perte de connaissance, perte de la sensibilité précédée pendant quelque temps de fourmillements dans les jambes et de céphalalgie ; douze jours après, retour des accidents, puis plusieurs autres attaques semblables suivies d'un engourdissement permanent de la jambe droite et affaiblissement de la mémoire, disparition prompte de tous ces symptômes sous l'influence du traitement mercuriel, tel est l'abrégé de l'observation de M. Ebrard. Y a-t-il eu ici simples congestions cérébrales, ou lésion persistante du cerveau, c'est ce que l'autopsie seule eût pu décider. Dans tous les cas, les deux premières attaques n'ont été que des coups de sang, car les symptômes se sont dissipés avec une très-grande rapidité. Cette femme avait eu la syphilis, mais l'observation ne donne aucun détail quant à l'ancienneté ou à la nature des accidents vénériens antérieurs ; l'auteur se borne à dire qu'il n'existait aucune exostose.

Ne pouvons-nous pas rapporter à des congestions les accidents intermittents observés chez le malade d'Isbell (Obs. 91) : douleurs au front et dans les sourcils, obscurcissement subit de la vue, perte momentanée de la parole, hémiplégie très-fugace, peu prononcée, reparaissant chaque fois en même temps que les autres symptômes cérébraux ; toutes ces particularités symptomatologiques nous empêchent d'admettre un simple trouble fonctionnel, comme le veut M. Yvaren, mais nous font croire à de véritables congestions encéphaliques, lesquelles, étant sous la dépendance de la diathèse syphilitique, cédèrent rapidement au traitement spécifique.

L'observation 92, de M. Rodrigues, présente une grande analogie avec celle d'Isbell. Nous voyons en effet survenir des douleurs frontales nocturnes, de l'insomnie, des symptômes de congestion cérébrale portant plus spécialement sur la vue et suivis d'éblouissements et de torpeur. De tous les moyens employés pour combattre cette amaurose congestive les frictions mercurielles seules paraissent amener quelque soulagement et agissent principalement en calmant l'insomnie : cette particularité provoque l'emploi d'un traitement mercuriel qui amène une guérison complète.

Nous avons déjà rencontré un certain nombre de troubles de la vue dépendant de l'influence syphilitique; nous en trouverons encore un plus grand nombre dans la suite de ce travail; les détails anatomo-pathologiques, dans lesquels nous sommes entrés à ce sujet, témoignent de l'importance que nous attachons aux symptômes fournis par la vision. Cette importance est d'autant plus grande à nos yeux qu'il existe dans la science des faits dans lesquels l'amaurose, la paralysie des nerfs moteurs de l'œil ont constitué l'unique symptôme de la diathèse syphilitique. Il est donc essentiel de les bien étudier afin de savoir les reconnaître à l'occasion. Un certain nombre de ces faits ont été rapportés à la congestion cérébrale; nous allons en dire quelques mots.

Le *Traité de l'amaurose* de M. Deval renferme un grand nombre de faits d'amaurose ayant existé comme seul symptôme syphilitique. Ces amauroses, le plus souvent doubles, pouvant se compliquer d'héméralopie, dépendent de causes matérielles variées. Ainsi certaines atrophies de la rétine, et l'amaurose rétinienne qui en résulte, des paralysies du nerf optique par compression mécanique, peuvent être le résultat de l'action syphilitique. Souvent aussi c'est l'amaurose cérébrale qu'on rencontre, tantôt par simple congestion, tantôt par exsudation ou tumeur dans la substance cérébrale, tantôt par ramollissement, tantôt par fongus de la dure-mère ou exostoses des parois du crâne. Nous avons parcouru un certain nombre de ces observations; mais, sauf un petit nombre de cas relatés avec assez de détails pour qu'on puisse préciser leur nature et hasarder une opinion sur la lésion anatomique probable, ces observations ne prouvent qu'une chose, c'est que l'amaurose se rencontre souvent chez les syphilitiques, et cède le plus souvent à un traitement antisyphilitique suffisamment prolongé. Le début de l'affection, la période de la syphilis avec laquelle elle coïncide, et surtout la présence ou l'absence de phénomènes syphilitiques tertiaires, sont nécessaires pour préciser à quelle espèce appartient l'amaurose. Ainsi M. Mackenzie fait observer que l'apparition soudaine de l'amaurose, associée à une paralysie des muscles de l'œil ou des paupières, peut être considérée comme la preuve d'une compression générale de l'encéphale, laquelle devra céder à une médication énergique, tandis que la succession lente des symptômes amaurotiques et paralytiques dénote le plus souvent la présence de quelque production incurable de la tête. Nous verrons, dans le cours de ce travail, ce que cette proposition a de trop absolu. Suivant M. Deval, l'amaurose s'accompagnant de surdité indique une turgescence cérébrale et rentre dans l'amaurose cérébrale congestive dont nous parlons en ce moment.

Nous rapportons ici une observation de M. Deval (OBS. 93), dans laquelle se rencontre la réunion de ces deux symptômes, mais la surdité ne tiendrait-elle pas à l'extension de la syphilis buccale à l'oreille interne par la trompe d'Eustache, ou à un boursouflement de la muqueuse de ce conduit? Le laconisme de l'observation nous laisse dans le doute.

Nous en rappochons l'observation 94 dans laquelle l'auteur mentionne également la nature congestive et cérébrale de l'amaurose.

Laissons à M. Deval la responsabilité de ces faits, et rappelons que la découverte de l'ophthalmoscope est venue, dans ces dernières années, éclairer d'un nouveau jour l'étude de la pathologie oculaire ; nous avons déjà indiqué, dans notre chapitre d'anatomie pathologique, les principaux résultats fournis par cet instrument dans la connaissance des amauroses syphilitiques.

Ce qui nous fait rapporter la paralysie de la troisième paire, l'amblyopie et la diplopie à une congestion cérébrale dans l'observation 95, tandis que nous verrons bientôt que ces accidents appartiennent plus spécialement aux troubles nerveux symptomatiques de lésions étrangères au système nerveux, ce sont les symptômes qui en marquèrent le début, les étourdissements, l'invasion subite de la paralysie et sa prompte disparition sous l'influence des spécifiques. Ces symptômes indiquent clairement

qu'il y a eu un travail congestif vers l'encéphale, lequel a porté
sur l'origine du nerf de la troisième paire du côté droit, ou du
moins sur un point de son trajet cérébral, si nous pouvons dire
ainsi. Nous ne nous arrêterons pas à la symptomatologie de ce
genre de paralysie; mais, nous appuyant de l'autorité de M. Ricord, nous dirons que cet accident est très-fréquemment de nature syphilitique, « à tel point, » nous disait notre maître,
« que lorsque je vois un de ces faits pathologiques, je songe immédiatement à la vérole. La paralysie peut même, et ce fait se
retrouve dans toutes les paralysies syphilitiques, ne porter que
sur une seule branche du nerf, de sorte qu'il peut y avoir paralysie
du muscle releveur de la paupière sans strabisme externe, ou
strabisme externe sans paralysie de la paupière; il y a même des
cas de mydriase ne reconnaissant pour cause que la paralysie
des nerfs ciliaires, sans aucune lésion de la rétine. » Il va sans
dire que ces paralysies partielles de la troisième paire ne peuvent
survenir que lorsque la cause est extracrânienne.

Quoi qu'il en soit de ces faits intéressants de physiologie pathologique, chez la malade de M. Paul la paralysie reconnaissait
une cause cérébrale, car elle était survenue brusquement à la
suite d'éblouissements et d'une perte incomplète de connaissance; aussi portait-elle sur la totalité de la troisième paire.
Quant aux antécédents syphilitiques, ils prêtaient peu au doute;
il existait encore à la peau des symptômes non douteux de syphilis; enfin, tandis que les traitements non spécifiques étaient
restés sans effet, quatre jours de traitement spécifique amenèrent
une amélioration notable, bientôt suivie d'une guérison complète.

L'observation 96 justifie les mêmes remarques. Ici encore, début brusque de la paralysie après quelques douleurs frontales;
la congestion, dans ce cas, survint pendant la nuit.

Le malade de M. Faurès (Obs. 97) a présenté des accidents apoplectiformes à un âge où les hémorrhagies cérébrales sont rares.
Cette particularité seule devait déjà donner l'éveil sur la nature
spéciale des accidents cérébraux; on sait combien les auteurs,
et Vidal de Cassis en particulier, insistent sur ce point. A son
exemple nous ne pensons pas que l'autopsie, si elle eût été faite
dans ce cas, eût révélé l'existence d'un foyer apoplectique; mais

en nous fondant sur ce sentiment de compression dans l'intérieur du crâne qu'accusait le malade avant l'attaque, et nous rappelant le résultat négatif de l'autopsie chez le malade de M. Ricord, nous penchons à admettre, dans ce cas, une congestion cérébrale mortelle.

Est-ce à une congestion de la partie supérieure de la moelle que doivent être rattachés les accidents dans la courte observation de M. Pétrequin (Obs. 98), où une paraplégie survient en même temps qu'une amaurose? Les détails nous manquent pour trancher cette question, et nous attendrons, pour le faire, d'avoir par-devers nous des observations plus complètes.

Nous en avons fini avec les observations que nous rattachons à la congestion cérébrale. Sans vouloir empiéter ici sur notre symptomatologie de la syphilis cérébro-spinale, nous ferons seulement remarquer que, dans toutes ces observations, dans celles du moins qui sont suffisamment détaillées, nous reconnaissons la marche et les principaux symptômes de la congestion cérébrale, laquelle, comme on le sait, présente des variétés assez grandes ; pour M. Rostan, toutes ces variétés peuvent être ramenées à deux : l'hypérhémie cérébrale, passagère, peu dangereuse, et le coup de sang, plus persistant et plus grave. Cette dernière forme se lie par des transitions insensibles à l'apoplexie, et il est des cas où l'autopsie seule permet de préciser à laquelle de ces deux affections on a eu affaire. La rareté des hémorrhagies cérébrales, dans la syphilis, nous porte à ne les admettre qu'avec une grande réserve, et à croire que, le plus souvent, on peut donner une autre explication des accidents apoplectiformes.

OBSERVATIONS.

OBSERVATION 86. — *Syphilis antécédente, céphalée, symptômes apoplectiformes, hémiplégie droite. Mort. Absence de lésions cérébrales.* Brollard, 37 ans, artiste lyrique, entre à l'hôpital du Midi (service de M. Ricord) le 27 avril 1858, pour un impétigo syphilitique de l'angle des narines. Il dit avoir eu il y a six mois un chancre, et accuse de vives douleurs dans la tête. Ce fut surtout à partir du 15 mai qu'il renouvela ses plaintes à chaque visite, mais il le faisait d'une voix si calme, d'un timbre si naturel qu'on ne pouvait les croire fondées. Le malade souffrait aussi bien le jour que la nuit, et ne présentait ni contracture, ni paralysie, ni mouvements convulsifs.

Le 27 mai, à la visite du matin, on trouve le malade dans l'état suivant : la bouche est déviée, la parole difficile, le bras droit est incomplétement paralysé, la jambe droite est engourdie ; la sensibilité est du reste intacte, l'intelligence parfaitement lucide ; le malade est inquiet (sangsues, lavements purgatifs). Le 28, un peu d'amélioration ; parole plus facile ; mais cette amélioration ne se soutient pas, la paralysie du bras droit devient complète ; le membre inférieur exécute néanmoins encore quelques mouvements, le malade peut même le soulever un peu et le détacher du lit ; langue fortement déviée à droite, bouche tirée à gauche ; déglutition facile, parole traînante et embarrassée. La sensibilité et l'intelligence se conservent intactes.

Cet état persiste jusqu'au 10 juin. Dans la nuit du 10 au 11 juin survient un nouvel et brusque accroissement des symptômes. Le matin on constate une paralysie complète du membre inférieur droit, un assoupissement considérable, par moments, la parole impossible, les yeux restent fermés et cependant l'intelligence paraît intacte ; aux encouragements pleins de bonté que lui prodigue M. Ricord, le malade répond en lui serrant la main et en pleurant ; la sensibilité est également conservée. Dans la journée se manifeste de l'incontinence d'urines et des selles involontaires, puis de la contracture du bras droit, des soubresauts dans le membre inférieur gauche, un trismus intermittent ; le malade se mord la langue ; la sensibilité reste néanmoins intacte, comme on peut s'en assurer en pinçant le malade ; l'intelligence est saine, le malade répond par signe aux questions qu'on lui adresse, la déglutition est facile. Le malade mourut dans cet état le 13 juin dans la nuit. L'*autopsie* faite le 15 au matin ne fait découvrir aucune lésion des centres nerveux, ni de leurs enveloppes, aucun foyer apoplectique, aucun épanchement, aucun ramollissement, rien d'anormal en un mot. (*Observation inédite communiquée par* M. DELAUNAY.)

OBSERVATION 87. — *Hémiplégie, trépan, mort ; absence de lésion cérébrale.* Une femme, portant une périostose sur le pariétal droit, présente tout à coup des accidents cérébraux : vertiges, tendance à l'assoupissement, déviation de la face, engourdissement et affaiblissement des membres du côté opposé à l'affection du crâne. L'opération du trépan entraîne une méningite traumatique mortelle ; on ne trouve à l'autopsie aucune lésion autre que celle directement produite par le trépan. (GIBERT, in *Revue médicale*, mars 1840, t. p. 327.)

OBSERVATION 88. — *Hypérhémie cérébrale et méningée ; ramollissement partiel du cervelet.* A. M..., 21 ans, non mariée, entrée à l'hôpital le 26 octobre 1853, avait eu pendant quatre mois des douleurs passagères dans tout le corps, principalement dans les membres, parfois des douleurs plus vives au front avec chaleur à la tête, vertiges, bourdonnements d'oreilles, des nuages devant les yeux et de la tendance aux défaillances ; en même temps l'appétit était perdu, la langue nette, la bouche mauvaise, sans nausées ni vomissements, sentiment de pesanteur, de compression à l'estomac, sans douleur proprement dite ; selles régulières, température normale, pouls à 72. Aménorrhée depuis deux mois. Éruption papuleuse étendue, tubercules muqueux aux parties génitales. La malade ne donne aucun renseignement sur la date des accidents primitifs. On prescrit les mercuriaux qui occasionnent de la salivation, des ulcérations des gencives et de la muqueuse buccale avec suppuration de la parotide ; les symptômes nerveux et syphilitiques s'amendent. Le 22 avril 1854, retour des douleurs temporales, apparition de douleurs le long du rachis jusqu'aux cuisses, grande fatigue, affaiblissement marqué des membres inférieurs. (Vomitif, puis citrate de potasse, valériane, enfin iodure de potassium.) Le 16 mai, la paralysie a diminué, la céphalée persiste. Le 24, apparition d'un exanthème papuleux disséminé, voix nasonnée, mucosités nasales mêlées de sang, paralysie de la paupière supérieure droite. (Infusion de valériane avec arnica.) Le 6 juin, la paralysie s'étend à la paupière gauche ; depuis ce moment, aggravation graduelle, selles involontaires ; mort le 1er juillet. *Autopsie :* Méninges gorgées de sang, pie-mère épaissie, contenant du sang gélatineux. Substance cérébrale hypérhémiée, de consistance normale. Dans l'hémisphère gauche du cervelet, ramollissement en bouillie du volume d'une noisette. (GJÖR, *loc. cit.*)

OBSERVATION 89. — *Pertes de connaissance, délire, spasmes.* Mme P., 32 ans, consulte M. Yvaren le 12 mars 1850. Insomnie depuis 3 mois, céphalalgie intolérable dans tout le côté droit de la tête ; voix altérée, nasonnée. A l'âge de 15 ans, bouton aux parties génitales et engorgement inguinal, qui guérissent par des frictions avec une pommade grise. Elle a eu cinq enfants ; quatre sont morts en bas âge, le cinquième est vivant, chétif et malingre. Depuis l'âge de 16 ans, douleurs frontales fréquentes sans exacerbations nocturnes ; à 27 ans, fluxion à la tête avec élancements dans tout le corps. En septembre 1849, perte de connaissance subite, délire pendant 24 heures, puis douleurs vagues dans les membres. En décembre, seconde attaque de même genre ;

la langue est mordue, la perte de connaissance dure sept heures. Quinze jours plus tard, spasme violent des muscles postérieurs du cou suivi de douleurs intenses, la privant de sommeil; perte progressive de l'odorat; carie des os du nez. En février 1850, douleurs intenses suivant le trajet des branches du trijumeau droit, puis du gauche avec exacerbations nocturnes. (Pilules mercurielles). Fin mars : amélioration des symptômes; gastralgie (iodure de potassium); guérison lente mais soutenue, disparition de tous les accidents nerveux. (YVAREN, *loc. cit.*, *Observ.* 19.)

OBSERVATION 90. — La femme P... a eu une affection vénérienne communiquée par un nourrisson; aucune exostose, aucun symptôme syphilitique actuel. Céphalalgie habituelle depuis deux mois, fourmillements dans les jambes; étourdissements avec perte de connaissance et du mouvement, raideur dans le membre inférieur droit, revenant à 12 jours, puis à 8 jours d'intervalle; affaiblissement de la mémoire. Insuccès des antiphlogistiques; traitement mercuriel pendant lequel il y eut encore deux attaques, puis guérison complète. (EBRARD, *Des névroses syphilitiques*, in *Gazette médicale de Paris*, 1843, p. 120.)

OBSERVATION 91. — M... a contracté des chancres il y a 4 ans; un an après, douleurs dans les membres; tous les 15 jours, puis tous les 8 jours obscurcissement de la vue avec douleurs au front et aux sourcils, augmentant d'intensité, et devenue au bout d'un an une véritable cécité intermittente revenant tous les jours à la même heure. Depuis plusieurs mois, douleurs dans les membres; par moments perte du mouvement et de la sensibilité dans la jambe et le bras droits; exacerbation nocturne des douleurs, qui siégent profondément dans les os; perte momentanée de la parole. Tous les traitements sont restés sans action. Nodus vénérien sur le radius gauche, frictions mercurielles. Dès le second jour la cécité disparaît, le lendemain les douleurs cessent; sept semaines de traitement par les frictions amènent une guérison complète. (ISBELL, in *Journ. de méd. et de chir. d'Edimb.*, IX, p. 269.)

OBSERVATION 92. — César M..., 36 ans. A 22 ans, blennorrhagie, bubon, végétations, traités par les mercuriaux; à 34 ans, chancre au prépuce et au gland, traités sans mercure. Douleurs frontales intermittentes, nocturnes; insomnie, fatigue et troubles de la vision; congestions vers la tête et la conjonctive; éblouissements suivis de torpeur. Aujourd'hui amblyopie gauche, amaurose congestive chronique droite ; émissions sanguines, révulsifs, belladone sans effets ; les frictions mercurielles sur la tempe calment seules les douleurs et diminuent l'insomnie. Un traitement mercuriel complet par les pilules de Sédillot et les frictions, puis l'iodure de potassium amènent une guérison complète. (RODRIGUES, in *Clin. de Montpellier*, 1843, nov.)

OBSERVATION 93. — *Amaurose.* Mme L... consulte M. Deval, le 4 décembre 1849, pour une amaurose complète à droite, incomplète à gauche. A l'examen, on constate l'existence d'ulcérations à la bouche, de douleurs ostéocopes datant de plusieurs années, de la surdité, de l'alopécie. Le mercure et l'iodure de potassium amènent une guérison à peu près complète. (DEVAL, *loc cit.*, p. 213.)

OBSERVATION 94. — *Amaurose congestive.* Godet, 52 ans, a eu deux infections syphilitiques à 27 et à 32 ans. Amaurose congestive chronique gauche depuis trois ans, amaurose droite depuis un an. Céphalalgies fréquentes, douleurs dans les membres, plaques cuivrées à la jambe ; le sublimé corrosif, l'iodure de potassium et les frictions mercurielles sur le front amènent la guérison en trois mois. (DEVAL, *loc. cit.*, p. 4.)

OBSERVATION 95. — *Paralysie de la 3me paire.* Adélaïde G.., 53 ans, infection syphilitique il y a huit ans ; six mois après, éruption cutanée, depuis lors douleurs qu'elle dit rhumatismales ; névralgies qui cèdent à des bains et à des vésicatoires. En janvier 1858, après des fatigues, étourdissement subit sans perte de connaissance, diplopie et chute de la paupière supérieure de l'œil droit ; globe de l'œil porté en dehors et en haut, ne pouvant se porter en dedans ; pupille immobile ; affaiblissement de la vue. Taches cuivrées sur la peau, adénite cervicale ; pas de traces d'accidents tertiaires. Insuccès de diverses médications. Le 14 février, proto-iodure de mercure, 0^gr,05. Quatre jours après, amélioration notable. Le 8 mars, guérison complète. (C. PAUL, in *Monit. des Hôpit.* 11 sept. 1858.)

OBSERVATION 96. — *Paralysie de la 3e paire.* François C., 30 ans. A 23 ans, chancres sur le gland, traités par le mercure, plus tard syphilides, alopécie. Il y a quelques semaines, céphalalgie frontale continuelle. Le 28 septembre 1857, à son réveil, chute de la paupière supérieure droite, étourdissements, strabisme externe de l'œil droit, pupille dilatée et immobile. (Proto-iodure de mercure, 0^gr,05). Au bout de sept jours, la paralysie a diminué. Le 15 novembre, après cinq semaines de traitement, guérison complète. (C. PAUL, *loc. cit.*)

OBSERVATION 97. — *Congestion cérébrale. Hémiplégie.* Homme de 25 ans, contracte une syphilis et se soigne fort mal. La vérole devient rapidement constitutionnelle et résiste à tous les traitements. Les forces déclinent, et après de violents maux de tête et un sentiment de forte compression dans l'intérieur du crâne, le malade est trouvé un matin frappé d'apoplexie avec hémiplégie droite. Tous les moyens, entre autres les frictions mercurielles, restent sans action. Le malade succombe, mais l'autopsie ne fut pas permise. (FAURÈS, in *Comptes rendus de la Soc. méd. de Toulouse,* 1853 à 1854, p. 30.)

OBSERVATION 98. — *Paraplégie et amaurose.* Un jeune homme devint aveugle en même temps qu'il était frappé de paralysie des membres inférieurs. Il déclara avoir eu la vérole et n'avoir subi aucun traitement approprié ; il y avait donc tout lieu d'attribuer ces paralysies à l'action du virus sur quelque partie de la tête ou du rachis. Il fut en conséquence soumis à un traitement par la liqueur de Van Swiéten. Au bout de quinze jours il commença à recouvrer la faculté de voir, et après deux mois de traitement antivénérien il quittait l'hôpital parfaitement guéri. (PÉTREQUIN, cité par M. Deval, *loc. cit.,* p. 218.)

II. *Faits cliniques se rapportant à l'anémie cérébrale.* — Nous avons rencontré plusieurs observations dans lesquelles des symptômes de congestion cérébrale apparents ont constamment été aggravés par les émissions sanguines et les moyens débilitants. Nous avons cru voir là quelque chose de spécial, de choquant, et nous en sommes venus à nous demander si la diathèse syphilitique ne saurait pas rendre compte de cette apparente contradiction, et si l'on ne saurait pas trouver dans ces cas une explication plus satisfaisante des troubles cérébraux, qu'en admettant une hypérhémie cérébrale. C'est qu'en effet, il est un autre état de la circulation cérébrale qui, pensons-nous, ne doit pas être rare chez les syphilitiques, nous voulons parler de l'*anémie cérébrale.*

L'anémie cérébrale a été peu étudiée en France, et c'est surtout dans les auteurs anglais et allemands qu'il faut aller puiser le notions les plus exactes sur cet état pathologique, sur ses causes, ses symptômes et sa marche. On sait que quelques physiologistes, Monro en tête, puis Kellie, Abercrombie et d'autres, admettaient que le cerveau est le seul organe dont la richesse en sang reste toujours la même, à très-peu de chose près, même à la suite d'hémorrhagies abondantes; ce point de doctrine a été en partie admis par Rochoux (1). Depuis les belles recherches de Berlin, de Donders, de Burrows, cette théorie ne saurait plus être défendue, et ne pouvant entrer ici dans trop de détails, nous renvoyons aux intéressants travaux des auteurs précités et qui presque tous ont été reproduits dans les *Schmidt's Jahrsbücher*, ou à la Thèse de M. J. Ehrmann (2). Leur lecture attentive nous a conduits à admettre avec eux, que la quantité de sang qui circule dans le crâne n'est pas constante, que même ses variations peuvent être assez notables. Or, la diminution du sang destiné à l'encéphale donne lieu à des pertes de connaissance, des paralysies ou des convulsions, absolument comme l'excès de sang, l'hypérhémie cérébrale.

Ce fait, si digne de remarque, de deux conditions aussi opposées, l'anémie et l'hypérhémie, se traduisant par les mêmes désordres fonctionnels, n'avait pas échappé à Hippocrate, qui le formule nettement dans ses Aphorismes (3), et il n'est pas douteux que plus d'une fois le délire, le coma, les convulsions générales ou partielles, attribués à des états congestifs ou inflammatoires du cerveau et de ses enveloppes, et traités comme tels, dépendaient de l'anémie de cet organe. On est souvent mis sur la voie de la vérité par la nature des conditions et des médications qui modifient favorablement ou aggravent cet état. Au dire de Marshall Hall (4), des causes débilitantes produisent souvent, chez les enfants, des symptômes essentiellement anémiques et ayant la plus grande analogie avec ceux de l'hydrocéphale aiguë; cet état, que l'auteur anglais décrit sous le nom d'*affection hydrocéphaloïde*, combattu par les antiphlogistiques, va toujours en s'aggravant, tandis qu'il cède aux toniques et aux stimulants.

Voyons un peu si la syphilis ne peut pas être considérée comme

(1) Rochoux, *Recherches sur l'apoplexie*. 1833.
(2) Ehrmann, *Recherches sur l'anémie cérébrale*. Strasbourg, 1858.
(3) Hippocrate, *Aphor.*, sect. vi, 48.
(4) Marshal Hall, *Medical Essays.*

favorisant l'anémie cérébrale, et si quelques-unes des observations que nous possédons ne doivent pas rationnellement en être considérées comme des exemples.

L'anémie cérébrale reconnaît des causes générales et des causes locales.

Au nombre des premières se trouve l'anémie générale, qui elle-même peut être consécutive à l'épuisement qu'occasionnent les maladies aiguës ou chroniques, ou survenir sous l'influence d'hémorrhagies abondantes, de causes débilitantes variées; l'anémie cérébrale se rencontre encore chez les chlorotiques.

Parmi les causes locales se trouvent l'obstruction des artères afférentes, leur compression par des tumeurs, par des épanchements sanguins, séreux, ou autres.

Or la syphilis nous paraît capable de produire l'anémie par ces divers mécanismes. On sait assez combien le sang est souvent modifié chez les syphilitiques, et le nom de chlorose syphilitique, donné à cet état par M. Ricord, nous dispense d'entrer à ce sujet dans de plus amples détails; nous pouvons donc admettre une anémie cérébrale par chlorose syphilitique. Ne serait-ce pas là la véritable explication des symptômes nerveux observés chez le malade de M. Knorre, dont nous plaçons ici l'histoire? On y retrouve en effet l'ensemble des symptômes rapportés par les auteurs à la chlorose syphilitique, et, de plus, des symptômes nerveux sous forme d'hémiplégie, d'amblyopie, de paralysie de la septième paire, enfin de l'affaiblissement des facultés intellectuelles, accidents qui disparaissent sous l'influence d'un régime réconfortant et de l'iodure de potassium. (Obs. 99.)

Rien n'empêche d'admettre en second lieu que des tumeurs syphilitiques de la base du crâne ou de la dure-mère, ou bien encore des exsudats développés dans le cerveau même, et comprimant le calibre des vaisseaux artériels, ne produisent également ment l'anémie cérébrale avec son cortége de symptômes. Dans l'observation 100, que nous reproduisons d'après M. Virchow, l'anémie paraît être produite par la compression due à l'hypertrophie du cerveau.

Voici du reste quels sont les symptômes de l'anémie cérébrale : quand l'anémie cérébrale s'établit lentement, graduellement, on observe d'abord une céphalalgie habituelle, générale ou partielle, fixe ou changeant de place, variable de caractère et d'intensité ; il y a des vertiges, des éblouissements, des bourdonnements d'oreilles ; le visage est pâle, il y a de la somnolence. souvent les facultés intellectuelles baissent. Ces symptômes ne présentent pas toujours la même intensité ; on remarque surtout que les émissions sanguines, les hémorrhagies, leur impriment. un caractère plus sérieux, de même que la plupart des causes débilitantes ; il survient alors de l'insomnie, du délire, des convulsions, des secousses tétaniques ou un état comateux. Dans les cas d'invasion brusque, les symptômes les plus saillants du début sont la perte de connaissance précédée de vertiges, d'éblouissements, souvent des paralysies plus ou moins étendues, etc… Nous n'insistons pas davantage sur l'analogie de ces symptômes avec ceux de l'hypérhémie cérébrale, et nous passons immédiatement à l'examen des circonstances qui peuvent faire admettre ou supposer l'anémie cérébrale dans quelques cas de syphilis.

Ce sera d'abord l'existence d'une chlorose plus ou moins prononcée, comme nous en rencontrons dans quelques-unes de nos observations ; ce sera en second lieu l'influence fâcheuse qu'ont eue en maintes circonstances les émissions sanguines ou d'autres causes débilitantes. C'est ainsi que nous voyons plusieurs fois des accidents cérébraux légers s'aggraver subitement à la suite d'une émission sanguine. Nous rapportons ici deux observations dans lesquelles cette particularité est on ne peut plus tranchée. La première appartient à Bœhr ; nous y voyons se succéder, depuis la première infection syphilitique, de nombreux symptômes qui, pour la plupart, sont franchement spécifiques ; si d'autres symptômes ne paraissent pas devoir être rattachés au même principe diathésique, nous voyons cependant, dans la succession même de ces divers accidents, un caractère spécial aux affections diathésiques, nous rappelant, à ce propos, les idées émises par Maisonneuve au sujet de l'épilepsie reconnaissant une cause analogue ; une saignée est immédiatement suivie de tous les symptômes qui accompagnent l'apoplexie, symptômes se compliquant de troubles gastriques graves, et consécutivement, d'un marasme physique et moral des plus prononcés. (Obs. 101.)

Dans l'observation que nous avons recueillie à Bicêtre, il y a deux ordres de faits que nous devons étudier séparément, si nous voulons nous rendre un compte exact de la valeur relative des symptômes. Et d'abord, nous voyons survenir, après une syphilis ayant rapidement atteint la période secondaire, des douleurs de tête excessivement vives, dessinant, au début, une de ces névralgies temporo-occipitales que nous avons étudiées ailleurs, névralgie nocturne tellement intense que le malade était comme fou de douleurs. A ce moment tout symptôme apparent de syphilis avait disparu, ce qui n'empêche pas M. Ricord de considérer, avec raison, cette névralgie comme syphilitique, et de la combattre par l'iodure de potassium. Les douleurs cessent promptement, reparaissent quelques jours après pour céder de nouveau au même agent spécifique. Puis la vue baisse, il se déclare une paralysie de la troisième paire. Notons, en passant, cette propriété étrange en vertu de laquelle la syphilis, tantôt produit des douleurs atroces, tantôt, au contraire, annihile l'action nerveuse dans une portion restreinte de l'arbre nerveux. Ces divers accidents ne sont pas survenus brusquement, mais se sont développés avec une certaine lenteur, ce qui indique un travail pathologique plus soutenu, soit dans les branches nerveuses elles-mêmes, soit dans les centres nerveux, soit enfin, et c'est, dans ce cas, la supposition la plus probable, dans les tissus fibreux et osseux qui donnent passage aux nerfs de la deuxième et de la troisième paire, peut-être même à l'endroit où ces deux nerfs se croisent. Les troubles de la vision sont donc peut-être, dans ce cas, comme dans ceux que nous trouverons plus loin, le premier symptôme d'une lésion syphilitique de la surface interne du crâne, et c'est à cette lésion que nous rapportons la persistance d'une partie des accidents nerveux, et ce que la guérison du malade a eu d'incomplet. Mais, à côté de ce drame morbide chronique, nous voyons bientôt apparaître des accidents aigus rentrant plus spécialement dans notre sujet actuel : à la suite d'une émission sanguine, le malade s'éveille un matin avec une hémiplégie complète du côté gauche. Les douleurs de tête ayant reparu, alors que la paralysie était en voie d'amélioration, on pratique une saignée, et aussitôt l'hémiplégie reparaît avec une intensité nouvelle. Or, nous le demandons à tout esprit non prévenu, est-ce là un fait d'apoplexie ordinaire, et en présence d'une marche symptomatique aussi insolite, n'est-on pas en droit de chercher une cause insolite aussi, et, dans le cas actuel, ne doit-on pas admettre que l'anémie cérébrale a été pour quelque chose dans cette double attaque aploplectiforme ?

Nous rapprochons de ces faits une observation qui, par les considérations thérapeutiques qu'elle soulève, ne laisse pas que de présenter de l'intérêt. La syphilis, non douteuse dans ce cas, remonte à moins d'une année ; un traitement mercuriel très-prolongé a été dirigé contre les premiers symptômes secondaires, ce qui n'empêche pas le retour de nouvelles manifestations syphilitiques vers la peau. Le traitement spécifique venait à peine d'être interrompu, quand surviennent des symptômes de congestion cérébrale ; les émissions sanguines, loin d'enrayer les accidents, sont suivies d'hémiplégie complète, et c'est l'iodure de potassium qui amena une guérison, encore incomplète, il est vrai, mais qui, nous avons tout lieu de le croire, pourra progresser encore par la continuation du traitement à doses croissantes. A quelle cause attribuer les accidents dans ce cas? Nous serions assez disposés à admettre qu'ici le traitement mercuriel n'a pas été tout à fait innocent ; cette femme, en effet, a eu, au début de son traitement, une salivation mercurielle, et n'en continue pas moins ses pilules pendant six mois encore ; son teint est pâle, terreux ; de plus, les émissions sanguines aggravent les accidents nerveux, preuve que ces derniers ne dépendaient pas d'un état congestionnel actif ; toutes ces circonstances font que nous ne sommes pas éloignés d'admettre, dans ce cas, une anémie cérébrale produite elle-même par un traitement mercuriel exagéré. Mais dans ce dernier fait, comme dans le précédent, la persistance de la paralysie nous paraît se rapporter à une lésion plus profonde intéressant l'encéphale.

Nous avons été heureux de trouver, depuis la rédaction de notre mémoire, des opinions très-analogues aux nôtres dans la thèse de M. Hildenbrandt, touchant l'anémie cérébrale et le rôle qu'on doit lui attribuer dans quelques cas de syphilis du système nerveux, et, en particulier, dans des cas de troubles intellectuels d'origine syphilitique. Ainsi, M. Hildenbrandt dit, entre autres (1) : « Le cerveau, ne trouvant plus dans le liquide sanguin les conditions physiologiques de sa nutrition, de son élaboration, doit péricliter, et ses fonctions se troubler plus ou moins.

« L'anémie cérébrale ne peut-elle être la suite de la chlorose, des cachexies, des causes générales de débilitation, et cette anémie ne peut-elle avoir comme conséquence l'altération même de la pulpe cérébrale? etc.

« Si nous ne pouvons rapporter d'observations qui viennent confirmer ce que nous avançons, y a-t-il lieu de s'en étonner? Quand l'aliénation syphilitique est encore si peu connue, comment l'attention des observateurs se serait-elle portée vers ce point si délicat de pathogénie syphilitique ? »

Nous avons été également frappés, en lisant les observations publiées par M. Virchow, dans son opuscule sur la *Syphilis constitutionnelle*, de voir, dans un grand nombre de ces observations (2), figurer, au nombre des caractères rencontrés à l'autopsie, l'anémie du cerveau. Dans quelques cas cette anémie était générale; dans d'autres elle ne portait que sur la substance grise. Il est plusieurs de ces observations que nous reproduisons en abrégé à la place qui leur appartient, mais ici nous ne devions que signaler l'anémie cérébrale constatée à l'autopsie. Quoi qu'il en soit, nous croyons que le rôle que joue l'anémie cérébrale dans la production des accidents nerveux, liés à la syphilis, est encore très-obscur, et nous serions heureux que les idées que nous hasardons ici se trouvassent justifiées et confirmées par des recherches ultérieures.

(1) Hildenbrandt, *loc. cit.*, p. 12.

(2) Virchow, *Ueber die Natur der constitutionnell-syphilitischen Affectionen*, obs. 3, 4, 5, 6, 7, 8. — Dans cette dernière, l'auteur dit : « Le cerveau était pâle dans toute son étendue ; la surface du grand hémisphère cérébral, surtout à droite, était un peu aplatie et présentait une légère coloration jaunâtre ; la substance grise de la couche corticale des corps striés et du thalamus était tout à fait anémiée, fort résistante..... Moelle épinière également très-pâle et relativement très-consistante ; dure-mère spinale très-imbibée de sang ; arachnoïde légèrement adhérente à la portion cervicale.

OBSERVATIONS.

Observation 99. — Ouvrière de 46 ans, syphilitique depuis deux ans, n'a fait que des traitements incomplets. Depuis quelques mois céphalalgies fréquentes, vertiges, malaise, faiblesse et engourdissements des membres gauches, diminution de la vue. Quatre semaines après, amblyopie très-prononcée, face tirée à droite, abattement, perte de la mémoire, parole lente et indistincte, peau terne, amaigrissement (chlorose syphilitique). Les toniques et l'iodure de potassium dissipèrent en deux mois, avec la chlorose, les paralysies et les troubles intellectuels. (Knorre, in *Deutsche Clinik*, 1849, p. 69.)

Observation 100. — Émilie A., 24 ans, fille publique, entre à la Charité le 15 décembre 1845. Depuis trois jours, malaise, vomissements bilieux, douleurs dans la région de l'estomac et du foie, rétention d'urine. A son entrée, frisson prolongé, douleurs occipitales et temporales, bouche amère, abattement, engourdissement des membres, un peu de toux, menstruation. Le 16 au matin, gastralgie, céphalalgie, vertiges, soif intense (saignée de 320^{gr}); le soir céphalalgie, douleur dans la cuisse gauche, assoupissement continuel, station impossible, soif intense. Dans la nuit subdelirium ; ces accidents persistent en s'aggravant les jours suivants; il s'y joint de l'agitation, de la loquacité, puis un délire continuel, de la torpeur, une dyspnée considérable, de l'hypéresthésie de tout le corps; la malade succombe le 22. *Autopsie*: Crâne normal, vaisseaux du diploé très-nombreux et gorgés de sang. Dure-mère très-amincie, sinus pleins de sang caillé légèrement couenneux ; quelques glandes de Pacchioni très-développées. Le cerveau est si turgescent, qu'après l'enlèvement des membranes on trouve les circonvolutions entièrement aplaties. La surface cérébrale paraît si sèche, si aplatie et si anémique qu'on peut à peine supposer l'existence de la pie-mère. Petite quantité de sérosité limpide à la base du crâne, peu de sérum dans les ventricules, anémie des plexus choroïdes. La substance cérébrale est résistante, sans pourtant avoir la résistance du cuir ; elle est sèche, compacte, complétement anémique, sans la moindre modification de structure. Moëlle épinière et nerfs normaux. Pharyngite granuleuse et ulcéreuse, tuméfaction des ganglions jugulaires et sous-maxillaires. Cicatrices du foie. Périmétrite et périhépatite partielles guéries. Induration de la rate. (Virchow, *loc. cit.* Obs. 3.)

Observation 101. — A la suite d'une excavation au prépuce qui guérit spontanément, X. eut une éruption syphilitique sur tout le corps et des végétations à la marge de l'anus. Un an après, blépharo-blennorrhée avec iritis syphilitique qui guérit par un traitement méthodique. Neuf mois après, la vue baissa tout à coup considéra-blement. Une saignée fut suivie d'hémiplégie et de symptômes d'apo-plexie ; des sangsues et le calomel jusqu'à salivation dissipent les accidents en trois jours. Neuf mois plus tard, insomnie rebelle, opi-niâtre, céphalalgie intolérable, diurne, troubles gastriques qui per-sistèrent pendant un an, amenèrent de la mélancolie, le dégoût de la vie. Un traitement par les frictions mercurielles et la diète lactée amenèrent la guérison en peu de mois. (BOEHR, *in Journ. der practi-schen Heilkunde,* et *Gaz. méd. de Paris,* 1836, p. 502.)

OBSERVATION 102. — *Syphilis antécédente ; névralgie temporo-occi-pitale, amblyopie, paralysie de la 3ᵐᵉ paire ; anémie cérébrale, hémi-plégie. Iodure de potassium, amélioration.* Sauvé Nicolas, âgé de 49 ans, imprimeur en taille-douce, est un homme robuste qui a toujours joui d'une bonne santé ; son père est encore bien portant, sa mère est morte à l'âge de la ménopause, d'un cancer utérin. A l'âge de 41 ans, il eut un chancre sur le prépuce, sans bubon sup-puré ; antérieurement, de 20 à 30 ans, il avait eu cinq blennorrhagies. A la suite de son chancre, il lui survint des plaques muqueuses dans la gorge, une éruption à la peau, de l'alopécie ; ces divers accidents furent traités par les préparations mercurielles et l'iodure de potas-sium à l'hôpital Saint-Louis, dans le service de M. Gibert. L'éruption n'ayant pas encore entièrement disparu, trois semaines après sa sor-tie de l'hôpital, il se fit soigner par un charlatan qui lui donna du mercure pendant cinq ou six mois, au point que ses dents furent ébranlées. La santé était néanmoins redevenue bonne, à l'exception de quelques croûtes qu'il avait dans les cheveux, lorsqu'il y a deux ans et demi, il éprouva des douleurs très-vives au niveau et au-des-sus de la tempe droite, avec élancements qui lui faisaient croire que sa tête allait s'ouvrir ; ces douleurs gagnèrent bientôt les parties pos-térieures de la tête ; elles s'exaspéraient toujours vers deux heures du matin. Le malade entre au Midi ; il était alors comme fou ; M. Ricord lui fait appliquer un vésicatoire sur la tête, et malgré l'absence de tout symptôme syphilitique concomitant, lui prescrit avec succès l'iodure de potassium à la dose de 3 grammes par jour. Deux mois plus tard, les mêmes douleurs reparaissent pour disparaître de nou-veau après quinze jours de traitement par 2ᵍʳ, d'iodure de potas-sium ; une troisième rechute céda encore au même moyen. Bientôt le

malade s'aperçut que sa vue baissait, il survint un strabisme externe
avec chute de la paupière. M. Sichel, consulté, prescrit des purgatifs,
des pédiluves, des saignées et des sangsues. Durant le traitement,
après une application de huit sangsues, le malade s'éveille le matin
avec une hémiplégie complète du côté gauche ; il peut à peine bouger
la jambe. Il entre d'abord dans le service de M. Guérard ; il y était
depuis trois semaines quand les douleurs de tête reparaissent ; on
pratique une saignée de deux palettes ; le lendemain la paralysie, qui
était en voie d'amélioration, a de nouveau augmenté et le malade
quitte le service, après un séjour de trois mois et demi, sans avoir fait
de progrès. Quinze jours après, il entre dans le service de M. Heurte-
loup qui lui fait prendre 5ᵍʳ, d'iodure de potassium en trois jours, et
continuer ce traitement pendant un mois. On joint à ce traitement
l'emploi de l'électricité. Les douleurs, qui avaient reparu, disparaissent, la paralysie diminue beaucoup, la marche devient facile, l'œil
reprend sa direction normale. Le malade sort au bout de deux mois
dans un état très-satisfaisant. Depuis ce moment, il eut quelques
rechutes qui cédèrent à l'emploi de l'iodure de potassium ; néanmoins la paralysie ne disparut jamais entièrement, et le malade
entra à Bicêtre en janvier 1858. Son état était alors à peu près le même
qu'aujourd'hui 25 octobre. Nous constatons à ce moment une légère
inégalité des deux pupilles ; l'œil droit se porte encore difficilement
en dehors ; la main serre assez fortement, le bras n'est pas atrophié ; le biceps qui, suivant le malade, a été atrophié pendant quelques mois, a repris son volume sous l'influence de l'électricité ; le
malade traîne un peu la jambe en marchant, ce qui ne l'empêche pas
d'aller à pied à Paris. Il a eu autrefois des exostoses qui ont disparu. Au mois de février dernier survint une nouvelle crise de douleurs qui guérit, comme les précédentes, par l'iodure de potassium.
Il se porte bien actuellement, à part quelques étourdissements.
(LANCEREAUX, *Observation inédite*.)

OBSERVATION 103. — *Syphilis antécédente, céphalalgie nocturne, perte
subite de la parole, anémie cérébrale, hémiplégie gauche ; iodure de potassium, amélioration*. La femme B., 32 ans, fortement constituée, au
teint un peu jaunâtre et terreux, n'a jamais eu de rhumatismes ; pas
de convulsions dans son enfance. Il y a cinq ans, fièvre typhoïde
grave ; quelques mois auparavant elle était accouchée de son septième
enfant qui mourut à l'âge de 11 mois ; des six premiers, deux sont
morts, l'un à l'âge de 4 ans, l'autre à l'âge de 5 ou 6 mois ; depuis sa
fièvre typhoïde la malade a fait six fausses couches au terme de deux

à trois mois, la dernière a précédé de quelques mois l'apparition de la paralysie, alors que la malade avait déjà eu la syphilis. En avril 1857, elle contracta un chancre; les ganglions inguinaux ne suppurèrent pas, la malade ne fit aucun traitement. Environ six semaines après apparut une roséole, puis une syphilide papuleuse, puis de la céphalalgie qui, au dire de la malade, était plus vive le jour que la nuit, enfin de l'alopécie. La malade alla à la consultation de Lourcine, où on la soumit à l'usage du proto-iodure de mercure; elle eut bientôt une salivation peu intense qui guérit sans traitement. Au bout de huit jours de traitement les syphilides avaient pâli; la malade continue néanmoins ses pilules (une par jour) depuis le mois d'avril 1857 jusqu'au mois de février 1858. En décembre 1857, il était survenu une nouvelle poussée de syphilides qui avait duré un mois. Au mois de février 1858, alors que la malade avait cessé ses pilules depuis quinze jours, se trouvant dans la rue et sans prodrome aucun, elle perd tout à coup l'usage de la parole et ne peut répondre à une personne qui lui demandait un renseignement; en même temps le bras gauche s'engourdit; on pratique le jour même une saignée. Le lendemain la paralysie est plus intense et a gagné la jambe du même côté, on applique douze sangsues et le soir l'hémiplégie est complète. L'usage de la parole ne revient qu'imparfaitement au bout de quelques jours; depuis lors la malade ne peut articuler les mots sans un bégaiement prononcé. Pendant deux mois la paralysie du mouvement s'accompagna de celle du sentiment. Entrée à Lariboisière, elle y resta six semaines sans traitement; huit jours après sa sortie elle commence à se servir de sa jambe, mais depuis un mois son état est stationnaire. Aujourd'hui 15 juillet, la malade se présente à la consultation de la Charité; elle marche en traînant la jambe et ne peut faire à pied une course un peu longue; elle peut exécuter quelques mouvements avec le bras, mais non s'en servir. (Iodure de potassium, 20gr, dans eau, 400gr.)

Le 17 septembre, la malade revient à peu près dans le même état; on continue la même solution.

Un mois plus tard, nous constatons une légère amélioration; la malade commence à se servir de son bras, elle peut le porter à la tête; elle marche mieux et peut faire d'assez longues courses. Nous remarquons un peu d'enrouement et faisons suspendre le traitement pendant quelques jours, après lesquels on le reprend à la dose de 16gr, d'iodure sur 250gr, d'eau.

Le 19 novembre, l'enrouement a augmenté, la voix est presque éteinte. La malade est sans fièvre; elle accuse une sensation constrictive, une espèce de barre qui comprime l'estomac et la fait beaucoup souffrir la nuit ; on constate une chaîne de ganglions engorgés, partant de l'apophyse mastoïde droite, et descendant jusqu'au larynx. L'état de la jambe est considérablement amélioré ; la malade marche beaucoup mieux, peut soulever sa jambe ; elle peut aussi porter le bras sur la tête quoiqu'avec un peu de difficulté. Il n'y a aucune atrophie dans les membres paralysés. On suspend le traitement pour le reprendre plus tard. (LANCEREAUX, *Observation inédite*.)

ARTICLE II.

FORME INFLAMMATOIRE.

I. *Encéphalite*. — Plusieurs de nos observations paraissent se rapporter à des inflammations cérébrales et méningées. Nous avons déjà fait connaître notre sentiment à cet égard, et nos regrets que le microscope n'ait pas été appelé à confirmer la nature purulente des foyers que l'autopsie a dévoilés dans des cas de ce genre. Quoi qu'il en soit, nous n'avons aucune raison pour nier les inflammations aiguës de nature syphilitique, et, tout en reconnaissant que ces faits constituent l'exception, nous allons les passer en revue.

L'un de nous a été lui-même témoin, il y a quelques années, d'un fait qui nous paraît devoir être considéré comme un cas d'encéphalite syphilitique. Malheureusement l'ouverture du crâne ne put être faite ; mais la lésion concomitante du foie a immédiatement paru suspecte de syphilis, et, dès lors, rien de plus naturel que d'admettre la même cause productrice pour les lésions cérébrales. Cette lésion du foie présentait, en effet, la plus grande analogie avec les lésions signalées par MM. Dittrich de Prague, Bamberger, Schützenberger, Gubler, ainsi que par M. Dufour (1). Néanmoins, nous le répétons, l'inspection du cervéau aurait seule pu donner au diagnostic une certitude complète (2).

L'observation de M. Faurès, malgré l'absence de données micrographiques, présente un intérêt plus grand, quand ce ne serait qu'en montrant une lésion portant directement sur la substance

(1) Dufour, *Bull. de la Soc. anatom.*, 1851, p. 142.
(2) Obs. 104.

cérébrale, sans aucune participation ni des méninges, ni des parois osseuses du crâne. C'est au début de l'administration de l'iodure de potassium que les accidents mortels se sont déclarés ; il eût par conséquent été intéressant de savoir si cette malade avait fait précédemment quelque traitement hydrargyrique. Notons, enfin, qu'elle était dans un état de cachexie syphilitique, et rappelons que la lésion trouvée à l'autopsie nous paraît plutôt une tumeur gommeuse qu'un abcès (1).

II. *Méningite aiguë.* — A côté de l'encéphalite vient se ranger la méningite aiguë, représentée par une observation de Vidal de Cassis. Les symptômes, en effet, sont bien nets et bien caractéristiques : le traitement fut mixte, tel qu'il convenait en présence de symptômes inflammatoires aussi intenses ; car, à côté de la maladie syphilitique, qui doit dominer la thérapeutique du genre de lésions que nous étudions en ce moment, il y a la lésion elle-même, qui entraîne avec elle ses indications précises. En face d'une inflammation méningienne manifeste, patente, l'emploi des antiphlogistiques est urgent ; ce n'est que lorsque l'affection est réduite, pour ainsi dire, à son élément causal que le traitement spécifique reprend le premier rang. Mais alors aussi, il est tout-puissant, et, sans lui, nous l'avons vu et nous le verrons encore, il n'est pas de guérison possible (2).

III. *Hydrocéphale.* — Il est une forme rare de la syphilis du système nerveux que nous ne voulons pas passer sous silence, quoique n'ayant aucune observation proprement dite à fournir à l'appui : c'est l'*hydrocéphale syphilitique*, forme propre à la syphilis héréditaire, et que nous rangeons ici sans pour cela la considérer comme une inflammation.

Nous trouvons dans le *Journal* de Hufefand le fait suivant : « A la suite d'ulcères rongeants sur les jambes, de coryza sy- « philitique, survenus à deux reprises différentes, une petite ma- « lade fut prise d'hydrocéphale avec hémiplégie. Plus tard sur- « vint encore un ulcère à la voûte palatine, qui céda à l'emploi « du sublimé, et depuis l'âge de trois ans l'enfant, qui avait offert

(1) Obs. 105. — (2) Obs. 106.

« les premiers symptômes syphilitiques à l'âge de trois mois,
« jouit constamment d'une bonne santé. »

Astruc, déjà, cite l'hydrocéphale comme pouvant dépendre
de la syphilis.

Le docteur Simon, qui a écrit dans la *Pathologie* de Virchow
le chapitre de la syphilis, dit aussi : « Bien des hydrocéphales
peuvent reconnaître la syphilis comme cause, et, par conséquent,
céder à un traitement mercuriel ou iodique. »

Une observation d'Osiander (1), reproduite dans la thèse de
M. Krauss, a pour sujet un enfant mort-né hydrocéphale, dont
l'épiderme était roulé en plusieurs points et présentait, aux
pieds et aux mains, des bulles verdâtres.

M. de Méric (2) est disposé à admettre une influence de la syphilis héréditaire sur la production de l'hydrocéphale. Il a observé, chez plusieurs enfants syphilitiques, un grand développement de la tête et un mouvement particulier de rotation des
yeux. On lit dans une de ses observations qu'un pemphigus se
développa, quinze jours après la naissance, sur un enfant syphilitique qui guérit, et qu'il retrouva à l'âge de vingt-un mois avec
une tête très-volumineuse (3).

Un médecin distingué de province nous a dit avoir accouché,
à plusieurs reprises, une femme dont tous les enfants naissaient
avant terme et hydrocéphales. Ayant cherché la cause de ces
avortements répétés, il put s'assurer que le père de ces enfants
était atteint de syphilis constitutionnelle ; quant à la mère, elle
n'avait jamais présenté de symptômes syphilitiques (4).

Baumès dit aussi (5) : « C'est dans le système nerveux de la vie
animale que l'effet pernicieux du vice syphilitique, héréditaire-
ment transmis, se fait principalement sentir. »

---

(1) Osiander, *Denkwürdigkeiten für die Heilk. und Geburtsh.*, t. I, p. 383.

(2) De Méric, *Lettsomian lectures on the syphilis.* 1858.

(3) Voir aussi la thèse de concours de M. E. Vidal, *De la syphilis congé-
nitale*, 1860.

(4) Ce fait n'est-il pas, comme beaucoup d'autres, un exemple de la trans-
mission de la syphilis du père à l'enfant ? Nous rappellerons ici que certaines
convulsions chez les enfants, pouvant simuler l'épilepsie ou l'éclampsie,
reconnaissent pour cause une syphilis héréditaire. (Voir l'observation 42.)

(5) Baumès, *loc. cit.*, t. 1, p. 172.

Notre maître M. Rayer, dont l'opinion a tant de poids à nos yeux, nous a dit avoir plusieurs fois vu l'hydrocéphale être sous la dépendance évidente de la syphilis congéniale, ce qu'indiquaient d'autres symptômes non équivoques. Nous connaissons une jeune fille qui, depuis son enfance, porte à la racine du nez le stigmate ineffaçable de l'infection syphilitique et qui, entre autres symptômes de syphilis héréditaire, fut hydrocéphale et que M. Rayer guérit par l'emploi prolongé des mercuriaux.

IV. *Méningite chronique.* — Parmi un certain nombre d'observations désignées par leurs auteurs sous le nom de *méningite syphilitique,* il en est plusieurs que nous n'avons pas cru devoir reproduire, d'autres dans lesquelles nous admettons plutôt un travail spécial dans les centres nerveux et que nous retrouverons plus loin. Nous rapportons ici deux observations de Read (1) dans lesquelles le simple développement d'une méningite chronique peut à la rigueur rendre compte des symptômes. Toutefois la grande fréquence des dépôts plastiques, ou des « concrétions », comme les désigne Read, sous l'influence de la syphilis, ne nous permet pas d'affirmer que dans ces cas il ne s'en soit pas développé. C'est la circonstance de troubles intellectuels antérieurs ayant cédé à l'iodure de potassium qui mit Read sur la voie de la nature syphilitique de l'affection cérébrale dans le premier fait que nous lui empruntons. C'est aussi une méningite chronique que nous admettons dans l'observation que nous devons à l'obligeance de M. Hérard (2), tout en faisant les mêmes réserves que pour les deux précédentes observations.

V. *Myélite.* — La moelle épinière peut aussi s'enflammer sous l'influence de la syphilis, et c'est à ce genre de lésion que se rapporte une observation de M. Rodet, de Lyon. Nous la reproduisons sans autre commentaire, en faisant remarquer toutefois que c'est le seul fait de myélite syphilitique que nous connaissions. Dans tous les autres faits d'affections syphilitiques de la moelle il y a lieu de supposer une lésion des enveloppes osseuses ou fibreuses du rachis, ou un travail d'exsudation. Ici la marche rapide de l'invasion présente quelque chose de spécial (3).

(1) Obs. 107. et Obs. 103. — (2) Obs. 109. — (3) Obs. 110.

VI. *Ramollissement.* — Dans les observations suivantes l'autopsie a montré comme lésion organique des ramollissements. C'est parce que nous croyons à la nature inflammatoire de la plupart de ces ramollissements que nous les rapprochons des faits qui précèdent. Nous renvoyons du reste à notre chapitre d'anatomie pathologique pour de plus amples détails.

La marche des accidents paraît avoir été assez prompte dans le cas que nous empruntons à M. Reynaud (1). Quant à la part qu'a prise le mercure dans la pathogénie des accidents, nous avons déjà fait connaître notre opinion à cet égard, et nous renvoyons à la discussion à laquelle cette observation donna lieu au sein de l'Académie de médecine (2).

La nature inflammatoire du ramollissement ne paraît guère douteuse dans le cas que nous avons observé dans le service de M. Cullérier ; de plus il y a eu des accidents congestifs, peut-être même une déchirure vasculaire dont la trace se retrouverait à l'autopsie sous la forme d'un petit noyau jaune dans le corps strié. M. Cullérier, dans une communication orale, nous disait qu'il ne saurait décider si les accidents devaient être attribués au mercure ou à la syphilis. Nous ferons observer que le malade n'a pas pris le mercure en excès, que nous ne voyons rien, ni dans la marche, ni dans la nature des accidents, qui s'oppose à ce qu'on rapporte l'affection à la syphilis. Ce ne peut pas être davantage la période peu avancée de la syphilis à laquelle sont survenus les accidents, car si l'on en juge par les faits que nous possédons, ce serait au contraire celle où se développeraient le plus ordinairement les inflammations et les ramollissements des centres nerveux, indépendants d'un dépôt plastique (3).

Le temps écoulé entre l'accident primitif et les symptômes apoplectiformes a peut-être encore été plus court dans l'observation intéressante que nous devons à l'obligeance de M. le docteur Féron. C'est encore là, pensons-nous, un de ces faits de ramollissement cérébral que peut déterminer la syphilis dans sa période secondaire. Il s'agit en effet d'un jeune homme de 24 ans, de robuste constitution qui contracta une blennorrhagie en octobre 1855 ; trois semaines après on constate l'existence d'un

(1) Obs. 111. — (2) V. *Arch. gén. de méd.* 1836, t. X, p. 252. — (3) Obs. 112.

chancre et bientôt apparaît une roséole. Ces accidents disparaissent au bout de deux mois sous l'influence du proto-iodure
de mercure, mais le malade conserve une céphalée, qui, du
reste, ne l'empêche pas de se livrer à des excès de boisson. A
quelque temps de là survient une attaque subite de congestion
cérébrale; des étourdissements, mais pas de paralysie; en
mars 1858, seconde attaque avec hémiplégie. M. Ricord, qui voit
le malade, attribue à cet accident une origine syphilitique et institue en conséquence un traitement par l'iodure de potassium;
une amélioration rapide survient dans l'état du membre inférieur sous l'influence de ce traitement, mais le membre supérieur
reste paralysé et contracturé. Le malade reprend néanmoins son
genre de vie habituel et cesse tout traitement. Au mois d'août,
troisième attaque d'hémiplégie, accompagnée cette fois de troubles intellectuels très-prononcés, et en tout analogues à ceux
qui caractérisent le ramollissement cérébral ordinaire. Dans les
derniers jours de janvier 1859, seulement, s'établit un écoulement
séro-purulent par l'oreille, et en février le malade entre à la Maison de santé où il est l'objet d'une consultation entre MM. Rostan, Ricord et Vigla, et où il succombe au bout de dix-sept jours
environ.

Nous n'essayerons pas de contester l'opinion des maîtres que
nous venons de nommer; nous pensons comme eux que l'hémiplégie tenait à une lésion développée sous l'influence du virus
syphilitique. L'âge du malade, ses antécédents, l'amélioration
survenue pendant l'administration de l'iodure de potassium,
nous dirons plus, la série de symptômes qu'il a présentés, leur
récidive peu de temps après la cessation de la médication spécifique, nous paraissent autant de motifs pour admettre la nature
syphilitique de l'affection. Quant à la lésion qui l'a produite nous
regrettons de ne pas être entièrement de l'avis de M. Rostan, si
habile et si expérimenté dans ce genre de diagnostic, mais nous
ne saurions considérer comme le résultat d'une lésion osseuse le
ramollissement qui très-probablement existait dans ce cas, parce
que, d'une part, nous voyons cette altération osseuse ne se
manifester que longtemps après le début de l'hémiplégie, et que,
d'autre part, la succession et la nature des symptômes présentés

par le malade nous indiquent une lésion portant primitivement
sur le cerveau en donnant lieu tout d'abord à deux attaques de
congestion cérébrale. L'apparition subite des accidents n'a rien
qui doive faire nier le ramollissement dans ce cas. Nous eussions
été plus disposés à nous associer à la première idée de M. Ricord et à admettre avec lui une apoplexie syphilitique, si les autopsies que nous avons analysées ne nous avaient pas démontré la plus grande fréquence relative du ramollissement dans
des cas qui, par la symptomatologie, la marche et l'âge de la maladie, par toutes les circonstances enfin qui peuvent éclairer un
diagnostic différentiel aussi délicat, se rapprochaient complète-
ment de celui que nous discutons ici. La nature syphilitique de
la lésion osseuse ne paraît pas contestable, mais, avec M. Ricord,
nous la considérons comme une manifestation nouvelle, qui est
venue aggraver l'état du malade et hâter la terminaison de la
lésion cérébrale, laquelle l'a manifestement précédée. Comme
dans ce cas la paralysie n'a porté sur aucun des nerfs qui traver-
sent le rocher, nous croyons que la lésion osseuse a dû être de
peu d'étendue (1).

Nous arrivons maintenant à l'observation détaillée d'un malade du service de M. Ricord ; cette observation nous a été communiquée par M. Dufour. Nous ne possédons aucun détail sur le
mode d'invasion des accidents cérébraux dans ce cas; nous ne
pouvons donc nous prononcer quant à l'origine du ramollissement. Quoi qu'il en soit, c'est à un ramollissement cérébral que
le malade a succombé alors qu'il était sous le coup de la diathèse syphilitique. Les minutieux détails que contient cette observation, les réflexions judicieuses que M. Dufour y a intercalées
seront lus avec intérêt ; on y verra combien les hommes les plus
compétents sont souvent embarrassés quand il s'agit de poser,
dans des cas de ce genre, le diagnostic précis de la lésion (2).

C'est ce qu'a très-bien exprimé M. Schützenberger dans une
communication sur la syphilis cérébrale, faite à la Société de
médecine de Strasbourg (3). « Quand un organe est profondément situé, et que l'investigation clinique ne peut l'atteindre di-

(1) Obs. 113. — (2) Obs. 114.
(3) *Mém. de la Soc. méd. de Strasbourg*, t. I, p. 1.

rectement, ses maladies ne se révèlent que par des troubles fonctionnels plus ou moins graves. Or, la série des symptômes fonctionnels est à peu près la même pour toutes les affections d'un organe, et quand le diagnostic est réduit à cette seule donnée, la solution de cet important problème pratique offre d'incontestables difficultés. Sans doute le mode de développement, la succession, l'enchaînement des lésions fonctionnelles impriment souvent à l'ensemble symptomatique une physionomie caractéristique et conduisent à un diagnostic assez précis de telle ou telle affection ; mais dans ces circonstances, l'expérience la plus consommée n'aboutit souvent qu'à des probabilités, et n'évite pas toujours l'erreur. Quel est le praticien qui n'a pas hésité, dans son diagnostic, en face de ces lésions de l'intelligence, de la motilité et de la sensibilité appartenant à toutes les affections du cerveau ? Si la congestion, l'hémorrhagie, le ramollissement, la méningite aiguë ont une physionomie symptomatique assez tranchée, les affections chroniques, certaines névroses, des tumeurs fibreuses de la dure-mère, le tubercule, le cancer, la méningite chronique ne donnent-ils pas lieu à des perturbations fonctionnelles fort analogues ? Combien de fois n'est-on pas réduit à admettre une encéphalopathie sur la nature de laquelle on ne peut hasarder que des doutes ! »

Malgré l'avis contraire émis par M. Teissier (de Lyon), nous croyons devoir considérer, dans l'observation de M. Gubian, les accidents cérébraux comme symptomatiques du ramollissement cérébral constaté à l'autopsie. Sans doute ce ramollissement n'était pas aussi prononcé que chez le malade de M. Dufour ; mais est-il besoin de désorganisations aussi profondes pour produire des désordres, et ne sait-on pas que, dans un organe aussi délicat, aussi important dans ses fonctions que certaines portions des centres nerveux, une lésion, même légère en apparence, peut produire des désordres nombreux et souvent mortels ? Nous voudrions pouvoir reproduire toute la discussion que l'observation de M. Gubian a provoquée au sein de la Société de médecine de Lyon (1), mais nous devons nous borner à constater que

____

(1) *Gaz. méd. de Lyon.* 1858, n° 16.

là comme ailleurs : *tot capita, tot sensus.* Les lésions syphilitiques de la substance cérébrale ont été niées péremptoirement
par M. Gromier, admises avec peine par M. Rambaud ; M. Teissier, comparant les effets du virus syphilitique à ceux du plomb,
croit aux affections nerveuses syphilitiques sans lésions d'organes, tandis que MM. Rambaud, Diday, Rollet n'admettent que
des lésions nerveuses syphilitiques laissant après elles des traces
palpables. Enfin M. Gubian a accompagné cette observation de
quelques remarques diagnostiques qui confirment ce que nous
avons déjà dit de la difficulté du diagnostic différentiel des affections cérébrales. Il dit entre autres : « Il est généralement admis
que des symptômes bien tranchés caractérisent le ramollissement et le différencient de l'hémorrhagie cérébrale... Récamier
et M. Trousseau admettent que la *dissonance* dans les symptômes, c'est-à-dire la paralysie du mouvement seul avec intégrité
de l'intelligence, des sens et de la sensibilité, atteste le ramollissement, tandis que la *consonnance* donne le droit d'admettre
l'apoplexie. Quant au ramollissement aigu, il est difficile à reconnaître au début (1). »

Deux atteintes de maladie vénérienne antérieures, symptômes
nerveux nombreux et variés, caractère nocturne des douleurs,
telles sont les circonstances qui nous font admettre la probabilité
d'une cause syphilitique dans l'observation de Lallemand que nous
plaçons ici (2). Il n'est pas question de tubercules pulmonaires, et
l'on rencontre à l'autopsie des tubercules granuleux dans un ramollissement cérébral. Ces termes sont malheureusement trop
peu précis pour qu'on puisse préjuger la nature de ces productions, mais nous verrons bientôt combien les épanchements
plastiques sont fréquents dans la syphilis du système nerveux.
Cette observation forme la transition la plus naturelle entre les
ramollissements que nous étudions en ce moment et la forme
exsudative dont nous allons parler ; mais avant d'aborder ce
nouveau sujet, disons un mot des troubles de la vue qui se
rapportent à la forme inflammatoire de la syphilis ; nous rangeons ici la rétinite et la choroïdite congestive de nature syphilitique.

(1) Obs. 115. — (2) Obs. 116.

VII. *Rétinite.*—Au dire de M. de Graefe, de Wade et de quelques autres observateurs, la syphilis est capable de produire des inflammations rétiniennes ; cette opinion n'est pas généralement admise, et nous avons vu que M. Follin pense que la choroïde est le plus souvent altérée ; cette membrane, riche en vaisseaux, nous paraît, en effet, plus prédisposée à subir l'influence du virus, si nous en jugeons par analogie de ce qui se passe dans d'autres organes.

Nous possédons cependant deux observations de rétinite syphilitique. La première (1), très-incomplète, a été publiée par M. Wade dans un journal étranger et reproduite dans la *Gazette des Hôpitaux.* La seconde, toute récente, qui signale les résultats de l'examen ophthalmoscopique, nous a été communiquée par M. Metaxas et fera partie de sa thèse encore inédite. La lésion consiste en une simple congestion inflammatoire de la rétine, sans aucune exsudation ; sa nature syphilitique ne saurait être mise en suspicion (2).

VIII. *Choroïdite.* — Lorsque la syphilis porte son action sur la choroïde, nous avons déjà dit que le plus souvent elle y produit des exsudats ; il est cependant des cas rares où elle donne naissance à des choroïdites congestives ; c'est ce que prouve l'observation que nous empruntons à la thèse de M. Schultze (3). Quant à la choroïdite exsudative, nous en parlerons en temps et lieu.

OBSERVATIONS.

Observation 104. — *Syphilis secondaire ; ictère, encéphalite, mort.* Séraphine H..., petite naine âgée de 21 ans, contrefaite, rachitique, est devenue enceinte, il y a deux ans, à la suite d'un viol. L'accouchement fut laborieux, mais le forceps amena un enfant vivant et bien conformé, qui mourut six semaines après. Pendant l'accouchement je constatai sur les grandes lèvres de nombreuses pustules plates ; j'ignore si depuis lors la malade subit quelque traitement antisyphilitique.

Il y a trois semaines, elle se réveilla un matin avec un ictère des plus intenses, survenu sans cause connue, et fut traitée par des commères. Le 13 novembre 1855, elle est prise subitement de convulsions violentes avec perte de connaissance et tous les signes d'une encéphalite aiguë. Le calomel à hautes doses, les sinapismes aux

---

(1) Obs. 117. — (2) Obs. 118. — (3) Obs. 119.

extrémités, les émissions sanguines n'amenant aucun résultat, la malade entre le 15 à l'hôpital de Sainte-Marie aux Mines; je continuai sans plus de succès une médication énergique, et la malade expira le 17 à cinq heures du matin, sans avoir repris connaissance. *Autopsie.* Les parents s'opposèrent à l'ouverture du crâne. Le foie offre un très-petit volume; son tissu est décoloré, ratatiné, comme condensé, parsemé de noyaux granuleux d'une coloration jaune-safran toute spéciale, ressemblant à des dépôts de sable très-fin. On retrouve aux grandes lèvres et au pourtour de l'anus des pustules plates assez volumineuses. (L. Gros, *Observation inédite.*)

OBSERVATION 105. — *Encéphalite.* Fille de 23 ans, arrivée rapidement à la cachexie syphilitique, accuse une grande faiblesse dans les jambes. A peine a-t-on commencé un traitement par l'iodure de potassium, que surviennent des convulsions suivies d'hémiphlégie gauche avec conservation de l'intelligence. Malgré un traitement énergique, la malade succombe au bout de six semaines. *Autopsie.* Cerveau dur, sablé, substance grise exagérée, infiltrée d'une sérosité séro-sanguinolente en quelques points. Dans la couche optique droite, foyer contenant une matière purulente, pouvant loger un haricot, non tapissé de membrane de nouvelle formation et ne contenant pas de caillot; à l'entour la substance cérébrale est comme usée, déchirée et légèrement infiltrée. (FAURÈS, *Comptes rendus de la Soc. de méd. de Toulouse*, 1853-54, p. 29.)

OBSERVATION 106. — *Méningite.* Boucheron, 30 ans, entre à l'hôpital du Midi le 18 mai 1854. A eu, en octobre 1853, des végétations. Le 23 avril 1854, il ressent des douleurs de tête intenses, qui se localisent au front; sensibilité à la lumière et au bruit, insomnie absolue. Le 18 mai, on constate en outre un chancre induré, une adénite cervicale et inguinale, de la fièvre, et des douleurs vives dans la tête; le 21, survient du délire. Un traitement antiphlogistique, joint au traitement mercuriel, amène la guérison en dix jours. On continue le traitement mercuriel. (VIDAL DE CASSIS, *loc. cit.*, p. 506.)

OBSERVATION 107.— *Méningite.* M..., 26 ans, a eu, il y a un an, une ulcération syphilitique à la gorge et une iritis syphilitique double, accidents traités sans assez de suite. Quelques mois après, divagations, incohérence des idées avec tendance au suicide, symptômes qui cèdent à l'iodure de potassium; peu de temps après, atteinte subite d'hémiplégie droite avec troubles intellectuels. D'après ces antécédents et la marche lente des accidents cérébraux, je pensai qu'il s'agissait d'une méningite syphilitique avec concrétions ; je fis pratiquer une saignée, raser la tête, y appliquer un vésicatoire, et j'employai le tartre stibié, puis le mercure. La maladie disparut rapidement et toutes les fonctions se rétablirent d'une manière parfaite. (READ, *loc. cit.*)

OBSERVATION 108. — J. T..., 40 ans, avait déjà pris l'iodure de potassium pour des accidents syphilitiques tertiaires, lorsqu'il eut une attaque subite de convulsions suivie de perte de connaissance, sans paralysie consécutive. Il reprit l'iodure de potassium. Trois mois plus tard, céphalée, insomnie, teint pâle, cachectique, insuccès de l'iodure de potassium ; guérison incomplète par le mercure. Six semaines plus tard somnolence, perte de l'intelligence, paralysie des sphincters. Traitement mercuriel avec plein succès. (READ, *loc. cit.*)

OBSERVATION 109. — Femme H., 31 ans ; entrée à l'hôpital Lariboisière dans les premiers jours d'octobre 1857. En 1844, chancres aux lèvres et végétations aux parties génitales. Six mois après, enceinte de six semaines, elle entra à Lourcine, service de M. Chassaignac, où elle passa trois mois. Elle accoucha à terme d'un enfant qui mourut à l'âge de deux mois. Au mois d'octobre 1855, violentes douleurs de tête, revenant surtout la nuit. Syphilide papuleuse. Alopécie. Un an plus tard, laryngite avec aphonie. Au mois de mars 1857, à la suite de fatigues, paralysie du muscle droit externe gauche, avec strabisme, diplopie, dilatation de la pupille. Le membre supérieur gauche fut également paralysé. Au mois de juin, elle s'aperçut que ses jambes fléchissaient, et de temps en temps elle était prise d'un délire de courte durée. Légère surdité. Le 15 septembre, elle tombe sans connaissance dans la rue. Après avoir passé huit jours dans un état comateux, elle fut prise de vomissements, avec hoquet fréquent, de délire, et fut conduite, dans les premiers jours d'octobre 1857, à l'hôpital Lariboisière.

A son entrée on constate un affaiblissement considérable de l'intelligence. L'état d'assoupissement dans lequel elle est plongée alterne avec de l'agitation et du délire. Vomissements verdâtres fréquents ; hoquets. Pas de paralysie, ni des membres, ni de la face ; néanmoins on remarque un léger strabisme avec chute incomplète de la paupière gauche, et un peu d'affaiblissement de la vue de ce côté. (Ventouses scarifiées à la nuque. Vésicatoire à la nuque, puis aux cuisses. Calomel ; huile de ricin.)

Le 19 octobre, iodure de potassium à la dose de 50 centigr. par jour, puis de 1 gramme. Après cinq jours, amélioration notable. Les vomissements cessent; au délire succède un sommeil tranquille. La physionomie est meilleure ; mais le strabisme persiste encore. Le 25, l'intelligence revient ; elle commence à voir mieux de l'œil gauche, mais la diplopie persiste quand la malade regarde fortement à gauche. Le 28, la surdité a disparu. La vue, surtout à gauche, est encore faible. Les jambes ont repris assez de force pour permettre à la malade de marcher. Le 5 novembre, la marche est facile et l'appétit excellent. Elle sort le 21 novembre 1857, présentant encore un peu de diplopie et de faiblesse de la vue à gauche, et ayant depuis huit jours un léger écoulement par l'oreille. On lui ordonne de continuer l'usage de l'iodure de potassium. Elle revient plusieurs fois à la consultation dans le courant de l'année 1858. Nous l'avons vue nous-mêmes le 11 février 1859, la guérison est complète.

Cette femme a pris l'iodure de potassium pendant plus d'une année. (*Observation inédite communiquée par M. le docteur* HÉRARD.)

OBSERVATION 110. — *Myélite.* Un malade entre à l'Antiquaille le 15 novembre 1850, pour une syphilide pustuleuse et une céphalalgie opiniâtre. On administre le proto-iodure de mercure et l'iodure de potassium qui ne produisent aucun mieux. Le 19 décembre, quelques jours après la cessation du traitement, on peut observer tous les signes d'une myélite ; plusieurs traitements sont essayés sans résultat ; l'iodure de potassium, administré pendant cinq mois et demi jusqu'à la dose de 6 gr. par jour, guérit radicalement la paralysie. (ROLET, *Gaz. méd. de Lyon*, 1858, p. 349.)

OBSERVATION 111. — *Ramollissement cérébral.* Signol, matelot, 22 ans, a eu des symptômes de syphilis primitive qui furent traités par le mercure en très-grande quantité. Des pustules cutanées, une alopécie partielle firent administrer l'iode et l'iodure de potássium; bientôt après, orchite double, ophthalmorrhée combattues par le perchlorure d'or; enfin, accès épileptiformes avec contracture des membres, suivis d'hémiplégie droite, de perte de la parole, de surdité, de gêne dans la déglutition et dans la respiration ; prostration, mort. *Autopsie* : Épanchement dans l'arachnoïde, ramollissement du corps strié gauche et de toute la face inférieure du lobe cérébral antérieur gauche; densité exagérée de la moelle épinière. Des analyses chimiques firent constater d'une manière non douteuse la présence du mercure à l'état de chlorure dans la substance cérébrospinale, neuf mois après la cessation de son emploi. (REYNAUD, de Toulon. *Arch. gén. de méd.*)

OBSERVATION 112. — *Syphilis antécédente. Attaques épileptiformes;
apoplexie, hémiplégie, troubles de l'intelligence, céphalée nocturne,
coma mort. Foyer apoplectique dans le corps strié; ramollissement cérébral.* Launay, âgé de 21 ans, garçon limonadier, entre à l'hôpital du
Midi (service de M. Cullérier), le 9 août 1858; lymphatique, de faible
constitution, dit n'avoir jamais eu de rhumatisme; il y a trois ans,
il eut une fièvre typhoïde, et resta cinq semaines à l'hôpital d'Angers;
quelque temps auparavant il avait eu, dit-il, quelques accès convulsifs
avec perte de connaissance, qui ne se sont plus reproduits depuis la
fièvre typhoïde; mais l'état actuel de l'intelligence chez ce malade ne
permet pas d'ajouter une foi entière aux renseignements qu'il donne.
En juillet 1857, il contracte un chancre, et entre le 20 juillet au Midi,
d'où il sort vers la fin de l'année, après avoir eu successivement
une roséole et un impétigo, et avoir été soumis à un traitement
mercuriel.

Il rentre à l'hôpital du Midi, le 9 août 1858. Quelques jours plus
tard, il est pris d'hémiplégie gauche avec paralysie faciale du même
côté et diplopie. Il était tombé de son lit comme une masse inerte,
et c'est l'infirmier qui, en voulant le déplacer dans son lit, constata
la paralysie. Le malade, en effet, ne peut remuer la main gauche,
dont les doigts restent fléchis; la paralysie de la jambe n'est pas aussi
complète; la sensibilité paraît diminuée dans les parties paralysées.
On constate de plus l'existence d'une ulcération sur le prépuce, de
ganglions inguinaux engorgés et d'une éruption spécifique de forme
tuberculeuse. Ce malade, autrefois vif et assez intelligent, est triste
et sombre depuis sa rentrée; il pleure chaque fois qu'on lui parle,
et paraît fatigué par les questions. Cinq ou six jours avant sa chute,
il avait éprouvé des maux de tête intenses et accusait, de plus, des
douleurs vagues dans les membres. Avant le début de la paralysie,
le malade éprouvait déjà des fourmillements dans les membres, des
tremblements dans la jambe gauche, qui le forçaient à s'arrêter
brusquement; la sensibilité paraissait aussi un peu émoussée; depuis un mois déjà le malade éprouvait fréquemment des étourdissements et des vertiges.

Lors de notre examen, à peu près quinze jours après le début de
la paralysie, le regard est fixe, la physionomie hébétée. Couché
sur le dos, le malade paraît indifférent à tout ce qui se passe autour
de lui, répond avec lenteur aux questions qu'on lui adresse; il a cependant encore assez de mémoire pour raconter en partie son histoire, tout en se contredisant quelquefois. Il accuse des douleurs de
tête siégeant principalement à l'occiput, s'exaspérant la nuit; parfois

des picotements douloureux dans la région malaire, des élancements dans les membres paralysés, principalement au niveau des articulations. Toutes ces sensations douloureuses augmentent vers sept ou huit heures du soir, pour diminuer vers trois ou quatre heures du matin. La pression sur la fesse gauche le fait souffrir jusque dans les orteils. Rien de semblable n'existe dans le côté droit du corps. Les membres sont en outre le siége de contractions involontaires. Outre le traitement spécifique, on applique un séton, et la diplopie disparaît assez rapidement, l'intelligence se réveille aussi notablement; mais la paralysie et les spasmes persistent. La fièvre s'allume; on la combat inutilement par des sangsues et des purgatifs; on fait pratiquer des frictions mercurielles. La respiration devient stertoreuse, la somnolence est continuelle, le malade ne répond plus aux questions et la mort survient au bout de quelques jours. *Autopsie* (1). Rien d'anormal dans les organes thoraciques et abdominaux. Ramollissement de presque tout l'hémisphère droit du cerveau, plus prononcé dans le lobe antérieur; dans une étendue de trois centimètres environ, ce ramollissement a une couleur lie de vin, la substance cérébrale est complétement désorganisée par places. En enlevant avec précaution ce lobe ramolli et en pénétrant dans le ventricule latéral, on y trouve un noyau apoplectique de coloration jaunâtre remontant sans doute à une date déjà ancienne, s'étendant au corps strié; le plexus choroïde du ventricule est fortement injecté. Le lobe gauche est normal, sauf une légère injection générale de la substance cérébrale et des enveloppes. Rien dans les autres parties des centres nerveux. (LANCEREAUX, *Observation inédite.*)

OBSERVATION 113. — *Syphilis antécédente. Congestion cérébrale, céphalée, deux attaques d'hémiplégie, iodure de potassium, guérison. Troisième attaque, troubles de l'intelligence, carie du rocher, mort.* M. X..., 24 ans, de Sens, employé, demeurant à Paris. Ce jeune homme était d'une robuste constitution; poitrine large, bien musclé, bonne santé habituelle; sujet presque tous les printemps à des hémorrhagies nasales; celles-ci manquèrent l'année où l'affection débuta.

Au mois d'octobre 1857, il contracte une blennorrhagie avec balanoposthite, phimosis, accidents qui le font aller trouver M. Ricord; ce n'est que trois semaines seulement après le début, qu'en découvrant le gland, on peut constater, sur le prépuce plusieurs chancres peu

(1) Les résultats nécroscopiques nous ont été communiqués par M. Témoin, interne du service.

étendus en surface ; à cette époque paraît une roséole qui dure huit jours, et en même temps qu'elle, des douleurs de tête obtuses; le proto-iodure de mercure est administré. Au bout de deux mois les accidents disparaissent, à l'exception de la céphalée; du reste, pendant cette période, le malade mène une existence des moins régulières, sort, boit de l'absinthe en excès, veille et court de tous côtés. Il paraîtrait que, vers cette époque, à la suite d'un excès plus violent, il aurait eu une attaque de congestion cérébrale, qu'il serait tombé sous l'influence d'un étourdissement, mais se serait remis au bout de quelques heures, sans paralysie. Sorti de l'hôpital du Midi après deux mois, il néglige de suivre son traitement. Au mois de mars 1858, attaque subite d'hémiplégie, avec perte de connaissance; l'hémiplégie porte sur le côté gauche. On le transporte chez M. Ricord, qui, en raison de la céphalée, qui n'a pas cessé depuis sa sortie de l'hôpital, ainsi que des accidents d'infection syphilitique, le soumet à un traitement par l'iodure de potassium pris à la dose de 2 grammes à 2 grammes 1/2. Les accidents s'amendent sous l'influence de cette médication; les mouvements reviennent dans le membre inférieur, qui reprend ses fonctions, le malade marche, se promène, en traînant seulement un peu la jambe; mais le membre supérieur gauche reste contracturé; du reste, pas de convulsions isolées, ni par attaques, à aucune époque. La face reste un peu déviée, la sensibilité n'avait pas été atteinte. Quittant M. Ricord pour retourner à Sens, le jeune homme, loin de suivre un traitement régulier, se faisait administrer des vomitifs répétés par un médecin du pays. C'est le jour de l'administration d'un de ces vomitifs qu'il est frappé, au mois d'avril 1858, d'une autre attaque d'hémiplégie du même côté; dès lors, les accidents deviennent continus et s'accroissent progressivement; l'intelligence s'altère gravement; le malade rit et pleure sans sujet, refuse par moments de répondre, ou de se soumettre à l'examen ; dans d'autres instants, il a conscience de son état, souhaite vivement sa guérison, répond avec lucidité, mais brièvement; il marche encore, mais en traînant la jambe. La céphalalgie occupe alors le côté droit de la tête; elle est intense, permanente; la figure grimace souvent, sans doute sous l'impression de ces douleurs; il n'y a pas de mouvement fébrile, ni de diarrhée. Chez M. Ricord, où on l'a ramené, les douleurs dans le côté droit de la tête prennent un caractère et une intensité terribles, arrachant au jeune homme des plaintes, des cris ; elles augmentent par la pression, occupent la région temporo-pariétale, et dix jours environ après cette recrudescence subite, dans les derniers jours de janvier 1859, il se déclare par le conduit auditif, du côté droit, un écoulement de liquide, d'abord séreux, empesant le linge, et qui, dès le soir du jour où il apparut, prit le caractère du pus; celui-ci s'écoule en grande quantité, remplit le canal auditif, qu'on est obligé presqu'à tout instant d'éponger, d'injecter avec une solution étendue de teinture d'iode. Une circonstance à noter, c'est que la membrane du tympan ne paraît point détruite, car, en faisant fermer la bouche du malade, puis en le faisant souffler en pinçant le nez, il ne sort aucune bulle d'air par le conduit auditif, ni une quantité plus grande de liquide purulent : mais peut-être faut-il l'attribuer à un engorgement de la trompe d'Eustache.

C'est dans cet état qu'on amène le malade, en février 1859, à la Maison municipale de santé, dans le service de M. Vigla. Il présente les symptômes suivants : paralysie du membre supérieur avec contracture qu'on peut vaincre sans trop de difficulté ; la sensibilité y persiste et même paraît exagérée ; le membre abdominal est paralysé du mouvement, mais non contracturé ; le malade se couche, tantôt sur un côté, tantôt sur l'autre ; pas de strabisme ; écoulement abondant de pus crémeux par l'oreille droite ; grimacement de la face à chaque instant ; celle-ci est déviée à droite, surtout quand le sujet parle ; réponses brèves, mais justes, quand le médecin l'interroge ; il reconnaît bien ses parents et ses amis. État d'assoupissement, alternant avec de l'agitation ; celle-ci augmente le soir, continue la nuit ; le malade ne repose guère que dans le jour, pendant quelques heures ; continuellement absorbé, rires et pleurs, divagation par moments ; langue naturelle. Au bout de quelques jours, MM. Vigla, Rostan et Ricord sont appelés en consultation. Voici leurs opinions :

Pour M. Rostan, les accidents cérébraux, l'écoulement du pus doivent être considérés comme des effets de la syphilis ; selon lui, l'écoulement purulent de l'oreille vient d'une carie syphilitique, qu'il croit siéger dans les cellules mastoïdiennes ; l'altération osseuse serait primitive. C'est elle qui aurait déterminé les accidents cérébraux qui ont frappé le malade, en provoquant, par contiguïté, l'altération des méninges, puis un travail local de ramollissement de la substance cérébrale ; le liquide, d'abord séreux, qui s'est fait jour, au début, par l'oreille, serait analogue à celui qui s'écoule dans certaines fractures du rocher. Ainsi, travail de carie, précédant les symptômes d'hémiplégie, les déterminant, et se faisant à une époque bien éloignée jour au dehors.

M. Ricord serait porté à croire qu'il y a eu des foyers d'épanchement sanguin, qu'il y a carie de nature syphilitique, et que l'influence de cette diathèse a dû frapper le cerveau et déterminer les symp-

tômes observés ; il croit en effet, qu'il existe une paralysie syphilitique à forme apoplectique, et que l'on a tort de croire que les paralysies qu'on peut rattacher à la syphilis surviennent toujours à pas
lents ; il finit par se ranger à l'opinion de M. Rostan qui n'admet pas
de foyer sanguin. Tous deux veulent que l'on administre l'iodure de
potassium, qui, antérieurement avait amené la disparition presque
complète de la céphalée et de la paralysie ; il considère le malade
comme étant dans un état désespéré.

M. Vigla pense que la compression exercée par le pus a dû agir
pour augmenter les accidents cérébraux, et qu'il y aurait peut-
être lieu à appliquer une couronne de trépan, pour évacuer le liquide. M. Ricord combat cette idée et affirme que ce serait avancer
la fin du malade.

Celui-ci, les jours suivants, éprouve une amélioration trompeuse,
qui se traduit par des réponses moins brèves, quelques interrogations,
une soumission plus raisonnée aux soins qu'on lui prescrit, et par la
disparition progressive de l'écoulement du pus, disparition qui devient complète au bout de quelques jours. Mais l'amélioration éprouvée par le malade n'était que passagère ; quelques jours seulement
après l'administration de l'iodure de potassium, la fièvre s'allume le
soir, l'agitation règne toute la nuit, ne laissant dans le jour, que
quelques heures de répit ; la respiration, la veille de la mort, devient
stertoreuse, le malade tombe dans le coma, ne répond plus que par
quelques grognements, ne présente pas, du reste, de mouvements convulsifs, et s'éteint dans la nuit du 16 février 1859, à 11 heures du
soir. Les parents du malade s'opposent d'une manière absolue à
l'autopsie. (*Observation inédite, communiquée par M. Féron.*)

OBSERVATION 114. — *Syphilis antécédente, céphalée, troubles intellectuels, paralysie générale, contracture des membres supérieurs, coma,
convulsions, mort. Ramollissement cérébral.* Loustanot, âgé de 24 ans,
ferblantier, entre le 8 mars 1855 à l'hôpital du Midi, dans le service
de M. Ricord. Il a eu au mois d'août 1854 une première chaudepisse
qui ne fut pas traitée et dura cinq mois. Le 1er janvier 1855 tout
écoulement avait cessé, le gland et le prépuce étaient parfaitement
sains. Depuis cette époque il eut plusieurs rapports sexuels dont le
dernier remonte a un mois ; huit jours après il s'aperçut d'un écoulement entre le gland et le prépuce, et aujourd'hui nous constatons
une balano-posthite exulcéreuse intense avec phimosis accidentel
incomplet ; tout autour du gland on sent des indurations, de plus il
existe une lymphangite dorsale et un engorgement ganglionnaire

indolent très-considérable dans l'aine droite; il n'y a du reste pas de trace d'exanthème à la peau et pas d'engorgement des ganglions cervicaux (pilules mercurielles, injections au nitrate d'argent). Le 20 mars, le malade pouvant découvrir le gland, on constate positivement un chancre induré du reflet du prépuce à droite. Le malade prend pendant quinze jours 4 pilules, et sort le 11 avril sans avoir présenté de manifestation secondaire, mais ayant encore de l'induration à la place de son chancre.

Le 15 juillet, le malade rentre à l'hôpital; n'ayant pas continué son traitement, il présente des marbrures équivoques sur le tronc, d'énormes ganglions cervicaux, de la calvitie syphilitique et une éruption pustuleuse superficielle du cuir chevelu et de la peau du front. Cette éruption dure depuis un mois ou six semaines; on en voit aujourd'hui les macules de terminaison formant une superbe *corona veneris*; plaques acnéiformes au menton, offrant, comme le front une teinte cuivrée; rien à l'anus ni à la gorge, céphalée nocturne intense, surtout péri-orbitaire, troublant même, au dire du malade, le jeu ordinaire de la vision. L'induration du chancre persiste encore ainsi que l'adénopathie; on voit sur le prépuce deux petites ulcérations secondaires et des végétations naissantes, fruit de l'ancienne balano-posthite; papules granulées des ailes du nez. (Reprendre le traitement mercuriel; 3 gr. de tartrate ferrique.) Le 12 août, le malade, qui a continué son traitement jusqu'à ce jour, demande à sortir, quoique non complétement guéri.

Le 16 août, le malade revient à la consultation de l'hôpital dans un état d'imbécillité remarquable, avec embarras dans la parole et affaiblissement général des fonctions musculaires. Il se tient raide et légèrement incliné sur le côté droit, le bras droit immobile et étendu le long du corps, comme affecté d'une hémiplégie incomplète; cependant, lorsqu'il essaie de remuer son bras, on voit qu'il n'est pas affecté de résolution, mais au contraire d'une sorte de contracture. Le malade parle à peine et demande à rentrer à l'hôpital. Lors de sa sortie du 12 août, nous n'avions remarqué aucun désordre dans l'innervation, mais seulement une intelligence paresseuse et peu développée, qui peut-être n'était déjà qu'un prodrome. L'état où il se trouvait le 16 était si singulier, que je me demandai s'il ne lui était pas arrivé quelque accident pendant les fêtes publiques du 14 et 15 août; je soupçonnai aussi des abus alcooliques, et les autres malades de la consultation le prenaient pour un homme ivre; cependant il ne sentait pas le vin. Le soir, j'apprends que depuis son entrée il ne fait que sommeiller; je le laissai tranquille, pensant que le lendemain, s'il s'agissait d'ivresse, les fumées du vin seraient dissipées.

Le 17, l'état est le même que la veille : hébétude générale, sorte de crainte à notre approche; interrogé sur ce qui lui était arrivé depuis sa sortie, il répond à peine quelques mots très-confus, et affirme n'avoir pas souffert de la faim. Examiné au lit, il ne paraît pas y avoir de différence d'innervation entre les deux côtés du corps, mais seulement de la raideur et une lenteur générale dans tous les mouvements ; pouls et respiration calmes. L'existence de ces symptômes me fit supposer un ramollissement cérébral au début, malgré le jeune âge du sujet, et, en l'absence de M. Ricord, je prescrivis une saignée, de l'eau de Sedlitz, un lavement purgatif et la diète.

Le 18, M. Ricord, après avoir examiné le malade et avoir été mis au fait des antécédents, pensa que nous pourrions bien avoir affaire à des accidents syphilitiques de la base du crâne, avec retentissement encéphalique par voisinage. On se rappela alors que le malade avait accusé des douleurs périorbitaires, de l'embarras dans la vision, surtout de l'œil droit, et ceci vint en quelque sorte confirmer le diagnostic. On demanda au malade s'il ne voyait pas double, mais ses réponses, pour moi du moins, n'étaient pas concluantes; il semblait incapable de saisir ces différences et répondait tantôt oui, tantôt non, comme étant sous la pression de la dernière question qu'on lui adressait. Il marchait toujours en chancelant; il avait le corps incliné, non plus à droite, mais à gauche.

Quoique des accidents syphilitiques de la base du crâne fussent à la rigueur possibles à une époque aussi peu éloignée de l'infection primitive (janvier 1855), cela indiquerait néanmoins une bien grande précocité chez le malade, surtout après un traitement mercuriel continué pendant un grand mois. D'ailleurs, lors de sa sortie le 12 août, le malade ne nous avait rien offert d'assez saillant pour nous faire soupçonner quelque chose du côté du cerveau, et cependant le 16 il revient avec des symptômes d'encéphalopathie générale qui ne sauraient dépendre d'une cause locale comme un accident tertiaire de la base; il eut de plus fallu que cette cause prît naissance ou se fût développée en trois jours !... J'avoue donc, que malgré ma confiance habituelle dans la parole de M. Ricord, j'ajoutai peu de foi dans son diagnostic. M. Ricord institua un traitement en conséquence de son diagnostic. (Iodure de potassium, 3 gr. Vésicatoire sur le sinciput pansé avec onguent mercuriel et pommade épispastique; onctions mercurielles sur le rachis.)

Le 19, l'état est le même; dans la journée, le malade présente une contracture très-marquée du membre supérieur gauche ; cette contracture persiste, en diminuant peu à peu, jusqu'au 21 au matin et est remplacée par un affaiblissement musculaire très-marqué. Malgré le traitement, l'état ne s'améliore guère les jours suivants ; la locomotion paraît se rétablir un peu, mais les facultés intellectuelles restent toujours aussi affaiblies. Le 27 et le 28, contracture du bras droit avec aggravation de l'état cérébral, perte incomplète de connaissance, coma. Le 1er septembre, le malade peut se lever et se promener seul, mais sa démarche est encore très-chancelante. Pendant quelque temps cette amélioration semble se soutenir, puis de nouveau l'état s'aggrave ; le malade tombe à chaque pas et est obligé de reprendre le lit ; il est comme un paralytique général, pleurant, riant quand on lui parle, paraissant avoir peur des personnes qui l'approchent, l'œil fixe, la parole lente et embarrassée ; la défécation est paresseuse , et on est contraint de le purger plusieurs fois. Cet état persiste pendant tout le mois de septembre ; on applique plusieurs vésicatoires sur la tête et la nuque, on continue l'iodure de potassium ; les frictions mercurielles sur le rachis n'ont pas été faites avec grand soin.

Dans les premiers jours d'octobre on cesse la médication iodée pour laisser reposer le malade ; on la reprend au bout de peu de jours pour la continuer jusqu'au 28 octobre. Pendant tout le mois d'octobre il n'y eut aucun changement notable ; la faiblesse est extrême pendant la marche, le malade, quoique mangeant avec gloutonnerie, a un peu maigri. Depuis plusieurs jours il se plaignait d'insomnie, lorsque le 28 octobre, après le dîner, vers 6 heures du soir, il perd complétement connaissance ; quelques heures auparavant on avait déjà remarqué une déviation très-sensible de la bouche à gauche. Pendant la perte de connaissance, le pouls était calme, la face n'était pas animée. (30 sangsues derrière les oreilles, sinapismes.) L'attaque se dissipe dans la nuit et le lendemain matin le malade se lève dans un demi-délire et ne sachant où il va. A la visite nous le trouvons plongé dans un état de stupeur ; lorsqu'on lui parle ou qu'on veut l'examiner, il pleure. Le côté droit est en demi-résolution, mais paraît sensible ; la bouche est tirée à gauche. (Eau de Sedlitz, vésicatoires aux mollets.) On ne peut le faire boire dans la journée, il avale de travers ; le pouls et la respiration sont calmes. Le 30, l'eau de Sedlitz n'a pas été prise ; les symptômes sont à peu près les mêmes, moins la résolution du côté droit et la déviation de la bouche. Le malade urine bien. (Lavement purgatif, eau de Sedlitz.) Le 31, l'état ne s'est pas modifié, l'eau de Sedlitz n'a pu être prise, le malade avalant toujours de travers. On lui fait prendre l'eau de Sedlitz à la visite au moyen de la sonde introduite dans le nez, et d'une seringue. Par le même moyen on lui administre deux tasses de bouillon et un peu de tisane dans le courant du jour. Dans la nuit suivante il eut une selle très-abondante.

Le 1er novembre. Même état; le malade rejette par la bouche de nombreuses mucosités spumeuses, reste dans un état de stupeur complète, sans dire un mot et ne s'agite que lorsque, deux fois dans la journée, on lui passe la sonde dans le nez pour lui faire boire du bouillon et de la tisane; il fait alors de violents efforts avec la base de la langue et fait plier la sonde toutes les fois qu'on ne l'arme pas d'un mandrin. Le 2 au soir, la séance d'introduction de la sonde avait été très-laborieuse et je ne pus parvenir à injecter du bouillon qu'avec la sonde œsophagienne. Une heure après il tombe dans le coma, comme le 28 octobre, avec écume à la bouche, sans convulsions. Il n'en présenta du reste dans aucune de ses attaques, et les pupilles furent toujours normales. Toute la nuit se passa dans cet état, la respiration qui, aux premiers accès, était restée lente et sans bruit, devint peu à peu stertoreuse, une grande quantité de mucosités s'amassant dans les bronches, la trachée et la bouche. Le 3 au matin, le malade était agonisant, le pouls calme, mais la respiration toujours de plus en plus stertoreuse; les membres supérieurs étaient atteints de convulsions toniques, fortement étendus, rigides, et les avant-bras dans un état de pronation forcée. Le malade mourut dans la matinée.

Autopsie. Pas de lésion du foie, de la rate, des reins, des poumons, du cœur, ni de la vessie. Trachée et bronches vivement congestionnées; nous ne trouvons dans les voies aériennes aucune trace du bouillon qui y avait été injecté par fausse route de la sonde. L'arrière-gorge, l'entrée du larynx, la paroi postérieure du pharynx, ne présentent ni ecchymose ni déchirure; l'ouverture postérieure des fosses nasales n'est pas examinée. *Cerveau* en contact parfait avec la dure-mère; pas de liquide céphalorachidien sous l'arachnoïde viscérale; pie-mère de la concavité vivement congestionnée, mais lisse, sans aucune exsudation; circonvolutions légèrement aplaties. Le cerveau enlevé de la boîte crânienne et examiné avec soin ne nous montre qu'un ramollissement général, assez marqué, mais plus prononcé dans les parties blanches centrales, la voûte à trois piliers, le corps calleux, les parois ventriculaires latérales et la moelle allongée à sa partie antérieure. Un peu de sérosité sanguinolente dans les ventricules; piqueté général plus prononcé dans la substance grise,

qui est assez ramollie, et se détache en plusieurs points avec la pie-
mère des circonvolutions. Il n'existe nulle trace de tumeur à la
base du crâne. Cet os et la dure-mère des parois crâniennes paraissent parfaitement sains.

A la demande de M. Ricord, M. Personne, pharmacien en chef de
l'hôpital du Midi a analysé la moitié du cerveau et n'y a pas trouvé
le moindre atome de mercure. (*Observ. inéd. communiquée par*
M. Dufour.)

Observation 115. — *Ramollissement cérébral.* J. P., 22 ans, teinturier, entre à la Clinique médicale le 17 avril 1858. Chancre en
mars 1856, dont l'induration persiste encore ; un traitement général
prescrit alors n'est pas continué ; bientôt après, pustules plates à l'anus,
aux membres inférieurs, adénite inguinale, alopécie. Au commencement de 1857 le malade suivit régulièrement, pendant trois mois,
un traitement spécifique ; huit mois après, céphalée avec exacerbations nocturnes, un peu plus forte à droite qu'à gauche, bourdonnements d'oreilles, somnolence alternant avec l'insomnie, vertiges ;
sensibilité conservée, mobilité diminuée, marche incertaine. En
février 1858, aggravation des symptômes, et un matin hémiplégie
gauche, troubles des sens, hallucinations, dysécée, contractilité et sensibilité électriques conservées dans le côté paralysé, intelligence lente
et paresseuse, embarras dans la parole, tremblements fréquents de
tout le corps. Le 8 mai M. Teissier prescrit le mercure et l'iodure de
potassium, après avoir, d'accord avec M. Diday, admis l'existence possible d'une exostose crânienne, ou une modification pathologique du
centre nerveux par la syphilis. Le 16 mai, après une amélioration
notable, accélération du pouls, céphalalgie plus intense. Le 18, nouvelle hémiplégie complète du même côté, suivie, le 21, de demi-con-
tracture des masséters et des ptérygoïdiens, d'obscurcissement de plus
en plus marqué de l'intelligence ; le 23, strabisme divergent, résolution de tous les membres, mort. *Autopsie :* État sain de la dure-mère,
des méninges et des os du crâne. Un peu de sérosité limpide ou sanguinolente dans les ventricules. Substance cérébrale un peu diminuée de densité dans la totalité de sa masse ; des coupes horizon-
tales et verticales, faites avec grand soin, permettent de reconnaître
un léger ramollissement relatif à la partie supérieure et antérieure
de la substance blanche de l'hémisphère droit, d'une étendue de 2
à 3 centimètres. Toutefois la pulpe cérébrale n'est presque pas
diffluente et ressemble bien plus à une crème épaissie et liée qu'à
cette bouillie qui caractérise le véritable ramollissement. Aucune

autre lésion appréciable n'existe dans l'encéphale. Cervelet pâle, comme anémié à sa surface. (GUBIAN, *Gaz. méd. de Lyon*, 1858, p. 342.)

OBSERVATION 116.— *Encéphalite ; ramollissement cérébral, granulations tuberculeuses du cerveau.* D., lymphatico-nerveux, est sujet depuis l'âge de 10 ans à des accès d'hémicranie. En 1808 (il avait 37 ans), forte contusion à la tête ; peu de temps après, affection vénérienne traitée par le sublimé. En 1816, douleurs de tête fréquentes, revenant la nuit, qui cèdent en apparence aux antiphlogistiques, reviennent plus intenses en janvier 1817, s'accompagnent d'assoupissement, de perte de la parole, sans perte de connaissance ; elles siégent profondément sous l'arcade sourcilière droite. Parfois mouvements convulsifs des yeux, de la jambe et de la cuisse droites, et même du bras droit. Pendant le sommeil urines involontaires. Démarche mal assurée. Un traitement par les émissions sanguines et les dérivatifs semblait avoir amené une amélioration marquée, quand le malade succombe tout à coup à une attaque apoplectique. *Autopsie :* Foyer purulent considérable dans le lobe antérieur de l'hémisphère gauche du cerveau, à la partie qui correspond à la voûte orbitaire et à la faux. Les parties environnantes étaient réduites en une matière putrilagineuse au milieu de laquelle on reconnaissait des granulations tuberculeuses de la grosseur d'un grain d'orge. La portion de la faux, en contact avec ce foyer purulent, était elle-même altérée. Le reste du cerveau avait une résistance plus grande qu'à l'ordinaire. (LALLEMAND, *Lettres sur l'Encéphale, Lettre* 4, § 11.)

OBSERVATION 117. — *Rétinite.* Femme ayant eu la syphilis, accuse depuis six mois des douleurs vives des deux yeux, de la céphalée, du larmoiement, de la photophobie et de la photopsie ; pendant une semaine la vue avait même été totalement abolie. Pupilles mobiles, pas de granulations ni d'infiltrations iriennes ; coloration un peu moins noire du fond de la pupille. Ces accidents, que Wade rapporte à une rétinite, cèdent à un traitement mercuriel de plusieurs mois de durée. (WADE, *Ann. méd. de la Flandre occid.* et *Gaz. des hôpit.*, 1848, p. 454.)

OBSERVATION 118 *. — *Rétinite syphilitique.* L., du Mans, 25 ans, dessinateur, se présente au dispensaire de M. Chassaignac en mai 1860, se plaignant d'une photophobie très-prononcée. Constitution bonne, santé antérieure parfaite. Il contracta, il y a sept mois, un chancre qui guérit promptement sans mercure ; engorgements ganglionnaires des aines, qui suppurèrent; traitement mercuriel pendant trois mois, interrompu deux fois à cause d'une fièvre intermittente. Quatre mois après l'accident primitif survient de la courbature, de la céphalalgie, de la fatigue oculaire. Depuis ce moment photophobie ; le jour est, au dire du malade, le plus cruel supplice qu'on puisse lui infliger ; il peut cependant encore lire un journal.

État actuel. Les yeux ne présentent rien d'anormal, ni rougeur, ni gonflement ; pupilles contractiles. Dans son intérêt on engage le malade à se laisser examiner à l'ophthalmoscope. Aussitôt que les rayons lumineux pénètrent dans l'œil, le malade accuse une douleur excessive. On voit très-nettement une rougeur vive de la membrane rétinienne dont les vaisseaux sont très-multipliés. L'existence concomitante d'une syphilide papuleuse bien caractérisée, l'absence des causes habituelles de la rétinite, font diagnostiquer une rétinite syphilitique, et on prescrit trois pilules de Sédillot par jour, trois bains de sublimé par semaine. Au bout de trois semaines tous les accidents ont disparu ; un nouvel examen ophthalmoscopique montre la disparition des altérations rétiniennes. (*Observation inédite, communiquée par M.* METAXAS.)

OBSERVATION 119.—*Choroïdite congestive.* X., 26 ans, domestique, a eu un chancre il y a trois mois; affaiblissement très-prononcé de la vue depuis huit jours, pupille contractée, injection du canal de Fontana, tension du globe oculaire, pas de douleurs ni de larmoiement, milieux transparents. Roséole pustuleuse, ganglion cervical à gauche, papules muqueuses à la vulve. (Proto-iodure de mercure.) Trois semaines après, la malade était guérie. (SCHULZE, *Thèses de Paris,* 1859, OBS. 1.)

ARTICLE III.

FORME EXSUDATIVE OU PLASTIQUE.

Nous réunissons dans un même chapitre les faits relatifs aux indurations disséminées et aux tumeurs du tissu nerveux, parce que nous les considérons plutôt comme des variétés d'un même travail morbide, que comme deux ordres de lésions distinctes. C'est en effet le même travail pathologique qui produit soit une induration cérébrale plus ou moins étendue, par dépôt d'éléments nouveaux disséminés dans la substance nerveuse, soit de véritables tumeurs de volume variable. Les quelques données histologiques que nous possédons sur ce point viennent corroborer cette manière de voir; nous en appelons du reste aux résultats des examens microscopiques que nous devons à MM. Lebert et Robin, ainsi qu'à ceux que nous avons obtenus nous-mêmes et que nous avons reproduits dans ce travail.

Nous plaçons ici, en premier lieu, une observation dont tout l'intérêt gît dans la lésion cadavérique, le sujet étant un enfant nouveau-né, atteint très-probablement de syphilis héréditaire, du moins si nous en croyons les nombreux avortements de la mère, et la rareté des lésions de ce genre observées en dehors de la syphilis. La lésion anatomique consistait en une induration partielle du cerveau, formée par une dizaine de petites tumeurs composées de tissu fibreux et d'une matière amorphe granuleuse, résultat d'une altération spéciale de la substance nerveuse (Obs. 120).

Virchow paraît avoir observé des altérations analogues, mais à une période plus avancée dans leur évolution, si nous en jugeons par la phrase suivante : « J'ai trouvé, dans la substance cérébrale de nouveau-nés syphilitiques, de petits foyers blanchâtres, ponctués, entièrement constitués par des amas de corpuscules graisseux (1). »

Nous rapprochons de ces faits l'histoire d'un malade que nous avons suivi pendant une grande partie de sa maladie, et qui nous paraît offrir un intérêt tout spécial (2). La lésion organique présente une grande analogie avec celle dont nous venons de parler, seulement elle a été plus disséminée encore et plus générale; c'est une infiltration générale de matière amorphe dans le cerveau, ayant communiqué à cet organe une dureté anormale, état qui, suivant M. Robin, se rapprocherait de la cérébro-sclérose. On rencontre aussi un épanchement notable de sérosité dans les ventricules et à la surface du cerveau, et, de plus, un petit noyau apoplectique; ces diverses lésions peuvent rendre compte des symptômes observés pendant la vie. L'infiltration toute spéciale que nous avons notée, jointe à l'épanchement séreux, a dû produire la compression de la masse cérébrale en totalité, d'où les symptômes variés de paralysie incom-

____

(1) Virchow, *loc. cit.*, p. 3.
(2) Obs. 121.

plète, de troubles intellectuels, de somnolence, de coma, qui tous peuvent être rapportés à la compression. Mais en dehors de cette compression en masse, on peut se demander si la pulpe cérébrale n'a pas subi une compression plus directe, par le fait de son infiltration par une matière dure, résistante, d'où résulterait une espèce d'atrophie de la substance cérébrale, analogue à la cirrhose du foie. Ce fait pathologique est d'ailleurs un bel exemple de lésion portant uniquement sur la substance nerveuse, et sa nature syphilitique ne peut paraître douteuse.

Mais il renferme encore une particularité anatomo-pathologique intéressante à signaler, particularité qui mérite de fixer notre attention, tant par sa nouveauté, que par l'importance qu'y ont attachée certains auteurs allemands : nous voulons parler des taches dures, blanches, que la pie-mère présentait à sa surface.

Le docteur Knorre, dans un intéressant travail sur les paralysies syphilitiques (1), indique spécialement ce genre de lésion, et le considère comme la cause de la plupart des paralysies survenant dans la période secondaire de la syphilis. Le travail du médecin allemand n'étant pas traduit en français, nos lecteurs nous sauront peut-être gré d'en reproduire ici les principaux passages : « D'après l'époque d'apparition de la paralysie (syphilitique), et les symptômes concomitants, on peut admettre deux classes de paralysies. La première appartient aux symptômes précoces de la syphilis constitutionnelle, son développement est rapide ; la paralysie n'a aucune tendance à envahir d'autres nerfs que ceux qu'elle occupe au début ; il n'existe aucun symptôme cérébral, rien de morbide dans l'état général. La seconde classe se développe à l'époque de la période tertiaire. Sans qu'il existe d'autres symptômes syphilitiques, il se développe lentement des paralysies qui vont toujours en s'aggravant, s'accompagnant de troubles intellectuels et d'accidents généraux. Cette différence dans la marche des paralysies autorise à les rattacher à des lésions organiques différentes. La comparaison avec le développement des symptômes extérieurs de la syphilis peut éclaircir ce point de diagnostic.

(1) Knorre, *Deutsche Klinik*. 1849, décembre.

« On sait que, pendant la première année environ de son existence, la syphilis se manifeste par des exsudats vers la peau, les
muqueuses, l'iris, exsudats se formant rapidement, ayant l'apparence de petites granulations, de petites taches, et augmentant
plutôt en nombre qu'en étendue ; ces exsudats prennent des dimensions de plus en plus grandes, par un accroissement lent mais
incessant. Nous servant de ces données pour expliquer les causes
des paralysies, nous admettrons que les paralysies de la période
tertiaire peuvent dépendre de tubercules du cerveau, d'exostoses
ou d'hyperostoses de la surface interne du crâne....

« Quant à la cause première de la paralysie dans la période
secondaire précoce, nous ne pouvons jusqu'ici nous appuyer sur
aucune autopsie, et en sommes réduits aux hypothèses. On peut
supposer, dans ce cas, des exsudats de petites dimensions, des
granulations isolées ou réunies en groupes, comme dans l'exanthème ou le condylome, et connaissant la prédilection de la syphilis secondaire pour les tissus riches en vaisseaux, on peut en
placer le siége dans la pie-mère, ou, lorsque la lésion ne frappe
que des branches nerveuses isolées, dans la substance nerveuse
elle-même. On objectera peut-être que des lésions aussi minimes
ne sauraient rendre compte des paralysies si étendues qu'on rencontre parfois à cette période. Nous répondrons par ce qui se
passe dans les cas de tubercules de l'arachnoïde, alors que des
tubercules de la grosseur d'une tête d'épingle produisent également des paralysies. L'invasion brusque de la paralysie ne prouve
rien non plus contre notre hypothèse, lorsque l'on considère la
rapidité avec laquelle se produit l'exsudation syphilitique, dans
l'iritis par exemple. Comme l'iritis, ces paralysies sont ordinairement concomitantes d'exanthème papuleux. Nous nous
croyons donc fondés à admettre, comme causes de ces divers
symptômes, des lésions analogues, savoir des exsudats soit vers
la peau, soit dans l'iris, soit dans la pie-mère.

« On peut admettre *à priori* que les exsudations syphilitiques
peuvent produire aussi bien des convulsions ou des douleurs que
des paralysies ; mais les observations exactes nous font défaut à cet égard. Nous croyons cependant que des convulsions
et des douleurs qui cèdent promptement à l'iodure de potas-

sium, après avoir résisté à d'autres moyens, se rattachent à la même cause. »

. A l'appui de son hypothèse, M. Knorre rapporte trois observations de paralysie survenue au début de la période secondaire, et qu'en conséquence il rattache à des exsudations de la pie-mère. Nous en rapportons deux ici (Obs. 122 et 123). Dans la première, la syphilis est arrivée à sa période secondaire ; l'invasion de la paralysie a été, sinon instantanée, du moins rapide; la paralysie s'est bornée à la moitié de la face et au bras droit, ce qui indique une lésion peu étendue ; il n'existe aucun symptôme indiquant une lésion portant spécialement sur la pulpe cérébrale, aucun signe de congestion cérébrale au début. Reste donc l'alternative entre une paralysie purement dynamique, comme celles que nous avons admises, sous toutes réserves, dans la première partie de ce travail, ou, comme l'admet Knorre, une exsudation peu étendue dans les méninges de la base du crâne et de la partie supérieure de la moelle. Dans la seconde observation de M. Knorre, nous retrouvons en partie les symptômes du cas précédent; mais, de plus, à la seconde atteinte il survint des signes indiquant un certain degré d'irritation du cerveau lui-même ou des méninges, entre autres des vomissements qui précédèrent la paralysie de la sixième paire.

Quoi qu'il en soit des idées émises par M. Knorre, de la réalité de ces exsudations précoces sur les enveloppes cérébrales, nous laissons à l'avenir à décider de leur valeur. Dans les deux cas (Obs. 121 et 124) où il nous a été donné de constater à l'autopsie des exsudations sur les membranes cérébrales (pie-mère et arachnoïde), la syphilis était au contraire ancienne, et nous ne saurions décider si le travail morbide remontait à la période secondaire, ou si ces dépôts étaient de date plus récente. Les renseignements anamnestiques nous font entièrement défaut dans l'observation 124; aussi est-ce à un autre point de vue que ce fait nous paraît offrir un réel intérêt.

. On remarquera en effet que l'autopsie, faite avec grand soin, a révélé des lésions portant sur un grand nombre d'organes et de tissus. En présence d'altérations si nombreuses et si variées quant au siége, on se demande nécessairement, et c'est la question que nous nous sommes posée, si tous les désordres observés ne sont pas les effets d'une même cause. Ce doute devient presque une certitude après l'examen attentif des organes altérés. Qu'y voyons-nous, en effet ? 1° une genèse des éléments du tissu conjonctif ; 2° une hypergenèse des éléments des ganglions, de la rate et du corps thyroïde (glandes lymphatiques, vasculaires sanguines). Dans le foie, dans le corps pituitaire, dans le cul-de-sac recto-utérin, nous rencontrons les éléments du tissu cellulaire à une période plus ou moins avancée de leur développement ; tout formés et réunis à de la graisse dans le petit bassin, ils sont moins avancés dans le foie, où les corps fusiformes sont encore très-abondants ; moins avancés encore dans le corps pituitaire, où l'on trouve des cellules, des noyaux, des granulations et une matière amorphe abondante. A l'intérieur de ce dernier organe les éléments celluleux sont déjà en voie rétrograde ; ils commencent à se nécroser, ou pour mieux dire à subir la dégénérescence graisseuse. Dans les glandes vasculaires, ce sont les éléments mêmes de ces glandes qui sont augmentés en nombre et en volume.

Dans l'état d'ignorance où nous nous trouvons encore en fait d'anatomie pathologique, surtout quand il s'agit de rattacher une lésion organique à la cause qui l'a produite, nous avons éprouvé d'abord, en présence de ces lésions, une certaine indécision ; bientôt, cependant, l'apparence gommeuse de la tumeur de la selle turcique, et surtout l'état du foie, en tout semblable à d'autres que nous avions déjà observés et qui tenaient évidemment leur altération de la diathèse syphilitique, nous firent admettre cette diathèse chez notre malade, de même que quelques jours plus tard nous avons pu diagnostiquer des excès alcooliques prolongés chez une femme dont le foie, les reins et le cœur offraient une dégénérescence graisseuse toute particulière (1). Avec l'assurance d'un diagnostic vrai, bien que porté après la mort et d'après le seul examen des lésions cadavériques, l'un de nous a soumis à la Société anatomique (2) le fait et les réflexions

(1) L'observation de ce fait est consignée dans les Bulletins de la Société de biologie.

(2) *Bull. de la Soc. anat.* 1859.

que nous reproduisons ici ; nous regrettons que cette Société ait tronqué notre observation et supprimé nos réflexions. Aujourd'hui, et malgré ce qu'il peut y avoir d'incomplet dans l'observation que nous donnons, nous sommes plus que jamais convaincus que les lésions que nous avons rencontrées à l'autopsie étaient dues à l'influence du virus syphilitique. Nous avons, en effet, pour appuyer notre opinion, une autorité imposante qui nous manquait alors, c'est celle de M. Virchow. Voici ce que dit en effet cet auteur à propos des altérations que détermine l'action de la syphilis sur les organes internes : « Partout nous avons reconnu deux séries de néoplasies : l'une se rapprochait des formes hyperplastiques ou inflammatoires ; l'autre présentait une analogie plus marquée avec les irritations spécifiques. Dans les deux cas, c'est le tissu conjonctif, ou les tissus qui lui ressemblent (tissu osseux, tissu médullaire), qui est le point de départ de l'altération ; les éléments spécifiques des tissus (cellules glandulaires, fibres musculaires) s'atrophient par suite de la prolifération du tissu interstitiel, et enfin se détruisent par une espèce de nécrobiose. Les ganglions lymphatiques et les organes qui leur ressemblent (follicules linguaux et pharyngiens, amygdales, rate) font seuls exception à cette règle. Dans tous ces organes, en effet, c'est la cellule ganglionnaire qui est d'abord le point d'où part la prolifération ; mais cette exception n'est qu'apparente. En effet, les ganglions lymphatiques se distinguent essentiellement des autres glandes, et se rapprochent beaucoup plus du tissu conjonctif (1). » Notre malade aurait ainsi présenté les deux ordres de prolifération admis par l'anatomo-pathologiste allemand, et l'on peut dire que la maladie, chez elle, était complète au point de vue des altérations organiques.

Lors même que H. Bennet ne paraît pas non plus avoir considéré le fait que nous lui empruntons (2) comme un exemple de syphilis cérébro-spinale, nous croyons qu'il y a au moins lieu de supposer une relation de cause à effet entre la syphilis antérieure et les lésions cérébrales trouvées à l'autopsie, car ces dernières,

____

(1) Virchow, *loc. cit.*, p. 171. — (2) Obs. 125.

comme aussi les symptômes fonctionnels observés pendant la vie, présentent des analogies très-grandes avec les désordres cérébraux de nature syphilitique. L'altération organique consistait en un exsudat disséminé sur une assez grande étendue du cerveau, mais s'étant en quelques endroits aggloméré de manière à former de petites tumeurs, ce qui prouve bien ce que nous avons déjà avancé, que l'induration cérébrale et les tumeurs ne sont que des variétés du même travail morbide, et non deux états anatomiques distincts.

Nous plaçons à côté de celle-ci une observation de M. Flemming, dans laquelle nous trouvons également un véritable exsudat ayant déterminé des symptômes d'encéphalite et la mort en cinq jours. Les détails ne sont pas assez précis pour que nous devions nous appesantir sur ce fait ; mais tel qu'il est, il prouve que nous avons raison de rapporter à cette forme de la syphilis cérébro-spinale un certain nombre de faits que l'on considérait comme appartenant à l'une des formes précédentes (1).

Dans l'observation de Prost la marche des symptômes est digne de remarque : début lent avec signes de congestion cérébrale , amélioration par les sudorifiques , puis céphalée atroce, perte de la vue et paraplégie suivies d'nne seconde guérison apparente ; vertiges, évanouissements, mouvements convulsifs avec perte de connaissance , hémiplégie progressive , bégaiement; une troisième fois ces symptômes s'étaient amendés, quand tout à coup la mort survint sans nouveaux accidents inflammatoires ; comme Lallemand le fait remarquer, les accidents syphilitiques ont suivi dans leur marche les mêmes oscillations que les accidents cérébraux. L'altération organique consistant en des *duretés* obrondes, siégeait vis-à-vis l'union des nerfs optiques, ce qui rend compte de l'amaurose ; d'autres tumeurs trouvées plus avant dans le cerveau expliquent les autres symptômes observés du côté de la motilité. Nous aurions désiré voir le siége de ces tumours mieux défini (2).

Les détails sont encore plus incomplets dans le cas emprunté à M. Yvaren. Céphalée frontale nocturne, obtusion de l'intelli-

---

(1) Obs. 126. — (2) Obs. 127.

gence, mort subite; tumeur dure, squirrheuse dans le lobe gauche du cerveau, tel est l'abrégé de cette observation dans laquelle une lésion évidemment syphilitique de la table externe du crâne ne laisse aucun doute sur la nature de l'affection. Cette observation prouve encore que des lésions de la substance cérébrale peuvent exister en même temps que des lésions des os du crâne et en être néanmoins complétement indépendantes(1) .

« L'état exercé par la malade dans un lupanar du plus bas étage, » ajoute M. Yvaren, « le redoublement des douleurs pendant la nuit, les érosions du périoste et la carie des os du crâne, ne nous laissèrent aucun doute sur l'influence qu'avait exercée le virus vérolique soit sur l'état pathologique du crâne, soit sur celui du lobe gauche du cerveau. »

L'observation 129 est empruntée à Bonet; Lallemand, qui la reproduit, la fait suivre de réflexions tendant à établir la nature spécifique des accidents cérébraux ; nous en extrayons ce qui suit : « Les symptômes d'inflammation cérébrale parurent à la même époque que ceux qui annoncèrent l'existence du virus vénérien ; ils augmentèrent simultanément et dans la même proportion jusqu'au moment où un traitement sudorifique fut administré ; alors les uns et les autres éprouvèrent la même amélioration ; la rechute causée par l'imprudence se manifesta par le retour simultané des symptômes cérébraux et vénériens.... Chaque amélioration des symptômes cérébraux a été due à un traitement antisyphilitique, etc.... »

C'est encore dans Lallemand que nous trouvons l'observation 130 ; la lésion consistait, suivant l'auteur, en une excroissance cancéreuse bien isolée de la substance cérébrale, formée de lobes distincts, d'un tissu grisâtre, dur comme du fibro-cartilage. Cette tumeur siégeait dans l'hémisphère gauche et existait sans doute depuis longtemps, comme paraît l'indiquer l'existence déjà ancienne des troubles intellectuels ; elle exerçait une compression sur le nerf optique gauche avant sa décussation, d'où l'amaurose droite. Au début la malade avait présenté des attaques épileptiformes, plus tard il y eut compression cérébrale qui se manifesta par un état comateux. C'est la carie du temporal

(1) Obs. 128.

qui mit Tacheron sur la voie de la nature syphilitique de l'affection, car la malade était déjà privée de la parole lors de son entrée
à l'hôpital.

L'observation de Bayle et Kergaradec, plus détaillée que les
précédentes, présente de l'intérêt. L'affection débuta lentement
par de l'affaiblissement; une amaurose progressive, une paralysie
incomplète ; quelques mois plus tard, pertes subites de connaissance, de courte durée, avec résolution des membres, plus tard encore, attaques épileptiformes avec rigidité des membres ; chaque
accès devient plus grave chaque fois le retour à la santé est
plus lent. Après le troisième accès la langue reste déviée, il survient de la paralysie des sphincters ; depuis ce moment, les symptômes, de plus en plus intenses, se succèdent sans interruption :
tremblements des membres avec paralysie du sentiment, affaiblissement des facultés intellectuelles, paralysie envahissant le
corps entier, stertor et mort. Les lésions trouvées à l'autopsie
portaient à la fois sur les os, les méninges et le cerveau. L'a-
maurose fut un des premiers symptômes observés, et à l'autopsie nous trouvons les nerfs optiques ne présentant que la moitié
de leur volume normal et tellement mous, qu'on les brise en les
touchant. L'hémisphère gauche et la partie antérieure de l'hémisphère droit sont criblés de tumeurs dures, cartilagineuses, à
section lisse ; une grande partie de l'hémisphère gauche est de
plus réduite à l'état de bouillie ; la même altération existe à un
moindre degré à droite. Ces lésions expliquent les divers symptômes observés du côté du mouvement, du sentiment et de l'intelligence. Lors même que l'affection, dans ce cas, paraît avoir
débuté par les os, la lésion nerveuse n'en est pas moins constituée par de véritables tumeurs cérébrales, ce qui justifie la place
que nous assignons à cette observation (1). On voit de plus par
cet exemple, et par beaucoup d'autres, que souvent l'induration
cérébrale coïncide avec le ramollissement. Il est infiniment probable, comme nous l'avons avancé dans notre anatomie pathologique, que ce dernier état anatomique est parfois le dernier
stade de l'induration. C'est là, d'ailleurs, la marche commune à
tous les néoplasmes, tubercule, cancer, etc....

(1) Obs. 131.

L'observation de Sanson nous montre un ramollissement de l'hémisphère gauche et une tumeur adhérant à la fois à la substance cérébrale et à la dure-mère ramollie (pachyméningite). Il se peut donc encore que, dans ce cas, l'affection ait pris naissance en dehors du cerveau; nous voyons cependant les symptômes indiquant une altération du cerveau débuter en même temps que ceux de la méningite (1).

Le début de l'affection par le cerveau est bien plus évident dans l'observation de M. Courtin ; nous devons même, dans ce cas, admettre un état congestionnel habituel du cerveau, ayant facilité une extravasation sanguine qui a probablement intéressé le nerf optique et produit l'amaurose subite de l'œil gauche ; l'œil droit ne s'affaiblit que plus tard et d'une manière lente. L'état comateux marque le début de la compression cérébrale qui, combattue par les antisyphilitiques, disparaît pendant quelques jours; mais de nouveaux symptômes cérébraux et méningés surviennent et se terminent par la mort. Les caractères anatomiques de la tumeur trouvée à l'autopsie lui assignent une origine inflammatoire ; au dire de M. Courtin, elle était constituée par des collections purulentes à divers degrés de développement; pour M. Barth c'était un produit de suppuration avec parois indurées ; M. Ricord y reconnaît les caractères du tubercule syphilitique (2).

Cette observation est encore intéressante en ce que les lésions des nerfs optiques trouvées à l'autopsie expliquent parfaitement les symptômes observés du côté de la vision. Nous avons vu en effet que l'œil gauche fût frappé d'amaurose subite qui ne se modifia plus, tandis que de l'œil droit la vision ne subit pas de troubles aussi intenses : à l'autopsie nous trouvons le nerf optique gauche jusqu'au chiasma et la moitié gauche de ce chiasma ramollis, pulpeux, méconnaissables en certains endroits; à droite au contraire il n'existe que de l'injection du névrilème. Ce fait est contraire à l'opinion qui admettait un entre-croisement des nerfs optiques tout entiers dans le chiasma. On sait aujourd'hui que cet entre-croisement ne porte que sur les fibres les plus internes de ces nerfs, tandis que les fibres externes ne s'entre-croisent pas.

____

(1) Obs. 132. — (2) Obs. 133.

M. Ricord nous a dit avoir observé des faits démontrant positivement cette disposition anatomique. Ainsi il a vu la cécité frapper l'œil du côté du nerf malade comme dans le cas actuel, tandis que d'autres fois, alors que la lésion ne portait que sur les fibres internes du nerf, la paralysie était croisée.

Nous rapprochons de cette observation un fait rapporté par M. Virchow, dans lequel nous voyons à l'autopsie des lésions ayant avec les dernières une grande similitude de nature et de siége. L'affection , dans ce cas, fut considérée d'abord comme de nature tuberculeuse, puisqu'on ignorait les antécédents syphilitiques de la malade; mais, dit M. Virchow : « ce serait une tuberculisation très-étrange que celle qui guérirait par un traitement mercuriel et qui, reparaissant huit mois plus tard avec une acuïté nouvelle, ne laisserait de traces dans aucun autre organe. Si d'ailleurs ce fait ne paraît pas décisif, il doit servir au moins à provoquer à l'avenir, dans des circonstances semblables, des recherches plus minutieuses. » Les dépôts caséeux, trouvés dans les poumons, diffèrent des formes habituelles du tubercule, suivant M. Virchow, autant par leur situation que par leur conformation (1).

M. Ludger Lallemand (2) a publié une observation de tumeur gommeuse du cerveau qui présente d'autant plus d'intérêt que M. Lebert y a joint une note relative à l'examen microscopique de la tumeur, note que nous avons reproduite (3). Ce malade présentait en outre une coloration brune très-remarquable de la peau des mains et du front. Or, on sait qu'à cette époque (1853), M. Addison n'avait pas encore appelé l'attention sur la liaison qui, suivant lui, existerait entre cette coloration bronzée de la peau et une altération des capsules surrénales. Dans ce cas spécial on peut donc se demander si l'autopsie n'aurait pas révélé une lésion syphilitique de ces organes, une tumeur gommeuse ou un travail hypertrophique. Quant à la tumeur du cerveau, M. Lebert l'a considérée comme une tumeur gommeuse syphilitique. On aurait pu la prendre pour une tumeur tuberculeuse, mais il n'existait de tubercules ni dans les poumons ni dans le mésentère; de

____

(1) Obs. 134. — (2) Obs. 135. — (3) Voir p. 150.

plus le microscope y signale de notables différences avec le tubercule. Nous ferons encore remarquer que cette tumeur, quoiqu'ayant acquis un développement assez considérable, n'entraîna à sa suite d'autres symptômes cérébraux qu'un peu de délire et de la faiblesse, et vers la fin seulement, quelques cris inarticulés. Aussi ce malade ne nous paraît-il pas avoir succombé par le fait de son affection cérébrale ; les douleurs abdominales intenses, les vomissements, l'affaiblissement, la faiblesse du pouls nous paraissent pouvoir être rapportés à cet ensemble de symptômes coïncidant le plus souvent avec une coloration bronzée de la peau, et constituant la maladie dite d'Addison. Sans cette complication la mort ne serait pas survenue aussi rapidement, et nous aurions vu se dérouler les symptômes nombreux et variés que nous trouvons dans d'autres cas de tumeurs syphilitiques du cerveau.

Nous devons à l'obligeance de M. Hérard une observation que nous ne pouvons passer sous silence et qui mérite toute notre attention. En la lisant on sera frappé de ce qu'il n'y est pas fait mention d'accidents syphilitiques antérieurs. La malade, en effet, n'avait accusé aucune atteinte de syphilis, et rien ne venant dévoiler chez elle l'existence de cette diathèse, la paraplégie fut considérée comme chloro-hystérique en raison d'un état de chloro-anémie prononcée et d'attaques nerveuses antérieures, traitée comme telle, et considérablement amendée. Un an plus tard surviennent des symptômes cérébraux graves, céphalée atroce, somnolence, amblyopie, troubles intellectuels, crises convulsives, vomissements, hémiplégie avec faiblesse générale, puis de la contracture et du coma. A la place du ramollissement qu'on s'attendait à rencontrer, on trouve à l'autopsie une tumeur d'apparence squirrheuse dans le corps strié. Or, cette femme ne présentait aucune trace de cachexie ni de diathèse cancéreuse ; l'examen microscopique de la tumeur ne la rapproche nullement des productions cancéreuses. On restait indécis quant à la nature de l'affection, lorsqu'on apprit qu'en 1855, deux ans avant l'apparition de sa paraplégie, cette femme avait été opérée, par M. Chassaignac, de végétations énormes entourant l'anus. Cette femme était donc probablement syphilitique, et sans pouvoir l'affirmer, nous serions portés à rattacher à cette diathèse les accidents et les lésions observés, plutôt qu'à admettre une affection cancéreuse que rien n'indique. Si l'on eût connu plus tôt les antécédents de la malade, peut-être eût-on trouvé sur le corps des stigmates qui eussent éclairé la question (1).

Nous avons trouvé dans les auteurs l'indication de faits se rapportant à des lésions syphilitiques du cerveau, qui, comme les précédentes, rentrent dans la classe des tumeurs gommeuses, mais ces indications sont trop incomplètes pour qu'on puisse les considérer comme des observations. C'est ainsi que MM. Gildemeester et Hoyak (2) disent avoir trouvé dans le lobe antérieur du cerveau, chez un syphilitique, un noyau tuberculiforme consistant en une exsudation amorphe, hyaline, solide, transformée en partie en tissu conjonctif.

Friedreich (3) donne la description d'une tumeur du lobe cérébral moyen formée par un tissu brun rouge, ferme et calleux, qui reposait sur une exostose de l'aile du sphénoïde. Le malade avait eu antérieurement la syphilis et une amaurose, mais avait guéri sous l'influence du mercure et de l'iode.

Dans un fait rapporté dans le *Schmidt-Goschen's Jahrbuch* (4), on parle d'un individu qui, après plusieurs atteintes de syphilis, fut pris d'amaurose, de céphalée intense avec hémiplégie gauche. L'autopsie fit voir des excroissances verruqueuses à la partie antérieure du frontal et à l'entour des trous nourriciers des pariétaux. A la partie moyenne du cerveau existait une tumeur grosse comme le poing, de couleur et de consistance égales à celles du cerveau, comprimant le corps strié et le chiasma des nerfs optiques.

Romberg (5), à l'autopsie d'une femme syphilitique qui avait offert des symptômes de paralysie et de l'affaiblissement intel-

(1) Obs. 136.
(2) Gildemeester et Hoyak, *loc. cit.*
(3) Friedreich, *Beitr. zur Lehre von den Geschwülsten in der Schædelh.* 1853, p. 42.
(4) T. VIII, p. 92.
(5) Romberg, *Casper's Wochenschr.* Janvier 1834, n° 3.

lectuel, constata un ramollissement des corps striés et trois tubercules du cerveau du volume d'une noisette.

Rappelons enfin les communications faites à l'Académie de
médecine par M. Ricord et par Cullérier, dont nous avons déjà
parlé (1).

Les productions syphilitiques du cerveau, avons-nous dit, ne
présentent pas toujours l'apparence des gommes ou du tubercule. La tumeur sous forme de framboise trouvée par M. Faurès
dans le quatrième ventricule d'un de ses malades, a entraîné des
accidents promptement mortels. Certes, en l'absence d'autopsie,
on aurait cru dans ce cas à une hémorrhagie cérébrale, et ce
nous est un motif de plus pour ne pas considérer comme des
cas d'apoplexie tous ceux dont le début est brusque et la marche
prompte. Le fait de M. Faurès démontre que, dans les cas d'exsudation syphilitique, le début peut être tout aussi brusque et la
marche toute aussi rapide (2).

L'observation 138, empruntée à Delpech, nous paraît pouvoir
être rapprochée de la précédente. Trois attaques apoplectiformes
se suivent à des intervalles variables chez un syphilitique qui
n'avait jamais subi de traitement spécifique convenable. C'est à
51 ans seulement qu'apparaissent les symptômes primitifs, et
quinze ans après, à 66 ans, se déclare la première manifestation
cérébrale, précédée pendant un temps fort long de douleurs crâniennes. Chaque attaque laisse après elle des vertiges incessants,
de l'embarras de la parole; à chaque attaque le mercure fait rapidement disparaître les symptômes menaçants, et la mort survient
par suite de l'interruption prématurée du traitement spécifique.
La nature syphilitique des accidents cérébraux nous paraît ressortir clairement de la marche qu'ils ont suivie.

Nous retrouvons encore la même succession de symptômes,
les mêmes troubles persistant dans l'intervalle des accès, chez le
sujet de l'observation 139. Lallemand voit dans ces accidents
successifs autant d'encéphalites; nous avouons avoir quelque
peine à retrouver dans ces attaques, dont les suites graves ne
persistent que pendant quelques heures, les traits caractéristiques de l'encéphalite. Nous croyons plutôt qu'il n'y a là que des

(1) Voir page 140. — (2) Obs. 137.

hypérhémies très-passagères du cerveau, dont la répétition même a provoqué une lésion plus persistante de l'encéphale. Cette lésion, nous avons de la tendance à la rapporter plutôt à une exsudation qu'à un ramollissement, parce que nous savons que c'est là la forme ordinaire des manifestations syphilitiques sur les centres nerveux.

Comme le malade de M. Faurès, le sujet de l'observation que nous trouvons dans Vidal de Cassis a présenté des symptômes simulant l'hémorrhagie cérébrale. Mais la persistance des troubles intellectuels après la disparition des accidents menaçant la vie, la connaissance des antécédents syphilitiques du malade, l'âge du sujet, portèrent Vidal à rapporter les accidents, non à une hémorrhagie cérébrale, mais « à une affection syphilitique de la tête. » Le traitement spécifique amena du reste dans ce cas une guérison rapide (1).

Les observations un peu brèves de M. Bertherand (2), d'Inman (3), celle un peu plus détaillée de M. Rul Ogez (4), nous paraissent se rapprocher des précédentes, sans que nous pensions devoir nous y arrêter plus longuement.

Par contre, l'observation que nous avons recueillie nous-mêmes dans le service de M. Hérard, mérite à plus d'un titre de fixer notre attention. Nous ne dirons rien de l'asthme qui, chez ce malade, existait antérieurement à la syphilis et était, par conséquent, indépendant de cette cause diathésique. Deux blennorrhagies de longue durée sont les seuls antécédents vénériens accusés par le malade. Un accident, une cause traumatique est l'occasion d'une plaie du cuir chevelu, laquelle donne naissance à une tumeur de mauvaise nature qui s'ulcère ; tandis que l'ulcère guérit avec peine, apparaissent des ulcérations chancreuses sur les parties génitales, et se développe une paralysie de la verge et du voile du palais, puis de la faiblesse dans les membres, des étourdissements, des fourmillements, des douleurs dans la tête et dans les membres ; ces symptômes précèdent de peu de jours une paralysie de tout le corps, s'accompagnant d'hypéresthésie, et tous ces accidents s'amendent promptement sous l'influence

(1) Obs. 140. — (2) Obs. 141. — (3) Obs. 142, 143, 144, 145. — (4) Obs. 146.

d'un traitement spécifique. On peut se demander si, dans ce cas, les accidents ne se rattachent pas à une lésion étrangère au système nerveux, si en particulier la plaie de tête n'est pas la seule cause des accidents cérébraux. Mais l'os pariétal ne paraît nullement lésé, il n'y a aucun symptôme pouvant faire admettre un travail inflammatoire des méninges. La paralysie elle-même présente d'ailleurs quelque chose de spécial par son étendue, son envahissement presque instantané des deux côtés du corps. Nous croyons donc pouvoir admettre dans ce cas un travail ayant porté directement sur l'encéphale; nous pensons que les ulcérations des parties génitales étaient déjà un symptôme syphilitique secondaire ou même tertiaire, que la tumeur du cuir chevelu, reconnaissant une cause occasionnelle traumatique, était une gomme ulcérée et qu'un travail analogue, se passant dans le cerveau même, y a donné lieu à une sorte de compression interstitielle qui explique les symptômes nerveux observés. Nous ferons cependant remarquer que l'hypéresthésie constitue un symptôme rare et que dans les cas analogues on observe plutôt l'anesthésie (1).

L'observation tirée du service hospitalier de M. Briquet nous montre une anesthésie très-remarquable, survenue, après plusieurs attaques apoplectiformes, en même temps que des symptômes de paralysie. Ce fait clinique renferme à lui seul à peu près toute la symptomatologie de la syphilis cérébro-spinale : signes de congestion cérébrale, hémiplégie, amblyopie suivie d'amaurose, surdité, névralgie de la cinquième paire, accès épileptiformes, anesthésie, toutes les classes de symptômes s'y trouvent représentées; aussi admettons-nous avec M. Briquet que ce fait ne peut s'expliquer que par l'existence d'une tumeur intra-crânienne; les accidents congestifs du début nous autorisent, contrairement à l'opinion de M. Briquet, à en placer le siége dans le cerveau lui-même plutôt que dans ses enveloppes osseuse ou fibreuse. Cette tumeur ne saurait être que syphilitique; le résultat du traitement en fait foi (2). M. Briquet fait suivre cette observation de réflexions, entre autres des suivantes : « Quelle peut être la cause de ces accidents? La manière dont ils ont dé-

(1) Obs. 147. — (2) Obs. 148.

buté semble indiquer qu'il y a eu congestion cérébrale très-intense, suivie même d'une petite hémorrhagie dans les circonvolutions.... Il reste toujours à expliquer comment il est survenu des accidents épileptiformes se reproduisant à peu près tous les quinze jours. Cette forme d'accidents appartient évidemment à la compression des centres nerveux par une tumeur. Mais cette tumeur où siége-t-elle? Est-ce dans le cerveau, dans ses membranes, ou dans son enveloppe osseuse? Comment comprime-t-elle des points assez étendus pour qu'il y ait à la fois perte de la vue, c'est-à-dire compression du nerf optique, paralysie de sensibilité de la face, c'est-à-dire compression de la cinquième paire et en même temps compression des cordons nerveux qui vont porter la sensibilité à la peau du tronc et des membres inférieurs? » M. Briquet conclut à la probabilité d'une tumeur osseuse de la base du crâne.

Vidal de Cassis intitule « *gomme du cerveau* » une observation dans laquelle nous voyons encore se succéder des symptômes de congestion cérébrale, des douleurs syphilitiques intenses, une attaque apoplectiforme suivie d'hémiplégie sans perte de connaissance et d'affaiblissement notable de la mémoire; l'ensemble de ces symptômes, leur disparition en quelques jours sous l'influence des antisyphilitiques, l'existence concomitante de symptômes manifestement syphilitiques, tels qu'une iritis et un condylome à l'anus, toutes ces raisons engagèrent M. Nélaton, dans une de ses leçons cliniques, à diagnostiquer une lésion spécifique de la tête. Il en suppose le siége dans le cerveau lui-même, et non dans ses enveloppes, parce que, dit-il, « nulle part le périoste ni les os ne sont atteints; il faudrait donc admettre une exostose ou une périostose interne du crâne. Ce n'est pas l'habitude des manifestations de la diathèse syphilitique de s'adresser ainsi tout d'abord à la table profonde des os du crâne. Ajoutez à cela que la manière assez rapide dont les accidents se sont amendés est peu conciliable avec l'hypothèse d'une altération des tissus osseux et fibreux (1) »
La guérison, dans ce cas, fut obtenue par l'usage du mercure suivi de l'iodure de potassium, ce qui ne justifie pas les craintes émi-

(1) Obs. 149.

ses dans ces derniers temps par quelques auteurs, et sur lesquelles nous aurons l'occasion de revenir.

Dans l'observation que M. Martin-Damourette a bien voulu nous communiquer, nous voyons ce praticien éviter l'erreur qui fit rapporter un certain nombre de faits semblables à l'hémorrhagie cérébrale. Nous ne pouvons qu'abonder dans le sens de M. Martin, et avec lui nous croyons que, dans ce cas, les accidents dépendent, non d'une apoplexie ni d'un ramollissement, mais de l'altération la plus fréquente du système nerveux dans la syphilis, l'exsudation plastique. Nous appelons aussi en passant l'attention sur les doses énormes d'iodure de potassium qu'absorbe ce malade, et sur le retour des accidents dès qu'on vient à interrompre le traitement, preuve évidente d'une lésion persistante, et circonstance qui met la marche de l'affection en opposition complète avec celle de l'apoplexie (1).

Lorsque les dépôts plastiques, les tumeurs cérébrales n'ont qu'un volume restreint, lorsqu'elles siégent dans les hémisphères, principalement dans les lobes antérieurs et à leur partie inférieure, les symptômes qu'elles provoquent sont moins nombreux que dans les observations qui précèdent et portent plus spécialement, soit sur les fonctions sensoriales, soit sur des branches nerveuses isolées. Ainsi, dans l'observation de M. Schutzenberger (2), longtemps après des symptômes congestifs vers l'encéphale ayant entraîné une hémiplégie passagère et des troubles plus durables du côté de l'intelligence, nous voyons survenir lentement, graduellement une céphalée atroce, un affaiblissement progressif de la vision de l'œil gauche et une paralysie complète de la troisième paire et du facial du même côté ; plus tard encore les symptômes de paralysie s'étendent à un bras. M. Schutzenberger admet dans ce cas une lésion extra-cérébrale, une tumeur gommeuse ou osseuse faisant saillie dans la cavité crânienne. Nous ne saurions admettre cette interprétation, et les symptômes congestifs précédant les symptômes de compression nous paraissent appartenir exclusivement aux lésions commençantes de la substance nerveuse elle-même. En effet, dans les nombreux cas

____

(1) Obs. 150. — (2) Obs. 151.

de lésions nerveuses indirectes que nous passerons en revue plus loin, nous ne rencontrerons presque jamais les symptômes congestifs vers les centres nerveux que parmi les accidents ultimes marquant l'extension de la lésion au tissu nerveux. Si, dans ce cas spécial, on veut conclure à une lésion des enveloppes crâniennes en raison de la sensibilité que présentait à la pression un point du crâne, il faut admettre un double travail morbide, l'un dans le cerveau, l'autre dans les enveloppes crâniennes.

Nous n'admettons de même que des lésions exsudatives très-restreintes dans l'observation 152. Dès leur début les accidents cérébraux furent combattus par l'iodure de potassium qui, administré d'abord à doses insuffisantes, n'empêcha pas le développement de nouveaux symptômes nerveux, tandis qu'à doses plus fortes il fut suivi de la disparition de tous les phénomènes morbides. Il y a là un enseignement pratique sur lequel nous aurons l'occasion de revenir.

L'observation de M. Knorre (Obs. 153) cadrerait mieux avec la symptomatologie des accidents nerveux indirects, quant au mode d'invasion des symptômes, mais la variété et l'étendue des parties affectées, l'absence d'exostoses sur d'autres points du corps, nous font admettre dans ce cas, comme nous avons vu plus haut M. Nélaton le faire dans des circonstances analogues, une tumeur de la substance cérébrale elle-même. Quoi qu'il en soit, nous voyons dans cette observation une paralysie de la sixième paire disparaître sous l'influence du mercure, puis bientôt après survenir des troubles intellectuels, une hémiplégie incomplète s'étendant aux nerfs de la sixième et de la septième paire ainsi qu'aux sphincters, réunion de symptômes assez rare.

C'est encore une lésion cérébrale que nous admettons dans l'observation si intéressante de M. Martin Magron, et nous en plaçons le siége dans les hémisphères. Nous y remarquons en effet des troubles de l'intelligence et de la paralysie portant sur le nerf optique et sur l'oculo-moteur commun gauche, réunion de symptômes que nous avons rencontrée dans des cas où l'autopsie démontra l'existence d'une tumeur à la face inférieure des hémisphères (1).

(1) Obs. 154.

L'observation 155, de Knorre, présente de plus la paralysie de la septième paire. Les symptômes s'étant, dans ce cas, étendus à toute la moitié du corps, il faut admettre que la lésion cérébrale a été elle-même plus étendue et plus profondément située que dans les observations précédentes.

Il en est de même dans l'observation que nous avons recueillie nous-mêmes dans le service de M. Laugier à l'Hôtel-Dieu (1).

Chez le malade de M. Maccarthy les désordres ont débuté par des symptômes de congestion cérébrale ; puis les nerfs de la face, et notamment la septième paire, sont devenus le siége d'un trouble fonctionnel permanent. Dans ce cas, pas plus que dans les précédents, la paralysie faciale ne dépendait de ganglions engorgés, comme nous verrons bientôt que cela a souvent lieu. A quelle cause rapporter cette paralysie ? Évidemment encore à une cause intra-crânienne, ce que démontrent les éblouissements du début et la déviation de la langue et de la luette. La lésion la plus admissible est l'existence d'une tumeur comprimant à la fois la septième et la huitième paire. L'abolition ou au moins l'affaiblissement de l'odorat est une conséquence ordinaire de la paralysie de la septième paire, si l'on en croit MM. Bell, Diday et Longet (2) ; on peut aussi rattacher à la même cause la diminution de sensibilité gustative dans la moitié gauche de la langue. Quant à la surdité, le facial étant, dans son trajet intra-crânien, constamment accolé à la huitième paire, rien n'empêche d'admettre que la compression a porté en même temps sur ces deux paires nerveuses. C'est donc à l'existence d'une tumeur spécifique, comprimant les deux nerfs avant leur entrée dans le conduit auditif interne, que nous nous arrêtons pour expliquer les phénomènes de paralysie dans ce cas spécial, tumeur qui a dû avoir un volume restreint pour ne pas produire des désordres plus étendus (3).

Chez le malade de M. Rayer (Obs. 158) nous voyons la cachexie syphilitique s'établir assez promptement. C'est à elle que nous rap-

(1) Obs. 156.
(2) Longet, *Anat. et physiol. du syst. nerv.*, t. II, p. 446.
(3) Obs. 157.

portons la fièvre intermittente irrégulière qui précéda les accidents nerveux. Des douleurs névralgiques de la cinquième paire, une contracture du masséter annoncent une nouvelle phase de la maladie générale ; puis survient une paralysie de la troisième paire qui s'étend à la sixième, si bien que le globe oculaire a perdu tous ses mouvements. Tous ces symptômes se dissipent sous l'influence des mercuriaux. Peut-on admettre dans ce cas une lésion des tissus osseux et fibreux ayant exercé une compression sur le trajet des nerfs de la troisième et de la sixième paire pour amener une paralysie des parties que ces nerfs innervent, sur le trajet de la cinquième paire pour produire la névralgie faciale et la contracture du masséter ? Nous ne le pensons pas, et les éblouissements, les étourdissements qui ont marqué le début des accidents nerveux nous font considérer, dans ce cas, de même que dans les précédents, comme plus probable, une lésion directe du cerveau ou des méninges.

Nous rapprochons encore de ces faits deux observations recueillies par nous-mêmes dans les hôpitaux ; toutes deux paraissent se rapporter à des lésions directes du cerveau, et leur nature syphilitique ne nous paraît pas douteuse. Nous signalons dans l'observation 159, comme digne de remarque, les accidents d'hémichorée qui succédèrent à la paralysie, l'insuccès des remèdes énergiques qui ne s'attaquaient pas à la cause diathésique des accidents, et le prompt effet du traitement mercuriel, lors même que nous avons tout lieu de croire qu'en donnant le calomel M. Legroux ne pensait pas faire un traitement antisyphilitique, mais qu'il l'administrait plutôt en vue de son action altérante générale.

Dans l'observation 160, prise dans le service de M. Marrotte, malgré les dénégations obstinées de la malade, malgré l'absence de tout symptôme syphilitique concomitant, le prompt effet de l'iodure de potassium nous porte à admettre la nature syphilitique, tant des névralgies anciennes rebelles à tous les autres moyens, que des accidents cérébraux récents qui se rapportent pour nous à la forme exsudative de la syphilis cérébro-spinale.

Jusqu'ici nous avons vu les lésions syphilitiques et principalement les tumeurs siéger dans un point du cerveau. On peut aussi en rencontrer dans le cervelet et dans la moelle. C'est ainsi que M. Bertherand (1) a trouvé, chez un militaire syphilitique, mort subitement à l'hôpital militaire de Strasbourg en 1851, le centre du cervelet occupé par une tumeur grisâtre considérable, qui offrit au microscope des caractères histologiques analogues à ceux du tubercule cancéreux. Il avait existé chez lui un peu de lenteur dans la locomotion et d'hébétude dans le facies, mais pas de paralysie proprement dite.

Nous rapportons ici l'observation du malade de Ward que Lallemand considère comme un exemple de tumeur syphilitique du cervelet, lors même que l'observation ne parle pas d'antécédents syphilitiques; la lésion anatomique présente en effet un aspect analogue à celui des tumeurs syphilitiques. On comprend le peu de cas qu'on doit faire d'assertions aussi vagues; néanmoins le caractère franchement nocturne des douleurs, l'amélioration prononcée survenue sous l'influence d'un traitement mercuriel intempestivement interrompu, plaident en faveur de l'opinion de Lallemand, sans enlever toute incertitude. C'est à la liqueur arsénicale que Lallemand attribue la mort de ce malade (OBS. 161).

L'observation de M. Greppo (OBS. 162) paraît avoir également trait à une lésion du cervelet. En effet M. Longet et les physiologistes en général admettent que cet organe est le siége exclusif de la coordination des mouvements de locomotion. Suivant Magendie, toute lésion du cervelet provoquerait une tendance à un mouvement de recul. Ce symptôme et d'autres très-particuliers observés chez le malade de M. Greppo, tels que le siége spécial qu'occupaient chez lui les douleurs ostéocopes, peuvent faire admettre que la lésion, très-probablement une tumeur syphilitique, avait son siége dans le cervelet.

De ces faits se rapproche encore celui que M. Hillairet, dont on connaît les intéressants travaux sur la pathologie du cervelet, a rapporté récemment à la Société médicale des hôpitaux. Nous croyons que chez ce malade la lésion n'était pas exactement limitée au cervelet, mais s'étendait très-probablement vers la

(1) Bertherand, *Malad. vénér.*, p. 313. Paris-Strasbourg, 1852.

base du cerveau, ce qui expliquerait les symptômes multiples offerts par certaines paires nerveuses (Obs. 163).

Nous pourrions en rapprocher également une observation publiée par M. Rennes (1), ·si nous n'avions pas des doutes sur la nature syphilitique de l'affection dans ce cas, en raison de l'agent thérapeutique qui amena la guérison. Nous avons en effet peu de foi dans l'action antisyphilitique de l'opium; dans un certain nombre d'affections nettement syphilitiques, nous l'avons vu sans aucune action curative, et toujours c'est au mercure ou à l'iodure de potassium qu'il a fallu recourir pour triompher des accidents (2). En second lieu, en admettant démontrée la nature syphilitique des accidents chez le malade de M. Rennes, l'existence d'altérations osseuses au moment de l'apparition des désordres du côté de la locomotion, nous porterait à admettre dans ce cas une lésion des parois internes du crâne comme cause des accidents. Mais syphilitique ou non, la lésion a certainement réagi, chez ce malade, sur les fonctions dévolues au cervelet.

On lit dans Lallemand (3) : « J'ai vu, avec mon ami le professeur Dunal, deux végétations semblables à des choux-fleurs vénériens sur la moelle allongée d'un sujet dont les antécédents étaient de nature à faire soupçonner l'existence du virus syphilitique. Ces végétations ressemblaient tellement à celles qu'on observe sur les organes génitaux et à l'anus dans les véroles constitutionnelles que la comparaison se présenta à l'esprit de tous ceux qui assistaient à l'ouverture du corps. »

Chez le malade de M. Reynaud (4) on a noté une densité exagérée de la moelle épinière. Cette induration était-elle, comme l'induration cérébrale de notre malade des Incurables, due à une infiltration de la pulpe nerveuse par une substance amorphe, constituait-elle une sclérose de la moelle, c'est ce que le manque de données micrographiques nous empêche de décider. Malgré ce mince bagage anatomo-pathologique, jugeant par analogie avec ce que nous avons constaté dans le cerveau , nous

(1) Rennes, *Arch. gén. de méd.* Février 1832, t. XXVIII, p. 202.
(2) C'est ce qu'on voit, entre autres, dans notre observation 13, p. 48.
(3) Lallemand, *Lettres sur l'encéphale*, t. III, p. 106.
(4) Obs. 111.

croyons devoir admettre l'existence d'exsudats de la moelle dans les observations suivantes.

Le fait rapporté par notre excellent confrère, M. Ch. Bèrnard, nous montre une paraplégie de cause syphilitique ; la paralysie des sphincters indique clairement une lésion portant sur la moelle, et l'absence de sensibilité de la colonne épinière à la pression, de tout signe indiquant une altération du canal osseux, nous porte à placer la cause organique de la paraplégie dans la moelle elle-même (1). Nous serons plus affirmatifs encore si nous admettons, avec Oppoltzer, de Vienne, que la sensation particulière éprouvée par ce malade, cette constriction abdominale signalée dans l'observation, appartient exclusivement aux affections de la substance médullaire, et n'existe pas dans les affections qui ne portent que sur les enveloppes de la moelle. Cette constriction rappelle la sensation d'oppression épigastrique qui accompagne le tétanos ou certaines angines de poitrine; elle peut occuper différentes hauteurs du tronc; chez le malade de M. Ch. Bernard elle siégeait au-dessous du diaphragme. M. Bernard accompagne son observation de réflexions très-judicieuses (2).

Est-ce à une tumeur de la moelle ou à une lésion osseuse ou fibreuse que nous devons rapporter les accidents de paraplégie survenus chez le malade de M. Moissenet? L'absence de signes extérieurs de lésions osseuses, l'absence d'atrophie, l'ensemble symptomatique de la maladie, nous font pencher vers la première hypothèse; la promptitude de l'amélioration ne prouve rien, car nous avons déjà vu que la disparition, même rapide, des symptômes fonctionnels ne prouve nullement que la lésion ait disparu. Ce malade est d'ailleurs encore en traitement pour une rechute qui suivit de près l'interruption prématurée du traitement spécifique (3).

L'observation de Knorre se rapporte, suivant cet auteur, à une exsudation sur la pie-mère rachidienne (4). La période précoce à laquelle survint la paralysie, son invasion brusque, instantanée, nous font rapprocher ce fait de ceux que nous avons rattachés à

(1) Obs. 164.
(2) *Union médicale*, 26 nov. 1853.
(2) Obs. 165. — (4) Obs. 166.

l'hypérhémie. Lorsque nous résumerons ce que nos observations nous enseignent touchant la marche des accidents dans la forme exsudâtive de la syphilis cérébro-spinale, nous insisterons sur la fréquence des accidents congestifs comme première période de la maladie.

C'est encore à une lésion des centres nerveux que nous rapportons l'affection complexe du malade dont nous donnons ici l'observation détaillée (1). Prise dans son ensemble, l'histoire de ce malade retrace assez exactement ce que, dans la science moderne, on est convenu d'appeler la *paralysie générale des aliénés*. Nous nous croyons donc autorisés à admettre, dans ce cas et dans ceux que nous en rapprochons, comme lésion organique, celle qui, de nos jours, passe pour caractériser la paralysie générale des aliénés, le ramollissement périphérique du cerveau suivant M. Parchappe, lésion à laquelle, suivant MM. Lélut et Baillarger, il faudrait ajouter l'atrophie avec induration du cerveau. Ce qu'il y a de certain, c'est que chez notre malade la syphilis a joué un grand rôle, et d'accord en cela avec M. Duprat (2) et bien d'autres, nous nous demandons si on ne doit pas attribuer à la syphilis une part d'action dans l'étiologie d'un certain nombre de folies paralytiques, affection si déplorablement fréquente de nos jours. Nous avons déjà indiqué les idées très-arrêtées que professent à cet égard MM. Essmarck et Jessen, Hildenbrandt et autres aliénistes (3). Les faits suivants, joints à ceux que nous avons déjà rapportés, serviront peut-être un jour à élucider cette question importante; quant à nous, nous ne saurions mettre en doute que la syphilis ne soit une cause puissante de la paralysie générale des aliénés.

L'observation de M. Arthaud (4) ne présente que peu de détails; celle que nous devons à l'obligeance de M. Siredey, et qui a été prise à l'Hôtel-Dieu dans le service de M. Laugier, suppléé à ce moment par M. Richet, nous offre un symptôme très-fréquent dans la paralysie générale des aliénés, la monomanie ambitieuse. Notons cependant ce fait, sur lequel nous insisterons plus tard, que dans cette affection les troubles des sens sont rares, et que

(1) Obs. 167.—(2) Duprat, *Thèses de Paris*. 1857, n° 165.— (3) Voir p. 125.
— (4) Obs. 168.

dans ce cas leur existence doit faire supposer une altération cérébrale plus profonde; la moelle aussi a participé à l'altération,
et c'est même vers la partie rachidienne des centres nerveux
que l'affection a débuté, ce qu'indiquent la marche et la succession des accidents. Nous avons entendu M. Richet rapporter,
dans ce cas, les accidents à une méningite syphilitique (1).

L'existence de symptômes cérébraux au début de l'affection
chez le malade que nous avons examiné dans le service de
M. Velpeau, nous empêche de considérer chez lui la paralysie
générale comme essentielle. Il y a eu évidemment, au début, un
travail congestif ou exsudatif sur une grande étendue des centres
nerveux, car les symptômes ont porté à la fois sur les fonctions
cérébrales et sur celles que régit la moelle épinière. Ici encore
nous retrouvons la constriction thoracique d'Oppoltzer, et de
plus une atrophie survenue longtemps après le début de la paralysie (2).

Les observations de Read (3), et de M. Devay (4), peuvent être
rapprochées des précédentes, mais nous paraissent moins concluantes; la lésion, dans ces cas, pourrait bien être une méningite
chronique avec exsudation sur les méninges, comme l'autopsie
en a démontré l'existence chez les malades des observations de
MM. Essmarck et Jessen et de M. Hildenbrandt. Dans cette dernière observation nous remarquons l'existence d'un noyau cartilagineux jaunâtre entre les deux feuillets de l'arachnoïde (5). L'observation de MM. Essmarck et Jessen se borne à signaler des
exsudations sur l'arachnoïde (6). Il est à regretter que les auteurs
de ces deux observations n'aient pas cru devoir entrer à ce sujet
dans de plus amples détails.

Dans l'observation que nous avons prise à la Charité nous retrouvons des troubles cérébraux, de l'amblyopie, du bégaiement ayant précédé les lésions de la motilité et de la nutrition
dans le bras gauche. Nous avons cherché avec le plus grand soin
quelque signe de tumeur, soit des muscles, soit des os, qui pût
rendre compte de ces accidents si nettement localisés, mais nous

____

(1) Obs. 169. — (2) Obs. 170. — (3) Obs. 171. — (4) Obs. 172. — (5) Obs. 173.
— (6) Obs. 174.

n'avons rien pu constater. Nous avouons que, dans ce cas, le genre de lésion du système nerveux nous paraît très-difficile à préciser (1).

Après les lésions exsudatives siégeant dans les centres nerveux, disons un mot de celles qui intéressent directement les différentes paires nerveuses. Nous avons signalé dans notre anatomie pathologique les diverses données fournies par les autopsies; nous avons vu, dans un grand nombre des observations qui précèdent, que la plupart des nerfs crâniens peuvent être compris dans les altérations des centres nerveux. Nous compléterons cet ensemble en rapportant ici quelques faits de lésions exsudatives portant uniquement sur l'appareil visuel.

C'est ainsi que nous rangeons ici un cas d'œdème rétinien chez un malade dont nous avons nous-mêmes examiné les yeux à l'ophthalmoscope, et chez lequel nous avons pu constater *de visu* la cause rétinienne de l'amaurose (2).

Nous en rapprochons trois observations de choroïdite exsudative empruntées à la thèse de M. Schultze (3). Nous nous sommes déjà expliqués sur les données anatomo-pathologiques et les résultats que fournit l'examen opthalmoscopique dans ce genre d'affections, nous n'avons donc plus à y revenir. Nous signalerons cependant que dans l'observation 179 l'ophthalmoscope a fait reconnaître, outre l'exsudat de la choroïde, une opacité centrale de la capsule du cristallin de l'œil droit, et quelques stries circonférentielles dans la capsule antérieure du cristallin de l'œil gauche. L'ophthalmoscope vient donc confirmer ce que M. Ricord a avancé depuis longtemps, que la syphilis peut produire des cataractes (4). Mais ces cataractes, pensons-nous, sont le plus souvent de fausses cataractes ou des cataractes capsulaires. On en jugera, du reste, en lisant les observations 180 et 181, que leurs auteurs rapportent comme des faits de cataracte syphilitique.

Dans les deux observations qu'a bien voulu nous communiquer M. Metaxas, l'exsudat, reconnu syphilitique par MM. Deval

_____

(1) Obs. 175. — (2) Obs. 176. — (3) Obs. 177, 178 et 179.
(4) Voir p. 164.

et Follin, siégeait, non plus sous la rétine, mais sur la rétine, ce qu'indiquaient clairement la coloration de l'expansion rétinienne et l'inspection des vaisseaux sanguins. Nous intitulerons ces deux faits : *Exsudat rétinien* (1).

Disons enfin, en terminant que, dans l'état actuel de la science, le mot amaurose, qui antérieurement servait à désigner tous ces faits, n'a plus aucune valeur, et qu'il n'est plus possible de se contenter d'un diagnostic aussi superficiel. Qui se borne aujourd'hui à diagnostiquer une hydropisie, sans en rechercher la cause organique? Il en est de même de l'amaurose; ce mot doit disparaître du vocabulaire scientifique, car si on le conservait, ce ne pourrait être que pour désigner exclusivement la cécité ne reconnaissant aucune cause organique, la cécité essentielle. Or, au dire de Makenzie, Jüngken et d'un grand nombre d'ophthalmologistes, la cécité essentielle n'existe pas. Nous avons, pour notre part, suffisamment insisté sur les causes organiques diverses qui président au développement de la cécité et qui doivent être rattachées à la syphilis, pour que nous n'ayons plus à y revenir.

OBSERVATIONS.

OBSERVATION 120. — *Enfant mort subitement quatre jours après sa naissance. Indurations cérébrales.* — La mère de cet enfant a eu huit enfants dont pas un n'a vécu; pendant sa dernière grossesse elle a fait deux chutes; la dernière, survenue peu de jours avant l'accouchement, s'est accompagnée d'un écoulement sanguin peu considérable. Elle dit n'avoir aucun antécédent ni tuberculeux ni syphilitique. L'enfant est venu à terme; il était médiocrement constitué, mais a bien pris le sein et n'a eu ni assoupissement, ni coloration anormale, ni diarrhée. Le quatrième jour la mère, en se réveillant, trouve l'enfant mort sur son sein. *Autopsie.* Membranes du cerveau normales, pie-mère injectée de sang noir. Substance cérébrale normale, sauf un certain nombre de points assez étendus où elle offre un aspect grisâtre; au niveau de ces points la substance cérébrale est plus dure. On y reconnaît une dizaine de petites tumeurs de 1 centimètre de diamètre, de formes diverses, éparses, enclavées dans la masse cérébrale et ne

(1) Obs. 182 et 183.

16

pouvant être énucléées. M. Robin examine cette altération au microscope; il la désigne sous le nom de sclérose, et y trouve du tissu fibreux, une matière amorphe, granuleuse, une altération spéciale de la substance nerveuse proprement dite. Le cœur, gorgé de sang noir, renferme de petites tumeurs semblables à celles du cerveau, mais qui n'ont pu être examinées au microscope. M. Robin a pensé, en présence de ces lésions, que la mort a dû être instantanée. M. Gubler pense que, dans ce cas, il y a eu évidemment formation d'un tissu accidentel, et en présence de ces avortements si nombreux, il est porté à croire qu'on aurait pu remonter chez la mère à des antécédents syphilitiques. — (LEGROUX, *Union médicale*, 19 juin 1858.)

OBSERVATION 121. — *Syphilis antécédente ; céphalalgie, somnolence, hémiplégie, paralysie de la 3ᵉ paire, amblyopie, perte de la parole, coma, mort. Épanchement ventriculaire, induration et ramollissement partiel du cerveau, exsudats sur les méninges.* — Doron, âgé de 68 ans, employé des contributions, ancien militaire, entre à l'infirmerie des Incurables-Hommes (service de M. Hillairet) le 1ᵉʳ juillet 1858. Cet homme, de taille moyenne, de bonne constitution, de tempérament lymphatico-sanguin, avait fait, en avril, un premier séjour à l'infirmerie pour un enrouement. A cette époque il nous dit avoir eu, à l'âge de 20 ans, une gonorrhée et un chancre qui guérirent sans aucun traitement; six mois ou un an après il perdit ses cheveux, et eut sur le front une éruption dont il porte actuellement encore les traces : ce sont des cicatrices blanches, arrondies, légèrement déprimées. L'enrouement qu'il accusait alors remontait à huit ou dix mois. Des vésicatoires appliqués au larynx étaient restés sans effet ; les accidents syphilitiques antérieurs avoués par le malade, les cicatrices du front ayant fait soupçonner une affection laryngée de nature syphilitique, on venait de prescrire l'iodure de potassium, quand le malade demanda sa sortie au bout de cinq ou six jours. L'enrouement persista. Aujourd'hui, 1ᵉʳ juillet, il accuse une céphalalgie violente occupant toute la tête, surtout le sommet, de la pesanteur de tête et une somnolence continuelle (saignée, lavement purgatif). Le lendemain on applique des sangsues. Sous l'influence de ce traitement le malade paraît sortir de sa torpeur, ses douleurs sont moindres. On s'aperçoit alors que la paupière droite est plus abaissée que la gauche, que la vue est affaiblie, que le malade a l'ouïe dure, principalement de l'oreille droite.

Le 8 juillet, on donne 50 centigr. d'iodure de potassium, qu'on porte le 12 à 1 gramme. Le 15, le malade accuse une grande faiblesse dans la moitié droite du corps et tombe plusieurs fois en marchant. Le 16, il peut faire exécuter des mouvements à ses membres lorsqu'il est au lit, mais la main droite ne peut plus rien serrer. Le sentiment est aboli dans tout le côté droit, la parole est lente ; le malade, un peu engourdi, paraît chercher ses réponses ; la céphalalgie est cependant peu vive.

Le 1er août, la paralysie a en partie disparu, la motilité est un peu revenue; ainsi le malade peut lever la jambe, porter la main à sa tête et serrer assez fortement. Il sent quand on le pince et n'accuse plus aucune douleur de tête. Il existe encore de la somnolence et une grande lenteur de la parole; cependant il paraît avoir moins de peine à trouver les mots. On continue l'iodure de potassium. Le 5, l'état est le même ; on applique un séton à la nuque, tout en continuant le traitement spécifique.

Le 10, le malade a moins de torpeur, parle plus facilement; les forces reviennent dans le côté droit, le malade commence à marcher seul. La sensibilité se rétablit aussi. Néanmoins la paupière supérieure est encore paralysée et ne peut se relever complétement, aussi l'œil, de ce côté, paraît-il plus petit que l'autre. L'appétit est bon, les digestions sont normales. (Iodure de potassium, 2 grammes par jour.) Le 20, l'amélioration fait des progrès. Le mouvement et la sensibilité se rétablissent de plus en plus dans le côté paralysé, le malade marche facilement seul; la vue et l'ouïe se fortifient. (On supprime le séton et on suspend l'iodure de potassium). Le 25, l'état général est moins bon; le malade accuse une fatigue générale, de l'engourdissement dans tout le côté droit; il a de nouveau un peu de somnolence. (Purgatif, vésicatoire à la nuque.) Le 1er septembre, les accidents ont de nouveau disparu et le malade sort de l'infirmerie ayant encore un peu de faiblesse dans les membres du côté droit, un peu de somnolence, l'intelligence un peu obtuse; la mémoire surtout lui fait défaut.

Il rentre le 27 septembre pour une diarrhée intense qui cède en trois jours à l'opium et au sous-nitrate de bismuth. Mais à peine le flux intestinal est-il arrêté que les symptômes cérébraux reparaissent. Pendant la nuit le délire est assez violent pour nécessiter la camisole de force, et alterne avec le coma. En peu de jours le facies s'altère considérablement et tout fait supposer qu'une nouvelle tumeur est venue comprimer encore une fois le cerveau. On reprend l'iodure de potassium à la dose de 50 centigr. qu'on porte au bout de quatre jours à 1 gramme. Les symptômes s'amendent à peine.

Le 8 octobre, le délire augmente, et ne disparaît que pour faire place à un coma profond. Le 9, M. Hillairet, supposant un épanchement dans les ventricules, prescrit, outre l'iodure de potassium, un vésicatoire sur le sommet de la tête et deux pilules d'opium. Pendant toute la journée du 10, le malade a cherché à arracher son vésicatoire ; la soirée et la nuit ont été plus calmes. Ce matin, réponses assez nettes. Le 13, toujours du délire nocturne. L'appétit et les forces déclinent ; le malade ne peut plus marcher, mais c'est surtout la jambe gauche qui lui fait défaut. Le facies exprime la souffrance, les pupilles sont contractées. (Iodure de potassium, 2 gr.; supprimer l'opium.) Le 15, l'affaiblissement continue ; le malade se plaint de ne pouvoir avaler sa salive, rien à la gorge. Torpeur comateuse pendant la journée ; quand on vient à le réveiller, il a des soubresauts et des bâillements continuels, puis il retombe dans le coma. L'œil gauche est rouge et douloureux. Quand le malade parle, le côté droit de la face se contracte plus que le gauche, de sorte qu'on pourrait, au premier abord, croire à une paralysie du côté gauche, la commissure droite et la joue du même côté étant tirées en haut au moindre mouvement. Le malade se plaint sans pouvoir préciser le siége de son mal. (Supprimer l'iodure de potassium.)

Le 21, le mal de gorge a disparu ; on reprend l'iodure de potassium à 50 centig. Le malade s'affaisse et maigrit beaucoup. Le 27, le délire et l'agitation nocturnes ont disparu ; torpeur très-intense, réponses lentes, difficiles, souvent incohérentes ; selles involontaires. Le 30, pupilles dilatées et immobiles ; la sensibilité paraît intacte sur toute la surface du corps, le malade accuse vivement la douleur lorsqu'on le pince. Le 22 novembre, l'affaiblissement va toujours croissant, le malade devient moins sensible aux excitations extérieures, retire moins vivement les jambes quand on le pince, et ne prononce plus que des sons inarticulés et sans suite ; il ne reconnaît plus les personnes de sa famille. Le malade traîne encore pendant quelques jours et succombe dans la matinée du 6 décembre.

Autopsie 36 heures après la mort : Amaigrissement considérable de tout le corps. Os de la voûte crânienne d'une grande dureté, comme éburnés, ne présentant plus trace de diploé. La dure-mère adhère intimement aux os, surtout au niveau du sinus longitudinal supérieur ; il n'existe, ni à l'intérieur ni à l'extérieur de la calotte osseuse, aucune tumeur. Le cerveau fait saillie et semble augmenté de volume. L'incision des membranes laisse écouler une quantité considérable de liquide un peu foncé résultant d'un mélange de sang et de sérosité arachnoïdienne et ventriculaire. La pie-mère présente par places un peu d'injection à sa surface ; dans d'autres points elle est semée de taches opalines assez étendues, suivant parfois le trajet des vaisseaux vides de sang. Dans ces points, où elle paraît décolorée, elle présente une grande dureté. De plus elle offre une infiltration générale de ses mailles par de la sérosité. Cette infiltration en augmente de beaucoup l'épaisseur, et en certains points cette membrane a l'apparence d'une pulpe gélatineuse. Elle se détache partout facilement de la substance du cerveau. Celui-ci ne présente à sa surface aucun point de ramollissement : sa consistance peut au contraire être comparée à celle d'un cerveau qui aurait macéré dans l'alcool. Il existe une induration générale des deux substances. En examinant attentivement la substance grise, on la trouve parsemée de taches blanchâtres de dimensions variables. La substance blanche sous-jacente est très-ferme et très-dure. Une portion de ce cerveau, présentée à M. Robin, n'a pu malheureusement être soumise à un examen microscopique complet. Toutefois M. Robin a constaté la présence d'une matière amorphe dans la substance blanche, ce qui n'a pas lieu à l'état normal, et l'aspect de cette portion de cerveau lui a paru se rapprocher de ce qu'on a décrit sous le nom de cérébro-sclérose. Il semble donc qu'une matière étrangère se soit infiltrée dans la substance cérébrale, travail analogue à ce qui a été décrit pour les affections syphilitiques du foie. A la coupe on ne trouve guère qu'une injection peu marquée de la substance blanche. Les ventricules latéraux, distendus, renferment encore du liquide qui est surtout abondant dans la cavité ancyroïde du côté droit. Le ventricule moyen est également plein de sérosité qui communique avec celle des ventricules latéraux par les trous de Monro élargis. Les couches optiques paraissent déprimées à leur partie supérieure. Celle du côté droit, diminuée de volume, présente dans ses couches centrales une coloration jaunâtre ; la substance cérébrale, en ce point, paraît un peu ramollie ; on y trouve même une cavité de petite dimension, pouvant loger un pois, et paraissant se rattacher à l'existence d'un ancien foyer hémorrhagique ; cette cavité n'est point tapissée par une membrane apparente. Le corps strié ne présente rien d'anormal. Dans l'hémisphère droit, à l'extrémité de la corne d'Ammon, ou trouve un ramollissement peu étendu. Les veines renferment beaucoup de sang noir ; les artères de la base présentent de nombreux dépôts athéromateux dans leurs parois. Poumons et reins sains. Rien d'anormal du côté du foie. (LANCEREAUX, *Observation inédite.*)

OBSERVATION 122. — *Paralysie partielle.* Un robuste matelot, âgé de 24 ans, voit survenir, en même temps que les premiers symptômes

d'une syphilis constitutionnelle, entre autres une syphilide papuleuse, de la faiblesse dans le bras droit et une hémiplégie faciale gauche. Quatre semaines après, la paralysie du mouvement et du sentiment est à peu près complète dans le bras droit ; épaule et nuque du
même côté sensibles à la pression. Guérison de la paralysie en quatre
semaines par des ventouses et un traitement mercuriel ; les autres
symptômes syphilitiques ne guérirent que plus lentement. (KNORRE,
Deutsche Klinik, 1849 p. 69.)

OBSERVATION 123. — *Paralysie de la* 6ᵉ *et de la* 7ᵉ *paire*. Homme de
30 ans, ayant eu un chancre induré ; six semaines après, symptômes
secondaires, entre autres une syphilide papuleuse ; huit jours plus
tard, hémiplégie faciale gauche sans phénomènes généraux ; sensibilité
conservée ; rien sur le trajet du nerf facial. Ces accidents disparaissent
après six semaines de traitement mercuriel. Deux mois après, céphalalgie intense, insomnie, malaise général, vomissements qui cèdent au
calomel et à l'opium. Peu de jours après, diplopie subite, léger strabisme interne de l'œil gauche, impossibilité de diriger le globe oculaire en dehors. (Iodure de potassium.) Amélioration très-marquée
au bout de huit jours ; guérison complète au bout de quatre semaines.
— (KNORRE, *loc. cit.*, p. 69.)

OBSERVATION 124 *. — *Antécédents morbides inconnus ; céphalalgie,
amblyopie, insomnie, troubles légers de l'intelligence, délire, mort.
Tumeur gommeuse du corps pituitaire. Exsudats des méninges, altération du foie, hypertrophie des glandes vasculaires sanguines.* — La
femme Lamb., âgée de 42 ans, entre à l'Hôtel-Dieu le 9 février 1859.
Durant le premier mois de son séjour, elle se plaint de douleurs
vagues dans l'abdomen, de mauvaises digestions avec perte de l'appétit et constipation. Elle offre en même temps un peu d'ictère,
surtout manifeste aux sclérotiques. Le foie, augmenté de volume, présente des bosselures distinctes à la palpation. Au commencement
de mars, elle commence à parler d'une douleur de tête bornée au
côté gauche ; cette douleur s'était déjà fait sentir autrefois, mais aujourd'hui elle a reparu avec une intensité extrême. A partir de la
même époque la vue commence à s'affaiblir, le sommeil devient impossible, l'intelligence se trouble. Huit jours avant la mort, l'amaurose était presque complète, le système musculaire considérablement
affaibli des deux côtés. Enfin, le 14 mars, survinrent brusquement
des convulsions et du délire alternant avec des périodes de coma et
de résolution générale, et la mort eut lieu le 16 mars au matin.

Autopsie. Les os du crâne sont sans altération, la dure-mère et l'arachnoïde pariétale sont intactes; sur le feuillet viscéral de cette dernière membrane se voient, par transparence, de petits points blanchâtres, disséminés et assez rares, du volume d'un grain de millet, et dus sans doute à un exsudat plastique; ces lésions siégent à la surface externe des hémisphères. La vascularisation de la pie-mère paraît plus grande que dans l'état normal : un grand nombre de vaisseaux sinueux sont gorgés de sang, les artères de la base sont sans altération.

Le cerveau est volumineux et paraît difficilement contenu dans ses membranes; la substance en est plutôt ramollie qu'indurée, sans adhérences avec la pie-mère. La loupe y fait constater un pointillé un peu exagéré. La surface ventriculaire est intacte, le liquide n'est pas augmenté de quantité. Les corps striés, les couches optiques, le cervelet et les autres portions de l'encéphale n'offrent pas d'altération appréciable à l'œil nu. On constate seulement un léger ramollissement du *tuber cinereum* dont la coloration est rougeâtre. Cette lésion est évidemment consécutive à l'existence d'une tumeur qui occupe la selle turcique et qui a pour siége le corps pituitaire. En détachant le cerveau de la base du crâne, on a en effet laissé adhérente à cette dernière, dans l'enfoncement situé entre les apophyses clinoïdes antérieures et postérieures, un corps ovoïde, du volume d'un petit œuf de pigeon, qui, par son sommet, se trouvait engagé dans le *tuber cinereum* dont il est détaché sans déchirure, en laissant toutefois, en ce point, une légère dépression, espèce d'infundibulum qui lui servait de réceptacle. La surface externe de ce corps, assez régulier dans sa forme, est blanchâtre; sa consistance est ferme; il est constitué, à sa circonférence par une trame résistante de 1 à 2 millimètres d'épaisseur, tandis qu'à l'intérieur il se trouve composé par une masse blanche, désagrégée et ramollie, assez analogue à de la matière tuberculeuse. L'examen microscopique, fait avec M. Dezanneau, nous a permis d'y reconnaître les éléments suivants : corps fusiformes et tissu fibroïde constituant presque entièrement la tunique extérieure; noyaux, cellules, globules angulaires, granulations moléculaires et graisseuses avec matière amorphe à l'intérieur.

La moelle, examinée dans toute son étendue, a paru légèrement ramollie au-dessus du renflement cervical. Les membranes étaient saines. Les poumons n'offrent rien de particulier. Le cœur se trouve recouvert d'une couche de graisse ferme et épaisse. Les valvules auriculo-ventriculaires sont épaissies à droite et à gauche par des dépôts plastiques; leurs faces sont légèrement bosselées, leurs bords sont sains. Le foie déborde à peine les fausses côtes, il ne dépasse pas la

ligne médiane à gauche; à droite il descend un peu bas; il adhère, par
des brides épaisses, pseudo-membraneuses, avec toute la portion correspondante du diaphragme; sa tunique fibreuse, très-épaisse, contribue
par les prolongements qu'elle envoie dans l'intérieur de la substance
hépatique, à donner à celle-ci une forme bosselée toute particulière.
Un très-grand nombre de bosselures grandes ou petites, séparées par
des lignes cicatricielles, se rencontrent à la surface du foie, dont la
coloration est blanchâtre avec quelques points noirs. A la loupe, on
voit facilement les prolongements considérablement épaissis de la
tunique fibreuse répondre aux sillons de la surface. La substance
hépatique a sa coloration à peu près normale; elle se trouve com-
primée, aussi bien que les vaisseaux qui la pénètrent et les canaux
qui en sortent. La rate, volumineuse, a environ 18 centimètres de
hauteur; son parenchyme est ferme, sa tunique non épaissie, sa coloration normale. Les reins offrent, sur certains points, et plus particulièrement au sommet des pyramides, une coloration jaunâtre. Le
tube digestif est sain, les appendices graisseux de l'épiploon sont
volumineux et indurés; il existe, sous la séreuse péritonéale, une
matière noire disséminée par plaques; plusieurs ganglions mésentériques sont durs et augmentés de volume. Les ovaires sont petits,
ratatinés; leur tunique fibreuse est très-épaissie. L'utérus, volumineux,
ne paraît pas altéré; dans le cul-de-sac recto-utérin existe, outre la
matière noire sous-péritonéale déjà signalée, une tumeur du volume
d'un œuf, mais aplatie, constituée par de la graisse et des éléments
celluleux, et traversée par des vaisseaux parfaitement intacts. Dans
l'aine gauche, on trouve un ganglion dur et hypertrophié; il y
en a deux dans l'aine droite. Il y avait dans la poitrine, vers la racine
des poumons, au-devant de la colonne vertébrale, quelques ganglions
offrant la même altération, mais à un degré plus avancé, car déjà le
centre était caséeux. Le corps thyroïde est au moins triplé de volume, il ne présente d'autre altération qu'une hypertrophie de ses
éléments. (LANCEREAUX, *Observation inédite*.)

OBSERVATION 125. — *Syphilis antérieure, céphalalgie, accès épileptiformes, troubles intellectuels, contracture musculaire. Méningite cérébrale chronique, mort. Induration avec ramollissement d'une portion
de l'hémisphère gauche du cerveau.* — La femme S., 35 ans; bonne
santé jusques il y a quatre ans; elle fut alors atteinte de syphilis, et
eut successivement, à cette époque, de la céphalalgie, des indiges-
tions, des vomissements, de la somnolence après avoir pris une grande
quantité de mercure. Il y a six mois, accès épileptiformes d'une

demi-heure de durée, se répétant depuis toutes les deux ou trois semaines, précédés d'une céphalalgie intense, de vertiges, de faiblesse de la vue, et suivis d'une grande débilité musculaire; anesthésie; écume à la bouche durant le paroxysme, convulsions des membres, et plus particulièrement du bras droit; pas d'accès depuis deux mois. Il y a un mois, tiraillements musculaires dans le bras droit, engourdissements dans la main correspondante, débilité, émaciation. Le 8 décembre 1850, au moment des son entrée à l'hôpital, céphalée intense, difficulté et lenteur de l'articulation des mots. Paralysie légère du côté droit de la face, déviation de la langue du même côté. Sensibilité intacte, faiblesse musculaire dans le bras et la main droites, la jambe traîne un peu dans la marche. Pouls normal, anorexie, constipation, pas de menstruation depuis six semaines. Même état jusqu'au 4 janvier 1851; les phénomènes paralytiques paraissent un peu diminués (sangsues, vésicatoires à la nuque, purgatifs). Le 4 janvier, état comateux, respiration stertoreuse, tiraillements musculaires dans le côté droit de la face, contracture dans le bras correspondant. Cet état persiste sans changement notable jusqu'à la mort, qui a lieu le 9.

Autopsie. — Adhérences très-fortes entre le crâne et la dure-mère au niveau du vertex, épaississement de cette membrane ; même état de l'arachnoïde dans toute la portion qui recouvre la moitié postérieure de l'hémisphère gauche du cerveau, et qui est en outre opaque, dense, et très-adhérente à la pie-mère. Au-dessous, existe une décoloration des circonvolutions cérébrales dans une étendue d'un pouce et demi d'avant en arrière, et d'un pouce de droite à gauche; le centre est induré au toucher, la périphérie est molle et pulpeuse. Au centre existe un dépôt dur, ayant les dimensions d'un pois, d'une coloration jaune, entouré d'une aréole rouge, puis rosée qui disparaît peu à peu. Dans une section, la partie décolorée s'étend en profondeur, et a le volume d'une noix. Le cerveau renferme, en outre, cinq autres tumeurs indurées, du volume d'un grain de millet à celui d'un pois, et semblables à la précédente. Même état des parties voisines. Les ventricules latéraux contiennent, chacun, environ un demi-drachme d'un liquide sanguinolent; dans le gauche, vésicule du volume d'un pois, renfermant une matière ambrée et ayant pour origine le plexus choroïde. Le reste de l'encéphale est sain. Cœur normal ; liquide séro-sanguinolent dans les bronches. Matière pigmentaire dans le poumon gauche, engouement du poumon droit qui, à la loupe, offre l'apparence de fines granulations disséminées dans son parenchyme. Les autres viscères sont sains. *Examen microscopique :* La substance jaune indurée, occupant la partie malade de l'hémisphère gauche du cerveau, est composée d'un agrégat de molécules et de granules sans pus ni tubercule, ni aucun autre corpuscule. La substance cérébrale au pourtour est chargée de nombreuses cellules granuleuses, d'autant plus rares qu'on se rapproche plus des couches optiques. (H. BENNET, *Clin. lect. on pract. of med.*)

OBSERVATION 126. — Jeune fille de 20 ans ; végétations condylomateuses très-étendues aux parties génitales ; deux traitements consécutifs avaient été inutiles. Tout à coup encéphalite violente, mort le cinquième jour. *Autopsie* : Cerveau turgescent, hypérhémie plus prononcée dans l'hémisphère gauche, surtout à la limite postérieure du ventricule latéral gauche, où la substance médullaire est parcourue par un réseau de vaisseaux fortement distendus ; dans ce point, la substance médullaire est transformée en une masse d'un aspect lardacé. Au milieu de ces désorganisations se trouve une petite caverne dont les surfaces mamelonnées avaient un aspect lardacé et étaient recouvertes d'un enduit exsudatif rougeâtre. M. Flemming ne doute pas que cette dégénérescence de tissu ne soit un produit de la syphilis secondaire. (FLEMMING, *Pathol. und Therap. der Psychosen*, 1859.)

OBSERVATION 127. — *Tumeurs cérébrales.* Jouan, 44 ans ; symptômes vénériens en l'an III. En l'an IV, boutons nombreux, étourdissements, éblouissements, angine qui dura six mois ; expectoration muqueuse provenant des fosses nasales, destruction de toute la cloison et d'une partie du nez. Les sudorifiques amènent une guérison apparente ; peu après, maux de tête si violents que le malade est comme fou, imbécile ou furieux ; il devient avare, craintif. Quelques mois plus tard, la vue, presque abolie, revient sous l'influence d'un vésicatoire ; le malade se croit une seconde fois guéri. Tout à coup, céphalalgie suivie de vertiges, d'évanouissements prolongés, de violentes convulsions avec perte de sentiment ; paralysie du bras gauche, de la face, puis de toute la moitié gauche du corps. Le quatrième jour, bégaiement ; le malade, entré à la Charité, voit encore une fois disparaître la plupart des accidents. Quelque temps après, il expire comme s'il se fût endormi. *Autopsie* : Nez détruit, substance cérébrale ferme. Vis-à-vis l'union des nerfs optiques, vers la naissance des nerfs olfactifs, existent quelques duretés ayant toutes les propriétés de la substance médullaire dans laquelle elles se trouvent ; la plus grosse, placée près des nerfs olfactifs, a le volume d'un pois ; on trouve encore de la substance semblable plus avant dans le cerveau ; la membrane pituitaire est remplie de bourgeons couverts de matière purulente, l'ethmoïde est en partie détruit, les cornets et les sinus maxillaires sont excoriés et couverts de pus. (Prost, *Méd. éclairée par l'obs. et l'ouv. des corps*, t. II, p. 59.)

Observation 128. — *Tumeur cérébrale.* — Femme ayant tenu une maison de prostitution, niant tout antécédent syphilitique, accuse de violentes douleurs de tête, surtout au front, devenant intolérables la nuit et la privant de sommeil; état voisin de l'imbécillité. Insuccès des moyens les plus variés. On la trouve dans son lit, frappée de mort subite. *Autopsie :* Érosions et carie de la table externe du crâne; dans le lobe gauche du cerveau, tumeur de la grosseur d'une amande, ayant la blancheur et la fermeté du squirrhe, entourée d'une couche assez épaisse de substance cérébrale jaunâtre et diffluente. Vaisseaux de l'encéphale et de la moelle épinière gorgés de sang. (Yvaren, *loc. cit.*, Obs. 6.)

Observation 129. — *Tumeurs gommeuses du cerveau.* — A la suite de mouvements épileptiques, pustules à la tête; céphalalgie, tumeurs molles et blanchâtres aux cuisses et aux pieds, somnolence, abolition de la mémoire; plus tard contracture musculaire, douleur horrible au côté droit de la tête durant tout le jour. Le gaïac amène une amélioration qui dure quarante jours. Le malade s'étant exposé au froid, pesanteur de tête, surdité, taches rouges au front, perte de la vue de l'œil gauche; seconde guérison apparente sous l'influence du gaïac. Tout à coup, tumeur molle sous la peau du sinciput, douleurs dans les membres, ulcères sur le gland. Convulsions continuelles plus fortes au cou et dans l'un des bras, paralysie de la langue, carus, léthargie, mort. *Autopsie :* Ventricule gauche rempli d'eau; une partie du cerveau est comme gangrenée; au milieu de cette désorganisation, trois petits corps verdâtres ayant l'aspect des tumeurs gommeuses. (Bonet, *Sepulc.*, lib. IV, sect. ix, *addimentum.*)

Observation 130. — Marie M., 33 ans, entre sans connaissance à la Charité le 20 mai 1821. Santé dérangée à la suite de couches, intelligence détruite depuis longtemps; yeux fixes, convergents, pupille droite dilatée, contractile, vue éteinte, assoupissement continuel, réponses incohérentes. Lors de l'invasion, attaques d'épilepsie, revenant tous les sept ou huit jours. Exostose sur le pariétal gauche. Les mercuriaux restent sans action ; la malade meurt le 30 octobre avec des symptômes de compression du cerveau. *Autopsie :* Carie du pariétal gauche, dure-mère perforée, donnant passage à une excroissance cancéreuse ovale, de 3 pouces de long sur 2 de large, facile à séparer de la substance cérébrale, formée de 5 ou 6 lobes, faciles à diviser, durs

comme des fibro-cartilages, composés de tissu grisâtre, criant sous
le scalpel, sans odeur. Ventricules pleins de sérosité. (TACHERON, *Recherches anat. pathol.*, 1823, t. III, p. 380.)

OBSERVATION 131.— M., ancien officier, 40 ans, a eu plusieurs maladies vénériennes dans sa jeunesse. Depuis trois ans, faiblesse générale,
céphalalgie continuelle et intolérable ; depuis dix-huit mois, perte graduelle de la vue ; depuis un an, paralysie incomplète. Entre à Charenton
le 17 mars 1821. En mai, deux ou trois pertes subites de connaissance
avec flaccidité des membres ; plus tard trois attaques épileptiformes ;
après la dernière, survient de l'affaiblissement et de la stupeur (sangsues, sinapismes) ; le lendemain, langue déviée à droite, urines et selles
involontaires. Le 15 mai, tremblement dans les membres ; le 19, hémiplégie du côté droit ; l'état s'aggrave tous les jours ; mort le 25. *Autopsie* : Os du crâne très-fragiles, dure-mère adhérente. Sous ces adhérences, quatre tumeurs dures du volume d'une noix ; érosion du
sphénoïde, destruction d'une partie de cet os et de l'ethmoïde ; cavité
du crâne communiquant avec les sinus et les fosses nasales ; nerfs
olfactifs détruits, nerfs optiques ne présentant pas la moitié de leur
volume, tellement mous qu'on les brise en les touchant. Extrémité
antérieure de l'hémisphère gauche occupée par plusieurs corps analogues à des cartilages, à section lisse, luisants, sans fibres, entre-
mêlés de portions rougeâtres avec vaisseaux injectés ; substance cérébrale détruite en ces points. Ramollissement de la partie moyenne de
l'hémisphère, réduite en un liquide blanchâtre contenant une matière
filante, glaireuse ; corps strié gauche diffluent, de même que la partie
antérieure de la face interne de l'hémisphère droit. Pie-mère et arachnoïde épaissies, indurées et injectées. (BAYLE et KERGARADEC, *Nouv.
bibliot. méd.*, février 1823.)

OBSERVATION 132. — Petitjean, 42 ans, sorti depuis peu de Bicêtre,
est amené à l'Hôtel-Dieu dans un état simulant l'ivresse, le 8 octobre 1829. Torpeur, somnolence, bras droit raide et contracté, ne se
mouvant que lentement, sensibilité conservée ; yeux fermés, pupilles
mobiles, langue déviée à droite. Ulcérations syphilitiques sur la poitrine et le crâne. Émissions sanguines sans résultat. Malgré un traitement antisyphilitique commencé le 10, le malade succomba le 18
dans le coma. *Autopsie* : Crâne épais. Au niveau de l'extrémité antérieure de l'hémisphère gauche du cerveau, dure-mère friable ; au-
dessous tumeur squirrheuse trilobée du volume d'une petite noix, d'un
blanc grisâtre un peu jaunâtre, continue à la dure-mère par sa face
externe, et à la substance blanche du cerveau par sa face interne,

assez vasculaire. Autour d'elle ramollissement diffluent, jaunâtre, de la substance cérébrale dans une étendue de six à huit lignes; la substance cérébrale est semblable à de la gomme adragante; ramollissement commençant du trigone et du septum lucidum. (SANSON, dans Lallemand, *loc. cit.* Lettre VII, n° 2.)

OBSERVATION 133. — *Tubercules syphilitiques du cerveau.* — Femme de 38 ans, entre à l'Hôtel-Dieu (service de M. Beau) le 17 novembre 1844; il y a deux ans, sans cause connue, céphalalgie continue avec exacerbations nocturnes, occupant la région frontale droite; en même temps vision de l'œil gauche brusquement supprimée. Au bout de six mois la céphalée disparaît tout à coup, la cécité de l'œil gauche persiste. Quatre mois après, l'hémicranie reparaît, la vision s'affaiblit peu à peu de l'œil droit. A l'entrée de la malade, affaissement comme comateux, amaigrissement, peau terreuse, traces non équivoques de syphilis aux organes génitaux. M. Beau admet une altération viscérale syphilitique. Traitement spécifique; au commencement de janvier la malade se croit guérie. Bientôt, réapparition de la céphalée, légère hébétude, élocution lente, incertitude des mouvements, altération profonde des traits, mouvements convulsifs des extrémités; coma, mort. *Autopsie :* Congestion passive des vaisseaux de la face convexe des hémisphères. La face supérieure du lobe antérieur gauche a une teinte rosée et une mollesse marquée, avec adhérence aux méninges enflammées. Le lobe gauche tout entier est considérablement ramolli ; sous la dure-mère, noyau inflammatoire formé aux dépens de la couche corticale, irrégulièrement ovoïde, plus dur que la substance cérébrale, friable, d'un rouge brun; la face supérieure, cachée dans l'épaisseur du lobe, présente plusieurs contours très-nets. Nerf optique gauche, depuis le chiasma jusqu'au trou optique, pulpeux, rougeâtre et presque confondu avec les produits inflammatoires des méninges; la moitié gauche du chiasma et la portion qui lui est postérieure sont diffluentes, diminuées de volume et à peine distinctes. Les portions droites du nerf optique sont normales, sauf au niveau du chiasma, où le névrilème est légèrement injecté, rougeâtre et un peu adhérent aux méninges. (COURTIN, *Bull. de la Société anatom.,* t. XXII, p. 66.)

OBSERVATION 134. — E. H., 22 ans, a fait en 1849 un premier séjour à la Charité de Berlin pour des accidents vénériens (urétrite, plaques muqueuses), et en est sortie parfaitement guérie après un traitement par l'iodure de potassium. Sept ans après, en septembre 1856, elle est prise de douleurs très-vives dans le front et l'œil gauche; quelques jours plus tard, cécité de l'œil gauche, qui deux jours après atteint également l'œil droit. Pupilles dilatées, peu contractiles ; aménorrhée (pommade mercurielle et belladonée; calomel à l'intérieur). Une légère salivation, coïncidant avec le retour des règles, amena une amélioration notable de la vision. Six mois plus tard frissons, fièvre, perte du sommeil, vomissements, amaigrissement (la vue est parfaitement rétablie), puis douleurs de tête persistantes, paralysie de la troisième paire, état presque comateux, hémiplégie faciale incomplète à droite, et mort après un mois de maladie. *Autopsie* : Crâne mince, bien conformé, pie-mère œdémateuse; substance grise du cerveau pâle, substance blanche un peu molle. Au niveau du chiasma des nerfs optiques tumeur composée d'une substance dense d'un gris clair, gélatineuse, transparente, traversée par les nerfs oculo-moteurs. A la place du nerf oculo-moteur droit on trouve une masse épaisse, rougeâtre, calleuse; le nerf gauche est tuméfié, infiltré d'un tissu rougeâtre. Glande pituitaire assez grosse; sa surface présente quelques saillies d'apparence caséeuse, jaune verdâtre, disséminées dans un tissu d'un jaune grisâtre. La glande pinéale est augmentée de volume, transformée en une vésicule qui comprime les tubercules quadrijumeaux. Nerfs optiques tuméfiés. Nerfs olfactifs perdus dans la désorganisation cérébrale. La tumeur principale est située au niveau du sinus caverneux droit; elle occupe l'intervalle qui sépare les deux nerfs oculo-moteurs communs et s'étend sur les parties moyenne et antérieure du pont de Varole qui participe lui-même à l'altération; sa coupe présente un certain nombre de noyaux caséeux. Quelques autres tubercules caséeux de la grosseur d'un pois sont disséminés dans les circonvolutions cérébrales. On trouve aussi quelques tubercules caséeux dans les poumons. (VIRCHOW, *Ueber die Natur der const. syphil. Affect.*, p. 83.)

OBSERVATION 135. — *Tumeur gommeuse du cerveau.* Denis G., fusilier, 26 ans, entre au Val-de-Grâce le 8 septembre 1852. Quatre atteintes antérieures de maladies vénériennes ont été combattues par le mercure. Le gland porte des traces d'ulcères, les deux aines des cicatrices de bubons suppurés depuis deux ans ; teinte bistrée très-foncée du front et des mains, augmentant progressivement. Depuis quelque temps, diminution des forces; dans ces derniers jours, douleurs vives dans l'hypochondre droit, délire momentané. A son entrée, cris plaintifs, peau froide, physionomie anxieuse, lèvres et ongles légèrement cyanosés, pas de paralysie ; douleurs abdominales provoquant l'insomnie, un peu de céphalalgie; nausées continuelles. Mort le 10.

Autopsie : Méninges saines ; cerveau très-mou dans toute son étendue, ainsi que le cervelet. Dans l'hémisphère gauche, au centre ovale de Vieussens, tumeur de forme irrégulière, du volume d'une petite noix, entourée d'une enveloppe lisse, adhérente à la substance cérébrale qui est plus ramollie dans le voisinage de la tumeur qu'ailleurs, sans autre modification de structure (1). (M. Ludger-Lallemand, *Union médic.*, 1853, p. 441.)

Observation 136. — *Paraplégie, chloro-anémie ; signes de compression et de ramollissement du cerveau. Mort. Tumeur sur le corps strié droit.* — A. M. entre une première fois dans le service de M. Hérard en 1857 pour des accidents qui furent considérés comme une paraplégie chloro-hystérique. Elle présentait en effet une grande faiblesse des extrémités inférieures, plus prononcée à gauche qu'à droite, un état anémique très-avancé, souffle dans les vaisseaux, pâleur de la face et des muqueuses, etc. Dans ces derniers temps elle avait eu plusieurs attaques convulsives qui furent à cette époque considérées comme hystériques. Des toniques (le fer, le quinquina), des bains sulfureux amenèrent une guérison qui permit à la malade de quitter l'hôpital.

Elle rentre dans le même service en 1858, complétement méconnaissable par un embonpoint formidable, véritable polysarcie graisseuse, accusant au côté droit de la tête une douleur intolérable par moments et lui arrachant des cris. On remarque une somnolence habituelle ; par intervalles des troubles intellectuels ; la vision est considérablement altérée, les pupilles sont dilatées. Il survient d'assez fréquentes crises convulsives, sans cachet spécial, souvent des vomissements ; on constate une grande faiblesse musculaire des extrémités supérieures et inférieures, beaucoup plus marquée à gauche qu'à droite, et dans le membre supérieur gauche surtout ; il y a en effet de ce côté une paralysie complète avec douleurs excessives, provoquées par les mouvements communiqués ; dans le membre inférieur les mêmes symptômes existent à un moindre degré. Constipation opiniâtre. L'état va en s'aggravant malgré l'emploi des ventouses sur la tête, d'un séton à la nuque, de révulsifs sur le canal intestinal et de frictions calmantes. Il survient bientôt dans le côté gauche du corps, mais surtout dans le membre thoracique de ce côté, de la contracture alternant avec la paralysie ; il s'établit un coma persistant qui n'est

____

(1) Voir p. 150 les détails de l'examen microscopique de cette tumeur, par M. Lebert.

interrompu que par des cris de douleur, les vomissements deviennent très-fréquents. Enfin la malade succombe le 19 janvier 1859. *Autopsie :* Absence de toute lésion des os du crâne et de la dure-mère, épanchement abondant dans l'arachnoïde; à la face inférieure du corps strié droit, immédiatement sous les méninges, tumeur du volume d'une noix, ayant extérieurement la coloration de la substance cérébrale, ne donnant à la pression aucune sensation de fluctuation. A un centimètre de cette grosse tumeur en existe une seconde semblable, mais beaucoup plus petite, ressemblant, pour les dimensions, à un noyau de cerise. Fendues par le milieu, ces excroissances présentent deux portions distinctes : l'une corticale, dure, formant une coque résistante d'une couleur jaune rosé, l'autre centrale, beaucoup moins dense, plus rouge, et paraissant contenir une notable quantité de sang. A l'entour de ces tumeurs, comme partout ailleurs, la substance cérébrale est normale, et ne présente aucun ramollissement. (*Observation inédite communiquée par* M. HÉRARD.)

OBSERVATION 137. — Une fille de 20 ans, atteinte depuis plusieurs années d'une syphilis constitutionnelle rebelle aux traitements internes et externes usités en pareil cas, était depuis six mois dans le service de M. Faurès, lorsque tout à coup elle fut prise d'une violente douleur de tête; elle poussa un cri, promena sa main sur son front et plus particulièrement sur le côté droit : le côté gauche du corps venait d'être paralysé. Six jours après, elle mourait, malgré les moyens les plus énergiques. *Autopsie :* Dans le quatrième ventricule, production morbide semblable aux végétations syphilitiques (qui avaient toujours été abondantes chez cette fille), composée de granulations rouges, nombreuses, adhérentes à la membrane qui tapisse le ventricule, du volume d'une tête d'épingle, donnant à cette production la forme, la couleur, et le volume d'une grosse framboise. Son tissu avait la plus grande analogie avec le tissu érectile; il était tout vasculaire. (FAURÈS, *Comptes rendus de la Société de méd. de Toulouse,* 1853 et 54, p. 31.)

OBSERVATION 138. — Vieillard de 66 ans, avait eu quinze ans auparavant des chancres et des bubons, et plus tard des pustules, puis des ulcères au gosier, une ophthalmie profonde et des douleurs dans les coudes, aux jambes et au crâne, sévissant la nuit et accompagnées d'engorgement du périoste. On essaya, après différents moyens, quelques frictions mercurielles et quelques grains de sublimé, qui produisirent d'heureux effets, mais on s'arrêta bientôt par timidité. Depuis deux mois, maux de tête intenses; il y a peu de jours attaque d'apodlexie qui a laissé un embarras léger dans la prononciation, une déviation des traits de la face et des vertiges continuels. L'ophthalmie et les douleurs de tête subsistent encore; pustules fort étendues sur les avant-bras et sur le front, ulcérations au voile du palais. La syphilis est considérée comme la source de tous ces symptômes, l'apoplexie comme symptomatique de la douleur continuelle et intolérable de la tête. (Sangsues à l'anus, réitérées tous les dix jours, séton à la nuque, eau de Sedlitz, sublimé à l'intérieur à la dose de $\frac{1}{16}$ de grain matin et soir, avec décoction de douce-amère. Le sublimé est porté successivement jusqu'à $\frac{2}{6}$ de grain matin et soir. Les douleurs de tête et des membres se dissipent, les ulcérations se cicatrisent. Le malade marche avec assurance, il peut parler tout en bredouillant. Importuné du traitement, il le cesse, et au bout d'un mois il y eut reproduction de tous les symptômes. Le traitement fut repris après une nouvelle attaque apoplectique, et dissipa de nouveau tous les accidents : le malade avait pris 48 grains de sublimé quand il cessa tout traitement; bientôt les douleurs reparurent dans la tête et dans les membres, puis de nouveaux symptômes apoplectiques enlevèrent le malade. (Delpech, *Clin. chir.*, t. I, p. 392.)

Observation 139. — Marguerite P., santé parfaite jusqu'à 24 ans ; trois mois après son mariage, hémorrhagie utérine, inflammation de l'aine droite qui se dissipe spontanément. Deux mois plus tard, céphalalgie frontale plus intense à gauche qu'à droite, petites tumeurs du côté gauche du front avec inflammation cutanée, ulcérations du gosier, altération du timbre de la voix. (Vésicatoire à la nuque, pansement avec onguent mercuriel). Au bout de deux mois, guérison apparente avec cicatrices irrégulières, déprimées, sur le front. Vingt jours plus tard, céphalalgie violente, engourdissement et fourmillements s'étendant jusqu'aux orteils du pied droit et suivis, pendant une heure, de privation du sentiment et du mouvement de tout le côté correspondant. Disparition de l'hémiplégie, persistance des fourmillements et de l'engourdissement dans le côté droit de la face, de la langue et du pouce de la main droite. Un vésicatoire à la nuque reste sans résultat. Peu de temps après, tumeur au côté gauche du cou, qui marche lentement, suppure, et laisse une cicatrice irrégulière cuivrée ; puis d'autres tumeurs apparaissent au sternum, au côté droit du cou et sur l'épaule droite. Tout à coup nouvelle exaspération des symptômes cérébraux pendant une heure et retour lent à l'état antérieur.

Entrée à l'hôpital le 16 mai 1833, elle accuse une céphalalgie vague. Tumeur dans le muscle sterno-mastoïdien droit, exostose à l'olécrâne gauche, plus douloureuse la nuit. Toujours de l'engourdissement à droite. Le 17, nouvelle hémiplégie qui dure une demi-heure. (4 pilules de Sédillot, salsepareille.) Le 21, les douleurs olécraniennes sont moindres. (3 pilules.) Le 1er juin, ulcération au palais; la tumeur du cou a diminué. Les symptômes s'amendent. Le 20, tous les symptômes ont disparu. (Suppression des pilules, muriate d'or et de soude.) La malade sort à la fin du mois, refusant de continuer le traitement. (LALLEMAND, *loc. cit.*, lettre VII, n. 27.)

OBSERVATION 140. — Un jeune homme que j'avais soigné de la vérole (chancre induré et syphilides), offrit les symptômes d'une attaque d'apoplexie. Un collègue, appelé, agit dans la supposition d'une apoplexie ordinaire, ne connaissant pas les antécédents. Le premier danger une fois conjuré, restait une altération des facultés intellectuelles; la mémoire surtout était souvent absente. Une consultation dont je fis partie eut lieu. L'iodure de potassium fut prescrit, mais à hautes doses; on alla jusqu'à 5 grammes par jour. Les facultés intellectuelles se rétablirent avec une grande rapidité, et le malade ne ressentit plus rien de son attaque. Il est aujourd'hui en pleine santé et jouit de toutes ses facultés. (VIDAL DE CASSIS, *Mal. vén.*, p. 500.)

OBSERVATION 141. — Un officier qui avait eu plusieurs véroles était en traitement pour une entorse. Il commençait à se lever, lorsqu'un jour, en allant aux latrines, il tombe et ne peut se relever. Porté dans son lit, il reprend ses sens, mais la langue reste paralysée, fortement déviée à droite, la commissure labiale gauche relevée; le pharynx ne fonctionne plus qu'avec peine. Trois saignées coup sur coup, des purgatifs énergiques font promptement justice de la paralysie buccale, mais la gorge reste affectée, et les moyens employés n'opèrent plus. Au bout de huit jours, on croit reconnaître des ulcérations syphilitiques au voile du palais et sur les gencives. Le traitement mercuriel est aussitôt prescrit et amène une amélioration presque soudaine. (BERTHERAND, *Mal. vén.*, p. 311.)

OBSERVATION 142. — *Hémiplégie.* Th. Dolan, 23 ans; chancres syphilitiques et éruption de même nature qu'il conserve, les premiers neuf mois, la seconde trois mois. Un an après, ulcères à la gorge pendant six mois, et enfin l'année dernière, douleurs le long des os de la jambe et dans les articulations, revenant avec plus de violence pendant la nuit. Depuis la disparition des symptômes secondaires, douleurs de tête qui sont devenues constantes, et qui ont continué jusqu'à ce qu'il ait perdu tout à coup l'usage des membres du côté gauche. L'intelligence est restée intacte. La guérison de l'hémiplégie a été obtenue à l'aide du calomel et de l'antimoine. (INMAN, *Lond. med. Gaz.* 1843, p. 608.)

OBSERVATION 143. — *Hémiplégie.* Richard P., 32 ans, a eu la vérole il y a deux ans, et depuis lors quatre fois des ulcères à la gorge et trois attaques de paralysie; après la troisième attaque il perd pendant un temps l'usage de ses sens et de ses membres gauches; depuis ce moment hémiplégie. Sous l'influence d'un traitement mercuriel il recouvre la vue et la parole; la contractilité musculaire ne se réveille que sous les commotions de la pile voltaïque. (INMAN, *loc. cit.*)

OBSERVATION 144. — *Hémiplégie.* John Wite, 23 ans, tonnelier, ayant une cataracte à l'œil gauche, a eu la syphilis il y a deux ans et des exostoses aux tibias; ces accidents furent combattus par le mercure jusqu'à salivation. Plus tard survinrent des ulcères dans la gorge, et dernièrement il fut frappé d'hémiplégie de tout le côté droit du corps, avec conservation de l'intelligence. Il guérit rapidement sous l'influence d'un traitement mercuriel. (INMAN, *loc. cit.*)

OBSERVATION 145. — *Hémiplégie.* Owen Richards, âgé de 30 ans, clerc, est pris subitement d'hémiplégie droite complète; la face reste tirée à gauche; après l'attaque, le malade reste sans connaissance et conserve de la difficulté à articuler les mots. Ce malade avait eu, sur le gland, un large chancre, trois mois avant l'attaque d'apoplexie. Sous l'influence d'un traitement mercuriel et iodé la paralysie se modifiait sensiblement, lorsque le malade quitta l'hôpital avant sa guérison complète. (INMAN, *loc. cit.*)

OBSERVATION 146. — F., douanier, 40 ans, a depuis dix ans des douleurs continuelles à la région sincipitale droite, douleurs gravatives qui ne lui laissent pas de repos. En juillet 1841, les symptômes prennent une intensité inaccoutumée, les nuits sont sans sommeil, les douleurs atroces. Il survient des congestions cérébrales avec perte de connaissance, des accès épileptiformes suivis de stupeur, puis bientôt un affaiblissement et une émaciation extrêmes, une véritable fièvre hectique. M. Rul Ogez avait épuisé tout l'arsenal thérapeutique, lorsqu'il essaya les antisyphilitiques, le mercure jusqu'à la salivation. Il fut conduit à cette médication spéciale par d'anciens chancres qu'avait eus le malade, et par l'exacerbation nocturne des douleurs. Ce traitement ne donna qu'un calme momentané. L'hydrosudopathie fut essayée sans succès. C'est quand M. Rul Ogez croyait la mort imminente, que, supposant une tumeur de l'encéphale, il employa l'iodure de potassium en commençant par 50 centigr. par jour. Dès la première semaine l'amélioration fut surprenante, le malade reprit courage et énergie (séton à la nuque); l'iodure fut porté jusqu'à la dose de 6 gr. par jour. La guérison fut rapide, et l'iodure néanmoins continué à haute dose pendant quatre mois sans autre inconvénient qu'un peu de ptyalisme et d'enchifrènement avec flux des fosses nasales. (RUL OGEZ, *Journ. de méd. de Bruxelles,* janv. 1843; et *Bull. gén. de thérap.* t. XXIV, p. 143.)

OBSERVATION 147. — *Asthme nocturne. Syphilis. Tumeur du cuir chevelu, céphalée, paralysie avec hypéresthésie, étourdissements, chute avec perte de connaissance; traitement mercuriel. Guérison.* X., âgé de 34 ans, cocher, entre, le 16 avril 1858, à l'hôpital Lariboisière (service de M. Hérard). De forte constitution, cet homme est depuis huit ans sujet à des accès d'asthme nocturne qu'il calme en fumant du datura. Il y a cinq ans il eut une blennorrhagie qui dura longtemps, guérit spontanément, mais reparut l'hiver dernier pour disparaître de nouveau après un traitement par le nitre. Il y a huit mois il reçut un coup de timon de voiture qui lui fit à la tête une plaie assez étendue. Au mois de janvier dernier il s'aperçut qu'il avait sur la tête, à l'endroit même où avait été la plaie, une tumeur qui s'écorchait souvent; cette tumeur prit bientôt un grand développement, s'ulcéra, et forma, au bout d'un mois, une eschare du volume d'une noix qui se détacha par la suppuration. Quinze jours plus tard apparurent sur la verge plusieurs boutons blancs qui devinrent chancreux, et persistèrent pendant deux mois; il survint en même temps de la paralysie de la verge et du voile du palais. Enfin, le 1er mars dernier, le malade ressentit tout à coup des étourdissements, une grande faiblesse dans les membres, des fourmillements dans les mains et dans les pieds, des douleurs dans les membres et dans la tête, supportables pendant le froid, mais augmentant par la chaleur, devenant intolérables pendant la nuit. Il y a quelques jours, à la suite d'un de ces étourdissements, le malade perdit connaissance; c'est ce qui le décida à entrer à l'hôpital.

État actuel. Le malade ne peut ni marcher ni se tenir debout, par suite de paralysie presque complète des deux jambes. La sensibilité est partout conservée; néanmoins, lorsque le malade pose les pieds à terre, il ne sent pas bien le sol, et croit marcher sur un corps arrondi; la paralysie occupe les deux extrémités inférieures et la verge; ces parties sont le siége d'une hypéresthésie très-marquée ; le moindre attouchement provoque de vives douleurs. Le bras droit et la main gauche sont également paralysés ; il existe un état général de maigreur, mais non une atrophie portant plus spécialement sur certains muscles. Érections nulles depuis plus de quatre mois ; pas de pollutions nocturnes ; céphalalgie, douleurs violentes dans les jambes, revenant aussi bien de jour que de nuit. Avant son entrée le malade a pris pendant peu de temps de l'iodure de potassium dans du sirop de salsepareille, des pilules mercurielles, des bains alcalins ; ses chancres ont été pansés avec du vin aromatique. (Traitement mercuriel, bains sulfureux.)

Le 17 juin, une amélioration progressive est survenue dans l'état du malade. Aujourd'hui les deux jambes ont repris leurs fonctions ; la marche, d'abord chancelante, est devenue franche et nette ; le malade sent distinctement le sol ; il éprouve encore quelques douleurs dans les mollets lorsqu'il reste longtemps debout ; l'hypéresthésie n'existe plus ; les bras ont repris de la force, le malade peut facilement soulever un seau d'eau ; encore un peu de tremblement dans les mains lorsque le malade tient les bras étendus ; les deux bras ont la même force, les deux moitiés du corps la même sensibilité. La plaie de tête se déterge ; aucune sensibilité ; aucun gonflement osseux à l'entour de la plaie. Les facultés génitales paraissent se réveiller ; il y a quelques érections.

Pendant deux mois de séjour à l'hôpital Lariboisière, le malade a continué son traitement mercuriel ; au bout de huit jours il était survenu une légère salivation ; le malade n'en continua pas moins son traitement, en prenant conjointement du chlorate de potasse, et le mercure fut parfaitement toléré. Il pouvait être considéré comme guéri lorsqu'il partit pour les bains d'Aix (Savoie) vers la fin de juin. Nous avons eu l'occasion de le revoir en avril 1860. La guérison ne s'était pas démentie un instant depuis deux ans ; il n'est plus survenu aucun symptôme syphilitique. (L. Gros, *Observation inédite.*)

Observation 148. — *Accidents nerveux multiples.* — Femme de 42 ans, couturière, au teint coloré, est prise en 1844, dans la rue, de maux de tête, de vertiges, de bourdonnements d'oreille, de troubles de la vision suivis de perte de connaissance. A la suite de cet accident, fourmillements dans tout le côté gauche du corps, avec faiblesse extrême du même côté, difficulté à trouver les mots et troubles de la vision de l'œil gauche. Quinze jours après, nouvelle attaque. Ces attaques se renouvellent ainsi tous les quinze jours, et chacune laisse après elle un embarras plus grand dans les idées, une faiblesse plus grande du côté gauche et une céphalalgie gravative qui persiste pendant deux jours. En mai 1846, douleur continuelle, lancinante, à la tempe et à la région sus-orbitaire gauches, perte complète de la vue de l'œil gauche, sans altération de ses éléments, affaiblissement de l'ouïe du même côté, perte de la sensibilité tactile du côté gauche de la face, y compris la narine et la muqueuse des lèvres; parole lente, difficulté à rassembler ses idées et à prononcer des mots ; peau du tronc, du cou et des membres complétement insensible à gauche. État général satisfaisant. Pendant un séjour de trois mois à l'hôpital, plusieurs accès épileptiformes avec gémissements, écume à la bouche, contorsions des traits de la face, suivis pendant un ou deux jours de céphalalgie et de courbature. (Saignée, sangsues, purgatifs.) On prescrit aussi l'iodure de potassium durant quelques jours, mais sans effet bien marqué. En août, douleurs continuelles de toute la moitié gauche de la face, gravatives et contusives, se transformant parfois en élancements qui ne sont circonscrits au trajet d'aucun nerf. Toutes les branches de la cinquième paire paraissent paralysées, les muqueuses nasale, palpébrale, labiale, linguale, palatine sont insensibles au toucher, l'olfaction est diminuée, la vue perdue de l'œil gauche, la pupille est immobile tandis que les mouvements de l'œil sont conservés sensibilité gustative détruite dans le côté gauche de la langue; intelligence obtuse, anesthésie générale de la peau à gauche, avec affaiblissement de la contractilité des muscles du côté correspondant. État stationnaire jusqu'en novembre ; à cette époque, la vision est un peu meilleure, les douleurs de la face et la faiblesse des membres un peu moindres. M. Briquet, qui tout d'abord avait songé à une origine suspecte des accidents, soumet de nouveau la malade à l'iodure de potassium. Huit jours s'étaient à peine écoulés, qu'un mieux sensible se manifeste, les douleurs sont moindres, la sensibilité et la motilité un peu plus grandes. Depuis lors le mieux fait de rapides progrès, il n'y a plus d'attaque, seulement la malade ressent encore de temps à autre des douleurs dans le côté gauche de la face. (BRIQUET, *Union méd.*, 6 février 1847.)

OBSERVATION 149. — *Hémiplégie*. Rousset, 25 ans, entre le 6 décembre 1854 dans le service de M. Nélaton; il est d'une faible constitution, lymphatique, rachitique. A 18 ans, il eut une blennorrhagie urétrale très-douloureuse; porteur d'un phimosis naturel, il ne peut dire s'il a eu des chancres; il prit du mercure pendant quinze jours; la chaudepisse dura trois mois. A la fin de 1850, céphalée intense qui se

limita en avant et à gauche, avec exacerbations nocturnes, fièvre,
insomnie ; otorrhée purulente qui disparut sans traitement. Depuis
lors, étourdissements, troubles de la vue, bourdonnements; parfois le
malade chancelle et se trouve obligé de prendre un appui ; ces accès
durent cinq à six secondes. En mars 1852, douleurs rachidiennes profondes, continues, anorexie, insomnie. En décembre, seconde blennorrhagie avec adénite inguinale gauche indolente, point douloureux près
du frein. Pendant l'été de 1852, éruptions successives ayant tous les caractères de l'ecthyma spécifique et dont les cicatrices existent encore.
Depuis lors céphalalgie habituelle. Le 9 août 1854, après une nuit
d'insomnie provoquée par une migraine plus violente que d'habitude, tête lourde, vue trouble, marche mal assurée. Ces prodromes
allèrent en s'aggravant jusqu'à huit heures du soir, heure à laquelle
le malade tomba brusquement sans convulsions, sans perte de connaissance, sans douleur particulière, et resta privé de la parole et de
l'intelligence et frappé d'hémiplégie. Les saignées et les purgatifs ra-
menèrent la parole ; les mouvements des membres se rétablirent
lentement ; au mois de novembre la mémoire est encore affaiblie ; il
survient une iritis à marche chronique avec troubles de la vue et
douleurs préorbitaires intenses, surtout la nuit. A son entrée à l'hôpital, le malade est mis à l'emploi du mercure et de l'iodure de potassium ; on fait, de plus, des instillations belladonées dans l'œil. Déjà
le 13 décembre, la paralysie est en voie de résolution, la main gauche
marque 14 au dynamomètre, la droite marquant 30 ; il existe un
condylome de l'iris. M. Nélaton suppose une gomme, une lésion syphilitique du cerveau lui-même et non de ses enveloppes. Le 26 décembre on supprime le mercure, on augmente la dose d'iodure de
potassium. Le 21 janvier, l'iris est toujours déformé, la vue encore
trouble. La paralysie est tout à fait dissipée, les forces sont égales des
deux côtés. (VIDAL DE CASSIS, *loc. cit.*, p. 501.)

OBSERVATION 150. — *Syphilis secondaire. Hémiplégie à marche lente,
obtusion de l'intelligence ; traitement mercuriel et iodé ; amélioration.*
A la fin de novembre 1857, M. D... fut frappé d'une hémiplégie
qui envahit successivement le membre thoracique droit, puis le
membre pelvien du même côté et enfin la langue ; l'intelligence devint très-obtuse ; la sensibilité était conservée. Ces phénomènes de
paralysie mirent deux ou trois jours à se développer. Il existait à ce
moment des symptômes de syphilis constitutionnelle remontant à
huit ou neuf mois (deux vastes grappes d'énormes ganglions sous-
mastoïdiens élargissant considérablement le cou, des croûtes dans les

cheveux, des syphilides squammeuses, des macules, abondantes surtout aux membres inférieurs, les ongles étaient fendillés, etc....)

La lenteur dans le développement de la paralysie, jointe à cette coexistence de syphilis, me fit songer à l'hémiplégie syphilitique plutôt qu'à une hémorrhagie cérébrale ; l'absence de prodromes, etc... éloigna l'idée d'un ramollissement. Néanmoins, dans le doute, je fis la médication déplétive et dérivative de l'apoplexie (saignées à l'anus, drastiques, sinapismes, etc...); aucune amélioration ne se manifesta. Je commençai alors, sans plus attendre, le traitement de la syphilis, huit jours au plus après le début de la paralysie. (Bi-iodure de mercure, 1 centigr.; iodure de potassium, 1 gramme.) Cette dose fut donnée une, puis deux fois, jusqu'à dix fois par jour. Il y eut une infection mercurielle très-prononcée de la bouche malgré le chlorate de potasse, l'alun, etc..., et le malade pendant plusieurs semaines ne put manger que des potages.

L'amélioration se manifesta après quelques jours de traitement, d'abord à la langue et plus tard à la jambe ; elle fut faible, mais se continua sans interruption tant que dura le traitement iodo-hydrargyrique. De temps en temps ce traitement était interrompu pour recourir aux purgatifs et même aux sangsues à l'anus ; l'amélioration cessait de se produire dès qu'on cessait le traitement spécifique et les autres moyens se sont toujours montrés inefficaces.

Pendant cinq mois environ le traitement mixte par le mercure et l'iodure de potassium fut continué. Depuis lors l'iodure seul a fait les frais du traitement avec quelques bains de sublimé corrosif et des fumigations cinabrées. Aujourd'hui le malade a dépassé 1800 grammes d'iodure de potassium. Toutes les fois qu'il en cesse l'emploi, la maladie reste stationnaire, pour reprendre sa marche ascendante vers la guérison dès qu'on donne de nouveau l'iodure qui n'a d'action bien marquée que quand il est donné à la dose de 3 grammes par jour au moins. *Souvent* le malade en prend 8 ou 10 grammes par jour sans phénomène marqué d'iodisme.

Aujourd'hui 26 janvier 1859 la parole est libre, la paralysie du membre inférieur a en grande partie cédé et le malade peut se promener depuis plusieurs mois. Le bras et surtout la main qui ont été envahis les premiers, sont aussi à un degré moins avancé de guérison. Actuellement j'électrise les muscles pour entretenir la nutrition jusqu'à ce que le mouvement s'y rétablisse. (*Observation inédite communiquée par* M. Martin Damourette.)

Observation 151. — Femme de 32 ans, cachectique, maigre, au

teint terreux, à la parole lente et difficile, entre à la Clinique le 24 novembre 1849. Les muscles de la moitié gauche de la face, la paupière et les muscles internes de l'œil du même côté sont incomplétement paralysés. Pupille gauche dilatée et immobile, amaurose complète; faiblesse notable du bras gauche; membres inférieurs faibles, les deux, au même degré, exécutant avec lenteur les mouvements; intelligence conservée, parole lente, mémoire affaiblie. Il y a deux ans, après une journée de fatigues, vertiges considérables, mais momentanés. Le lendemain, au réveil, le côté gauche était paralysé. Cette hémiplégie se dissipa lentement; il restait cependant encore, au bout de deux mois, un peu de difficulté à trouver les mots. Bonne santé, en apparence, durant dix-huit mois. Il y a trois mois, céphalalgie des plus intenses, localisée à la région frontale et pariétale droites, avec irradiation dans toute la tête, et retour par accès dont la durée était souvent de plusieurs jours. Affaiblissement progressif de la vue du côté gauche, chute de la paupière, paralysie des muscles internes de l'œil. Depuis lors, amaigrissement sans lésion viscérale manifeste. Six mois avant l'invasion des premiers symptômes, végétations aux parties. génitales, éruption cutanée, tumeur au sternum terminée par suppuration et expulsion de fragments osseux.

En ce moment, exostose sensible à la pression vers la partie supérieure du sternum; au-dessous d'elle, cicatrice blanche adhérente à l'os; gonflement indolent du tibia; douleur à la pression du crâne dans les régions où se fait spécialement ressentir la céphalée. (Iod. de potassium, 30 centigr. porté en cinq jours à 1 gramme.) Les douleurs de tête s'étaient déjà calmées, quand tout à coup éclate un délire furieux, qui persiste pendant plusieurs jours, et n'est calmé qu'après un temps assez long, par l'opium, les sangsues, les vésicatoires. (Frictions mercurielles, [décoct. sudorifique, solution d'iodhydrargyrate de potassium.) Ce traitement est bien supporté; 18 frictions ne produisent pas de salivation. Les accidents disparaissent progressivement; au bout de deux mois, ils ont tous cédé, à part la mémoire des mots qui ne revient pas. La solution est continuée, et, au printemps, la malade quitte le service, ne conservant qu'un peu de difficulté dans la parole. (Schutzenberger, *Gaz. méd.* de Strasbourg, *loc. cit.*)

Observation 152. — *Syphilis; céphalée, vertiges, diplopie; iodure de potassium, guérison.* Un étudiant en droit, âgé de 26 ans, a eu, il y a deux ans, une vérole qui fut méthodiquement traitée. Il y a deux mois, il ressent une céphalée intense qu'il combat par l'iodure de potassium à faibles doses; en même temps il s'aperçoit qu'il n'est pas solide sur ses jambes, qu'il a des vertiges, qu'il ne peut marcher sans risquer de tomber ; il a de la diplopie, et ne peut plus travailler. Croyant que ces symptômes proviennent de l'iodure de potassium, il l'interrompt, sans en éprouver d'effet avantageux ; bientôt après, il le reprend à doses plus fortes ; au bout de huit jours, les symptômes cérébraux avaient disparu ; mais le malade accuse encore quelques douleurs dans la tête. (*Observation inédite, communiquée par* M. le docteur MARTIN-MAGRON.)

OBSERVATION 153. — Négociant, 30 ans ; six ans auparavant, chancre au prépuce et bubon suppuré, traités sans mercure. Trois ans plus tard, sans accidents dans l'intervalle, tophus à la tête, qui s'abcèdent et guérissent en peu de temps par l'iodure de potassium. Il y a dix-huit mois, sans symptômes généraux, strabisme de l'œil droit avec diplopie qui guérit par la décoction de Zittmann. Bientôt, indolence, insouciance, obscurcissement de la mémoire et du jugement, parole lente, incorrecte, le malade est obligé de chercher les mots. Hémiplégie du côté droit, portant plutôt sur le mouvement que sur le sentiment ; hémiplégie faciale, déviation de la luette, l'œil droit s'incline en dedans et ne peut plus être ramené vers l'angle externe de l'orbite, d'où diplopie qui contribue à rendre la marche impossible. Les muscles paralysés sont mous ; il y a par moments paralysie des sphincters. Ces accidents sont considérés comme de nature syphilitique, et combattus par les frictions mercurielles. Dès la seconde friction, amélioration ; tous les symptômes, à l'exception du strabisme, ont disparu après la dixième, lorsque la diarrhée oblige d'interrompre le traitement. Une salivation survint après la cessation du traitement, et dura un an ; le strabisme disparut, sans aucun nouveau moyen, au bout de six mois, et depuis trois ans, le malade jouit d'une bonne santé. (KNORRE, *Deutsche Klinik*, 1849, p. 69.)

OBSERVATION 154. — *Syphilis antécédente, affaiblissement de l'intelligence, céphalée, vertiges, amblyopie gauche, paralysie de la troisième paire ; traitement mixte, guérison.* M. F..., aujourd'hui âgé de 48 ans, a eu, à l'âge de 23 ans, une ulcération à la verge, qu'il traita par les préparations mercurielles. A 25 ans, il eut des maux de gorge qui persistèrent longtemps pour disparaître sans traitement. A 32 ans apparurent, sur le dos, des tubercules qui s'ulcérèrent et se réunirent en une large plaie. On pansa avec l'onguent napolitain, on administra quelques pilules de mercure. La plaie se cicatrisa, et le malade jouit d'une bonne santé jusqu'à l'âge de 45 ans. A ce moment survinrent des ulcérations à la gorge, à la langue, des tubercules se montrèrent de nouveau sur le dos et s'ulcérèrent. On donna des bains sulfureux, mais pas de traitement mercuriel. Le malade, qui continuait son état, s'aperçut alors que la mémoire lui faisait quelquefois défaut; il éprouvait aussi des douleurs de tête et des vertiges; puis peu à peu la vue diminua de l'œil gauche, la paupière prolabée n'était relevée qu'avec difficulté. Le malade amaigri ne pouvait plus supporter la fatigue, l'intelligence diminuait de plus en plus, il se sentait porté continuellement à rire, même des choses les plus pénibles; on ne fit cependant aucun traitement antisyphilitique. Bientôt les ulcérations du dos s'élargirent, la langue s'indura dans certains points; le malade n'articula les mots qu'avec grande difficulté; la chute de la paupière devint complète.

M. Martin est consulté en 1852; le malade est complétement affaissé, il a l'air hébété. Il ressemble à un squelette, ne marche qu'avec peine dans la chambre, et ne prononce les mots qu'avec la plus grande difficulté, ne trouvant pas les expressions propres; la moindre émotion le fait rire et pleurer en même temps; il ne peut pas écrire; la paralysie de la paupière est complète, la pupille est très-dilatée, l'iris immobile; léger strabisme externe de l'œil gauche, dont les mouvements ne suivent pas ceux de l'œil du côté opposé. La langue présente, en différents points, des masses dures et des sillons profonds. Il existe sur le dos une large ulcération serpigineuse. M. Martin institue un traitement mixte par le proto-iodure de mercure et l'iodure de potassium. Le premier de ces médicaments est poussé jusqu'à la dose de 20 centigr.; le second jusqu'à celle de 4 grammes. Après trois mois de traitement, l'intelligence revient peu à peu, le malade rit moins souvent sans cause, la mémoire se fortifie; les ulcérations sont cicatrisées; la langue reste toujours gonflée, les indurations n'ont pas disparu; la pupille est un peu mobile, la paupière peut être relevée sous l'influence d'efforts; le malade se promène librement dans sa chambre, sans être soutenu; l'appétit, qui était presque nul, reparaît; la vue est meilleure. Après trois autres mois de traitement, la paupière et l'iris ont repris leur mobilité, la mémoire est revenue assez pour que le malade puisse tenir des livres. Aujourd'hui il existe encore de la tendance au rire, mais le malade peut la réprimer; les indurations de la langue ont disparu, la parole est presque complétement libre, la santé générale très-bonne. Depuis lors, le malade sent quelquefois sa mémoire faiblir, son hilarité augmenter; il prend alors pendant quelque temps de l'iodure de potassium, et tout disparaît.

J'ajouterai encore que cet homme est marié, que sa femme n'a jamais ressenti aucun malaise suspect. Son fils, âgé de 16 ans, est venu me consulter pour une exostose de l'extrémité interne de la clavicule, qui disparut après trois mois de l'emploi de l'iodure de potassium. (*Observation inédite, communiquée par* M. MARTIN-MAGRON.)

OBSERVATION 155.— Ouvrière, 40 ans. A 26 ans, chancre de la fosse naviculaire et bubon suppuré, dont on voit encore les traces. Cicatrices sur les amygdales, alopécie partielle; engorgement encore existant des glandes inguinales et cervicales, prouvant l'existence d'accidents secondaires. Depuis quelques semaines, affaiblissement de la vue de l'œil gauche, puis de l'œil droit; aujourd'hui, abolition de la vision à gauche, obscurcissement à droite, peu de mobilité des pupilles, dont la gauche est un peu dilatée. Absence d'altération à l'œil nu. Depuis trois jours, céphalalgie légère, hémiplégie gauche, abolition des mouvements de ce côté, sensibilité obtuse; hémiplégie faciale correspondante incomplète, prolapsus de la paupière supérieure. Au bout de trois semaines de traitement par l'iodure de potassium, la malade peut lire de l'œil gauche, les pupilles sont redevenues normales quant à leur dimension et à leur motilité; la malade peut marcher seule, les forces sont revenues dans le membre thoracique gauche. Elle est encore en traitement. (KNORRE, *loc. cit.*)

OBSERVATION 156 *. — *Syphilis ancienne. Amaurose et hémiplégie du côté gauche avec paralysie de la troisième paire.* T... Célina, lingère, 35 ans, entre à l'Hôtel-Dieu (service de M. Laugier) le 25 février 1859. Constitution faible, tempérament nerveux. Chancres et bubon il y a dix ans; traitement mercuriel; éruption de taches brunes sur le visage, ayant cédé à des bains de Baréges; alopécie; douleurs de tête fréquentes; plusieurs fois elle a été prise, dans la rue, d'étourdissements sans perte de connaissance.

Depuis un mois, les accidents ont augmenté d'intensité; à la céphalalgie et aux vertiges est venue se joindre une faiblesse générale; les facultés intellectuelles paraissent obtuses, la mémoire se perd. Il y a paralysie de la troisième paire gauche, manifestée par la chute de la paupière, la dilatation pupillaire et un strabisme externe de l'œil gauche. Enfin, depuis quinze jours, tout le côté gauche a perdu de sa motilité, tandis que la sensibilité s'est conservée intacte. La malade trébuche fréquemment en marchant; la vue est affaiblie des deux côtés, mais principalement à gauche.

Le 26 février, on tente l'examen ophthalmoscopique; mais la malade s'y refuse après une première tentative qui avait fait apercevoir au

fond de l'œil quelques gros vaisseaux sur un fond jaunâtre. (Iodure
de potassium, 2 grammes, porté le 2 mars à 3 grammes.)

Le 6 mars, la malade est plus solide sur ses jambes; les membres
gauches ont repris de la force, le strabisme est moins marqué; l'œil
gauche a repris en partie sa mobilité. (*Idem.*) Le 10, l'amélioration a
fait de notables progrès. La malade demande son exeat. (*Idem.*) Nous
l'avons revue depuis, l'amélioration continue. (Lancereaux, *Observation inédite.*)

Observation 157. — Fontaine, 25 ans, a eu quelques chancres indurés, il y a un an; quatre mois plus tard, nouvelles ulcérations;
pas de traitement général. Six semaines après la cicatrisation de ces
derniers chancres, éruption tuberculeuse générale, et tubercules muqueux au pourtour de l'anus. (Proto-iodure de mercure, fumigations
cinabrées.) Les accidents se dissipent, mais quinze jours après, nouvelle éruption pustuleuse sur les jambes, et engorgement syphilitique
du testicule droit. (Proto-iodure de mercure et iodure de potassium
pendant trois mois.) Céphalée, étourdissements fréquents, surdité
commençante; le malade rentre à l'hôpital, douze jours après sa sortie, le 13 août 1842. A son entrée, hémiplégie faciale gauche, odorat
diminué à gauche, sensibilité gustative moindre dans la moitié
gauche de la langue, luette un peu portée en avant, et fortement déviée à droite. (Sangsues, frictions mercurielles, iodure de potassium,
porté jusqu'à 3 grammes.) Le 2 septembre, amélioration très-notable;
le 13, la paralysie faciale est dissipée, les sens ont repris leur intégrité;
guérison complète. (Maccarthy, *Gaz. méd.* de Paris, 1842, p. 833.)

Observation 158. — Henri J.-H., 33 ans, entre à la Charité (service
de M. Rayer) le 11 mai 1848. Chancres en 1843, avec blennorrhagie,
guéris en six semaines par un charlatan. En automne 1847, affaiblissement, fatigue dans les jambes; en janvier 1848, plusieurs accès
de fièvre. Le 20 février, douleur vive dans la moitié gauche de la face,
difficulté à ouvrir la bouche; le 9 avril, douleur sourde avec engourdissement dans le côté gauche de la tête, qui persiste encore aujour-
d'hui, et s'exaspère la nuit; son siége principal est au front, au-dessus de l'œil et à la tempe; élancements douloureux vers la racine du
nez; sangsues et narcotiques n'amènent qu'un calme passager. Bientôt,
chute complète de la paupière, vue trouble, diplopie, mouvements
de l'œil limités (strabisme interne), sensibilité de la face conservée.
Tel était l'état du malade, le 11 mai. (Pilules de Sédillot.) Le 17 déjà,
amélioration notable; l'œil ne peut encore se porter en dehors; vision

encore trouble; la diplopie a disparu en partie. Le 26, la paupière a repris sa motilité. Dès les premiers jours de juillet, la plupart des accidents avaient disparu; un mois plus tard, la guérison était complète et s'est maintenue. (BADIN D'HURTEBISE, *Thèses de Paris*, 1849.)

OBSERVATION 159 *. — *Céphalalgie, étourdissements, vertiges, hémiplégie, hémichorée. Insuccès des saignées et des purgatifs. Guérison par le calomel.* — Le nommé A., 38 ans, garçon marchand de vin, entre à l'Hôtel-Dieu (service de M. Legroux), le 1er février 1859. C'est un homme sanguin, fort et robuste, qui a toujours joui d'une bonne santé; il y a vingt ans il eut un chancre probablement induré d'après ce qu'il raconte, puis seraient apparus quelques accidents secondaires assez peu prononcés et sur lesquels le malade ne donne que des renseignements incomplets. Environ un mois avant son entrée à l'Hôtel-Dieu, le malade est pris d'étourdissements, de céphalalgie, de faiblesse de l'œil gauche; puis survient en quelques jours une paralysie presque complète de tout le côté gauche. C'est dans ces conditions qu'il se présente à l'hôpital. On est frappé en l'approchant par son apparence de bonne santé; il se plaint toujours de céphalalgie, de vertiges et d'étourdissements, il peut à peine soulever les membres gauches, la jambe toutefois peut encore exécuter quelques mouvements; il est pris de bâillements très-fréquents.

Le 2 et le 3 février, il est purgé avec de la scammonée; le 4, ventouses scarifiées à la nuque; le 7, saignée de trois palettes; le 8, 25 sangsues derrière l'oreille droite, le malade accusant une douleur avec paroxysmes dans le côté droit de la tête. Le 9 et le 10, tartre stibié. Le 11, vésicatoire sur la tête. Sous l'influence de ce traitement énergique on ne constate aucune amélioration. Le 12, M. Legroux donne le calomel qu'il continue jusqu'au 26. Durant tout ce temps le malade prend 12 grammes de calomel. La douleur de tête diminue graduellement et finit par disparaître; l'hémiplégie avait également presque complétement disparu lorsque apparurent des mouvements choréiques très-violents dans le côté paralysé. On remplace le calomel par des bains avec 15 grammes de sublimé corrosif. L'hémichorée disparaît bientôt avec tous les autres accidents, le malade reprend ses forces, et lorsqu'il partit pour Vincennes le 25 mars, la guérison pouvait être considérée comme complète. (LANCEREAUX, *Observation inédite.*)

OBSERVATION 160 *. — *Névralgies syphilitiques anciennes, hémiplégie récente à droite puis à gauche, céphalée, insomnie, pleurs fréquents avec contorsions du visage, paralysie des sphincters. Iodure de potassium, amélioration.* La femme G., âgée de 45 ans, entre à la Pitié le

24 juillet 1860 (service de M. Marrotte). Cette malade qui nie tout antécédent syphilitique, et ne porte sur le corps aucune trace pouvant faire supposer une maladie syphilitique ancienne, est amaigrie, elle a la peau sèche, écailleuse; elle raconte qu'il y a dix ans, elle fut atteinte de douleurs excessivement intenses dans le côté droit du corps et principalement dans la jambe droite; ces douleurs paraissaient suivre le trajet des nerfs sciatique et crural et n'étaient pas continues, mais reparaissaient le jour et la nuit, en même temps qu'une douleur atroce à la base du crâne, avec exacerbation nocturne et insomnie. Ces douleurs et l'insomnie durèrent environ cinq ans; pendant ce temps la malade fut traitée par plusieurs médecins qui épuisèrent les moyens ordinaires employés contre les névralgies. Valleix, entre autres, qui lui fit sur les cuisses des cautérisations profondes dont on peut voir encore des traces, la montrait comme un curieux exemple de névralgie rebelle. Entrée à cette époque dans le service de M. Marrotte, elle fut soumise à l'iodure de potassium. La malade n'en avait pas pris depuis plus de huit jours que les douleurs avaient disparu, que le sommeil était revenu au point qu'elle dormait constamment même durant les visites du médecin ou des étrangers. Depuis lors, de nouvelles douleurs reparurent presque tous les mois, mais cédèrent toujours rapidement à l'usage de l'iodure de potassium; au dire de la malade elles disparaissaient parfois dès le lendemain de l'emploi du médicament; malheureusement celui-ci a toujours été abandonné aussitôt après la disparition des douleurs, et c'est là la cause probable des nouveaux accidents qui l'amènent aujourd'hui à l'hôpital.

État actuel: Embarras de la parole, datant de la fin de janvier; stupidité du visage, pleurs faciles, mémoire assez bien conservée, intelligence assez nette, faiblesse musculaire dans tout le côté droit; les membres ont de la peine à être soulevés et à exécuter leurs mouvements habituels, la sensibilité est conservée; céphalalgie, insomnie, étourdissements, vertiges. (Iodure de potassium 1^{gr},50.) Ce médicament est continué durant huit jours et les accidents disparaissent en grande partie. Une diarrhée abondante étant survenue, on se trouve dans la nécessité de le cesser. Trois semaines plus tard, survient, en quelques jours, une hémiplégie complète du côté gauche qui, jusque-là, avait à peine offert un peu de faiblesse. Il s'y joint de la paralysie des sphincters. La diarrhée continuant, on se trouve dans la nécessité d'ajourner le traitement; les pleurs deviennent presque continuels, la malade ne répond plus aux questions; à chaque parole qu'on lui adresse, elle se met à pleurer en jetant des cris et en faisant des contorsions caractéristiques bien propres à faire supposer un ramollissement cérébral. Elle se plaint en outre d'une douleur intense avec exacerbation nocturne, localisée à la partie postérieure droite de la tête, d'insomnie, de vertiges fréquents, d'étourdissements, de faiblesse de la vue; elle est dans un état de maigreur excessive, toujours étendue sur le dos, sans force et sans volonté, offrant du reste tous les caractères d'un état cachectique avancé.

Vers le 8 septembre, on essaie de donner à la malade 30 grammes de sirop d'iodure de fer; elle paraît un peu mieux sous l'influence de ce médicament continué durant sept jours; la diarrhée disparaît. Le 15, on reprend l'iodure de potassium à la dose de 1 gramme; quelques jours plus tard, on porte la dose à 1^{gr},50, puis à 2 et à 3 grammes, avec 15 grammes de sirop de morphine; la malade peut le supporter, l'appétit qui avait cessé pour un moment, revient, et la malade peut manger deux portions; les accidents de paralysie diminuent. Le 25, elle peut soulever le bras au niveau de la tête, la jambe se meut avec plus de facilité encore, la tendance à pleurer n'existe plus, la douleur de tête a presque complétement disparu ainsi que l'insomnie, les vertiges et les étourdissements. L'amélioration continue. Le 1er octobre, le médicament est donné à la dose de 1 gramme, puis supprimé le 10. A cette époque, la malade ne conservait plus qu'un peu de faiblesse générale; elle pouvait se lever et marcher dans la salle, néanmoins elle tombait quelquefois. Deux bains provoquèrent quelques jours plus tard des pertes de connaissance. Vers le 8 décembre, la malade accuse de nouveau une céphalée occipitale, des étourdissements, des vertiges et de l'insomnie; nouvelle tendance aux pleurs. Le 20, on reprend l'iodure de potassium à la dose de 1 gramme. Le 30, amélioration déjà assez notable. On continue le médicament. (LANCEREAUX, *Observation inédite.*)

OBSERVATION 161. — *Tumeur du cervelet.* J. S., malade depuis huit mois, accuse des douleurs traversant la tête, apparaissant à deux heures du matin; parfois des spasmes dans les muscles de la face; nausées, vomissements. Des émissions sanguines copieuses et répétées, des purgatifs, des pilules mercurielles n'amènent aucune amélioration; les douleurs deviennent franchement intermittentes et reviennent toutes les deux nuits. (40 gouttes de liqueur arsenicale.) Mort subite. *Autopsie :* Engorgement des vaisseaux du péricrâne et du cerveau, liquide abondant dans les ventricules; lymphe coagulable dans les ventricules et sur les corps striés; dans l'hémisphère droit du cervelet, tumeur comme squirrheuse, de la grosseur d'une petite noix, de consistance cartilagineuse, ayant pesé sur l'occipital et y ayant produit un commencement d'absorption. (WARD, *Nouv. bibl. méd.*, t. VI, p. 368.)

OBSERVATION 162. — X..., tempérament sanguin, 36 ans, a depuis trois semaines un chancre induré qui guérit par le mercure. Quatre mois après, douleur vers la région cérébelleuse s'irradiant vers les régions pariétales ; la démarche est chancelante, indécise, incertaine ; quelquefois un mouvement de recul se manifeste auquel le malade est obligé d'obéir. Aucun désordre du côté des membres supérieurs ; parole un peu embrouillée ; saignées, purgatifs, sans résultats. Ulcération spécifique dans l'arrière-gorge. (Iodure de potassium.) Amélioration notable dès le quatrième jour ; le médicament ayant été suspendu pendant quelques jours, retour de tous les symptômes ; on reprend le médicament ; guérison. (GREPPO, *Gaz. méd. de Lyon*, 1849.)

OBSERVATION 163 *. — Homme de 44 ans, d'une bonne constitution, grand et fort, atteint durant son enfance d'une affection cutanée qui dura huit années. A 22 ans, chancre et blennorrhagie. Six semaines plus tard, taches cuivrées sur tout le corps. Guérison complète après un traitement de huit mois. Marié à 25 ans, sa femme accoucha huit mois après d'un enfant excessivement chétif qui ne vécut que quelques jours, sans aucune trace d'éruption cutanée. Quelque temps après son accouchement, la mère a des taches sur le corps, une leucorrhée abondante et maintenant encore des plaques nombreuses de pityriasis. A 32 ans, le malade éprouve des étourdissements fréquents, il se plaint de névralgies plus vives la nuit et de vomissements qui cèdent à la glace et à la belladone. Peu de temps après, il passe en Amérique où les mêmes symptômes se renouvellent pour disparaître au bout de quelques jours. Les étourdissements et les vertiges reparaissent de temps en temps. Revenu en France, il est pris tout à coup des mêmes accidents après avoir fumé plusieurs cigares et bu plus que de coutume ; il éprouve de plus un tremblement dans les membres inférieurs, s'affaisse subitement et reste trois quarts d'heure sans connaissance, les yeux convulsés et égarés. Pas de paralysie. Quinze jours plus tard, affaiblissement des membres inférieurs, et, par intervalles, fourmillements dans la tête, les jambes et les bras. Ces fourmillements diminuent peu à peu et reviennent sous forme d'accès, de deux minutes de durée, en même temps qu'un mouvement d'élévation et d'abaissement de la paupière supérieure. Le malade dit avoir eu une petite tumeur sur le sourcil gauche qui céda, après huit mois, à des frictions à la plante des pieds avec une pommade, et à l'usage du Rob Laffecteur. Il y a huit mois, après une longue course, faiblesse plus grande dans les membres inférieurs et embarras de la parole. Il y a deux mois, vomissements incoercibles revenant sans efforts, et qui, dans ces derniers temps, sont maîtrisés par la pepsine acide. Le malade va faire de l'hydrothérapie à Auteuil, mais les douleurs de tête sont aggravées, la faiblesse des jambes augmente ainsi que les fourmillements et les étourdissements.

Il entre alors à Saint-Louis, où l'on constate l'état suivant : Douleurs passagères dans la tête sans siége précis, paralysie faciale gauche. Prolapsus de la paupière supérieure correspondante, bien qu'elle jouisse encore un peu de ses mouvements. Larmoiement durant les accès de fourmillements ; légère inégalité des pupilles, diplopie. Conservation de la vue, ouïe dure à gauche ; léger embarras de la parole, intelligence conservée, mémoire un peu affaiblie. Les membres ont conservé leur force et les muscles leur contractilité. Sensibilité et action réflexe intactes. Le malade retire involontairement les membres inférieurs quand on vient à lui chatouiller la plante des pieds. La station verticale est difficile et vacillante, le malade a besoin d'être soutenu pour ne pas tomber. Dans la progression, les mouvements sont irréguliers, non coordonnés, en zig zag ; si dans la station le malade vient à fermer les yeux, il perd l'équilibre et s'affaisse. Dans le décubitus dorsal, il peut soulever les membres inférieurs au-dessus du plan horizontal et les mouvoir dans tous les sens.

Le calomel est administré pendant quelques jours à dose réfractée et amène un amendement notable de tous les symptômes. On le remplace par les pilules de Sédillot, et au bout d'un mois le malade était assez bien guéri pour travailler. (Hillairet, *Union médicale* du 7 août 1860.)

Observation 164. — Pierre M., 37 ans, entre à l'hôpital du Midi le 22 septembre 1853. A eu plusieurs blennorrhagies, quelques chancres et d'autres accidents syphilitiques (céphalée nocturne, syphilide papuleuse, angine, alopécie, exostose). Quatre mois avant son entrée au Midi, lassitude dans les jambes ; trois semaines plus tard sentiment de constriction au niveau du diaphragme ou un peu au-dessous, constipation et gêne dans l'émission des urines ; on emploie sans succès la liqueur de Van Swieten et l'iodure de potassium. A son entrée, marche impossible, station verticale difficile, pas d'atrophie ; paralysie de la vessie. Le symptôme le plus fatigant est une barre ou constriction continuelle exerçant une forte pression autour des reins et du ventre; anesthésie et analgésie locale de la peau entre la sixième et la huitième côte à gauche. Dès le 23 septembre le malade est soumis à l'usage du proto-iodure de mercure et de l'iodure de potassium (1 à 4 grammes). L'améliorationf ut des plus promptes et des plus marquées. Le 15 novembre, marche facile, sans bâton, émission des urines presque normale. La barre persiste encore. (Ch. Bernard, *Union méd.*, 24 nov. 1853.)

Observation 165. — *Syphilis antécédente; paraplégie, paralysie des sphincters. Iodure de potassium. Amélioration rapide.* — M. Philippe, peintre en bâtiments, âgé de 55 ans, entre à l'hôpital Lariboisière le 23 août 1858, salle Saint-Jérôme, dans le service de M. Moissenet. Ses père et mère sont morts tous deux à un âge avancé, et avaient toujours joui d'une bonne santé. Quant à lui il a toujours été bien portant; il exerce la même profession depuis l'âge de 14 ans et n'a jamais eu ni coliques,ni rhumatismes, ni douleurs dans les articulations. A l'âge de 19 ans, il eut une blennorrhagie qui dura environ un an, et fut traitée peu énergiquement; ce n'est que plus tard qu'il prit quelques pilules. Il affirme n'avoir jamais eu d'ulcération ni sur la verge, ni sur le gland.

Il y a environ deux ans, quelque temps après un coït suspect, il vit apparaître deux boutons dans l'aine, puis, peu de temps après, un écoulement qui disparut, puis reparut de nouveau. Lors de son entrée à l'hôpital, le malade prit de l'iodure de potassium et l'écoulement s'arrêta après six semaines. A la même époque survinrent de l'alopécie, des croûtes sur la tête, des adénites inguinales, de nombreux boutons sur tout le corps, qui devinrent squammeux. En même temps se manifesta une iritis. Le docteur Coursserant, consulté, diagnostiqua une syphilis constitutionnelle, et prescrivit en conséquence une centaine de pilules et la décoction de salsepareille. Pendant le traitement, qui dura environ trois mois, l'éruption cutanée et l'iritis disparurent, mais l'écoulement reparut. Le malade alors alla consulter Ch. Albert, qui lui prescrivit des poudres; l'écoulement s'arrêta de nouveau.

Il y a environ huit mois, venant à pied de Saint-Maur à Paris, il éprouva dans le pied gauche une douleur légère, semblable à un picotement ou à un fourmillement; cette sensation alla en augmentant, et gagna bientôt l'autre pied. Puis le malade, ne se sentant plus maître de ses mouvements, fait des zigzags en marchant, les jambes se jetant ou en avant ou sur les côtés; bientôt, que le malade soit au lit ou qu'il marche, les jambes sont agitées par des soubresauts s'accompagnant de douleurs qui, après avoir commencé dans les jambes, s'étendent aux genoux et aux cuisses. Ces douleurs, qui existent encore aujourd'hui, ont toujours été plus vives la nuit que le jour. Peu à peu, la faiblesse augmentant, le malade ne peut plus marcher; à peine peut-il se soutenir. A cette époque il garde le lit chez lui pendant dix-huit jours, puis entre à l'hôpital.

A son entrée, le malade ne peut se tenir debout ; dans son lit il ne peut ni soulever les jambes ni même les changer de place. On ne constate aucune diminution de volume des parties paralysées ; la contractilité électro-musculaire est conservée ; la sensibilité est diminuée mais non abolie ; les soubresauts sont très-fréquents le soir, très-rares dans la journée. Le malade accuse une sensation de froid dans la jambe gauche. En même temps que la paraplégie il est survenu de la gêne dans l'émission des urines, une incontinence incomplète ; le malade urine souvent et n'a pas de sensation du passage de l'urine dans le canal ; aussi l'urine s'écoule-t-elle sans que le malade s'en aperçoive ; de plus il y a de la constipation ; le malade n'accuse du reste aucune douleur dans les reins, il n'a jamais eu de céphalalgie. Les membres inférieurs sont couverts de taches cuivrées légèrement déprimées, plus larges sur les parties inférieures des jambes. Sur le sternum il y a des taches semblables et de plus quelques cicatrices blanches, enfoncées. Sur la face les taches cuivrées sont moins caractérisées. Les symptômes de paralysie, survenus un mois après la cessation des pilules prescrites par le docteur Coursserant, avaient été en s'aggravant pendant quatre mois et étaient à peu près stationnaires depuis quinze jours lors de l'entrée du malade à l'hôpital. (Iodure de potassium 8 grammes pour 250 de sirop. Le malade en prend successivement 1, puis 2, 3 et 4 cuillerées par jour.)

Dans le courant d'octobre, le malade peut remuer les jambes dans son lit, puis se lever ; il commence par marcher avec l'aide de deux personnes, puis d'une seule, puis avec un bâton, et enfin tout seul. La miction diminue de fréquence, l'incontinence a disparu, la sensibilité des parties paralysées est en partie revenue. On cesse le traitement dans les premiers jours de novembre et on prescrit des bains sulfureux tous les jours ; vers le 15 novembre, on tenta à plusieurs reprises l'électricité ; mais depuis cette époque l'amélioration, au lieu d'augmenter, va plutôt en diminuant, ce que le malade attribue à l'action de l'électricité. Ainsi il ne peut plus entrer seul au bain, il urine plus fréquemment, les soubresauts reviennent avec une assez grande fréquence. Cette rechute ne doit-elle pas être rapportée plutôt à la cessation prématurée du traitement spécifique ?

Quoi qu'il en soit, le malade quitte l'hôpital le 5 décembre, dans l'état suivant : Apparence de la meilleure santé ; quelques taches cuivrées sur les jambes ; pas trace d'exostose, pupille rétractée, déformée à droite ; constipation, miction fréquente. Dans le lit, le malade exécute tous les mouvements ; sensibilité à peu près normale ; lorsqu'on pince légèrement le malade, on provoque aussitôt un mouvement brusque et involontaire de tout le membre. Il n'existe aucune déformation de la colonne vertébrale ; les urines ne présentent rien d'anormal. Il existe au sacrum une excoriation en voie de cicatrisation lente. Le malade peut marcher sans bâton, mais bien plus difficilement qu'il y a un mois ; il chancelle lorsqu'il veut se tourner ; il traîne les pieds sans relever la pointe. Rien d'anormal dans les autres fonctions.

Le malade rentre à l'Hôtel-Dieu dans le service de M. Horteloup le 13 décembre 1858. A partir du 20, il prend 3 grammes d'iodure de potassium par jour, et aujourd'hui, 20 février, il marche assez facilement, monte et descend seul les excaliers de l'Hôtel-Dieu pour aller prendre des bains sulfureux. On le soumet en même temps à l'électricité. (Lancereaux. *Observation inédite.*)

Observation 166. — X., âgé de 20 ans, eut, il y a trois mois, un chancre du prépuce suivi bientôt de pityriasis de la tête, d'alopécie, d'adénite inguinale et cervicale indolente et de syphilide papuleuse ; il ne fit aucun traitement. Un matin il se réveille atteint de paraplégie avec abolition de la sensibilité des membres inférieurs, paralysie complète de la vessie et du rectum. La syphilis paraissant la seule cause admissible de ces accidents, on institua un traitement spécifique et on fit appliquer quelques ventouses dans le dos. Tous les accidents s'amendèrent, et en quelques semaines la guérison fut complète. Trois ans après le malade accusa dans la jambe gauche dé la faiblesse qui disparut en peu de temps par l'iodure de potassium. (Knorre, *loc. cit.*)

Observation 167. — *Syphilis antécédente. Lypémanie, hémiplégie, paralysie des sphincters, embarras de la parole, hémichorée, troubles intellectuels, céphalée, vomissements nocturnes, etc....* Lambert, âgé de 32 ans, employé du gouvernement, entre le 11 mars 1858 à la Charité (service de M. Rayer). Il n'a jamais été sérieusement malade dans son enfance ; au printemps 1846, il eut un écoulement urétral qui guérit spontanément. En août 1846, il eut une première atteinte de syphilis, caractérisée par un chancre induré de la verge suivi de

bubons non suppurés. Il fit un traitement par les pilules de sublimé
et les cautérisations locales; ce traitement dura un mois et demi et
amena une légère salivation. En novembre 1846, se manifestèrent des
accidents syphilitiques du côté de la gorge, des syphilides et un engorgement des glandes sous-maxillaires. Il essaya de se traiter seul
par le sublimé, et se donna une salivation; il consulta alors M. Ricord
qui le soigna pendant trois semaines environ. Le malade, qui jusque
alors avait toujours été fort gai, vit son humeur se modifier, devint
triste et fut souvent tourmenté par des idées noires.

En 1850, obligé de quitter Paris, il éprouva un ennui profond, des
accès de découragement. Il eut à cette époque une blennorrhagie qui
dura trois semaines et qui fut traitée par un chirurgien militaire, au
moyen du copahu et des injections au nitrate d'argent. En 1851, une
seconde blennorrhagie qui dura également près de trois semaines
céda de même au copahu. Vers la fin de 1850 il lui arriva deux ou trois
fois de sentir tout à coup une faiblesse subite dans tout le côté droit du
corps; s'il tenait à la main un crayon ou une plume, ces objets échappaient et glissaient hors des doigts avec une facilité extrême; lorsqu'il
voulait marcher la jambe droite se faisait traîner sur le sol et fai-
blissait sous lui; la face était un peu déprimée d'un côté, en même
temps le malade éprouvait des fourmillements et de l'engourdissement à la peau. Ces accidents revenaient environ une fois par mois,
ne duraient que trois ou quatre minutes, et le malade y faisait peu
d'attention.

A la fin de cette même année 1850, le malade fit un séjour de quinze
jours à Paris, en allant de Vesoul à Rennes. Pendant le voyage de
Vesoul à Paris, il eut une rétention d'urine intense qui le fit beaucoup souffrir, et ne céda qu'au bout de deux ou trois jours à l'u-
sage du nitre. En traversant une rue, il ressentit une de ses attaques de paralysie, s'assit sur un banc, mais la paralysie persista et
l'on eut de la peine à le ramener chez lui. Le médecin appelé ordonna
le repos et l'iodure de potassium. Au bout de quinze jours, le malade
put de nouveau marcher, mais la moindre course provoquait une
excessive fatigue dans la jambe droite, fatigue qui cessait complète-
ment par le repos.

Arrivé à Rennes le malade interrompit son traitement par l'iodure,
travailla beaucoup de tête, eut énormément d'ennuis, son caractère
s'en ressentit, il devint d'une très-grande impressionnabilité. Sa
santé générale s'altéra. Dès qu'il avait mangé, il était pris d'une
envie irrésistible d'aller à la garde-robe; si l'envie n'était pas satis-
faite, les matières s'échappaient sans le concours de la volonté par

suite d'inertie des sphincters. A partir de l'attaque de Paris, les érections étaient presque nulles, ce qui augmenta considérablement les idées noires du malade. Cette impuissance s'accrut toujours ; malgré cela le malade éprouvait des désirs à la vue des femmes. Le matin à son réveil il laissait échapper quelques gouttes d'urine par regorgement.

En mai 1851, le malade se réveille une nuit en sursaut et se sent paralysé du côté droit, il fait quelques mouvements, et la paralysie lui semble se dissiper ; il se rendort, mais à son réveil la paralysie est complète à droite, le visage est déformé. Le malade ne peut plus parler, il a de la soif, de la sécheresse de la bouche, un peu de bredouillement, de légers troubles de la vue, du strabisme. Le médecin pratique une saignée, ordonne le repos et l'iodure de potassium. En juin il n'y avait pas encore de changement. Le malade va prendre les bains de mer à Saint-Malo. Il éprouve de la difficulté à parler et une grande fatigue de la langue. Il prend deux bains de mer par jour, et au bout de dix jours, il obtient du soulagement. Tandis que le côté droit allait mieux, il est pris de mouvements nerveux dans le côté gauche du corps, auxquels le médecin donne le nom de *chorée*. En même temps quelques troubles intellectuels se manifestent, le malade est d'une gaieté folle, fait à ses voisins des niches comme un enfant.

De retour à Rennes on le conduit à la maison des aliénés. Il est pris de pressentiments funestes, se met en colère, puis verse des larmes sans motifs, il tente de s'évader. Il y reste six mois, fut traité par les bains, le repos ; on lui défend de lire. De nouveaux actes de folie se succèdent, il mange de la sciure de bois, commet d'autres extravagances, tout en se rendant compte qu'il fait des sottises.

Vers le nouvel an 1852, il revient à Paris ; son état s'est amélioré, il a de nouveau des érections assez complètes et en profite pour aller voir des femmes, mais il a dans l'esprit une grande versatilité, des accès d'humeur noire qui l'empêchent de se livrer à un travail soutenu. C'est ainsi qu'il a été successivement précepteur, rédacteur de journal, qu'il a habité Bordeaux, Bruxelles, Liége, où il s'aperçoit avec peine que ses érections diminuent de nouveau. En 1857, ses idées noires l'assaillent plus que jamais ; il est dominé par des idées de suicide incessantes auxquelles il échappe en s'adonnant aux idées religieuses ; il prie sans cesse. En septembre 1857, il éprouve des malaises, il a la tête lourde, pesante, il est insouciant ; enfin il entre à la Charité, le 11 mars 1858, accusant de la pesanteur de tête, de l'affaiblissement de la mémoire, une grande fatigue dans les jambes, de la rétention d'urine, un peu de constipation, et quelquefois des selles involontaires. On lui prescrit les pilules de Sédillot et les bains sulfureux.

Examen du 27 *mars*. Décubitus le plus souvent sur le côté droit, plis de la peau de la face plus marqués à gauche qu'à droite. Sensibilité égale des deux côtés du corps, peut-être un peu plus prononcée dans la jambe droite. Le malade n'a pas de vertiges, il en a eu pendant longtemps au point d'éviter les places publiques et les ponts, mais ne peut en préciser l'époque. La mémoire est diminuée pour les choses sans importance; il se rappelle les événements importants, mais ses souvenirs sont confus. Pendant la nuit il ne dort pas, les heures passent pour lui avec une rapidité effrayante. Néanmoins depuis 1851, il n'a plus de rêves; à Rennes il est resté sept nuits sans dormir, sans se coucher et sans éprouver de fatigue. Aujourd'hui le sommeil est meilleur, cependant il se lève presque toutes les nuits, se promène. Il vomit aussi souvent la nuit. Il n'a jamais eu ni coma, ni évanouissement. Aux idées noires qui l'ont tourmenté si longtemps, a succédé depuis quelques semaines une gaieté folle, il fait des enfantillages, joue sans cesse au bilboquet; néanmoins il a plus d'empire sur lui-même et peut combattre ces dispositions. Il est d'une susceptibilité très-grande. Pas d'agitation fibrillaire. Les bras étendus tremblotent légèrement, le gauche plus que le droit. La marche est assez libre, les mouvements sont égaux dans les deux membres inférieurs : lorsque le malade ferme les yeux, il a de la peine à se tenir debout. Il porte sur les deux tibias des traces d'anciennes périostoses Un peu de gêne dans la parole ; le malade ne peut plus parler aussi vite qu'auparavant, il peut siffler et enfler les deux joues. L'appétit a toujours été conservé ; dès que le malade parle, il éprouve une soif vive. La langue est épaisse, non déviée. Depuis un mois vomissements subits, sans cause, sans nausées, survenant la nuit après des quintes de toux ; il vomit des aliments, puis des mucosités ; ces vomissements reviennent une fois ou deux par nuit, jamais de jour et s'accompagnent de céphalalgie ; il a fréquemment le hoquet. Alternatives de constipation et de diarrhée, quelquefois selles involontaires depuis sa paralysie ; il n'a jamais eu d'hémorrhoïdes, mais quelquefois un sentiment de cuisson au fondement après la défécation. Essoufflement à la moindre cause (son père était asthmatique). Système circulatoire normal. Un peu de strangurie par moments. En ce moment quelques érections très-légères le matin. Une seule pollution depuis deux ans. Il y a deux ans que le malade n'a vu de femme.

Depuis trois ou quatre ans, douleurs dans les jambes (ostéocopes) revenant à plusieurs reprises, mais durant peu. Le malade se sent mieux depuis qu'il prend les pilules de Sédillot.

29 avril. Le malade est à l'hôpital Lariboisière (service de M. Tardieu), depuis le 9 avril. Il y est considéré comme atteint de paralysie générale des aliénés. Il se sent beaucoup mieux, est heureux de l'air, de la nourriture, des soins qui l'entourent ; son esprit est plus tranquille. Depuis huit jours, il éprouve plus de fatigue en montant les escaliers, n'a pas de vertiges, mais depuis quelques jours il a tout à coup la sensation d'un éclair qui, partant du diaphragme monte jusqu'à la tête et occasionne un éblouissement passager. Ce symptôme revient sans régularité, peut-être plus souvent après les repas. Le malade mange salement, bave en mangeant, dirige mal sa cuiller ; quelques érections incomplètes. La vue est plus claire, l'état moral assez bon ; il a encore une gaieté exagérée, cause beaucoup, aime les conversations savantes. Ses mouvements sont assez réguliers, quoiqu'un peu saccadés ; hier matin rétention d'urine avec douleurs vives ; cet accident n'a pas persisté. Le malade est à l'usage de la rhubarbe, du chiendent nitré et des bains de vapeur. Depuis six jours il a quatre cautères sur les lombes ; les eschares se forment.

6 mai. La rétention d'urine se reproduit assez fréquemment. Sensibilité cutanée toujours un peu moins vive à droite qu'à gauche ; un peu de toux avec sensation de brûlure dans la poitrine, provoquant toujours de la céphalalgie vive, des nausées pendant la nuit ; pas de vomissement depuis trois nuits ; les sensations douloureuses du diaphragme sont moins prononcées. Les bains de vapeur occasionnent une oppression très-grande. Les eschares des cautères ne sont pas encore détachées. Encore quelques inégalités sur les tibias. Vue assez bonne, état intellectuel plus calme.

14 mai. Le malade a pris un dernier bain, il y a trois jours et y a éprouvé un froid glacial ; depuis lors, fièvre la nuit qui persiste ce matin ; face un peu bouffie à droite ; narine pulvérulente, sale, pas de paralysie faciale. Le malade se tient bien sur un pied, même en fermant les yeux ; il écrit plus facilement, se sent assez calme. Encore de la rétention d'urine. Sensibilité plus égale des deux côtés du corps, toux nulle, vomissements moins fréquents, céphalalgie moindre ; encore des éclairs partant du diaphragme ; érections toujours très-incomplètes. Les cautères suppurent.

3 juin. Le malade a repris aujourd'hui un bain alcalin, la fièvre n'a duré que trois à quatre jours, avec chaleur et céphalalgie, surtout le soir ; aujourd'hui, face moins bouffie ; les mouvements des mem-

bres lui paraissent plus faciles. Le chapelet d'exostoses ou de tumeurs gommeuses des deux tibias ne cause plus aucune douleur. Il se sent beaucoup plus calme. La rétention d'urine persiste, mais moins intense ; quelquefois, constipation et ténesme. Lorsqu'il s'impatiente, il laisse aller sous lui ; plus de vomissements, encore quelques nausées, encore quelques éclairs partant du diaphragme, montant à la tête, et descendant jusqu'aux testicules. Érections nulles. Le malade est animé, excité ; il se dit lui-même *rageur*. Le 12 juin, le malade est évacué sur Bicêtre. (L. Gros, *Observation inédite*.)

OBSERVATION 168. — Il y a huit mois, on apporta à l'Antiquaille (service de M. Arthaud), sans renseignements, un militaire qui présentait une syphilide répandue sur tout le corps et le facies d'un dément. Grand affaiblissement de l'intelligence, tremblotement musculaire et bredouillements caractéristiques de la paralysie générale. Traitement antisyphilitique par le sirop de Bouligny, continué pendant trois mois. Ce malade sortit complétement guéri, et la guérison persiste encore aujourd'hui. (ARTHAUD, *Gaz. méd.* de Lyon, 1858, p. 347.)

OBSERVATION 169. — *Syphilis antécédente ; paralysie générale. Traitement antisyphilitique, amélioration prompte.* Bertambois, cordonnier, âgé de 27 ans, entre à l'Hôtel-Dieu (service de M. Laugier) le 18 mai 1857. C'est un homme de taille moyenne, de bonne constitution ; il n'a eu aucune maladie jusqu'à l'âge de 18 ans. A cette époque, servant comme marin, il eut le scorbut à Rio de la Plata, et ne guérit qu'après sept semaines de séjour à terre. Un an plus tard, dans l'hiver de 1846 à 1847, il eut les pieds gelés à la Nouvelle-Zélande ; bientôt après, il fut réformé à cause d'un orteil qui prenait une position vicieuse. En 1849, il eut un chancre et une blennorrhagie légère. Le chancre, situé à la face supérieure du gland, guérit en trois semaines par des cautérisations au sulfate de cuivre et de la cendre de tabac, moyens conseillés par des camarades. Il ne survint pas de bubon suppuré, mais une adénite indolente, peu volumineuse, du côté droit. Le malade ne fit d'ailleurs aucun traitement interne. Six à sept mois après le chancre survinrent de l'angine, de l'alopécie, des douleurs vagues dans la tête. Le malade, qui dit n'avoir eu à cette époque aucune tache sur le corps, n'employa, pour tout traitement, que quelques gargarismes aluminés. En 1853 survint une affection cutanée sur les bras, le ventre et la poitrine, caractérisée par des boutons qui suppurèrent. M. Bazin lui ordonna quelques bains sulfureux, et l'envoya à l'hôpital du Midi, où il entra en janvier 1854, dans le service de M. Ricord. Au dire du malade, M. Ricord aurait appelé sa maladie une roséole ; le malade avait aussi des plaques muqueuses. Le traitement consista en bains sulfureux, et dans l'emploi des pilules de proto-iodure de mercure, jusqu'à quatre par jour ; il fut continué jusqu'au mois de mars. Quelque temps après le malade accusa de la céphalalgie, et les gencives se prirent. On commença alors l'iodure de potassium, èt après une suspension, on donna concurremment le proto-iodure de mercure et l'iodure de potassium, jusque vers le commencement de mai. A cette époque, les boutons avaient disparu, ainsi que la céphalalgie ; l'appétit était revenu. On continua l'iodure de potassium seul à la dose de 4 grammes, et les bains sulfureux. Le mois de juin se passa sans accidents, et le malade sortit en juillet pour reprendre son travail.

Au mois d'août 1855, le malade ressentit de la faiblesse dans les jambes, précédée de fourmillements, de douleurs thoraciques en ceinture ; la marche devint chancelante ; il survint aussi des douleurs dans le dos et dans les reins, des battements dans la tête, de l'insomnie, de la constipation. Du reste, il n'y eut pas de troubles de la vue, les urines étaient normales ; aucune tumeur gommeuse, rien vers les os. Le 17 août, le malade entre à la Pitié, dans le service de M. Becquerel, où il est soumis à un traitement par les bains sulfureux, 4 milligr. de brucine en pilules, et des cautères. Le malade resta trois mois sans marcher, et sortit, au bout de trois mois, guéri , et n'ayant pris ni mercure, ni iodure de potassium. La santé resta bonne jusqu'en 1857. En avril, tandis qu'il travaillait au port de Bercy, il s'aperçut de tremblements dans les membres, plus marqués dans les membres inférieurs, de douleurs dans ces parties et dans le dos ; sa marche devint chancelante. (Le malade avait quitté son état de cordonnier, parce que la position assise lui était pénible et qu'il éprouvait des inquiétudes dans les membres.) Les tremblements étaient également très-forts dans les doigts ; il survint des douleurs dans les deux régions temporales, qui augmentaient la nuit et troublaient le sommeil. La sensibilité était émoussée sur tout le corps ; le malade ne sentait plus le sol ; il avait une sensation vague dans les doigts et accusait un sentiment général de froid. La vue était nette, mais se fatiguait promptement lorsque le malade fixait un objet. L'odorat était intact, le sens du goût affaibli ; le malade ne sentait plus ni le sel, ni les épices ; l'ouïe était également obtuse, les urines s'écoulaient involontairement, ou bien le malade éprouvait le besoin d'uriner, et les urines s'échappaient aussitôt. Il y avait de la constipation. Enfin le malade eut de l'embarras de la parole, perdit la mémoire; ses idées devinrent incobérentes, peu lucides. Tous ces symptômes allèrent en augmentant, et le malade entra à l'hôpital, le 18 mai.

État actuel : Teint un peu pâle, jaunâtre, amaigrissement général modéré ; embarras de la parole; le malade s'arrête au milieu d'un mot ; il comprend ce qu'on lui dit, mais souvent le mot propre lui manque pour répondre ; perte de la mémoire; un peu de délire ambitieux ; le malade, qui est intelligent d'ailleurs, se croît de très-grands moyens. Il parle de ses compositions en musique, en vers, avec complaisance, il veut les éditer, il a en outre de hautes protections. Sa langue est tremblante, il a des mouvements continuels des lèvres, un tremblement fibrillaire dans tous les muscles, un tremblement général des membres. Les forces sont diminuées dans les bras; le sens du toucher est vague et incertain ; analgésie ; le froid et le chaud ne sont pas nettement perçus. Marche très-difficile ; le malade peut à peine faire quelques pas en chancelant en s'aidant d'un bâton, il ne sait sur quoi il marche, ni sur quoi il s'assied. Anesthésie des jambes et des cuisses. Douleurs dans le dos, dans les reins, en ceinture ; douleurs dans la tête, pendant la nuit surtout. Vue incertaine, ouïe dure, goût très-émoussé. Érections très-rares depuis cinq mois. On ne constate du reste aucun désordre des organes génitaux. Le malade urine quatre ou cinq fois dans les 24 heures, sans le sentir et sans s'apercevoir qu'il est mouillé; ce n'est qu'à la vue qu'il le reconnaît. Appétit conservé, digestions normales, constipations. Il ressent le besoin d'aller à la selle par une pesanteur douloureuse au fondement. Pas de trace d'adénite, ni inguinale, ni cervicale, pas de traces de syphilides, pas de croûtes dans les cheveux ; ceux-ci tombent en grand nombre ; les yeux paraissent parfaitement sains. (Liqueur de Van Swieten et iodure de potassium, bains sulfureux tous les jours, alimentation tonique ; vin de Bordeaux.)

Douze jours après son entrée à l'hôpital, le malade pouvait marcher sans bâton, la céphalalgie avait diminué.

25 juin. Les forces musculaires sont revenues beaucoup plus vite que la sensibilité. La constipation a diminué, les urines sont encore rendues involontairement pendant la nuit, à peine le malade en a-t-il la sensation. La mémoire est un peu revenue, la parole est plus facile, moins embarrassée ; les mouvements involontaires ou le tremblement des lèvres n'existe presque plus. Les tremblements des membres supérieurs ont beaucoup diminué ; les mouvements fibrillaires ont disparu. La marche est très-facile, le malade peut même porter de légers fardeaux. Il a continué son traitement jusqu'aujourd'hui et le con-

tinuera encore. (*Observation inédite communiquée par* M. Siredey.)

OBSERVATION 170. — *Syphilis antécédente. Paralysie générale, atrophie; iodure de potassium, guérison.* — Noireau, terrassier, âgé de 30 ans, entre à l'hôpital de la Charité le 2 septembre 1858, dans le service de M. Velpeau. C'est un homme de taille et de force moyennes, de bonne constitution. Il n'existe pas de maladie héréditaire dans sa famille, lui-même n'a jamais fait de maladie sérieuse. En 1844, il avait alors 17 ans, blennorrhagie qui dura trois mois. Un mois plus tard il contracte un chancre qui fut considéré comme chancre induré par M. Ricord, et suivi au bout de douze mois de roséole, de plaques muqueuses, puis de syphilide pustuleuse; tous ces accidents furent traités par M. Ricord au moyen de pilules de proto-iodure de mercure administrées pendant deux mois et de l'iodure de potassium pendant un mois; à deux reprises on laissa reposer le malade, on administra quelques bains, ce qui fit en tout un traitement de cinq mois au bout desquels tout symptôme syphilitique avait disparu.

En 1851, le malade s'aperçoit d'une faiblesse générale, portant sur les quatre membres, d'une douleur occupant le thorax et formant comme une ceinture; il perd la voix et la parole sans qu'on puisse constater la moindre altération du larynx; la marche est chancelante; il existe un tremblement général, et quelques boutons apparaissent sur le ventre. Transporté à l'Hôtel-Dieu dans le service de M. Roux, le malade y est traité par des sangsues derrière les oreilles, des ventouses le long de la colonne vertébrale; ces moyens sont continués pendant cinq jours de suite. Le malade recouvre la parole, mais conserve un bégaiement très-prononcé. Dix jours plus tard on le soumet à l'usage de la liqueur de Van Swieten et de l'iodure de potassium; on applique huit cautères le long de la colonne vertébrale et on lui fait prendre des bains sulfureux tous les jours. Au bout de trois mois il avait recouvré l'usage de ses membres, sa parole était redevenue libre et il sortait complétement guéri après quatre mois de séjour à l'hôpital. Il jouit d'une santé parfaite jusqu'en mai 1857. A cette époque il éprouve un peu de difficulté à uriner, n'urine plus que par un jet très-mince, accuse des douleurs dans les reins, mais n'a pas d'écoulement. Deux ou trois mois plus tard il ne peut plus uriner du tout et entre dans le service de M. Velpeau, qui le traite par l'introduction des bougies. A sa sortie de la Charité au mois de novembre, le malade urine encore fréquemment, et depuis lors il pisse toujours sur ses souliers; le jet s'interrompt quelquefois par moments pour reprendre ensuite.

Au mois de juillet 1858, il éprouve des douleurs dans la région

des reins, des éblouissements, des étourdissements, des tintements
d'oreilles, des douleurs dans les deux tempes, plus vives la nuit; le
paroxysme commence entre 10 et 11 heures du soir ; le malade compare ces douleurs à un frappement, à un tintement d'horloge. Il fit à
cette époque un séjour de huit jours à l'hôpital Necker et y prit l'iodure
de potassium ; on lui laissa une sonde à demeure pendant quelques
jours ; depuis ce moment le malade se sonde lui-même. Quelques
jours après sa sortie de l'hôpital Necker il rentre à la Charité dans
le service de M. Velpeau, et outre les symptômes déjà mentionnés on
constate l'état suivant : Lorsque le malade veut lire, il voit vaciller
les lettres, les voit quelquefois colorées en bleu, en rouge, moins
distinctes ; la pupille gauche est un peu plus dilatée que la droite; le
malade voit quelquefois des globes lumineux ; lorsqu'il fixe un objet
il y a diplopie. En même temps le malade accuse une grande faiblesse
dans les quatre membres, il trébuche quelquefois en marchant; la
jambe droite surtout paraît plus faible; il n'y a ni douleurs, ni fourmillements dans les membres ; le sol donne une sensation de mollesse,
le malade croit marcher sur un épais tapis. La sensibilité générale
est émoussée dans les membres inférieurs, le malade perçoit à peine
l'impression causée par le doigt promené sur la peau, il sent à peine
les pincements ; les jambes paraissent un peu atrophiées. Le malade
fait remonter cette atrophie à sa première atteinte de paralysie. Les
forces ont considérablement baissé dans les membres supérieurs; le
malade serre à peine la main ; la sensibilité y est mieux conservée,
le tact surtout; le pincement provoque peu de douleur. Lorsqu'on
lui fait étendre les bras en avant, les membres sont agités par un
tremblement qui augmente encore lorsqu'on fait exécuter un mouvement; le malade ne saurait boire sans renverser son verre. L'articulation des mots est difficile, le malade est obligé de chercher ses
expressions et ne les trouve qu'avec peine ; dès qu'il parle, les lèvres
sont agitées par un tremblement prononcé et le malade bégaie beaucoup. La mémoire a sensiblement diminué ; on ne constate pas de
monomanie ambitieuse, peut-être en a-t-il eu précédemment, car il
prétend avoir eu beaucoup de facilité pour écrire ; il se croit même un
peu poëte. Les facultés génésiques ont commencé à s'affaiblir dès 1851,
et aujourd'hui paraissent complétement abolies. A partir du 6 septembre, le malade prend 2 grammes d'iodure de potassium par jour,
concurremment avec la liqueur de Van Swiéten.

Le 1er octobre, il ressent plus de force dans les membres, et bégaie
moins; les pupilles sont égales. Le 15, l'amélioration est très-prononcée; le malade urine bien, il peut transporter des bûches de bois au

chantier ; lorsqu'il se baisse, il accuse encore parfois des douleurs lombaires ; les forces ont considérablement augmenté ; le tremblement a à peu près disparu.

Vers le 25 octobre, il passe du service de M. Velpeau dans celui de M. Rayer où il séjourne un mois, pendant lequel il prend chaque jour 3 pilules de Sédillot. Il en sort complétement guéri. (LANCEREAUX, *Observation inédite.*)

OBSERVATION 171. — F., traité quelques années auparavant pour une syphilis secondaire (ulcères des membres et de la face), vit survenir une amaurose et des symptômes de paralysie qui firent de rapides progrès. Lorsqu'il consulta Read, il ne pouvait se tenir sur ses pieds, l'articulation des mots était très-imparfaite, l'arrangement des idées tout à fait défectueux ainsi que la mémoire, la vision des deux yeux considérablement diminuée ; il y avait du coma. Traitement mercuriel énergique. Huit jours après, le malade pouvait monter et descendre un escalier ; quinze jours plus tard, guérison complète. (READ, *Dubl. quatrel. journ.,* février 1852.)

OBSERVATION 172. — Femme de 52 ans, niant tout antécédent syphilitique, accuse depuis trois mois de vives douleurs au front et à la tête ; amblyopie, facies hébété, affaiblissement musculaire, marche incertaine, sensibilité générale émoussée, mémoire affaiblie, insomnie. Une médication révulsive et dérivative ne fait qu'aggraver tous les symptômes. Ayant constaté une exostose du tibia, on prescrit un traitement mercuriel et l'iodure de potassium ; dès le second jour, amélioration. En quinze jours la guérison était complète, mais on continue le traitement. (DEVAY, *Gaz. méd. de Lyon,* et YVAREN, *loc. cit.* OBS. 31 bis.)

OBSERVATION 173. — G. F. entre à Stephansfeld le 17 janvier 1857. A eu une affection syphilitique mal soignée. On croit à une exostose intracrânienne ou à une affection tertiaire ayant réagi sur le cerveau, parce que le traitement iodique a, à plusieurs reprises, produit une amélioration notable. A son entrée, le malade présente les caractères d'une paralysie générale à une période avancée. Il est irritable ; intelligence profondément affaiblie ; idées de grandeur, parole embarrassée, affaiblissement et tremblement musculaires surtout aux extrémités. Aucun symptôme apparent de vérole. Mort le 12 décembre après quelques attaques épileptiformes et un traitement iodique qui n'a produit aucun résultat. *Autopsie :* Épaississement considérable des os du crâne, beaucoup de sérosité dans la cavité arachnoïdienne et dans les ventricules. Méninges injectées, épaissies et opaques. En haut et en avant de l'hémisphère droit on trouve entre les deux feuillets de l'arachnoïde, un noyau cartilagineux jaunâtre du volume d'un demi-pois, présentant une structure homogène et formé par des fibres concentriques. Substance cérébrale fortement injectée. (HILDENBRANDT, *loc. cit.* OBS. 11, p. 54.)

OBSERVATION 174. — B., 36 ans, fabricant, hérédité nulle, entre à Hornheim le 25 août 1854. Nombreuses atteintes de syphilis ; traitements incomplets. A eu une congestion cérébrale, des accidents syphilitiques secondaires et tertiaires (périostite des os du nez, nécrose des alvéoles de la mâchoire supérieure). En 1846 déjà, délire se manifestant par des écrits absurdes. En février 1854 exaltation très-grande, délire plus intense. En avril, signes de folie ambitieuse avec des idées de persécution. Les yeux, dans leurs mouvements, suivent une direction divergente, par le fait d'un strabisme externe de l'œil gauche ; dilatation de la pupille gauche. (Paralysie du moteur oculaire commun). On soumet le malade à l'iodure de potassium. Le mal fait des progrès ; dilatation énorme de la pupille qui est peu sensible à la lumière. Fin octobre : somnolence, angoisses précordiales suivies de céphalée ; prostration ; le malade dit qu'on lui arrache le cerveau. En janvier 1855 le cristallin devient opaque ; en février l'ouïe se perd de l'oreille gauche. Vertiges, embarras gastrique, puis paralysie de l'œil droit, strabisme externe de cet œil ; enfin vomissements, diarrhée et mort le 7 mars. *Autopsie* : Rien dans les enveloppes osseuse et fibreuse du cerveau, exsudations sur l'arachnoïde ; sous cette membrane, épanchement séreux considérable (arachnitis chronique). Bouchon fibrineux dans l'artère cérébrale profonde gauche. Pulpe cérébrale correspondante présentant un ancien foyer de ramollissement, de couleur rouge brun, au milieu duquel existe une cavité de la grosseur d'un pois remplie d'un liquide séreux. Le nerf oculo-moteur droit, depuis sa sortie du crâne, devient noueux et a acquis une épaisseur triple de l'épaisseur normale ; il est transformé, ainsi que le névrilème, en une masse homogène, lardacée, constituée par une substance granuleuse fine. Le nerf oculo-moteur gauche, dans tout son trajet intracrânien, a subi une transformation analogue. Le trijumeau gauche est hypertrophié ; l'oculo-moteur externe du côté droit a augmenté de volume. Entre le nerf facial et le nerf acoustique gauche, épanchement sanguin. Nerf acoustique gauche couleur jaune pâle, notablement épaissi. (ESSMARCK et JESSEN, *loc. cit.*)

Observation 175. — *Syphilis, céphalée, alopécie, douleurs articulaires nocturnes, spasmes, atrophie, amblyopie, bégaiement, paralysie; iodure de potassium, guérison.* — Blandin, âgé de 22 ans, ébéniste, entre à la Charité, (service de M. Bernard), le 28 juillet 1858, pour des douleurs dans les jambes et une atrophie de l'épaule. Sa mère est morte d'une maladie du foie, son père vit encore et est de robuste constitution.

En août 1855, étant en garnison à la Martinique, il eut au frein un chancre qui apparut après un bubon dans l'aine droite; le bubon se termina par résolution, le chancre s'indura; aujourd'hui toute induration est dissipée. Le malade resta cinq mois à l'hôpital et subit un traitement mercuriel. Pendant ce traitement il fut pris de fièvre pernicieuse, puis d'une éruption qui envahit tout le corps; les traces qu'on aperçoit aujourd'hui et qui sont nombreuses, surtout aux jambes, font supposer que c'était un rupia syphilitique. Il fut traité à cette époque par les bains sulfureux, alcalins, gélatineux, puis envoyé à la fontaine Absalon, source ferrugineuse près du Fort-de-France, où il ne resta que huit jours. Bientôt après survinrent de violentes douleurs céphaliques et une alopécie qui le firent rentrer en France en avril 1856. Il travailla quelque temps à Paris quoique très-souffrant, puis retourna au corps à Cherbourg, où il entra à l'hôpital en janvier 1857 pour des douleurs dans les tibias, revenant particulièrement la nuit; les genoux étaient un peu gonflés. On le mit à l'usage de l'iodure de potassium et des bains sulfureux. Pendant qu'il était à l'hôpital de Cherbourg, il lui survint, sans cause appréciable, un gonflement du testicule droit qui céda à des frictions mercurielles et à des applications de sangsues et de cataplasmes. Aujourd'hui ce testicule est encore dur, gonflé, non douloureux, tandis que le gauche paraît flasque et atrophié. Le malade sortit de l'hôpital en avril 1857 et vint en convalescence à Paris. Les douleurs reparurent, et en juin il entra à l'hôpital du Gros-Caillou pour des douleurs articulaires nocturnes. On lui fit prendre d'abord de la teinture de colchique, puis l'iodure de potassium et des bains sulfureux. Un mois après, en juillet, il sortit de l'hôpital ressentant encore des douleurs tous les soirs, douleurs ayant leur maximum d'intensité à minuit et déclinant vers le matin; le malade les calmait en mettant ses jambes au froid. Il éprouvait aussi des mouvements spasmodiques dans les muscles de la cuisse. Malgré ces symptômes, il travailla pendant quelques mois, sa santé générale étant assez bonne.

En avril 1858 il ressentit de nouveau de vives douleurs dans les genoux, les articulations tibio-tarsiennes, et le bras gauche; il constata

19

l'existence de tumeurs sur le tibia gauche, un grand affaiblissement du bras gauche, des douleurs vagues dans la poitrine, sous l'omoplate gauche. En mai, il s'aperçut que son épaule gauche dépérissait, qu'elle était beaucoup plus maigre que l'épaule droite. Il entra à Saint-Louis où on lui fit prendre inutilement des bains de vapeur, enfin il vint à la Charité le 28 juillet.

État actuel : Amaigrissement prononcé ; cheveux assez fournis ; un peu de faiblesse de la vue ; le malade articule mal ses mots, et bégaie ; douleurs musculaires, articulaires et ostéocopes continuelles, mais augmentant pendant la nuit, insomnie ; ces douleurs siégent principalement dans le bras gauche, les genoux, les malléoles, les ischions, ne suivent le trajet d'aucun nerf ; périostose sur le tibia gauche, non douloureuse à la pression ; fonctions digestives excellentes, poitrine en bon état ; pas d'érection depuis quatre ou cinq mois ; n'a pas vu de femme depuis 1855. Atrophie des muscles postérieurs de l'épaule gauche, bornée aux muscles sous-épineux, sus-épineux et au deltoïde ; le reste du corps est symétrique ; grande faiblesse du bras gauche que le malade ne peut ramener sur sa tête ; l'excitabilité électrique est conservée dans les muscles atrophiés. (Iodure de potassium, 1 puis 2 grammes ; douches froides, quinquina.)

Le 8 août : Dès le second jour du traitement un soulagement manifeste est survenu. Aujourd'hui le malade articule bien les mots et ne bégaie plus, les douleurs ne se manifestent plus que pendant la nuit, le sommeil est un peu revenu, les forces augmentent dans le bras gauche.

Le 23 août. L'atrophie de l'épaule gauche a considérablement diminué, le malade reprend de l'embonpoint, les forces sont revenues dans le bras gauche, qui est à peu près aussi fort que le bras droit ; les douleurs nocturnes ont disparu, le sommeil est calme ; encore un peu de gonflement du tibia gauche vers son extrémité inférieure. Du reste, état excellent. Le malade est envoyé en convalescence à Vincennes ; sa guérison paraît assurée. (L. Gros, *Observation inédite*.)

Observation 176. — *Syphilis antécédente, céphalée nocturne, amaurose par œdème rétinien ; iodure de potassium, guérison.* — B., bijoutier, âgé de 21 ans, de chétive constitution, de tempérament lymphatique exagéré, sans présenter néanmoins de cicatrices de scrofules, dit n'avoir jamais été malade avant le mois de juillet 1857, époque à laquelle il contracta un écoulement blennorrhagique, compliqué d'un chancre sur le frein. Ce chancre, pansé avec de l'onguent mercuriel, guérit en un mois sans que le malade ait pris de mercure à l'intérieur. Le 6 novembre suivant, le malade est atteint d'ophthalmie avec céphalée intense ; il entre le 10 à l'hôpital des Cliniques où on lui administre des poudres qui occasionnent, d'après son dire, des étouffements et un malaise indicible ; ces accidents l'engagent à quitter l'hôpital le 14. Le 15 il entre à la Charité dans le service de M. Bouillaud, où il reste jusqu'en février 1858. Pendant son séjour à la Charité surviennent des accidents de syphilis secondaire, entre autres des taches cuivrées, abondantes surtout sur le thorax ; ces taches disparurent sous l'influence du mercure et furent remplacées par une éruption de furoncles dont quelques-uns existaient encore lorsque le malade quitta l'hôpital.

Peu de temps après, il entra à l'hôpital Saint-Louis, où M. Hardy lui fit suivre un nouveau traitement par le mercure et la salsepareille. Ce traitement n'eut pas une durée très-longue, et à peine le malade avait-il quitté Saint-Louis, en août dernier, qu'il remarqua des troubles de la vision de l'œil droit ; c'était d'abord un brouillard épais, puis apparurent des mouches volantes, suivies d'une abolition presque complète de la vue de ce côté. Il consulta successivement MM. Deval et Desmarres ; il alla à la consultation des Quinze-Vingt ; nulle part on ne le soumit à un traitement interne. Au commencement de novembre, il fut pris de céphalée nocturne qui le fit beaucoup souffrir ; puis après un ou deux jours de malaise général, d'état fébrile et de courbature, il survint le 22 novembre une abondante éruption roséolique. Le 23, le malade se présentait à la consultation de M. Chassaignac. Ce chirurgien diagnostiqua une amaurose syphilitique et soumit le malade à l'iodure de potassium (1 gramme, puis 2 grammes). Au bout de peu de jours la céphalée était dissipée, la vision était moins confuse.

Ce fut le 13 janvier 1859 que j'examinai l'œil malade à l'ophthalmoscope. Il n'existe aucune gêne dans les mouvements du globe oculaire ; la pupille droite est dilatée ; son diamètre est le double de celui de l'œil sain ; l'iris est immobile, une lumière très-forte ne peut le contracter ; pas de traces d'iritis antécédente. A l'ophthalmoscope le fond de l'œil offre une teinte jaune-orange uniforme, qui contraste avec la teinte rouge beaucoup plus vive de l'œil sain. On n'y distingue du reste aucun caractère spécial se rapportant soit à la rétinite, soit à la choroïdite exsudative, aucun vestige de dépôt plastique, etc. La rétine paraît seulement avoir perdu sa transparence, d'où la différence de nuance des yeux ; l'examen ophthalmoscopique, même continué pendant assez longtemps, n'occasionne aucune douleur, l'œil sain au contraire est excessivement sensible à cet examen.

Quant à l'état général, il s'est considérablement amendé ; la céphalée et la roséole ont disparu depuis longtemps, le sommeil et les digestions sont excellents. On continue l'iodure de potassium à 2 grammes. Je revois le malade le 15 février. La vue est complétement rétablie, les pupilles sont également contractées et mobiles, réagissent au même degré contre l'ophthalmoscope par une contraction énergique. On ne trouve plus aucune différence entre la coloration du fond des deux yeux. Le malade promet de continuer encore son traitement spécifique. Il n'existe ni ganglions cervicaux, ni aucun signe extérieur de syphilis constitutionnelle. (L. GROS, *Observation inédite.*)

OBSERVATION 177. — S. Jean, 50 ans; affaiblissement de la vue depuis dix-huit, mois s'étant amendé une première fois sous l'influence d'un traitement mercuriel et iodé prématurément interrompu. Aujourd'hui amblyopie double, vue plus faible de l'œil gauche que de l'œil droit. Œil droit : traces d'iritis antécédente, déformation de la pupille, synéchie inférieure et postérieure. Œil gauche : à l'ophthalmoscope, décoloration en nappe de la choroïde, envahissant la membrane dans un grand rayon. Vaisseaux centraux moins volumineux que dans l'œil droit. M. Follin prescrit un traitement mercuriel, et peu de temps après la vue *s'allongeait*, suivant l'expression du malade. Il existe encore, dans l'œil droit, quelques taches de la capsule cristalline, dans l'œil gauche un ton grisâtre de la choroïde. Le malade est encore en traitement — (SCHULZE, *Thèses de Paris*, 1859, OBSERVATION 4.).

OBSERVATION 178. — M., 32 ans, n'ayant eu, dit-il, qu'une blennorrhagie à 18 ans, a vu, il y a trois mois, sa vue s'affaiblir rapidement. En ce moment il est couvert d'une syphilide papuleuse générale, et a un ganglion sous-occipital engorgé et induré. Yeux fixes, pupilles dilatées, douleurs de tête avec pesanteur. A l'ophthalmoscope on trouve autour de la papille une exsudation blanchâtre mal limitée ; papille nette et blanche ; le réseau choroïdo-papillaire se distingue nettement par places, de couleur rosée. (Proto-iodure de mercure). Vingt-cinq jours après, l'ophthalmoscope fait reconnaître une notable diminution dans l'épaisseur de l'exsudat sous-choroïdien. Après deux mois de traitement la guérison est presque complète. (SCHULZE, *loc. cit.*, OBSERVATION 2.)

OBSERVATION 179. — *Choroïdite exsudative.* R.. Adolphe, 45 ans, journalier, entre à Beaujon le 6 janvier 1859, pour une amaurose datant de onze mois. Urétrite il y a trois ans, affection anale, maux de gorge, alopécie il y a dix-huit mois. Fortes céphalalgies nocturnes, troubles puis affaiblissement prononcé de la vision, étourdissements ; insuccès de divers moyens thérapeutiques. A son entrée, papules muqueuses manifestes à l'anus, injection de la conjonctive. A l'examen ophthalmoscopique : dans l'œil droit, opacité centrale de la capsule du cristallin, taches brunes dans l'humeur vitrée ; dans l'intervalle, fond général rouge de la choroïde dont on ne peut reconnaître le centre papillaire ; œil gauche moins malade ; quelques stries circonférentielles dans la capsule antérieure du cristallin, granulations opaques dans le corps vitré, papille très-confusément visible, son pourtour a un aspect blanchâtre exsudatif. (Traitement mercuriel et ioduré.) Le 28, amélioration très-marquée ; diminution des lésions appréciables à l'ophthalmoscope. Le 12 février, la vue est complétement revenue. (SCHULZE, *loc. cit.*, OBS. 3.)

OBSERVATION 180.— *Cataracte syphilitique.* Militaire de 42 ans, ayant eu en 1849 une syphilis qui ne fut traitée que par des moyens locaux, eut en avril 1855 une congestion cérébrale qui fut combattue par une saignée. Le lendemain, trouble prononcé de la vision de l'œil droit, puis douleur gravative à la région frontale droite avec photophobie, conjonctivite, opacité commençante de la cornée. On emploie inutilement des vésicatoires, des collyres ; opacité blanchâtre persistante derrière la cornée ; en octobre existence manifeste d'une cataracte capsulaire ; tous les remèdes étant restés sans action, on institua un traitement mercuriel qui amena une guérison rapide. (*Il Raccogl. med. di fano; et* NOIROT, *Annuaire de Littér. méd. étrang.,* 1857, p. 69.)

OBSERVATION 181. — *Cataracte syphilitique.* Un capitaine de vaisseau présentait en 1842, outre une cataracte ayant totalement aboli la vue, divers symptômes manifestes de syphilis constitutionnelle et dont il fallait préalablement le débarrasser avant d'entreprendre l'opération de la cataracte. Un traitement antivénérien ordinaire fut administré, et peu à peu, en même temps que les symptômes syphilitiques disparaissaient, l'opacité du cristallin diminuait aussi ; enfin, en moins de trois mois, la cataracte avait complétement disparu. (KAULA, *Clin. de Lallemand,* p. 75.)

OBSERVATION 182*. — *Exsudat rétinien.* Madame B., âgée de 40 ans, atteinte de cécité presque complète de l'œil droit, vint consulter M. Deval le 10 mai 1860. L'œil ne paraît ni rouge, ni gonflé. A l'ophthalmoscope on trouve les milieux réfringents parfaitement transparents ; la papille du nerf optique est tellement cachée par un nuage d'un jaune grisâtre, épais, qu'on peut à peine distinguer les vaisseaux qui en émanent. L'exsudat dépasse les bords de la papille et se perd dans le voisinage de l'extrémité inférieure du nerf optique, les vaisseaux rétiniens vers l'*ora serrata* ont conservé leur volume, mais au voisinage de la papille leur couleur normale est remplacée par une coloration rouge très-foncée. M. Follin diagnostiqua comme nous un exsudat syphilitique. Cette femme portait un ulcère syphilitique à une jambe. (Traitement antisyphilitique.) Le 18 juin nous avons vu nettement la papille qui n'a pas encore entièrement repris la coloration blanche, brillante qui lui est propre. Les vaisseaux non plus n'ont pas encore leur coloration normale, mais lors même que l'exsudat n'est pas encore entièrement dissipé, la malade peut lire le n° 6 de Jager. (*Observation inédite, communiquée par* M. METAXAS.)

Observation 183 *. — *Exsudat rétinien.* P., menuisier, âgé de 37 ans, aveugle depuis un an, vient consulter M. Deval le 20 octobre 1852. Il distingue à peine les objets de l'œil droit à travers un nuage rouge très-épais : de l'œil gauche il les aperçoit à travers un voile noir. Des vésicatoires sur le front sont restés sans action. M. Deval, croyant à une amaurose congestive, lui ordonna un traitement anticongestif qui n'amena aucune amélioration.

Le 10 janvier 1853, M. Deval aperçoit une exostose sur le tibia droit du malade, qui dit avoir eu des chancres, des bubons, des plaques muqueuses, etc. Un traitement antisyphilitique est aussitôt institué. Le 7 février le malade distingue quelques objets, et le 23 avril il reprend son travail. L'amélioration persiste jusqu'au 11 octobre. Le 13, rechute ; même traitement ; le 14 juin 1854 le malade était de nouveau guéri. A la fin de l'année nouvelle, rechute ; le malade fait à Beaujon un traitement mercuriel de deux mois et demi de durée et sort guéri le 11 janvier 1855. Le 23 nouvelle rechute ; cécité à peu près complète. (Tisane de Feltz avec iodure de potassium ; chlorure d'or et de sodium (0, 05 en 15 pillules ; 1 puis 12 par jour.)

Au bout de six semaines la vue est rétablie, le malade reprend son travail ; la guérison dure jusqu'en 1859. Au commencement de cette année le malade perd subitement la vue, le même traitement la rétablit de nouveau. Le 12 avril, lorsque je vis ce malade, ses yeux ne présentaient à l'extérieur aucun signe anormal. A l'ophthalmoscope on voit dans le corps vitré deux ou trois caillots sanguins, qui se déplacent par les mouvements de l'œil ; la papille et toute la surface

de la rétine apparaissent à travers un nuage grisâtre plus épais sur la
surface papillaire que sur la rétine; les vaisseaux rétiniens, qui ont
conservé leur volume normal, apparaissent à travers ce nuage avec
une couleur rouge foncé. Il s'agit évidemment dans ce cas, et M. Follin confirma ce diagnostic, d'un exsudat syphilitique. Du reste, aujourd'hui le malade peut lire le n° 8 de l'échelle de Jager. (*Observation inédite communiquée par* M. MÉTAXAS.)

CHAPITRE TROISIÈME

SYMPTOMATOLOGIE. — MARCHE. — DURÉE. — TERMINAISONS.

Après les remarques dont nous avons accompagné chacun de
nos faits cliniques dans le chapitre précédent, nous n'avons plus,
pour ainsi dire, qu'à grouper ici les symptômes que nous avons
observés dans chacune des formes de la syphilis cérébro-spinale,
en insistant plus particulièrement sur ceux qui, au point de vue
du diagnostic, nous paraissent avoir le plus d'importance.

I. *Prodromes.* — Dans chacune des formes que nous avons
admises on trouve quelques faits où l'invasion des accidents est
brusque, instantanée ; ce sont alors des symptômes de congestion cérébrale qui marquent le début de l'affection. Mais ces
cas sont de beaucoup les moins nombreux, et presque toujours
il est un symptôme qui précède pendant un temps plus ou
moins long l'invasion des accidents; ce symptôme c'est la douleur de tête, la céphalée.

Dans plusieurs de nos observations ce symptôme prodromique a persisté pendant des mois avant que l'affection ne se ma-
nifestât; d'autres fois sa durée n'a été que de quelques jours.

Le plus souvent s'accompagnant d'une insomnie persistante,
la céphalée est fixe, profonde ; elle revient par accès nocturnes,
et présente ainsi tous les attributs des douleurs ostéocopes ; plus
rarement elle est vague, erratique, semblable en tous points

aux douleurs que nous avons étudiées sous le nom de douleurs rhumatoïdes; plus rarement encore elle suit le trajet de quelque filet nerveux et prend les caractères de la névralgie syphilitique.

Son intensité est variable; en général, la céphalée augmente de violence à mesure qu'elle se prolonge; souvent aussi, après un temps plus ou moins long, d'intermittente qu'elle était, elle devient continue avec des paroxysmes.

Son siége est également variable; elle peut occuper les diverses régions du crâne, mais le plus souvent cependant elle est frontale. Dans les observations que nous avons rapportées à des affections du cervelet, nous remarquons que la céphalée occupe la région occipitale.

Indépendamment de la céphalée nous n'avons plus à noter comme prodromes de la syphilis cérébro-spinale, que quelques douleurs rhumatoïdes occupant les membres, et s'accompagnant de fourmillements, d'engourdissement de ces mêmes parties. Mais ces symptômes prodromiques n'ont ni la fréquence, ni la durée, ni l'importance diagnostique de la céphalée.

II. *Forme congestive.* — Après une durée qui varie, dans nos observations, de quelques jours à plusieurs mois, la céphalée prodromique est suivie d'une série d'accidents qui paraissent se rattacher à la congestion cérébrale. Celle-ci offre des degrés très-variables. Dans quelques cas nous la voyons bornée à des vertiges, à des troubles passagers vers les organes des sens, à des éblouissements, des bourdonnements d'oreilles. Il est rare qu'il survienne des mouvements convulsifs; une fois cependant on a noté des spasmes des muscles du cou survenant après chaque attaque congestive. D'autres fois les accidents congestifs sont plus intenses; on observe alors une perte complète de connaissance, et lorsque le malade revient à lui, on constate de la lourdeur dans les membres, quelquefois de véritables paralysies, des troubles des sens, principalement de la vue, des troubles de l'intelligence, de l'affaiblissement de la mémoire.

En général ces accidents ne persistent pas, ils se dissipent plus ou moins rapidement pour reparaître à des intervalles plus ou moins rapprochés et le plus souvent avec une intensité plus grande, lorsque aucun traitement spécifique n'est intervenu. Plu-

sieurs fois cependant nous avons vu l'affaiblissement de la mémoire, une certaine hébétude, des douleurs névralgiques mar-
quer l'intervalle des attaques.

Deux fois les congestions cérébrales sont survenues pendant
la nuit. Nous nous garderons bien de tirer de ce fait aucune
conclusion sujette au doute; nous rappellerons seulement que
J. Franck avait attribué aux accès épileptiques de nature syphilitique le caractère de se reproduire pendant la nuit, mais que
le dépouillement de nos observations ne nous a pas permis de
confirmer cette opinion. Nous en dirons autant des attaques
congestives qui, d'ailleurs, surviennent fréquemment la nuit en
dehors de toute influence syphilitique.

Rien n'est variable comme le nombre des attaques qui peuvent ainsi se succéder lorsque aucun traitement spécifique n'est
institué. Rien de plus variable encore que le laps de temps qui
s'est écoulé entre chaque attaque. Ordinairement cependant,
les premières sont séparées par un intervalle assez long, puis
les attaques se rapprochent. C'est ce que démontrent clairement
le plus grand nombre de nos observations.

Enfin quand l'accident s'est reproduit un certain nombre de
fois, les accès sont suivis de symptômes persistants, le retour à la
santé exige un temps plus long, la paralysie en particulier ne se
résout pas, l'intelligence reste abolie, et, comme chez le malade
dont l'observation nous a été communiquée par M. Delaunay,
les contractures, le coma peuvent survenir, et les malades succom-
bent avec tous les signes rationnels d'une méningo-encéphalite.
Nous l'avons déjà dit, parmi les cas que les auteurs ont décrits
sous le nom d'apoplexie *à lue venerea,* affection que nos autopsies nous ont démontré être fort rare, il en est plusieurs qui
nous paraissent se rapporter à des congestions cérébrales ; la
plupart cependant rentrent dans les formes suivantes.

Tels sont la marche et l'ensemble symptomatique de la
syphilis cérébro-spinale dans sa forme congestive. On comprend
que de grandes différences de détails résultent de la différence
de siége, d'étendue, d'intensité de la congestion. Ce qui ne varie
pas, ce que nous retrouvons dans tous les cas, ce sont les vertiges, les étourdissements, les éblouissements, une atteinte mo-

mentanée portée aux fonctions cérébrales. Suivant la portion du système nerveux plus spécialement lésée, nous voyons survenir des paralysies variées, le plus souvent de l'hémiplégie, d'autres fois de la paraplégie incomplète, de l'amblyopie, des paralysies des nerfs moteurs de l'œil (troisième et sixième paires), de la paralysie de la langue. Nous remarquons déjà dans cette forme une particularité qui nous frappera davantage dans les formes suivantes, c'est que la sensibilité est moins lésée que la motilité.

Nous avons cru devoir distraire des cas se rapportant à l'hypérhémie cérébrale quelques faits que nous considérons comme dépendant de l'anémie cérébrale. Nous avons insisté sur les motifs qui nous ont fait admettre cette cause encore peu connue de troubles fonctionnels des centres nerveux. Nous n'avons pas à répéter ici les considérations dans lesquelles nous sommes entrés à ce sujet, d'autant plus que la symptomatologie de l'anémie cérébrale présente de grandes analogies avec celle de l'hypérhémie, et que le diagnostic nous paraît reposer en grande partie sur des considérations étrangères à la symptomatologie. Rappelons toutefois que, dans l'anémie cérébrale, la face est remarquable par sa pâleur, les troubles cérébraux augmentent sous l'influence des causes débilitantes, de la station verticale, etc...

III. *Forme inflammatoire.* — Les symptômes en sont assez différents, suivant que la lésion porte sur la pulpe nerveuse elle-même ou sur les méninges. En général, nous ne voyons pas l'affection suivre une marche aiguë. Sauf un cas qui est propre à l'un de nous, et dans lequel c'est par induction que nous admettons la nature syphilitique de l'encéphalite ; sauf une observation de Vidal de Cassis ayant trait à une méningite, et une observation que M. Rodet rapporte à une myélite, nous ne possédons que des cas dans lesquels, comme le veut M. Rayer, l'inflammation suit une marche chronique. C'est d'ailleurs là, nous l'avons déjà dit, la marche ordinaire de toutes les manifestations syphilitiques, quel que soit l'organe lésé.

Les symptômes inflammatoires sont le plus souvent précédés des signes que nous avons rapportés à la congestion : céphalée, vertiges, troubles des sens, faiblesse ou fourmillements dans les membres; quelquefois de véritables coups de sang; puis survient du délire, de l'agitation; les fonctions intellectuelles se troublent, et lorsque c'est vers les méninges que se fait le travail phlegmasique, lorsqu'il se forme une exsudation séreuse, on constate des symptômes de compression. Mais l'enchaînement, la succession de ces symptômes présente une certaine lenteur caractéristique qui contraste avec la promptitude avec laquelle les accidents se dissipent en général sous l'influence des antisyphilitiques, et plus spécialement du mercure. Nous ne pouvons mieux faire que de reproduire ici les considérations de Lallemand à ce sujet :

« Quant aux symptômes et aux altérations, la maladie présente de grandes différences, non-seulement chez les divers individus, dans les tissus différents, mais encore chez le même malade et dans le même organe. Ainsi, quand on étudie avec soin les symptômes cérébraux observés chez les malades, on n'y voit plus une seule maladie, suivant son cours sans la moindre interruption, augmentant d'une manière progressive et régulière; mais on y trouve une succession interrompue et variable de méningites et d'encéphalites, aiguës ou chroniques; des congestions plus ou moins intenses, qui se répètent à des époques plus ou moins éloignées, et sont séparées par des améliorations si prononcées, qu'on les prend souvent pour de véritables guérisons. Pendant ces différentes phases de la maladie, il s'opère dans la cavité du crâne des transformations analogues à celles qui ont lieu dans les méningites et encéphalites ordinaires : altérations qu'il faut rapprocher des symptômes observés pendant la vie, si l'on veut comprendre leur formation (1).

Cette forme de l'affection syphilitique des centres nerveux peut occuper la moelle épinière, si nous en croyons l'observation que nous empruntons à M. Rodet, mais qui n'indique, en fait de symptômes, que l'existence d'une paraplégie. Nous n'avons pu trouver un second fait analogue.

Elle n'est pas spéciale à l'adulte, mais se retrouve chez l'en-

(1) Lallemand, 7º lettre sur l'Encéphale, p. 107.

fant comme forme de la syphilis héréditaire, et présente alors tous les caractères de l'hydrocéphalie chronique.

Lorsque les accidents inflammatoires n'ont pas disparu sous l'influence des antisyphilitiques, ou que ceux-ci n'ont pas été mis en usage, on voit le plus souvent, sinon toujours, survenir les symptômes indiquant un nouveau travail pathologique au sein des organes de l'innervation et que les autopsies nous ont démontré être un *ramollissement*.

La symptomatologie du ramollissement cérébral, envisagée d'une manière générale, présente de très-grandes différences, suivant le plus ou moins d'acuïté dans la marche des désordres anatomiques, et principalement suivant la portion des centres nerveux qui participe à la lésion.

Le début, souvent brusque, et ayant deux fois simulé l'ivresse, est le plus souvent marqué par les troubles des facultés intellectuelles, l'affaiblissement de la mémoire en particulier, par la lenteur dans les réponses, l'embarras de la parole, dépendant, soit d'un certain degré de paralysie, soit de la peine qu'a le malade à retrouver les mots par suite de l'affaiblissement de la mémoire ; le malade pleure et s'effraie sans raison, il est sombre, taciturne. Ces troubles de l'intelligence peuvent aller jusqu'à son abolition plus ou moins complète et les malades présentent alors un état d'imbécillité.

Une fois, le début des accidents fut marqué par des accès épileptiformes suivis de contracture des membres, de fourmillements et de tremblements; les troubles de l'intelligence ne survinrent que plus tard.

Ces premiers symptômes sont plus ou moins promptement suivis d'accidents nouveaux qui portent plus spécialement sur la motilité. Ce sont des paralysies plus ou moins complètes, plus ou moins étendues. Le plus souvent la paralysie se présente sous la forme d'une hémiplégie qui s'établit plus ou moins subitement. Elle s'accompagne de surdité, d'hémiplégie faciale, d'amblyopie, de diplopie, de strabisme ; dans un cas l'affaiblissement gagna même la tunique musculaire de l'intestin et amena de la constipation. Les parties paralysées sont souvent le siége de contractures, de tremblements ou d'élancements douloureux; c'est ce qui donne souvent à la face une expression grimaçante toute spéciale. La sensibilité est au contraire presque toujours conservée dans les parties paralysées ; dans un cas même on a noté l'hypéresthésie. Nous avons déjà indiqué la valeur diagnostique que Récamier et M. Trousseau, et à leur exemple M. Gubian attachent à ce qu'ils nomment la dissonance des symptômes fournis par la motilité et la sensibilité, pour distinguer le ramollissement de l'apoplexie cérébrale.

Enfin, les symptômes vont le plus communément en s'aggravant, soit d'une manière lente et graduelle, soit par secousses, par recrudescences marquées. Dans le premier cas, les facultés intellectuelles s'affaissent de plus en plus, il survient de l'assoupissement alternant avec de l'agitation, des contractures, rarement des convulsions, et enfin le coma et la mort. Dans le second cas, la marche de l'affection est celle de l'apoplexie, avec laquelle on l'a souvent confondue.

La mort est, en effet, la terminaison la plus fréquente du ramollissement cérébral, et nous sommes encore à nous demander, si, dans les cas où la guérison a suivi des symptômes qui, durant la vie, avaient fait diagnostiquer un ramollissement, on ne peut pas, à l'exemple de M. Rodet, douter du diagnostic, et admettre qu'il s'est agi plutôt d'une lésion différente, et en particulier de celle que nous avons reconnu être la plus fréquente dans la syphilis cérébro-spinale, l'exsudation plastique. On ne s'étonnera donc pas de nous voir ranger dans la forme suivante des faits ayant présenté un ensemble symptomatique qui les rapprochait du ramollissement cérébral.

IV. *Forme exsudative.* — Les variétés si grandes que nous avons rencontrées dans l'étendue, l'apparence, le volume des exsudations que la syphilis est susceptible de produire au sein des centres nerveux, nous expliquent l'extrême variété des symptômes qu'ont offerts les malades dont nous venons de rapporter les observations.

Comme pour les formes précédentes, nous retrouvons encore ici les symptômes prodromiques que nous avons indiqués au commencement de ce chapitre : céphalée, fourmillements dans les membres, précédant pendant un temps plus ou moins long l'invasion des accidents. Puis surviennent le plus souvent de véritables congestions cérébrales, se reconnaissant à des vertiges, des bourdonnements d'oreilles, des troubles de la vision suivis de perte plus ou moins complète de connaissance et laissant après elle une paralysie, le plus souvent sous la forme d'hémiplégie lorsque la congestion occupe le cerveau, de paraplégie lorsque c'est la moelle qui est compromise, et frappant plus fortement la motilité que la sensibilité. Ces accidents se dissipent assez promptement les premières fois, puis plus lentement; chaque attaque laisse après elle une paralysie plus marquée à laquelle ne tardent pas à se joindre des troubles intellectuels. Nous retrouvons enfin là toute notre symptomatologie de la forme congestive, telle que nous l'avons décrite. C'est qu'en effet elle manque rarement de former la première phase de l'affection.

Dans l'intervalle des attaques congestives, surtout lorsque déjà ces attaques se sont répétées, les malades présentent des symptômes nombreux portant sur toutes les fonctions cérébrales : douleurs vives, prenant parfois le caractère névralgique, amblyopie ou amaurose complète ; quelquefois de la surdité, rarement de l'anesthésie ou de l'hypéresthésie, des paralysies de siége et d'étendue variables : ce sont des hémiplégies, des paralysies générales ou des paralysies bornées à certaines branches nerveuses, la septième paire, la troisième, la sixième ; lorsque l'affection occupe la moelle, ce sont des paraplégies ; dans quelques cas rares la paralysie est bornée à un membre ; la sensibilité peut être lésée aussi, mais nous devons constater que nous avons presque toujours été frappés de son intégrité qui contrastait avec tout l'ensemble symptomatique du malade. Enfin l'intelligence à son tour fournit des signes morbides nombreux : la langue est lourde, la parole lente, les idées sont obtuses ; les troubles intellectuels peuvent être portés beaucoup plus loin encore, et de véritables aliénations mentales, l'excitation maniaque, la démence, mais surtout la folie paralytique, ont été observées à cette période de la maladie. Dans quelques cas il survient un état de torpeur, de somnolence très-persistant.

Ces symptômes peuvent durer souvent un temps fort long sans aggravation; quelquefois même, il y a des rémissions assez marquées. Puis de nouveaux accidents congestifs surviennent, et lorsque l'affection n'est pas reconnue et traitée en conséquence, il survient tôt ou tard des symptômes d'inflammation ou de ramollissement, des signes de compression, délire, coma, contractures, convulsions, accès épileptiformes ou apoplectiformes qui mettent un terme aux souffrances du malade.

Tel est le tableau d'ensemble qui nous fournit l'analyse des 51 observations que nous rapportons à ce genre de lésion syphilitique. Il n'est qu'un petit nombre de ces faits qui nous montre la réunion de tous ces symptômes. Le plus souvent, l'altération n'intéressant qu'une portion plus ou moins restreinte des centres nerveux, les troubles provoqués par la présence de l'exsudat ne s'étendent que sur un nombre restreint d'organes. Nous ne pouvons donner l'énumération des divers groupements qu'ont présentés ces symptômes ; nous renvoyons pour cela au chapitre précédent et aux observations elles-mêmes. Nous nous bornerons à présenter ici quelques remarques sur les symptômes principaux et sur leur fréquence.

Ce sont les symptômes paralytiques qui tiennent le premier rang : de toutes les variétés de paralysies que nous avons distinguées, quant à leur siége, c'est l'hémiplégie qui se rencontre le plus fréquemment. L'hémiplégie a occupé plus souvent le côté droit que le côté gauche.

Après l'hémiplégie viennent se ranger la paraplégie et la paralysie générale. Cette paralysie générale, s'accompagnant constamment de troubles de l'intelligence, reproduit, comme nous l'avons dit, assez exactement l'ensemble symptomatique de la folie paralytique pour qu'à l'exemple de MM. Essmarck et Jessen, Hildenbrandt et autres (voir p. 129), nous nous croyions en droit de ne pas l'en séparer, et d'en tirer la conclusion que la syphilis joue un rôle important dans l'étiologie de ce genre d'aliénation mentale. Aucun de ces cas de paralysie ne nous a paru se rapporter à la paralysie ascendante aiguë, récemment décrite par MM. Landry et Gubler, et qui, à en croire ces auteurs, reconnaîtrait aussi quelquefois pour cause la diathèse syphilitique (1).

____

(1) Landry, *Gaz. de méd. et de chir.* 5 août 1859.

On rencontre encore fréquemment la paralysie des muscles moteurs du globe de l'œil, et plus souvent la paralysie de la troisième paire que celle de la sixième. Ces paralysies s'accompagnent, presque toujours de strabisme et de diplopie. Enfin la paralysie intéresse encore assez souvent le nerf facial; dans des cas plus rares, elle n'occupe que les extrémités supérieures.

Quelle que soit la région du corps qu'elle envahit, la paralysie présente des degrés très-variables, depuis le simple affaiblissement de la force musculaire, jusqu'à la résolution la plus absolue. Son invasion est tantôt brusque, tantôt progressive. C'est cette paralysie, principalement avec hémiplégie survenant brusquement, qui a fait rapporter la plupart de ces cas à l'hémorrhagie cérébrale, à l'apoplexie *à lue venerea*. Nous insisterons, en temps et lieu, sur le diagnostic différentiel souvent embarrassant de ces deux affections. Enfin nous avons déjà insisté sur les intermittences que peuvent présenter les accidents paralytiques.

Nous plaçons immédiatement après les troubles de la motilité, les paralysie s des organes des sens, et en premier lieu l'amaurose, que nous trouvons dans un tiers de nos observations; la surdité se rencontre beaucoup moins fréquemment, et dépend, pensons-nous, le plus souvent, bien plus de lésions des tissus voisins que de la lésion cérébrale elle-même. La perte ou la perversion du goût et de l'odorat, de même que l'anesthésie, ne se rencontrent que très-rarement.

Enfin notons encore, principalement dans la syphilis rachidienne, la paralysie des sphincters et la perte des facultés sexuelles.

Les autres symptômes fournis par la motilité, mais dont la fréquence est bien moindre que celle des précédents, sont des tremblements, des spasmes, occupant les muscles de diverses régions, principalement les membres inférieurs; le tremblement de la langue produisit dans un cas du bégaiement; l'hémichorée que nous avons une fois vue survenir au déclin d'une hémiplégie; enfin des convulsions épileptiformes.

Si maintenant nous passons aux troubles de la sensibilité, nous trouvons en première ligne la céphalée. Nous avons déjà insisté sur la très-grande fréquence de ce symptôme, prodrome presque constant de la syphilis cérébro-spinale. Nous n'avons plus qu'à ajouter que ce symptôme, loin de cesser lors de l'invasion des autres accidents, persiste au contraire presque toujours, et prend souvent une intensité plus grande.

Nous devons aussi signaler la forme névralgique que prend parfois la douleur. C'est ainsi que nous rencontrons, dans cinq cas, la névralgie trifaciale, plus ou moins étendue.

L'hyperesthésie, comme nous l'avons déjà dit, ne paraît exister qu'exceptionnellement; elle occupe alors presque toujours les parties paralysées. Dans un cas, le malade se plaignait d'une chaleur brûlante dans les parties paralysées; un autre accusait au contraire une sensation de froid très-vif.

Sous le rapport de la fréquence, les troubles de l'intelligence tiennent, dans la symptomatologie de la syphilis cérébrale exsudative, le second rang, et viennent se placer immédiatement après les troubles de la motilité. Sans parler des vertiges, des étourdissements, de la perte de connaissance que nous rangeons parmi les phénomènes congestifs, nous trouvons, dans un très-grand nombre de cas, des désordres intellectuels pouvant aller jusqu'à la démence. Le plus souvent, c'est l'affaissement des facultés qui s'observe; la mémoire paraît la première faculté atteinte; nous avons déjà dit que le siége plus fréquent des exsudats sur les lobes cérébraux, à la surface des hémisphères en particulier, nous semble expliquer d'une manière satisfaisante cette grande fréquence des troubles de l'intelligence. La mélancolie pouvant mener au suicide, l'incohérence des idées, l'embarras de la parole, le bégaiement, sont des formes variées de ces désordres. Dans des cas plus rares, nous rencontrons l'aliénation mentale revêtant la forme maniaque ou monomaniaque; enfin nous rapportons des cas rentrant dans la folie paralytique. Dans la période ultime de l'affection, surviennent l'assoupissement, la somnolence, le coma, dépendant soit de la compression, soit du ramollissement du centre encéphalique.

Lorsque l'exsudat siége, non plus dans le cerveau même, mais dans le cervelet ou la moelle épinière, la symptomatologie présente quelques particularités que nous ne saurions passer sous silence:

Ainsi, lorsque le siége de l'affection est le cervelet, nous avons déjà dit que les douleurs prodromiques occupent la région occipitale; de plus, les troubles de la motilité portent principalement sur la locomotion, sur la coordination des mouvements. Chez le malade de M. Greppo, il existait un mouvement de recul tout particulier. Enfin, il y a presque toujours alors des vomissements.

Dans les cas plus nombreux où la lésion intéresse la moelle, nous voyons survenir la paraplégie avec ou sans paralysie des sphincters, avec ou sans perte des facultés sexuelles.

Un symptôme important à noter est l'existence d'une sensation de constriction, de barre qui serre le tronc à des hauteurs variables, tantôt à la région inférieure du thorax, à l'épigastre, tantôt dans la région abdominale, ou dans la région lombaire. Pour Oppoltzer (de Vienne), ce symptôme appartient en propre aux affections de la substance de la moelle, et ne se rencontre pas dans les affections n'intéressant que les méninges rachidiennes.

Si nous étudions d'un peu plus près la manière dont débutent les accidents, nous verrons que, dans la majorité des cas, plus des deux tiers, les accidents ont débuté, après les prodromes déjà indiqués, par de véritables attaques congestives; que dans les autres cas, le début a été lent, progressif; c'est ordinairement alors la motilité qui fournit les premiers symptômes; deux fois cependant, des troubles de l'intelligence précédèrent tous les autres accidents.

Quel qu'ait été son début, l'affection ne suit pas, en général, une marche constamment progressive; il y a, comme le fait observer Lallemand, des rémissions quelquefois très-marquées, qui sont bientôt suivies de recrudescences nouvelles, et chaque fois plus intenses. Ces rémissions s'observent surtout sous l'influence d'un traitement spécifique, ce qui a fait dire à MM. Trousseau et Pidoux que « le mercure produit souvent, dans ces cas, de véritables miracles, bien faits pour enthousiasmer les praticiens (1). »

La terminaison fatale est relativement moins fréquente dans la forme de la syphilis cérébro-spinale dont nous nous occupons en ce moment que dans la forme inflammatoire, et surtout que dans

____

(1) Trousseau et Pidoux, *loc. cit.*

le ramollissement. En effet, nous ne comptons que 12 décès sur
51 malades; mais nous nous garderons bien de considérer comme
guéris les 39 autres malades. Dans le plus grand nombre des
cas, nous croyons que ce qu'on appelle guérison n'est qu'une
de ces rémissions surprenantes dont nous venons de parler;
nous sommes persuadés que la guérison définitive est rare, que
les malades ne se maintiennent dans un état de santé à peu près
normal que par l'usage presque constant des antisyphilitiques,
et en lisant nos observations, on partagera cette opinion. On y
verra, en effet, un grand nombre de cas dans lesquels la simple
interruption du traitement pendant quelques jours a suffi pour
ramener tous les accidents; on y verra aussi des malades qui,
depuis des années, sont astreints à se tenir, pour ainsi dire,
constamment sous l'influence de l'iodure de potassium. On verra
enfin qu'il est des malades qui ont payé de leur vie la cessation
prématurée du traitement.

La mort, lorsqu'elle survient, est presque toujours le résultat
d'un travail inflammatoire dans les centres nerveux, ou du travail
d'évolution pathologique des exsudats. Dans le plus grand nombre des cas d'autopsie, nous voyons en effet des ramollissements,
des épanchements qui rendent compte des phénomènes aigus
qui sont venus brusquement terminer la vie des malades. Deux
fois cependant, la mort, non précédée de symptômes aigus, a
paru produite par la seule compression du cerveau. Ajoutons
enfin que le siége de la lésion n'est pas sans influence sur la terminaison de ces affections et sur leur marche plus ou moins rapide.

CHAPITRE QUATRIÈME

ÉTIOLOGIE.

Nous ne saurions pas plus admettre la localisation restreinte
de la syphilis que nous n'admettons celle du cancer, du tubercule, etc.... Mais, pour l'une comme pour les autres de ces maladies, nous admettons un siége de prédilection. Pour la syphilis,
ce siége de prédilection varie suivant les différentes périodes de
son évolution. C'est ainsi que, sans parler de la lymphe et du

sang, les véhicules obligés de leur cause, les manifestations syphilitiques portent successivement sur les muqueuses, la peau,
les glandes, les tissus fibreux, osseux, musculaire, l'œil, le testicule, etc.... Le système nerveux, quoique plus rarement atteint,
l'est cependant assez fréquemment pour que, dans l'espace de
quelques mois, nous ayons pu en observer plus de vingt cas ; et
toutes les fois que l'attention d'un observateur a été appelée sur
ce point, le même fait s'est reproduit. C'est ainsi que M. Yvaren,
qui, de tous les auteurs modernes, est certainement celui qui a
le plus de tendance à rattacher à la syphilis les affections les plus
variées, en a observé un nombre considérable. Nous voyons également M. Schützenberger observer coup sur coup quatre cas
d'affections cérébrales syphilitiques, M. Gjör a réuni 30 cas de
maladies syphilitiques ; M. Knorre nous a fourni 6 observations ;
M. Faurès en rapporte 3 ; ajoutons que MM. Rayer, Leudet (de
Rouen) (1), Gibert, Herpin (de Genève), Demarquay, et bien
d'autres praticiens, dont nous ne pouvons citer tous les noms,
ont écrit ou nous ont dit avoir observé un nombre plus ou
moins considérable d'affections rentrant dans notre sujet. Au
moment même où nous écrivons ces lignes, dans un seul service
de médecine à la Maison de santé, celui de M. Vigla, se trouvent
réunis quatre sujets atteints d'affections nerveuses syphilitiques.

L'apparition de ces manifestations nerveuses de la diathèse
syphilitique n'est donc rien moins que rare. Si leur étude redevenait partie intégrante de la syphilographie, ces affections, qui
viennent tout naturellement se placer dans la syphilis des viscères, à côté des affections syphilitiques du foie, des reins, des
poumons, etc., ne seraient plus considérées comme des excen-
tricités pathologiques, comme des métamorphoses, et lorsqu'on
les connaîtrait mieux, on serait persuadé qu'elles surviennent le
plus souvent par le seul fait de l'évolution de la diathèse syphilitique, en l'absence de toutes les influences causales présidant
d'ordinaire au développement des affections variées du système
nerveux qui ne reconnaissent pas la même cause diathésique.

Nous n'admettons donc qu'une seule cause nécessaire à la

____

(1) Voir le *Monit. des hôp.* du 4 décembre 1860.

manifestation des affections nerveuses syphilitiques : l'*infection syphilitique*, qu'elle soit héréditaire ou acquise. Mais les mêmes conditions secondaires qui paraissent favoriser la localisation de la diathèse vers d'autres organes, nous ont aussi paru, dans quelques cas, avoir amené sa localisation sur le système nerveux. Ces conditions sont toutes celles qui appellent vers un point de l'organisme, ou vers un organe, un surcroît d'activité, ou qui diminuent sa force de résistance aux agents morbifiques. Ainsi nous savons combien les maladies syphilitiques du foie sont relativement fréquentes chez le nouveau-né, combien les syphilides se manifestent plus souvent pendant les chaleurs que dans les saisons froides, etc..... C'est à ce point de vue des causes occasionnelles et prédisposantes que nous allons étudier l'étiologie de la syphilis cérébro-spinale. La seule question à résoudre est donc celle-ci : Étant donné un individu syphilitique, quelles sont les circonstances qui paraissent favoriser chez lui les manifestations de la diathèse syphilitique vers le système nerveux?

I. *Age.* — Aucun âge, nous l'avons vu, n'est à l'abri de la vérole; nous pouvons ajouter : ni de ses manifestations vers le système nerveux.

Nous avons, en effet, relaté plusieurs faits d'accidents nerveux se rapportant à la syphilis héréditaire; ce sont des observations d'insomnie, d'éclampsie, d'hydrocéphale, accidents syphilitiques peu connus, et qui nous ont paru intéressants à signaler. Mais ces faits sont rares, et cette rareté s'explique par l'absence d'excitation du système nerveux pendant la partie de la première enfance dans laquelle se manifeste d'ordinaire la syphilis héréditaire, c'est-à-dire les premiers mois de la vie. Les affections nerveuses syphilitiques seront au contraire plus fréquentes dans l'âge où le cerveau est surexcité, où surgissent les luttes des passions, dans l'âge adulte.

II. *Sexe.* — Sur 156 malades dont nous avons recueilli les observations (1), nous trouvons 114 hommes et 42 femmes. Cette prédominance du sexe masculin s'explique par la plus grande fréquence de la syphilis en général chez l'homme que chez la

____

(1) Ces chiffres ne se rapportent qu'à la première partie de ce mémoire, à la syphilis du système nerveux proprement dite.

femme. Si, d'une part, la femme, par la prédominance qu'acquiert en général chez elle le système nerveux, nous paraît prédisposée aux localisations de la syphilis sur le système nerveux, cette influence est largement compensée dans le sexe masculin par la réunion de plusieurs des causes que nous examinerons plus loin.

III. *Tempéraments.*— La plupart de nos observations se taisent sur ce point. 14 fois seulement, ce renseignement nous est connu. Sur ce nombre, nous trouvons :

6 fois le tempérament nerveux ;

5 fois le tempérament lymphatique ;

2 fois le tempérament sanguin ;

1 fois le tempérament bilieux.

Ces chiffres n'ont à nos yeux aucune valeur, pas plus que ceux qui nous indiquent 11 fois une constitution faible, et 14 fois une constitution forte. On sait, en effet, quelle est l'élasticité de ces termes, et combien est vague et arbitraire la détermination des constitutions et des tempéraments. Nous pensons que le tempérament nerveux a une influence plus marquée que le tableau ci-dessus ne le ferait supposer. Si nous n'attribuons aucune influence au tempérament lymphatique sur la production des affections nerveuses syphilitiques directes, il n'en est pas de même des affections nerveuses indirectes, et nous verrons bientôt quelle est la gravité des lésions du tissu osseux, lorsque la syphilis s'attaque aux tempéraments lymphatiques, aux individus scrofuleux.

IV. *Professions.* — Si l'idée que nous avons émise est vraie, nous devons en trouver la confirmation dans l'influence qu'exercent les professions sur la fréquence et l'intensité des affections nerveuses syphilitiques. Notre attente ne sera pas trompée : en effet, sur 58 observations qui tiennent compte de la profession des malades, nous trouvons 27 fois des professions libérales, ou des occupations ayant entraîné une grande dépense de force nerveuse. Cette proportion est très-forte, si l'on songe qu'un grand nombre de nos observations sont prises dans les hôpitaux où les lettrés sont en grande minorité, proportionnellement aux gens qui se livrent aux travaux manuels. Nous croyons y voir la preuve de la tendance que manifeste la syphilis à s'attaquer au système nerveux chez les individus qui, par leur profession, sont dans le cas de fatiguer beaucoup leurs facultés intellectuelles et leur système nerveux en général. Rappelons spécialement le malade du service de M. Rayer (Obs. 167), chez lequel les accidents sont survenus, ou se sont chaque fois aggravés, après des veilles et des fatigues intellectuelles plus soutenues que d'habitude.

V. *Habitudes.* — Les mauvaises conditions hygiéniques, les excès de boissons, dont l'influence sur le système nerveux est si manifeste, les excès vénériens sont des causes que nous retrouvons fréquemment, et qui trop souvent combinent leur action fâcheuse. Ces causes n'ont pas seulement une influence très-grande sur la localisation de la syphilis sur le système nerveux; mais elles sont presque toujours la cause déterminante des accidents aigus qui souvent précipitent la terminaison fatale. Plusieurs de nos observations témoignent de la vérité de cette assertion.

VI. *Influences psychiques.* — Les impressions morales, les émotions fortes, la frayeur, ont souvent aussi paru jouer un grand rôle dans le développement des accidents nerveux. Nous avons vu l'imagination provoquer des vésanies fort graves; la honte, le dégoût que la syphilis inspire à certains individus impressionnables, amènent un état particulier de dépression nerveuse déjà signalé par Jos. Franck, et qui est souvent le point de départ d'accidents nerveux ultérieurs.

VII. *Maladies antérieures.* — Il est des maladies antérieures, ou encore plus exactement des prédispositions morbides qui paraissent avoir agi comme causes accessoires dans le sens que nous indiquons : nous voulons parler des troubles de l'innervation. Ainsi il ressort de nos observations, que des individus chez lesquels se sont déclarés des accidents nerveux de nature syphilitique, avec ou sans lésions appréciables, avaient souffert précédemment de maux de tête, de migraine, etc.... Cette particularité n'avait pas échappé à Astruc, qui indique, comme augmentant les difficultés du diagnostic, « le caractère de la vérole, de s'accommoder pour l'ordinaire au tempérament des malades, et de se déguiser sous le voile des maladies qu'ils avaient auparavant. Ainsi une personne qui était attaquée de quelque maladie de la poitrine, de la tête, des yeux, etc., le sera de même quand elle aura la vérole, mais le sera seulement un peu plus violemment, ce qui fera qu'au lieu de soupçonner la vérole, on se persuadera que ce n'est qu'un mal ancien (1). » Nous noterons encore, en fait de maladie antécédente pouvant prédisposer à des manifestations syphilitiques vers le système nerveux, l'anémie générale qui, nous l'avons vu, peut entraîner l'anémie cérébrale, et consécutivement des accidents nerveux variés.

Ce n'est pas ici le lieu de discuter les opinions émises par quelques auteurs qui mettent sur le compte du mercure ou de l'iodure de potassium tous les accidents nerveux qui surviennent après leur emploi. Nous avons déjà, à maintes reprises, réfuté par des faits des opinions que nous croyons fausses; nous en reparlerons aux chapitres du diagnostic et du traitement; bornons-nous à rappeler ici que des traitements mercuriels mal faits ne nous ont pas toujours paru sans dangers, et nous dirons en terminant : Les affections nerveuses peuvent se développer dans la syphilis, sans le concours d'aucune autre cause; néanmoins elles paraissent plus fréquentes chez les individus dont le système nerveux est le siége d'un surcroît d'activité, sous l'influence de causes perturbatrices ou débilitantes, en particulier à la suite d'excès de toutes sortes, de traitements mercuriels mal dirigés ou mal suivis, ou sous l'influence de causes morales déprimantes.

(1) Astruc., *Mal. vénér.*, t. IV, p. 101.

DEUXIÈME PARTIE

AFFECTIONS NERVEUSES SYMPTOMATIQUES

D'ALTÉRATIONS SYPHILITIQUES DES TISSUS VOISINS

OU

AFFECTIONS NERVEUSES SYPHILITIQUES INDIRECTES.

Les troubles que la syphilis peut apporter dans les fonctions des diverses parties du système nerveux, non plus directement, mais indirectement, en développant des lésions dans les tissus environnants, sont aujourd'hui admis et reconnus par tous les observateurs. Ces troubles, très-nombreux, très-divers, varient suivant la portion du système nerveux qui se trouve intéressée, suivant la nature de la lésion organique, étrangère au système nerveux, qui réagit sur lui. Nous allons donc étudier successivement :

1° Les lésions des tissus et des organes capables de troubler les fonctions du cerveau, de la moelle épinière ou de certaines branches nerveuses ;

2° Les divers symptômes nerveux que peuvent produire ces altérations de voisinage.

Nous relaterons ensuite les faits cliniques ayant trait aux affections nerveuses indirectes, en accompagnant les plus saillants de courtes réflexions critiques.

Boerhaave déjà, dans ses *Aphorismes*, a dit que la maladie vénérienne, poussée à ses dernières limites, peut agir sur le cerveau.

Van Swiéten, son habile commentateur, donne une explication plus satisfaisante de la nature des lésions qu'on rencontre dans ces cas : « Possunt oriri tumores gummosi et exostoses in « calvariæ osseæ parte interna, quæ premendo cerebrum func-

« tiones omnes ejus turbant : erosa et corrupta diploe tabum pu-
« tridissimum stillat quandoque tabula vitrea. »

Quelques auteurs de la fin du dernier siècle, et du commencement de celui-ci, Portal entre autres, reproduisent à peu près ces
idées, et apportent à l'appui quelques observations nécroscopiques. Ainsi Jos. Franck dit : « La syphilis paraît difficilement
produire l'épilepsie par une action directe sur le système nerveux, mais bien d'une manière indirecte, en déterminant la carie,
l'exostose et les productions tophacées qui, sur plusieurs points,
peuvent agir sur la pulpe nerveuse. » M. Sardaillon (1) a donné
les détails d'une affection vénérienne chronique, qui s'est terminée par la carie du bord interne de l'arcade sourcilière gauche,
de l'os unguis et d'une partie des os propres du nez. La paralysie
de l'extrémité inférieure gauche et la mort s'en suivirent par
extension de l'altération au cerveau.

Les syphilographes les plus modernes, à de rares exceptions
près, consacrent à peine quelques lignes à l'influence des lésions
osseuses sur l'encéphale, et c'est dans les recueils périodiques
qu'il nous a fallu aller chercher la plupart des nombreux faits cliniques qui vont suivre. Nous allons néanmoins reproduire quelques fragments très-intéressants des leçons cliniques de M. Ricord, telles qu'elles ont été publiées dans la *Gazette des hôpitaux*.
Nous y joindrons des citations de Graves et de Vidal de Cassis,
qui résument assez bien la plupart des accidents nerveux dont
nous traitons en ce moment.

« C'est surtout lorsqu'elle attaque les os du crâne, » dit M. Ricord, « que l'ostéite suppurative est grave, et peut déterminer
des accidents redoutables. Lorsqu'elle débute par la table interne,
tous les phénomènes se passent dans l'intérieur du crâne, sans
que l'on soit averti par aucun symptôme extérieur particulier à
la maladie. Mais souvent il s'établit un travail inflammatoire, soit
dans les méninges, soit dans le cerveau lui-même, puis accumu-
lation de pus et compression. Il est des cas où, sans signes de
méningite, vous pouvez avoir des accidents de compression cérébrale. Le plus souvent, ces accidents apparaissent lentement,

---

(1) *Recueil de mémoires de méd. milit.* de Fournier-Pescay. Paris, 1820.

mais, que leur apparition soit plus ou moins rapide, presque jamais ils ne se manifestent apoplectiquement. D'autres fois, dans des cas très-rares, il survient des phénomènes apoplecti-ques, ou bien encore, ce sont des phénomènes de méningite qui succèdent à la suppuration. On ne peut jamais établir le diagnostic à l'aide de signes pathognomoniques, mais des circonstances accessoires peuvent mettre sur la voie. Ces accidents syphiliti-ques constituent malheureusement une des formes de la maladie sur laquelle les médications spécifiques ont le moins d'action. Ce qu'il y a de plus fâcheux, c'est que la carie, la nécrose, ne sont déjà plus de la vérole pure et simple; chez les sujets qui n'ont que la vérole, la carie est rare. Presque toujours, la carie est la preuve d'une mauvaise constitution, d'une diathèse scro-fuleuse, scorbutique, tuberculeuse, d'une constitution qui a été réfractaire au mercure; dans ces cas, non-seulement le mercure ne guérit pas, mais encore il altère la constitution (1). »

Plus loin, M. Ricord dit en parlant des exostoses : « Si une exostose se développe sur la surface interne des os du crâne, la tumeur donnera lieu à des douleurs céphaliques fixes, et il est possible que l'on voie des symptômes plus ou moins graves sur-venir du côté du cerveau. On comprend, dans les cas de cette nature, toute la gravité de l'affection, toutes les variétés de symp-tomatologie qu'elle peut offrir. Il est certain, nous le répétons, que des exostoses épigéniques peuvent se développer dans la cavité du crâne. Vous aurez donc des douleurs ostéocopes crâ-niennes fixes, puis des symptômes de compression des centres nerveux, des accidents de paralysie qui se trouvent en rapport avec le point qui a été le siége de la douleur. Pas n'est besoin de dire que le pronostic sera toujours très-grave, d'autant plus grave que vous ne pourrez avoir grande prise sur l'altération patholo-gique, en vertu de l'ancienneté de l'affection.....

« Dans la première période de l'inflammation, il y a ramollis-sement du tissu osseux, mais ramollissement par hypertrophie de la trame organique. Cette trame de l'os se tuméfie, la propor-tion de matière calcaire restant la même. Il n'y a pas en même

____

(1) Ricord, *Gaz. des hopit.*, 1846, p. 77.

temps fluxion vitale et fluxion calcaire ; il n'y a d'abord que fluxion vitale. La circulation est augmentée par suite du gonflement vasculaire des tissus, et si l'on examine l'os à cette période, on ne trouve pas autant de dépôt calcaire que de dépôt organique ; telle est la raison qui a fait croire à une résorption des principes calcaires. On comprend l'atrocité des douleurs par le développement de cette trame organique, et par la lenteur et la difficulté avec laquelle cèdent les fibres osseuses.

« Une fois la tumeur développée, elle entraîne des accidents consécutifs qui ne sont plus spécifiques ; une exostose développée sur le trajet d'une artère, d'un nerf, d'une veine, donnera lieu à des troubles dans la circulation artérielle ou veineuse, dans l'innervation, dans la motilité. Celles qui siégent sur la face interne des os du bassin, du crâne, vous ne pouvez arriver à leur connaissance que par l'appréciation des phénomènes auxquels elles donnent lieu.

« Lorsqu'une douleur primitivement nocturne devient continue, et cela dans un court espace de temps, c'est une raison pour supposer une ostéite qui passe à la suppuration. Les douleurs deviennent alors gravatives, puis pulsatives. C'est surtout dans les os de la tête que vous trouverez l'ostéite suppurée et particulièrement dans le maxillaire supérieur (1). »

Voici, sur le même objet, un passage que nous traduisons du bel ouvrage de Graves :

« Une autre variété de périostite, remarquable par ses pénibles symptômes, et qui mérite une attention toute spéciale, c'est la périostite de la tête. Sans parler de la périostite de la table externe des os du crâne, dont le diagnostic est en général facile, nous nous occuperons de celle de la table interne.

« Un malade, par exemple, accuse une violente céphalalgie, d'abord intermittente, augmentant pendant la nuit, s'accompagnant d'une sensation de poids dans la tête ; ses yeux sont humides et pesants, ils ont perdu leur animation ordinaire ; le malade est abattu, il ne peut indiquer au juste le siége de son mal ; tantôt c'est le front, tantôt un côté de la tête. Il n'existe nulle

(1) Ricord, *loc. cit.*

part de plaie ni de sensibilité. Au bout de quelque temps le malade perd le repos, les intermittences sont moins franches et plus courtes, et les douleurs augmentent; tolérables pendant le jour, elles deviennent atroces le soir et empêchent le malade de reposer une heure seulement. L'opium à hautes doses, les narcotiques les plus énergiques restent sans effet, de même qu'une foule d'autres remèdes. Au premier abord vous êtes tenté de supposer une affection du cerveau; mais les antiphlogistiques n'amènent aucun soulagement; bien plus, dans quelques cas vous trouvez de la sensibilité des téguments, une douleur limitée à un côté de la tête, mais il y a une paralysie partielle de la paupière qui vous alarme et vous porte à croire que le cerveau lui-même est affecté. Le ptosis ou la chute de la paupière supérieure est, en effet, un symptôme fréquent d'affection cérébrale, et par conséquent dans les affections de la tête, dans les fièvres ou d'autres maladies, c'est un mauvais signe lorsqu'un des yeux paraît plus petit que l'autre. Dans le cas dont nous parlons, il y a réellement un certain degré de paralysie, mais elle n'est que secondaire, ne dépend pas du cerveau, mais bien d'une inflammation du nerf lui-même.

« Maintenant pourquoi la maladie est-elle difficile à reconnaître et pourquoi n'y a-t-il souvent aucune sensibilité de l'os ? C'est que la table interne de l'os est affectée la première, et que la maladie ne devient évidente qu'au bout d'un certain temps. Après quelques jours de traitement banal, sans amélioration, on constate tout à coup de la sensibilité à la pression en un point du crâne, et alors la véritable nature du mal se dévoile. Dans ces affections les seuls remèdes convenables sont le mercure et l'iode (1)..... »

« Quelquefois la maladie suit une marche chronique insidieuse (2)..... »

« Quand la périostite occupe les vertèbres, on la rencontre ordinairement au corps de ces os. La périostite syphilitique est rare dans ces parties; le plus souvent la périostite vertébrale est

_____

(1) Graves, *Clin. lect. on the prac. of med.* t. II, p. 491.
(2)   Id.   *ibid.*, p. 493.

scrofuleuse ou mercurielle. Chez les individus affaiblis à la fois par la syphilis et le mercure, on rencontre quelquefois les symptômes d'un torticolis chronique, ou une raideur du cou qui ne fait que s'aggraver par un traitement banal. On comprend que l'inflammation se propage facilement aux ligaments et aux tendons et produise ainsi des déformations. On reconnaît la lésion par des pressions et un examen attentif, et on trouve une périostite d'une, de deux, ou de trois vertèbres. On emploiera les sangsues, les vésicatoires répétés, la salsepareille, l'iodure de potassium; si ces moyens échouent, on donnera le mercure, et, à moins que le mal ne soit trop ancien, on obtiendra la guérison (1). »

Voici tout ce que nous trouvons sur ce point dans un des traités de syphilographie les plus récents : « Au niveau des exostoses la peau pâlit, s'amincit, devient dure, rugueuse, les muscles s'atrophient, subissent la transformation fibreuse, et même dans quelques points, deviennent osseux ; les vaisseaux comprimés s'atrophient, s'oblitèrent plus ou moins complétement ; les nerfs, comprimés aussi, sont le siége de douleurs quelquefois atroces, douleurs qui diminuent ensuite peu à peu jusqu'à ce qu'enfin elles cessent complétement, le nerf étant frappé de paralysie.

« Est-il nécessaire de signaler les désordres qu'entraînerait une exostose intra-crânienne (l'épilepsie est quelquefois due à cette seule cause) ou une exostose qui se développerait sur le trajet d'un gros vaisseau qu'elle comprimerait, ou d'un plexus nerveux, etc., etc. (2)... »

Vidal de Cassis est plus explicite ; il dit entre autres : « L'exostose est la terminaison de l'ostéite et de la périostite par une induration plus prononcée, par une ossification anormale ; quelquefois elle n'est pas précédée d'inflammation. C'est alors une substance plastique déposée dans la trame osseuse. L'exostose peut gêner, comprimer les mouvements, surtout quand elle est volumineuse, peut produire de l'œdème par la compression des

____

(1) Graves, *loc. cit.*, p. 494.
(2) Maisonneuve et Montanier, *Mal. vénér.*, p. 241,

nerfs, peut donner lieu à des modifications de la sensibilité, à des douleurs qu'il ne faut pas confondre avec la douleur spéciale qui part de l'exostose même et non des organes qui l'avoisinent. Les effets de la compression sont surtout graves quand l'exostose atteint des os qui entrent dans la composition d'une cavité renfermant des organes d'une grande importance, comme la cavité crânienne ou rachidienne. C'est alors que, par la compression des centres nerveux, il se produit des phénomènes morbides du côté de la sensibilité générale et spéciale, de la motilité, et même de l'intelligence. Une exostose crânienne peut produire de l'agitation, de la somnolence, de la paralysie, des convulsions, du délire; l'amaurose est quelquefois produite par une exostose du sphénoïde ou d'un autre os de la base du crâne. Cette paralysie oculaire n'est pas très-rare, et quand elle tient à cette cause, elle n'affecte en général qu'un œil. L'exostose de la cavité orbitaire peut produire d'autres paralysies oculaires, l'exophthalmie. Les exostoses du rachis sont, je crois, plus fréquentes que celles du crâne, mais plus souvent méconnues ; les exostoses internes surtout sont d'un diagnostic difficile, quand les antécédents sont mal connus. Dans le plus grand nombre des cas, c'est par les syphilides qu'on est mis sur la voie (1). »

Nous voyons par toutes ces citations que les altérations des enveloppes membraneuses et des os eux-mêmes peuvent entraîner des symptômes nerveux nombreux et variés. Étudions maintenant avec quelques détails les altérations que jusqu'ici nous n'avons fait qu'indiquer, et les désordres qui peuvent en résulter.

CHAPITRE PREMIER

ANATOMIE PATHOLOGIQUE.

Si les tissus fibreux et osseux sont les seuls dont les altérations peuvent influencer le système nerveux central, il n'en est pas de même du système nerveux périphérique qui a, de plus, des

(1) Vidal de Cassis, *loc. cit.*, p. 482.

rapports avec des muscles, des glandes, des ganglions et différents organes.

On comprend facilement qu'une tumeur gommeuse de l'un
de ces organes puisse comprimer un tronc nerveux, le troubler
dans ses fonctions, et donner lieu à une névralgie, ou à une paralysie partielle plus ou moins complète. Les faits de ce genre sont
rares; qu'il nous suffise de signaler leur possibilité pour la plupart
des organes ci-dessus mentionnés, et de nous arrêter un instant à l'altération ganglionnaire, fréquente, comme on le sait,
dans la syphilis, et qui, dans les observations que nous possédons, se trouve indiquée plusieurs fois comme cause de
paralysie.

Engorgement ganglionnaire. — L'altération ganglionnaire syphilitique offre, comme les altérations du système nerveux et
comme les altérations du système osseux dont nous allons parler
tout à l'heure, trois états différents : l'état fluxionnaire, congestif ou hypérhémique ; l'état inflammatoire, et enfin l'état
plastique, susceptible de subir la métamorphose graisseuse ou
amyloïde. Avec M. le professeur Virchow nous rapportons
encore à la syphilis l'hypertrophie ganglionnaire. Quelle que
soit l'altération, que nous ne croyons pas devoir décrire ici,
le ganglion malade augmente ordinairement de volume, et
c'est par son excès de volume qu'il trouble les fonctions des
nerfs voisins. Dans les faits publiés, les troubles ont pour siége
les nerfs du cou ou de la tête, et plus particulièrement le nerf
facial, dont nous rapportons plus loin quatre observations
de paralysie par compression ganglionnaire. La grande fréquence des altérations des ganglions cervicaux et leur disposition anatomique suffisent, ce nous semble, pour rendre
compte de cette prédilection. En rapport d'une part avec des
toiles fibreuses, résistantes, d'autre part avec un plan osseux,
les ganglions du cou sont, en effet, on ne peut mieux disposés
pour exercer une compression, lorsqu'ils subissent une augmentation de volume. Les ganglions parotidiens surtout, situés
dans une région limitée de toutes parts par des tissus osseux et
fibreux qui permettent à peine le développement anormal des
organes qui s'y rencontrent, sont certainement, plus que tous

les autres, capables de comprimer le tronc nerveux voisin, le facial, qui, comme on le sait, traverse la région.

Nous retrouvons dans les systèmes osseux et fibreux qui servent d'enveloppe au centre encéphalo-rachidien les altérations que nous venons de signaler dans les ganglions et que nous avons déjà décrites dans le système nerveux, en sorte que les formes anatomo-pathologiques que nous avons admises jusqu'à présent et rattachées à l'action du virus syphilitique, appartiennent également à tous les systèmes, à tous les organes, et peuvent se rencontrer partout dans l'économie vivante, dès l'instant qu'elle a subi l'infection syphilitique. L'analogie seulement, nous fait admettre la fluxion, la congestion des os. Nous avouons ne l'avoir jamais vue ; mais néanmoins, nous avons une grande tendance à rattacher à cet état anatomo-pathologique quelques céphalées et quelques douleurs ostéocopes fugaces et ordinairement intermittentes. L'inflammation des os et du périoste, de cause syphilitique, est bien connue aujourd'hui. Les citations qui précèdent en font foi. L'inflammation de la dure-mère ou *pachyméningite* a été signalée récemment, et personne ne conteste les exostoses, les périostoses, les tumeurs gommeuses des os, du périoste, ou des méninges, altérations que nous faisons rentrer dans ce que nous appelons la *forme exsudative*.

Inflammation des tissus osseux et fibreux. — Nous ne nous occuperons pas ici de l'altération de l'os ou du périoste consécutive à une ulcération plus ou moins profonde du cuir chevelu, car il est rare de voir le système nerveux lésé dans les cas de ce genre. Nous ne dirons que quelques mots de l'inflammation qui a pour point de départ le périoste ou la table externe de l'os, avant de passer aux altérations de la table interne qui rentrent plus particulièrement dans notre sujet.

Que l'inflammation débute par le périoste ou la table externe de l'os, elle finit presque toujours par envahir ces deux parties. Souvent plastique, elle est quelquefois néanmoins, et cela en vertu de conditions individuelles, suppurative. Dans ce dernier cas, après un temps plus ou moins long, au niveau du point douloureux tuméfié, on voit survenir de l'empâtement, puis un abcès. Celui-ci s'ouvre ordinairement à l'extérieur et laisse à sa place un ulcère d'une plus ou moins grande étendue. Dans ces conditions, suivant Lallemand et M. Bedel, l'inflammation peut gagner les vaisseaux perforants et donner lieu à une méningo-encéphalite.

Mais l'ostéite suppurative ne se borne pas toujours à la table externe; même quand elle débute par cette dernière, il lui arrive de gagner en profondeur; le diploé et la table interne sont parfois atteints, détruits, et le crâne se trouve perforé. Cet accident qui n'est pas rare chez les syphilitiques, peut être produit d'une autre manière, sous l'influence d'altérations différentes sur lesquelles nous reviendrons.

L'ostéite suppurative interne est plus rare que la précédente. La raison qu'en donne M. Bedel serait la préférence qu'a la carie à affecter les os placés superficiellement, et ceux dans lesquels prédomine le tissu spongieux. Pour nous, qui voyons peu de différence dans la structure des deux tables osseuses, nous croyons que la cause réside plutôt dans la position respective des deux tables de l'os, l'externe, plus superficielle, se trouvant par cela même plus exposée à l'influence des agents extérieurs. Nous pensons que les chocs, les contusions, le froid sont des causes occasionnelles bien capables de provoquer la localisation de l'affection syphilitique sur la table externe. Nous admettons dans ces cas, comme pour les affections cérébrales, deux causes, l'une déterminante, l'autre occasionnelle. Lorsque l'ostéite de la table interne vient à se terminer par la suppuration, le pus peut s'étaler ou se collectionner entre les os et la dure-mère; Lallemand signale une couche mince de pus entre les os et la dure-mère jaunâtre et ramollie.

Accumulé à la surface interne de l'os, le liquide purulent fait dans la cavité crânienne une saillie plus ou moins considérable, qui peut agir sur les fonctions cérébrales, soit en déterminant des altérations au sein de la substance nerveuse, soit par le simple fait de la compression. Si assez souvent la collection purulente finit par se faire jour à l'extérieur, parfois cependant il arrive que des fissures, des crevasses se produisent à la dure-mère plus ou moins distendue ou altérée; de là contact du pus avec le cerveau ou les enveloppes ses plus immédiates, inflammation, et accidents souvent, sinon toujours, rapidement mortels. La nature cependant, disons-le, évite fréquemment cette fâcheuse terminaison ; aussi n'est-il pas rare de rencontrer l'épaississement de la dure-mère et des membranes voisines, leur adhérence réciproque, condition importante qui empêche la pénétration du pus dans la cavité arachnoïdienne et qui préserve l'encéphale.

La périostite d'origine syphilitique ne se borne pas aux os de la voûte, elle peut atteindre les os de la base du crâne, les altérer de la même façon, et donner lieu à des désordres nerveux, plus fréquents peut-être en vertu des rapports que contractent ces derniers avec les parties les plus importantes de l'encéphale, la base de cerveau. C'est ainsi que plusieurs de nos observations signalent l'existence de troubles nerveux en même temps que des altérations de l'ethmoïde et des os du nez, des caries du rocher, qui, comme on le sait, déterminent parfois à la surface interne du crâne des collections purulentes dont le pronostic est souvent des plus graves.

La carie des os du crâne est assez fréquente chez les syphilitiques. Elle est parfois l'un des modes de terminaison de l'inflammation, terminaison qui, d'après les faits que nous avons observés, tiendrait ordinairement à la constitution des individus et à leur tempérament. Nous la rencontrons, en effet, chez des individus lymphatiques ou scrofuleux, toutes les fois que les observateurs ont pris la peine de noter l'état de santé et de force des malades. En fait d'altérations anatomiques, spontanées, rien n'est livré au hasard, chaque lésion organique a sa raison d'être, telle qu'elle s'offre à notre vue ; c'est à nous à rechercher la cause des différences, des exceptions comme on dit, et la science ne sera faite qu'autant que nous aurons trouvé la raison de ces exceptions.

La nécrose vient aussi parfois terminer l'ostéite, mais fréquemment elle est le résultat d'un dépôt plastique au sein de la trame osseuse. Au reste les accidents nerveux varient assez peu, quel que soit le mode de terminaison de l'inflammation osseuse ; on comprend facilement qu'ils sont toujours en rapport avec la lésion correspondante de la substance cérébrale ou de ses enveloppes.

Si tous les os du crâne peuvent être atteints d'ostéite par le fait de l'infection syphilitique, ils ne le sont pas tous avec la même fréquence ; les altérations du frontal, de l'ethmoïde, des pariétaux et des temporaux sont celles qui se rencontrent ordinairement dans nos observations.

Les vertèbres sont également parfois le siége d'inflammation, de carie, et rarement de nécrose. Ces altérations, on le pense bien, ne sont pas toujours sans influence sur les fonctions de la moelle, car outre la compression, on les voit encore produire l'inflammation et le ramollissement de cet organe, et simuler plus ou moins le mal de Pott.

Les nerfs eux-mêmes n'échappent pas à l'influence des altérations que nous venons de signaler. Les nerfs du crâne, et plus particulièrement les huit premières paires, par cela même qu'elles se trouvent dans un rapport intime avec des os dont l'altération est fréquente, sont souvent troublés dans leurs fonctions. De là, perte de l'odorat, amaurose, paralysie des muscles de l'œil, strabisme, surdité, névralgie de la cinquième paire, hémiplégie faciale, etc. Quoique beaucoup plus rarement, les branches nerveuses rachidiennes peuvent aussi être atteintes consécutivement, soit à leur passage à travers les trous de conjugaison, soit dans le cours de leur trajet, et donner lieu à des troubles divers en rapport avec leurs fonctions.

Pachyméningite. — Parmi les observations que nous possédons, il en est un certain nombre qui indiquent un épaississement parfois cartilagineux et lardacé de la dure-mère, d'autres le ramollissement, la désorganisation, la perforation même de cette membrane. Le plus souvent ces altérations sont la conséquence d'une lésion osseuse correspondante, elles sont le résultat du travail morbide qui, par continuité, a envahi la dure-mère, ou du séjour prolongé du pus à la surface externe de cette membrane ; mais indépendamment de ces faits, nous en possédons quelques autres, où, en l'absence d'une altération quelconque de l'os, il est dit que la dure-mère crânienne, plus ou moins épaissie, adhère assez intimement au tissu osseux, pour qu'à l'autopsie, on éprouve de la difficulté à l'en séparer. (OBS. 131.) Malgré l'absence de néomembranes nous n'hésitons pas à rattacher à une inflammation antérieure ces états particuliers du périoste interne.

On a pu voir entre la dure-mère et les os du crâne, tantôt du pus, tantôt un dépôt de lymphe plastique coagulable ; mais ces altérations paraissent tenir les unes à une lésion osseuse, cause de la suppuration, et rentrent dans les altérations osseuses ; les autres, qui ne reconnaissent d'autre cause que l'altération de la dure - mère, appartiennent à la forme suivante.

Forme plastique. — Dans cette forme, nous faisons rentrer plusieurs ordres de lésions, qui, bien que différentes en apparence, ne le sont peut-être pas quant au fond ; nous voulons parler des exostoses, des périostoses, des tumeurs gommeuses des tissus osseux et fibreux, et des exsudats plus ou moins disséminés à la surface de ces tissus.

Exostoses. — Les exostoses capables de troubler les fonctions du système nerveux, sont celles qui occupent le crâne, le canal rachidien ou l'un des os qui, comme l'iliaque, le fémur, la clavicule ou le péroné, se trouvent en rapport avec une ou plusieurs branches nerveuses. Au crâne, ces tumeurs peuvent intéresser tous les os, tant de la voûte que de la base ; cependant, suivant MM. Rognetta, Lagneau fils, le frontal offrirait, à lui seul, un beaucoup plus grand nombre d'exemples d'exostoses que tous les autres os crâniens pris ensemble. Si nos faits ne nous permettent pas de partager complétement cette opinion, nous reconnaissons cependant que le frontal est, plus fréquemment que les autres os du crâne, atteint d'exostose.

Variables quant à leur volume, qui peut égaler celui d'une noisette, d'une noix et même d'une orange, les exostoses, plus ou moins régulières, font saillie tantôt à la surface externe, tantôt à la surface interne du crâne ; tantôt enfin, elles proéminent en même temps au dehors et au dedans de la cavité crânienne. Celles de ces tumeurs développées à la surface externe des os du crâne, sans saillie à l'intérieur, nous occuperont fort peu, puisqu'elles ne présentent aucun intérêt relativement aux affections nerveuses, bien que, dans quelques cas, on ait voulu, à tort pensons-nous, attribuer à des exostoses de ce genre des troubles cérébraux variés (vertiges, folie, etc.). Nous sommes plus disposés à expliquer ces faits par l'existence simultanée d'une lésion de la substance nerveuse elle-même, susceptible de disparaître sous l'influence des mêmes agents, et souvent même plus rapidement que l'exostose.

Les exostoses internes offrent des différences dans leur structure et dans leur forme. Les unes dures, friables, sont dites éburnées ; d'autres au contraire sont plutôt remarquables par un état poreux tout particulier ; dans toutes néanmoins se rencontrent les éléments du tissu osseux. Quelques-unes, se continuant avec l'os, paraissent n'être qu'une exubérance, un développement anormal de ce dernier (exostoses parenchymateuses), tandis qu'on en voit d'autres, qui sont implantées sur le tissu osseux voisin, et quelquefois même simplement accolées à l'os. Ces dernières, probablement dues à l'ossification d'un blastème déposé entre la dure-mère et les os du crâne, finissent souvent par adhérer assez intimement à l'os. Il peut arriver que le dépôt osseux ne forme pas une véritable tumeur, et qu'il apparaisse sous forme de couche osseuse entre la dure-mère et le crâne, comme l'a observé M. Monod.

Ordinairement lisses et régulières, les exostoses intra-crâniennes présentent parfois des saillies plus ou moins aiguës, des arêtes capables de pénétrer dans la substance cérébrale et de l'altérer. Dans quelques cas seulement il existe en même temps des exostoses à l'extérieur et à l'intérieur du crâne. Le plus souvent les exostoses intra-crâniennes, comme les exostoses rachidiennes, se rencontrent seules, sans qu'aucune lésion puisse les faire soupçonner. « Quand les exostoses sont placées à la face interne du crâne ou du canal rachidien, » disent MM. J. Cloquet et A. Bérard, « elles se développent souvent sans que les os offrent d'altération à l'extérieur, soit dans leur forme, soit dans leur texture. »

Après ce que nous venons de dire des exostoses du crâne, et d'après notre manière de voir touchant les exsudats syphilitiques, il semblerait que l'hypertrophie générale des os du crâne, l'hyperostose crânienne généralisée, pût parfois reconnaître pour cause la diathèse syphilitique. M. J. Rauch de Graetz, qui attribue à un accroissement uniforme, excentrique de l'ensemble des os du crâne l'augmentation de volume de la tête qu'il observa chez un malade, aurait vu cet accident disparaître sous l'influence d'un traitement d'abord hydrargyrique, puis ioduré. Au musée Dupuytren, on peut voir, sur quelques pièces, cette hypertrophie générale ; nous l'avons nous-mêmes observée chez une femme atteinte d'idiotie et morte à la Salpêtrière en 1855. Mais l'origine syphilitique n'étant démontrée ni pour les pièces anatomiques du musée Dupuytren, ni dans le fait observé par nous-mêmes à la Salpêtrière, nous nous abstenons de porter un jugement définitif, et nous nous contentons de signaler cette altération, qui demande des recherches nouvelles (1). Nous en dirons autant d'un état particulier des os du crâne que nous trouvons indiqué dans quelques-unes de nos observations (Obs. de Portal, Obs. 131, etc.), et que nous avons nous-mêmes rencontré plusieurs fois, c'est une fragilité excessive de ces os. Nous avons en effet été frappés de la facilité avec laquelle se brisaient par éclats les os crâniens dans l'autopsie de quelques-uns de nos syphilitiques ; cette fragilité, qui tient évidemment à une altération dans la texture de ces os, nous l'avons encore rencontrée dans d'autres circonstances, mais néanmoins nous pensons que la syphilis peut jouer un certain rôle dans sa production. C'est surtout dans ce cas que l'on rencontre des adhérences entre l'os et la dure-mère.

Nous possédons quelques exemples d'exostoses rachidiennes, qui n'offrent rien de particulier ; nous les relaterons plus loin ainsi que d'autres faits dans lesquels il y avait compression des cordons nerveux par des tumeurs du même genre.

Gommes des os. — On rencontre dans les os, et particulièrement dans les os du crâne, des tumeurs gommeuses différant assez peu de celles qui se voient dans les autres tissus. Ces tumeurs peuvent siéger à la voûte ou à la base. A la voûte, il leur arrive parfois de faire saillie à l'extérieur. Les parties les plus superficielles de l'os sont alors exfoliées, et la tumeur, se ramollis-

---

(1) Le 16 janvier dernier nous avons constaté cette même altération des os du crâne chez une femme morte d'un érysipèle dans le cours d'une syphilis tertiaire évidente, et qui n'avait présenté aucun symptôme cérébral.

sant à mesure qu'elle progresse dans son évolution, finit par être expulsée au dehors, en laissant à sa place une dépression plus ou moins profonde. Rarement ou jamais, dans ces conditions, on ne constate d'accidents cérébraux. Il n'en est pas de même quand la tumeur fait saillie à l'intérieur de la cavité crânienne, qu'elle se soit primitivement développée à la voûte ou à la base, car la règle dans ces cas, c'est le trouble des fonctions cérébrales, avec ou sans altération apparente de la substance nerveuse, et parfois ce trouble est tel qu'il peut amener la mort subite. (OBS. 204.) Les accidents qu'on constate alors tiennent ou à la compression ou à l'excitation de la substance cérébrale, qui finit par amener vers cet organe un mouvement fluxionnaire plus ou moins intense. Lorsque la tumeur gommeuse se développe dans le diploé, elle peut écarter considérablement les deux tables osseuses, comme l'a observé M. Boys de Loury.

Au lieu d'avoir pour point de départ la trame osseuse, il peut arriver que les tumeurs gommeuses se développent à la surface interne des os du crâne, mais alors il est parfois difficile de savoir si leur point de départ a été l'os ou la dure-mère. Quel que soit ce point de départ, les phénomènes nerveux, qui nous occupent surtout dans ce travail, offrent assez peu de différence. Disons seulement que dans quelques cas, soit en vertu de son siége, soit en vertu de son volume parfois considérable, la tumeur gommeuse peut amener la perforation du crâne par nécrose ou par usure du tissu osseux correspondant.

Il est encore une autre altération osseuse à laquelle M. Virchow a donné le nom d'atrophie ou carie sèche. Suivant cet anatomiste, elle consiste dans la raréfaction avec atrophie du tissu osseux dans une étendue plus ou moins considérable. Les parties voisines sont le siége d'hypérostose et souvent, au niveau des points raréfiés, on constate l'existence d'une matière ou d'un tissu gommeux. On pourrait ici, avec juste raison, suivant nous, se demander si le dépôt plastique n'est pas le phénomène initial et la cause de la raréfaction osseuse. Quoi qu'il en soit, cette lésion déjà vaguement signalée avant le professeur de Berlin, peut donner lieu à la perforation et à tous les accidents qui en résultent. Les tumeurs gommeuses de la dure-mère paraissent encore, dans quelques rares circonstances, capables de produire le même résultat.

Les tumeurs gommeuses peuvent se développer dans le corps des vertèbres comme dans les os du crâne. L'exsudat qui les constitue atrophie d'abord les lamelles osseuses et plus tard, quand il vient à se ramollir, le corps vertébral ne pouvant plus supporter le poids qui pèse sur lui, s'écrase, et en s'affaissant il donne lieu à la gibbosité caractéristique du mal de Pott. Nous possédons plusieurs observations dans lesquelles il est dit que les malades étaient atteints du mal de Pott. Nous ne voudrions pas affirmer que le mécanisme de la production a toujours été celui que nous indiquons ici, mais nous croyons qu'il a existé dans quelques cas. Le mal de Pott, par conséquent, nous paraît avoir quelquefois une origine syphilitique.

Exsudats des méninges. — Nous avons parlé des altérations que subissent les méninges au contact des os malades. Nous avons dit, qu'en dehors de ces altérations, il arrivait parfois de rencontrer des adhérences avec épaississement de la dure-mère, état anatomique que nous avons de la tendance à rapporter à l'inflammation. Il ne nous reste plus, pour compléter ce sujet, que de parler des exsudats disséminés à la surface des méninges, de la dure-mère en particulier, et des tumeurs qui, sous l'influence de la maladie syphilitique, se développent dans leur trame organique. Chez une malade observée par M. Gosselin, il y avait, entre la dure-mère épaissie et le crâne, une substance mollasse, non diffluente, fétide, ressemblant à une bouillie épaisse, n'étant pas du pus épaissi, mais une substance plastique gommeuse, comparable à celle qui se dépose souvent à la surface des os, sous l'influence de la diathèse syphilitique (1). Dans plusieurs des faits que nous possédons, il est question de plaques cartilagineuses ou osseuses à la surface de la dure-mère. Or ne pourrait-il se faire qu'un exsudat, en tout analogue à l'exsudat gommeux, vienne à se revêtir d'éléments cartilagineux ou calcaires, par cela seul qu'il se trouve au voisinage d'un tissu osseux. C'est probablement de cette façon qu'il faut se rendre

(1) Gosselin, *Arch. gén. de méd.*, 1853, t. I, p. 269.

compte de la couche osseuse interposée entre le crâne et la dure-mère dans l'observation de M. Monod. Nous savons du reste que bon nombre de tumeurs gommeuses finissent par s'encroûter de substances calcaires.

M. Tacheron a observé entre l'arachnoïde et la dure-mère une matière qu'il dit cartilagineuse. Un habile chirurgien des hôpitaux, dont nous ne citons pas le nom parce que nous n'y sommes pas autorisés, nous a fait voir le dessin d'une pièce anatomique représentant la dure-mère rachidienne à la surface interne de laquelle se trouvait disséminé, par plaques, dans une étendue de plusieurs centimètres, un exsudat plastique abondant. Dans la séance de la Société anatomique du 14 décembre 1860, M. Blachez a présenté le cerveau d'un militaire âgé de 29 ans et ayant eu des accidents de vérole constitutionnelle. Toute la face inférieure de cet organe était couverte de productions plastiques analogues à celles de la méningite tuberculeuse; l'exsudat avait pour siége la pie-mère ; on le voyait cependant pénétrer dans la substance nerveuse de la protubérance et du cervelet. Les mêmes productions se rencontraient dans la pie-mère de la partie supérieure de la moelle, et sur quelques points on les voyait former de petites tumeurs à l'origine des nerfs.

Ce sont ces différents exsudats qui, réunis en masse, constituent pensons-nous, les tumeurs méningiennes d'origine syphilitique. Comme nous l'avons déjà dit, ces tumeurs ont reçu des noms différents suivant leur forme, leur consistance, et aussi suivant l'état plus ou moins avancé de leur évolution pathologique. Mais qu'on les ait appelées cancéreuses, gommeuses ou mélicériques, en se basant sur des caractères purement physiques, elles ne reconnaissent pas moins une origine commune, et leur disparition demande nécessairement l'emploi d'un même agent thérapeutique.

Le nombre de ces tumeurs est variable; on a pu en rencontrer jusqu'à trois, et davantage chez le même individu. Variables aussi quant à leur siége, elles donnent lieu à des troubles divers. Lorsqu'elles siégent entre la dure-mère et le crâne, elles peuvent produire l'usure des os avant d'agir sur la substance cérébrale; situées à la surface interne de la dure-mère, elles irritent par leur présence le système nerveux. On les rencontre à la base, à la voûte, dans les fosses cérébrale et cérébelleuse. Leur siége le plus habituel semblerait être la base, aussi les voit-on fréquemment porter le trouble dans les fonctions des nerfs cérébraux. Leur volume est très-variable; les unes ont été comparées à une lentille, les autres à une amande, une noix, un œuf de pigeon; elles sont généralement arrondies, et souvent pédiculées. Leur consistance est en rapport avec les dénominations diverses qu'elles ont reçues de la part des auteurs.

Il nous est difficile de parler de la structure de ces diverses tumeurs, puisque dans les faits que nous rapportons il n'est question que de leurs caractères physiques; cependant, en nous basant sur l'analogie et sur les détails qui se rencontrent dans chacune de nos observations, nous croyons pouvoir affirmer que leur composition n'offre habituellement pas de grandes différences. Il est bien certain qu'elles n'ont pas toutes été vues à la même période de leur évolution; il est probable que les éléments constitutifs ne s'y sont pas toujours trouvés dans la même proportion, et que, dans quelques-unes, il a pu y avoir des éléments cartilagineux ou osseux qui ne sont qu'accidentels dans les tumeurs de ce genre. Rien d'étonnant dans ces divergences lorsque, loin des os, on voit des gommes s'encroûter d'éléments calcaires, et lorsqu'il est reconnu que le propre des tumeurs gommeuses est d'offrir vers le centre un ramollissement d'autant plus prompt et plus abondant que la tumeur est plus volumineuse, plus ancienne et moins vasculaire. Les parties centrales, en effet, toujours très-pauvres en vaisseaux et moins aptes que les parties périphériques à s'approprier les matériaux venus du voisinage, subissent plus tôt la métamorphose graisseuse. Ici, bien entendu, nous ne parlons que des tumeurs développées spontanément dans le cours d'une syphilis constitutionnelle, et non de celles qui reconnaîtraient une cause traumatique ou accidentelle. Toutes les différences notées par les auteurs peuvent donc s'expliquer; aussi croyons-nous devoir rattacher à la syphilis les observations qu'on lira plus loin. Si cependant on nous demande ce qui caractérise anatomiquement une tumeur d'origine syphilitique, et ce qui permet de la distinguer de toute autre, nous avouerons que, jusqu'à présent, l'anatomie pathologique n'a pu donner de caractère absolu, pas plus à nous qu'à tous ceux qui se sont occupés de ce même sujet. Nous avons déjà insisté ailleurs sur ce point, en disant que le néoplasme syphilitique n'a pas d'élément histologique particulier. En résulterait-il l'impossibilité complète d'affirmer qu'une tumeur, fût-elle dans le cerveau ou dans les méninges, est d'origine syphilitique ? Nous ne le pensons pas. Nous croyons, au contraire, que l'observation clinique, surtout quand l'anatomie pathologique lui vient en aide, peut donner une présomption pour ainsi dire équivalente à la certitude. Ce n'est pas directement, mais indirectement plutôt et par induction que le médecin non systématique arrive à former son opinion sur ces questions toujours difficiles. Les tumeurs tuberculeuses sont celles qui, sans contredit, se rapprochent le plus des tumeurs syphilitiques ; aussi voyons-nous plusieurs auteurs donner à ces dernières le nom de tubercules syphilitiques. Cependant ces deux espèces de tumeurs diffèrent par leur siége habituel, par leur composition et leur évolution pathologique ; en outre, les altérations qui les accompagnent ordinairement dans les autres viscères ne sauraient être confondues. Les tumeurs fibreuses ou véritablement fibro-plastiques de la dure-mère offrent également dans leur marche et leur structure des différences qui permettent d'en établir le diagnostic. Ainsi, les corpuscules granuleux, assez abondants dans les tumeurs syphilitiques, sont rares dans les tumeurs tuberculeuses et nuls dans les tumeurs fibreuses non ramollies. Celles-ci ne renferment que peu de granulations et d'éléments nucléaires, tandis que ces éléments sont abondants dans les tumeurs précédentes. La vascularisation y est également différente. Dans les vraies tumeurs fibro-plastiques, les granulations élémentaires sont moins abondantes, les corps fusiformes et les cellules fibro-plastiques s'y rencontrent en grande quantité. Le diagnostic, nous le répétons, n'en est pas moins parfois impossible si on néglige l'observation clinique, et si on ne tient compte des altérations concomitantes.

Quant aux exsudats disséminés, on peut dire que c'est à l'altération décrite sous le nom de méningite tuberculeuse qu'ils ressemblent le plus, lorsqu'ils ont pour siége l'arachnoïde ou la pie-mère. En effet, l'exsudat syphilitique, comme l'exsudat tuberculeux, se rencontre sur le trajet des vaisseaux méningiens et même cérébraux, quand on vient à l'y poursuivre. C'est là, pensons-nous, un fait commun à un certain nombre d'exsudats, car nous avons eu fréquemment l'occasion de constater, dans l'altération rétinienne de la maladie de Bright, la plus grande abondance des granulations graisseuses et de la matière exsudée sur le trajet des vaisseaux.

Quoi qu'il en soit, la disposition, le siége et la composition de l'exsudat permettront, dans la plupart des cas, de rattacher à leur véritable origine les altérations qui nous occupent ici. Ainsi, l'exsudat syphilitique se rencontre partout sur les membranes du cerveau, car bien qu'il soit plus fréquent à la base, on ne le voit pas, comme le produit de la méningite tuberculeuse, occuper de préférence les scissures de Sylvius et la toile choroïdienne. En outre, il ne forme pas habituellement les granulations caractéristiques de la méningite tuberculeuse ; les corps fusiformes y sont moins abondants que dans cette dernière, et les altérations concomitantes, cérébrales et autres, sont généralement bien différentes.

Il ne faudrait pas cependant, dans le diagnostic de ces deux affections, attacher une trop grande importance à la composition des produits, puisque, comme nous l'avons déjà dit, l'examen microscopique ne peut fournir aucun caractère absolu, même lorsque, sans s'arrêter à la forme des éléments, on tient compte de leur arrangement et de leur évolution pathologique. Il en résulte que la détermination des espèces morbides, basée uniquement sur l'anatomie pathologique, peut être parfois dangereuse et conduire à l'erreur en thérapeutique. C'est ainsi, par exemple, qu'on peut lire dans l'ouvrage d'un des principaux micrographes de notre époque, que la fièvre typhoïde, la leucémie, la phthisie, la scrofule et même la syphilis donnent lieu à des altérations ganglionnaires dont les différences s'effacent à un certain degré de la maladie, ce qui en rend le diagnostic presque impossible ; et pourtant, au point de vue clinique, ne sont-ce pas là des espèces morbides bien distinctes?

Altérations de la substance nerveuse. — Les désordres de la substance nerveuse consécutifs aux altérations que nous venons de décrire sont de deux ordres : 1° d'ordre physique ou mécanique, 2° d'ordre vital.

Les lésions physiques sont toutes celles qui tiennent à la compression de la substance nerveuse ou des vaisseaux qui s'y rendent, par une tumeur quelconque, gommeuse, osseuse, ou purulente. L'arrêt de la circulation dans un vaisseau important, phénomène non mentionné dans nos observations, et qui nous paraît néanmoins avoir existé dans quelques cas, donne lieu, comme on le sait, à de la congestion ou à de l'anémie, suivant que c'est une veine, un sinus ou une artère qui se trouve comprimé; après un temps souvent peu long, la substance cérébrale, dans le cas de compression artérielle, se ramollit plus ou moins complétement. Les faits de ramollissement consécutifs à une obstruction artérielle ont passé inaperçus, tant qu'on n'a pas examiné avec soin l'état des vaisseaux, et c'est pourquoi il n'en est pas fait mention dans la plupart de nos observations. Depuis que notre attention s'est portée sur ce point, nous avons trouvé que la moitié à peu près des ramollissements cérébraux chroniques reconnaissaient pour cause un obstacle à la circulation artérielle; sur 24 autopsies, 10 viennent à l'appui de ce que nous avançons. La compression des veines amène plus particulièrement l'œdème et l'hydropisie ventriculaire, comme nous le voyons dans plusieurs de nos observations.

La compression directe de la substance nerveuse donne lieu à l'aplatissement de cette substance ; parfois elle l'enflamme, la ramollit et la désorganise, surtout quand des saillies aiguës et rugueuses viennent à l'irriter.

Les phénomènes d'ordre vital qui, sous l'influence des altérations que nous venons de mentionner, se rencontrent au sein de la substance cérébrale, peuvent se grouper sous deux chefs, congestion et inflammation. Tout le monde sait qu'il suffit de l'existence d'une tumeur, d'un corps étranger quelconque au sein ou même au voisinage de la substance cérébrale, pour produire des phénomènes graves et amener parfois une mort rapide. Ces phénomènes sont généralement de la céphalée, des vertiges, de la contracture, des convulsions, parfois de la para-

lysie et du coma. A l'autopsie on trouve, outre la tumeur, de
l'inflammation, souvent de l'hypérhémie ou de l'anémie. L'inflammation envahit encore la substance nerveuse par propa-
gation, lorsqu'elle a son point de départ dans le système osseux
ou les tissus de son voisinage, comme nous l'avons déjà indiqué.

Nous ne faisons que mentionner le foyer sanguin trouvé à l'autopsie du malade observé par Leprestre de Caen ; il n'est pas dit
quelle en a été la cause, mais on sait que, dans les cas de ce genre,
il y a souvent altération vasculaire au voisinage de l'os carié.
En terminant enfin, nous dirons que dans les perforations crâniennes on a vu la substance cérébrale faire hernie à travers la
perforation, et présenter les symptômes de l'encéphalocèle et
ses conséquences fâcheuses.

En résumé, à la suite des altérations que la syphilis développe
au sein des tissus voisins du système nerveux, le cerveau, la moelle
et les nerfs peuvent être affectés. Mais l'altération subie par
chacune de ces parties, quoique identique quant à sa nature, offre
cependant quelques différences en raison de la structure particulière à chacune d'elles. Les troubles fonctionnels consécutifs sont
nécessairement aussi variés que les fonctions auxquelles président les portions de la substance nerveuse devenues le siége de
la lésion. Il en résulte que les accidents cérébraux qui nous intéressent dans cette deuxième partie de notre travail, peuvent offrir
des variétés sans nombre, et que semblables en cela à ceux que
nous avons décrits dans la première partie, ils peuvent simuler la
plupart des affections du système nerveux. Il en résulte encore que
le diagnostic de la lésion ne peut jamais avoir qu'une importance
médiocre, car avant tout, comme nous le dirons, c'est le diagnostic de la maladie qu'il faut faire, puisque c'est sur lui que
reposent le pronostic et le traitement.

CHAPITRE DEUXIÈME

SYMPTOMATOLOGIE. — MARCHE. — DURÉE. — TERMINAISONS

La différence capitale qui sépare les faits cliniques qui vont
suivre de ceux que nous avons reproduits jusqu'ici, c'est, encore

une fois, le siége tout différent de la lésion syphilitique. Tandis que dans une première section nous avons admis une influence syphilitique agissant sur le système nerveux sans y laisser de trace palpable ; tandis que dans une seconde section nous avons cherché à démontrer que le virus syphilitique peut influencer matériellement et directement le système nerveux et y produire des lésions appréciables, qu'il existe, en un mot, une syphilis du système nerveux, comme il existe une syphilis des systèmes muqueux, cutané ou osseux, les faits que nous réunissons ici démontrent que toutes les parties du système nerveux, centres et branches, peuvent être influencées *indirectement*, gênées dans leur fonctionnement, par des lésions matérielles syphilitiques siégeant, non plus dans le système nerveux, mais en dehors de ce système organique, et agissant soit par compression, soit par désorganisation. Nous n'avons donc plus affaire à des affections nerveuses proprement dites, mais à un ensemble de symptômes nerveux ; symptômes qui souvent se rapprochent beaucoup de ceux de la syphilis cérébro-spinale que nous venons d'étudier.

Dans tous les cas que nous avons réunis, la lésion étrangère au système nerveux a troublé dans ses fonctions une portion plus ou moins étendue du système nerveux, soit par compression, soit par extension de la lésion des tissus voisins à la substance nerveuse, soit par ces deux mécanismes à la fois.

La compression est le cas le plus fréquent. Les symptômes paraissent en effet 71 fois se rapporter exclusivement à cette cause. 28 fois elle portait sur le cerveau lui-même ; 33 fois sur diverses branches nerveuses ; la compression était produite tantôt par des engorgements ganglionnaires, tantôt par des lésions des os du crâne, de la face ou des membres, ou par les tissus fibreux de ces mêmes régions ; 10 fois enfin la compression portait sur la moelle épinière.

Les symptômes observés du côté du système nerveux, les seuls qui doivent nous occuper ici, ont varié suivant le siége et la nature de la lésion. Nous allons passer les principaux en revue et indiquer leur fréquence.

I. *Douleurs.* — 38 fois les douleurs ont présenté tous les caractères de celles que nous avons décrites sous le nom de *douleurs*

ostéocopes. Rappelons que ces douleurs peuvent exister longtemps avant toute lésion apparente, que presque toujours elles se
localisent au niveau du siége de la lésion osseuse ou fibreuse,
et peuvent ainsi mettre sur la voie du siége précis de la lésion.
Nous possédons plusieurs observations, dans lesquelles ces douleurs ostéocopes ont été le seul symptôme nerveux observé, et
dans lesquelles l'apparition d'exostoses ou de tumeurs gommeuses sur un point quelconque de la voûte crânienne est venue
indiquer clairement qu'une cause organique profonde présidait
à ces douleurs ; c'est ce qui nous a engagés à ranger ici ces faits
plutôt que dans la première partie de ce travail. On se souvient
d'ailleurs qu'en traitant des douleurs ostéocopes (p. 36), nous
avons fait nos réserves quant à l'essentialité de ce symptôme.

A ces douleurs ostéocopes, qui sont ou continues ou à recrudescences nocturnes, se rattache presque toujours une *insomnie*
opiniâtre. Nous avons déjà longuement traité ce sujet et nous ne
nous y arrêterons pas davantage.

Lorsque la lésion porte sur les enveloppes de la moelle épinière, la douleur siége dans le rachis, d'où le nom de *rachialgie*
qui lui a été donné par Jos. Franck, par Fabre et d'autres auteurs. Astruc la désigne sous le nom de *lumbago syphilitique.*
La douleur, suivant Jos. Franck, occupe le plus souvent les vertèbres dorsales et lombaires ; elle augmente pendant la nuit et
par le toucher. Lé lieu affecté est le siége d'une tumeur qui paraît
avoir précédé la douleur. Les extrémités sont le siége de spasmes,
d'anesthésie et de convulsions, etc... On voit donc que, pour
J. Franck, la rachialgie n'est que le symptôme d'une lésion syphilitique des enveloppes osseuse ou fibreuse de la moelle. Nous
croyons avec Astruc, et nous l'avons déjà dit (p. 26), que la
douleur rachialgique peut rentrer dans le nombre des douleurs
syphilitiques ou rhumatoïdes, que, de plus, il existe de véritables
douleurs ostéocopes siégeant dans les os du rachis, pouvant exister pendant un temps plus ou moins long sans lésion appréciable,
ou n'étant d'autres fois que le premier symptôme de lésions syphilitiques du rachis. Les observations que nous réunissons ici font
voir que ce symptôme manque rarement.

11 fois les douleurs se présentaient sous la forme *névralgique.*

Ces douleurs névralgiformes occupaient 6 fois la cinquième paire ou quelques-uns de ses rameaux; 3 fois des branches émanant des nerfs cervicaux, 1 fois le plexus brachial, 1 fois le nerf plantaire interne. Dans l'observation empruntée à M. Allain, la compression médullaire amena des douleurs dessinant une névralgie intercostale; la compression augmentant, des symptômes plus graves remplacèrent la douleur.

Nous disons douleur névralgiforme, et non névralgie, parce que nous ne pouvons croire ce symptôme indépendant d'une cause organique, en présence des altérations osseuses qu'ont offertes les malades. De plus nous savons, d'après l'analyse de nos observations de névralgies syphilitiques, que ce genre de névrose appartient presque toujours à la période secondaire de la syphilis, que quelquefois même il en marque le début; ce nous sont donc autant de motifs pour considérer, dans les faits dont nous parlons en ce moment, les douleurs névralgiformes comme des symptômes nerveux indirects. Dans quelques cas, ces douleurs ont été le seul symptôme nerveux observé. Trois de ces observations se rapportent à des douleurs de la cinquième paire; celle de Bamberger est surtout remarquable en ce que la douleur occupait le nerf trifacial dans sa totalité. Il avait d'ailleurs existé dans tous ces cas des symptômes indiquant une lésion de la face interne des parois osseuse et fibreuse du crâne, et non une compression agissant uniquement sur la partie extra-crânienne du nerf affecté. Dans une quatrième observation, la douleur dessinait une névralgie cervico-occipitale.

Rappelons ici que Cirillo, déjà, rattachait la névralgie sciatique à la compression exercée sur le nerf, soit par son enveloppe, soit par un épanchement de sérosité dans la gaîne propre du nerf, soit par des tumeurs existant dans le voisinage. Cotugno établit son traitement des névralgies sciatiques ou fémoro-poplitées sur des considérations analogues. M. Cruveilhier admet des sciatiques par lésions des os du bassin, par tumeur intra-pelvienne, etc. Parmi ces causes indirectes de la sciatique, on comprend qu'il puisse en exister de syphilitiques. Aussi voyons-nous Cirillo guérir un certain nombre de ces affections par des frictions, sous la plante des pieds, avec une pommade dont le sublimé corrosif faisait la base. Sandras, dans son beau travail sur les maladies nerveuses, signale la sciatique syphilitique, et en reconnaît deux espèces, suivant qu'elle est sans matière ou le résultat de quelque exostose ou périostose développée sur le trajet du nerf.

Quant à nous, nous n'avons rencontré aucun fait authentique dans lequel la sciatique nous ait paru bien manifestement symptomatique d'une lésion osseuse ou fibreuse; aussi, tout en en admettant la possibilité, n'insisterons-nous pas davantage sur ce point et renverrons-nous aux observations, trop écourtées et trop peu concluantes pour les reproduire, qu'on trouve dans Baglivi (1), Plenck (2), Cirillo (3), Lacome (4), etc. Dans l'Observation 240 nous voyons des douleurs sciatiques accompagner une paraplégie par tumeur rachidienne.

Nous avons, par contre, recueilli un fait intéressant de névralgie du nerf plantaire interne due à la compression de ce nerf par une périostose de la tête du péroné. Un fait à signaler est l'atrophie musculaire concomitante observée dans ce cas et qui rentre dans le sujet si intéressant qu'a traité récemment M. le docteur Bonnefin (5).

II. *Anesthésie.* — L'anesthésie se trouve rarement signalée dans les observations que nous réunissons ici, et ce fait est d'autant plus remarquable que nous verrons bientôt l'abolition du mouvement se rencontrer au contraire très-fréquemment. Quoi qu'il en soit, nous ne trouvons l'anesthésie des parties paralysées notée que 3 fois. Dans l'Observation 204, nous voyons que la sensibilité générale était intacte partout, excepté dans l'aile droite du nez et dans les parties voisines de la joue et de la lèvre supérieure, où le malade accusait une sorte d'engourdissement.

III. *Convulsions.* — Ce symptôme a été signalé 12 fois. Ces convulsions ont presque toujours été des convulsions *épileptiformes*, et le plus souvent les observations empruntées aux auteurs portent la suscription d'épilepsie. Ce ne sont cependant là, on le

(1) Baglivi, *Opera omnia*, 1745, p. 206.
(2) J. J. Plenck, *Meth. nov.*, etc., 1764, p. 57 et 139.
(3) Cirillo, *loc. cit.*, p. 331, 340, 341 et 353.
(4) Lacome, *Union médicale*. 1850, p. 59.
(5) J. C. Bonnefin, *Thèses de Paris*, 1860.

comprend, bien plus encore que les faits rapportés dans la première partie de ce travail, que des pseudo-épilepsies, des affections n'ayant de l'épilepsie que sa forme symptomatique, mais qui, sous tous les rapports les plus essentiels, pour tout ce qui constitue la nature, l'essence même d'une entité morbide, ne méritent nullement le nom qu'on leur a donné en se laissant abuser par une analogie apparente. Dans tous ces cas, les convulsions ne sont qu'un symptôme indiquant que les centres nerveux sont gênés dans leur fonctionnement par un corps étranger qui les comprime ou les irrite. On sait que ce n'est pas toujours la tumeur la plus volumineuse qui détermine les convulsions les plus intenses; que tandis que certaines exostoses crâniennes très-étendues ne provoquent aucun désordre fonctionnel, il en est d'autres, beaucoup plus limitées, mais pointues, saillantes, qui amènent des convulsions intenses, des attaques épileptiformes fréquentes et quelquefois la mort.

Les convulsions épileptiformes ont constitué le symptôme nerveux saillant, sinon unique, dans plusieurs de nos observations. On retrouve encore ici des degrés très-variés dans l'intensité des accidents, depuis le simple vertige jusqu'aux attaques convulsives les plus violentes, depuis le spasme borné à quelques muscles isolés jusqu'aux convulsions cloniques générales.

Outre les observations que nous reproduisons, on trouve encore dans les auteurs quelques faits analogues. C'est ainsi que M. Frickhoffer donne l'observation d'un individu qui, ayant été affecté de plusieurs maladies vénériennes, succomba à la suite d'accès épileptiques et de symptômes de paralysie. A l'autopsie, on trouva sur la selle turcique des excroissances osseuses sous forme d'épines de deux à trois lignes d'épaisseur, et dans le cerveau une lamelle osseuse d'un pouce et demi de longueur sur une ligne d'épaisseur (1).

IV. *Paralysies*. — Le symptôme le plus souvent noté parmi ceux que provoque la compression sur le système nerveux est la paralysie. Nous le retrouvons en effet 49 fois.

Ces paralysies présentent de nombreuses variétés de siége,

(1) *Correspondenzblatt.* 15 février 1859.

et le tableau suivant donnera une idée de leur fréquence relative ; ces différences, on le comprend, dépendent uniquement de
la portion du système nerveux sur lequel porte la compression.
Lorsque les lésions osseuses ou fibreuses sont très-étendues ou
multiples, plusieurs portions du système nerveux, en particulier
plusieurs branches nerveuses, peuvent être paralysées chez le
même individu.

Nous trouvons dans nos observations :

3 fois des paralysies générales ;

26 fois la paralysie des nerfs optiques ;

15 fois celle des troisième et sixième paires ;

7 fois celle de la septième paire ;

2 fois celle de la cinquième paire ;

9 fois des hémiplégies ;

15 fois des paraplégies ;

3 fois des paralysies d'un seul membre.

Ces paralysies, quel que fût leur siége, se sont toujours développées lentement, graduellement, fait sur lequel nous avons
déjà vu insister M. Ricord, et qui les distingue assez nettement
de la paralysie symptomatique de la syphilis cérébro-spinale.
Elles s'annoncent par des fourmillements, des élancements douloureux, quelquefois par un sentiment de froid. Dans l'immense
majorité des cas, la paralysie ne porte que sur le mouvement, la
sensibilité restant intacte. Arrêtons-nous un moment à chacune
de ces formes symptomatiques.

A. *Paralysie générale.* Trois fois, avons-nous dit, la paralysie était générale, et comme dans deux de ces cas il existait en
même temps des signes évidents d'aliénation mentale, on comprend combien cet ensemble symptomatique se rapproche de
celui que présente la folie paralytique. Nous nous sommes déjà
longuement expliqués sur le rôle que la syphilis nous paraît jouer
dans l'étiologie de cette affection. L'avenir décidera si, aux lésions
organiques généralement admises comme présidant au développement de la paralysie générale des aliénés et siégeant dans la
substance cérébrale elle-même ou dans les méninges, on ne doit
pas ajouter aussi certaines lésions de nature syphilitique des enveloppes osseuse ou fibreuse du cerveau.

B. *Paralysie du nerf optique.* Nous avons dans notre première partie insisté sur un certain nombre d'amauroses par lésions étrangères au nerf lui-même, et signalé les progrès récents accomplis depuis quelques années dans cette spécialité, par suite surtout de la découverte d'Helmholtz, qui permet aujourd'hui de rapporter à des choroïdites, à des rétinites inflammatoires ou exsudatives, à des œdèmes rétiniens, des cas de cécité syphilitique qu'on rapportait auparavant à des amauroses essentielles ou à des amauroses par compression du nerf optique. Cette dernière cause de cécité, pour être moins fréquente qu'on ne le croyait, n'en est pas moins réelle, et nous rapportons, d'après Portal, un cas d'amaurose dépendant d'une tumeur fongueuse de la grosseur d'une fraise, adhérente au bulbe du nerf optique dans le fond de l'orbite ; dans d'autres cas les tumeurs sont osseuses. L. Clavé (1) indique comme symptômes de la compression du nerf optique l'absence des signes de l'amaurose congestive et de ceux de l'amaurose nerveuse, la douleur sourde et compressive de l'orbite, souvent l'immobilité du globe de l'œil, soit par le développement de la tumeur, soit par la paralysie des nerfs moteurs de l'œil, laquelle existe souvent concurremment avec l'amaurose, comme nous le verrons bientôt. Nous ajouterons à ces signes l'existence d'une céphalée frontale profonde qui précède pendant un temps assez long les troubles de la vue. Aujourd'hui, d'après les ophthalmologistes modernes, M. de Graefe en particulier, la compression du nerf optique se reconnaîtrait, à l'ophthalmoscope, par l'atrophie de la papille pouvant s'accompagner d'un œdème des parties avoisinantes.

Boerhaave a vu une amaurose d'un seul œil produite par une exostose syphilitique comprimant le nerf optique à son entrée dans l'orbite, le nerf lui-même et le cerveau étant intacts.

Astruc dit que la paralysie du nerf optique vient de ce que « les nerfs sont obstrués par les esprits que le virus a épaissis, ce qui est assez rare, ou de ce qu'ils sont comprimés par les artères voisines remplies de sang, par des nodus, des ganglions formés à la tunique dont ils sont revêtus, ou par les exostoses qui sur-

____

(1) L. Clavé, *Thèses de Paris.* 1852.

viennent aux tissus osseux qui leur donnent passage, ce qui est plus fréquent. »

Suivant Vidal de Cassis « la carie et la nécrose de la partie profonde de la cavité de l'orbite sont rares ; elles sont en général une extension des mêmes lésions des autres os du crâne ; elles ont pour effet la compression du nerf optique due au gonflement inflammatoire qui signale le début de ces affections. »

L'amaurose par compression du nerf optique envahit parfois *successivement* les deux yeux, comme nous le voyons dans l'observation empruntée à M. Guérard. Elle s'accompagne fréquemment d'*exorbitisme* lorsqu'une tumeur vient à repousser l'œil hors de sa cavité normale. Remarquons cependant qu'il peut exister des exorbitismes très-prononcés, très-persistants, sans aucun trouble de la vision. Lallemand déjà insiste sur ce fait, qui démontre combien les nerfs peuvent céder, s'allonger sous l'influence de causes chroniques lentes sans que leurs fonctions s'en ressentent. Cette particularité se retrouve dans une observation de Kaula (1). Deval, Serres (2), Boyer (3) rapportent des faits analogues que nous ne reproduisons pas parce qu'ils n'offrent d'autres symptômes nerveux qu'une céphalée plus ou moins vive, plus ou moins caractéristique. D'autres fois la tumeur orbitaire peut disparaître sans que la vision se rétablisse, ce qui doit faire présumer une désorganisation du nerf optique lui-même.

C. *Paralysie des nerfs moteurs de l'œil.* Nous ne séparerons pas les considérations qui ont trait aux troubles de ces différentes branches nerveuses, parce que ces troubles se produisent dans des circonstances tout à fait analogues ; qu'en ce qui concerne spécialement les troisième et sixième paires, ils se manifestent presque toujours ensemble ; enfin parce que les séparer serait nous exposer à des redites continuelles. Supposant l'anatomie et la physiologie de ces nerfs connues de tous, nous rappellerons seulement que les nerfs moteurs du globe de l'œil sont au nombre de trois ; savoir : 1° le nerf de la troisième paire ou. nerf oculo-moteur commun, qui donne le mouvement aux muscles

(1) Kaula, *loc. cit.*, p. 73.
(2) Clin. de Montpellier, 15 mai 1843.
(3) Boyer, *Mal. chirurg.* 4e édit., t. VI, p. 182.

élévateur de la paupière supérieure, petit oblique, droit interne et droit supérieur. Il s'anastomose dans son trajet avec le nerf ophthalmique de la cinquième paire et avec plusieurs divisions du rameau carotidien du grand sympathique venant du ganglion cervical supérieur. Enfin quelques-uns de ses filets, après avoir traversé le ganglion ophthalmique, constituent les filets ciliaires moteurs d'où dépendent les mouvements de l'iris. C'est, comme nous l'avons déjà dit, par la paralysie de ces derniers filets que M. Ricord explique un certain nombre de mydriases syphilitiques qui ont pu en imposer pour des amauroses. La paralysie du nerf, dans sa totalité, entraîne le ptosis de la paupière supérieure, un strabisme externe et une mydriase. 2° Le nerf de la quatrième paire ou nerf pathétique, qui s'épanouit dans le muscle grand oblique. Suivant M. Ricord, la position superficielle de ce nerf devrait rendre ses lésions indirectes fréquentes : nous ne trouvons, cependant, sa paralysie par compression mentionnée qu'une fois. Aussi M. Ricord est-il persuadé que cette affection passe presque toujours inaperçue parce que, les fonctions de cette branche nerveuse étant extrêmement restreintes, et les mouvements du globe de l'œil qui en dépendent presque exceptionnels, l'observateur ne dirige pas son attention sur ce point. Il suffirait donc de la bien chercher pour la trouver. D'après M. Szokalski, on pourrait admettre que ce nerf est compromis lorsque, dans la diplopie qui accompagne généralement les paralysies des autres nerfs moteurs, les deux images sont superposées l'une à l'autre pendant certaines inclinaisons de la tête. 3° Le nerf de la sixième paire ou nerf oculo-moteur externe qui se distribue exclusivement au muscle externe de l'œil ; sa paralysie entraîne donc l'œil en dedans, et amène un strabisme interne avec conservation des mouvements d'élévation et d'abaissement du globe oculaire.

Ces différentes branches nerveuses pouvant être paralysées simultanément ou isolément, en totalité ou partiellement, on comprend combien la symptomatologie variera dans ces différentes circonstances. On s'en convaincra encore mieux en lisant les diverses observations qui se rapportent à ce genre de lésions. Disons encore que souvent le nerf optique paraît participer à la compression, d'où une amblyopie plus ou moins prononcée. Les nerfs de la deuxième et de la troisième paires se croisant dans leur trajet, rien d'étonnant qu'ils se trouvent compromis tous deux par une lésion avoisinante. Lorsque la paralysie porte à la fois sur la troisième et la sixième paires, comme nous le remarquons dans plusieurs observations, le globe oculaire devient complétement immobile.

D. *Paralysie du nerf facial.* Il n'y a pas plus d'une année que M. Deleau présentait à l'Académie de médecine un travail ayant pour but d'appeler l'attention des praticiens sur l'état des conduits osseux qui donnent passage aux nerfs sensitifs et moteurs. Dans sa conviction, beaucoup de névralgies et de paralysies n'ont pas d'autre cause que l'étranglement opéré dans ces canaux par l'inflammation ou l'épaississement des tissus. Quant au nerf facial en particulier, M. Deleau affirme que la paralysie essentielle de ce nerf est probablement rare, que la cause prochaine réside le plus souvent dans l'étranglement du tissu de ce nerf à son passage dans l'aqueduc de Fallope, que l'hypéracousie qui accompagne la paralysie faciale est un symptôme d'otite interne, et que pour guérir la paralysie il faut traiter activement l'otite.

M. Ménière a cité à la Société de médecine du XIIe arrondissement, dans la séance du 1er juin 1844, plusieurs cas d'atrophie de la septième paire par suite du gonflement du rocher. M. Ricord a signalé plusieurs fois, à l'hôpital du Midi, des paralysies de la face d'origine syphilitique qu'il rapportait soit à un étranglement par épaississement des tissus de l'aqueduc de Fallope, soit à une tumeur intra-crânienne. Enfin, M. Cruveilhier attribue à une cause analogue la paralysie faciale dans un cas dont nous donnons l'observation (Obs. 262). Ce fait et le suivant, de M. Roquette, sont assez détaillés pour nous dispenser d'entrer ici dans des détails de symptomatologie. Nous ne ferons remarquer que l'absence de symptômes cérébraux indiquant bien que la lésion est étrangère au système nerveux lui-même et extra-crânienne.

Une autre cause de paralysie indirecte de la septième paire est l'engorgement des ganglions cervicaux et mastoïdiens. Cette altération appartient en général à la période secondaire de la syphilis. Ordinairement indolente, elle prend quelquefois un développement considérable, et la compression qu'exercent alors les ganglions engorgés sur le nerf facial à son point d'émergence du crâne est une cause fréquente de paralysie de ce nerf, d'hémiplégie faciale. Les mêmes symptômes pourraient se rencontrer dans la période tertiaire, consécutivement au développement de tumeurs gommeuses dans la glande au voisinage du nerf.

« La paralysie faciale syphilitique, » professe M. Ricord, « est un accident assez fréquent. Il coïncide avec les premiers symptômes secondaires, et principalement avec l'engorgement des ganglions cervicaux et mastoïdiens; cet engorgement produit cette paralysie en exerçant une compression du nerf facial après sa sortie du crâne. »

« Le système des vaisseaux lymphatiques est si étroitement lié à celui des nerfs, » avait déjà dit Jos. Franck(1), « que les maladies du premier doivent nécessairement influer sur le second..... On comprend facilement combien les tuméfactions, les indurations, les inflammations, les suppurations, les ulcérations des vaisseaux et surtout des glandes lymphatiques doivent être nuisibles aux nerfs. »

Les quatre observations que nous rapportons à ce sujet sont très-probantes ; le mécanisme de la paralysie dans ces cas est si simple, si évident, sa symptomatologie si connue, que nous nous bornerons à rapporter ces observations Nous donnons cependant ici la traduction des réflexions dont M. Zabriskie accompagne son observation, parce qu'elles nous paraissent présenter de l'intérêt : « Un point de vue fort intéressant que présente ce fait, c'est la coïncidence d'accidents syphilitiques et d'une hémiplégie faciale. Attribuée jusqu'ici par les auteurs à la tuméfaction du périoste de l'aqueduc de Fallope ou à la présence d'une exostose dans ce conduit, la paralysie nous paraît plutôt due, dans ce cas, à l'engorgement des ganglions qui entourent le nerf à son point d'émergence du trou stylo-mastoïdien. Cette explication s'appuie, 1° sur ce que nous avons pu constater directement l'engorge-

____

(1) Jos. Franck, *loc. cit.*, t, II, p. 446.

ment de ces ganglions; 2° sur ce qu'on observe fréquemment dans la syphilis secondaire d'autres ganglions engorgés dans les régions voisines du cou ; 3° sur l'époque d'apparition de l'hémiplégie et sa coïncidence, non avec la période tertiaire où se manifestent les exostoses et les périostoses, mais avec la période secondaire qui est aussi celle des engorgements ganglionnaires; 4° sur l'influence rapide que le traitement mercuriel a exercée sur la paralysie en même temps que sur l'engorgement, circonstance particulière aux symptômes secondaires; 5° sur l'absence de déviation de la luette. Ce dernier signe, dont les travaux de M. Longet et les nôtres ont montré toute l'importance, et qui permet presque toujours de déterminer le siége précis de l'altération du facial, est un indice presque certain que la cause de compression du nerf se trouve en dehors de l'aqueduc osseux (1). »

Vidal de Cassis attribue catégoriquement l'hémiplégie faciale à la même cause dans ses deux observations. Dans la première, il signale la perte du sens du goût dans la moitié gauche de la langue. Ce symptôme qui, suivant M. Cl. Bernard, tiendrait à la paralysie de la corde du tympan, a été noté fréquemment dans l'hémiplégie faciale. M. Gola en a rapporté un cas intéressant dans le *Bulletin général de thérapeutique*. Il admet que dans ce cas le nerf lingual ou le glosso-pharyngien participait à la paralysie qui était d'origine rhumatismale et avait débuté par des douleurs aiguës derrière l'oreille.

E. *Hémiplégie; paraplégie.* La symptomatologie de ces paralysies ne présente aucun trait spécial que nous ayons à signaler ici. C'est, comme nous allons le voir, le mode d'invasion de ces accidents, leur marche et d'autres circonstances étrangères à la symptomatologie qui permettent de les distinguer et de les rapporter à leur cause diathésique.

F. *Paralysies d'un seul membre.* Ces paralysies localisées portent soit sur le membre supérieur, soit sur le membre pelvien. Les nerfs qui concourent au plexus brachial peuvent être comprimés par des tumeurs gommeuses ou osseuses situées sur leur trajet; ces tumeurs elles-mêmes peuvent dépendre de lésions des

____

(1) Zabriskie, *Americ. Journ. of med. sciences*, 1841, p. 135.

vertèbres ou de la clavicule, ou d'altérations du tissu cellulaire
des régions latérales et inférieures du cou ; suivant les filets nerveux sur lesquels portera plus spécialement la compression, on
verra survenir des douleurs, des névralgies, des spasmes ou des
paralysies du mouvement, ou enfin, lorsque plusieurs branches
participeront à la compression, des symptômes portant et sur le
mouvement et sur la sensibilité. Les nerfs cervicaux se trouvent
souvent lésés en même temps, et nous avons plusieurs fois noté
des névralgies cervico-brachiales se rapportant à la cause que
nous étudions en ce moment. Il n'est pas rare non plus de
voir survenir l'atrophie des masses musculaires situées au-dessous de la compression. Dans ces cas les parties atrophiées conservent leur irritabilité électrique. Lorsque la cause de compression siége sur le membre lui-même, il n'y a que la partie située
au-dessous qui souffre dans son innervation. Nous avons rencontré cette atrophie dans quatre de nos observations.

V. *Troubles intellectuels.* — 12 fois ces troubles ont été assez
intenses pour constituer une véritable aliénation mentale ; plusieurs de ces cas se rapportent à la démence, d'autres à l'excitation maniaque. Nous avons déjà montré que cette étiologie de
l'aliénation mentale n'était plus niée par personne, et dans la
plupart des cas que nous reproduisons la solidarité qui unit les
phénomènes psychiques aux lésions matérielles probables ou
certaines ne saurait être mise en doute.

Dans d'autres cas, sans aller jusqu'à l'aliénation mentale persistante, les malades ont présenté divers troubles intellectuels
plus ou moins fugitifs, de l'hébétude, de la perte de la mémoire, des accès de fureur, etc... Dans les cas où les aberrations
mentales coexistaient avec des paralysies généralisées, on a noté
divers symptômes spéciaux, tels que bégaiement, monomanie
ambitieuse, etc.

Enfin nous avons encore à signaler quelques symptômes rares.
C'est ainsi qu'on observe exceptionnellement différentes paralysies des sens de l'ouïe, du goût, de l'odorat, quelquefois de
l'asthme ou de la dyspnée ; ce dernier symptôme pourrait peut-
être être rapporté à la compression du nerf pneumogastrique ou
de l'accessoire de Willis, de même que la gêne dans les mouve-

ments de la langue, dans l'articulation des mots, pourrait tenir à une lésion du nerf grand hypoglosse.

Marche. — Les affections nerveuses indirectes que nous étudions en ce moment se distinguent essentiellement de la syphilis cérébro-spinale par leur début insidieux, graduel, leur marche lente, progressive, sans phénomènes apoplectiformes ; la comparaison des faits que nous réunissons ici et de ceux que contient la première partie de notre travail, ne saurait laisser aucun doute à cet égard.

Tandis que la syphilis cérébro-spinale débute fréquemment, sinon toujours, par des phénomènes de congestion cérébrale, que les paralysies, en particulier, y surviennent brusquement, apoplectiquement, si l'on peut s'exprimer ainsi, envahissant subitement, dès le début, toutes les parties du corps qu'elles doivent occuper, dans les faits que nous étudions en ce moment, on voit, au contraire, les accidents paralytiques ou autres s'établir lentement, graduellement, frapper ordinairement une portion restreinte du corps et s'étendre de là aux parties voisines. Il se passe souvent un temps assez long avant que les symptômes présentent une certaine étendue ou quelque intensité. Les paralysies sont précédées pendant un temps plus ou moins long de fourmillements, d'engourdissement ; elles sont, au début, limitées à des portions restreintes des membres, aux doigts, aux orteils, puis s'étendent lentement, successivement aux avant-bras et aux bras, ou aux jambes et aux cuisses; dans la paralysie de la troisième paire, au lieu d'observer son invasion soudaine, comme chez les malades de M. Paul, par exemple, on voit la paupière se relever d'abord incomplétement, puis, seulement plus tard, sa paralysie devenir complète. Il en est de même de la plupart des symptômes nerveux que nous venons d'énumérer, et nous insistons à dessein sur cette marche lente, progressive des affections nerveuses indirectes, parce qu'elle nous paraît constituer un caractère diagnostique important.

Durée. — La durée de l'affection est nécessairement longue, ce qui tient autant à la marche même que suivent les symptômes qu'à l'ignorance de leur véritable nature. Le plus souvent, en effet, l'affection a été méconnue pendant un temps plus ou moins long, et cela, malgré des symptômes concomitants évidemment syphilitiques, ce qui prouve combien la généralité des praticiens est éloignée d'admettre la nature syphilitique des symptômes nerveux qui nous occupent en ce moment.

Terminaisons.— On ne peut espérer une terminaison heureuse que par l'intervention d'un traitement spécifique s'adressant à la nature même de l'affection. Quand intervint le traitement spécifique, on vit, en effet, apparaître dans l'immense majorité des cas une amélioration surprenante, et nos 71 cas donnent comme résultats :

56 guérisons ;

3 morts ;

12 fois le résultat fut incertain, soit que la médication ait été interrompue trop tôt, mal administrée, ou que les malades fussent encore en traitement au moment où les observations furent rédigées.

Dans l'un des cas suivis de mort, le traitement employé n'est pas indiqué; dans les deux autres, la mort fut le résultat d'excès de boisson.

Ces résultats, malgré les récidives si fréquentes dans les cas de ce genre, justifient ce que disent la plupart des auteurs qui ont traité ce sujet, à savoir que la vérole est souvent une ancre de salut, et que bien des affections réputées incurables guérissent lorsque leur nature syphilitique est bien établie et surtout reconnue à temps.

Il nous reste maintenant à parler des faits, moins nombreux, dans lesquels les accidents survenus du côté du système nerveux nous sont apparus comme symptomatiques de l'extension de la lésion ou d'une inflammation qui, des tissus osseux et fibreux, a gagné les centres nerveux. Ces faits sont au nombre de 21. 14 fois les lésions, siégeant dans le crâne ou le péricrâne, ont porté leur action sur le cerveau ; 7 fois ce furent la moelle ou ses enveloppes qui s'enflammèrent consécutivement à une affection des vertèbres. Cette division, on le comprend, n'est pas, dans la nature, aussi tranchée que nous l'établissons ici, et en li-

sant quelques-unes de nos observations, on verra que les lésions
peuvent s'étendre aux deux portions des centres nerveux et
amener des désordres portant à la fois sur le cerveau et sur la
moelle.

Quoi qu'il en soit, dans tous ces cas, les accidents inflammatoires ont été précédés, pendant un temps souvent fort long, des
troubles que nous venons d'étudier, et dus évidemment à la compression. Qu'on suppose une périostite, ou une ostéite, ou une
tumeur gommeuse ou osseuse, ces lésions, avant de se terminer
par suppuration ou par carie, ont une période d'état pendant laquelle elles agissent comme nous l'avons vu précédemment. A un
moment donné, sous l'influence d'une cause ou d'une autre, le plus
souvent chez les sujets lymphatiques ou scrofuleux, la lésion
devient le siége d'un travail inflammatoire ; l'inflammation s'é-
tend plus ou moins rapidement à la substance nerveuse ou aux
méninges, et alors éclatent des encéphalites, des méningites cérébrales ou spinales qui, le plus souvent, se terminent par la mort.
Pas n'est besoin de rappeler que ces accidents sont le propre de
la période tertiaire, et même d'un degré déjà avancé de cette
période.

17 fois la scène pathologique a été ouverte par des douleurs
ostéocopes, 1 fois par des douleurs névralgiformes occupant
la cinquième paire ; un malade présenta au début les symptômes
d'une paralysie généralisée incomplète. 14 fois survinrent ensuite des paralysies plus ou moins étendues qui furent des
paraplégies, des hémiplégies, des amauroses, etc., suivant la
partie des centres nerveux compromise. 14 fois aussi des convulsions éclatèrent. Ces convulsions, plus fréquentes, comme on le
voit, que dans les cas de simple compression, n'eurent jamais
une longue durée et se rapportent plus spécialement à l'état
inflammatoire des centres nerveux ou de leurs enveloppes.

Enfin la mort fut ordinairement précédée des symptômes bien
connus des inflammations du cerveau, de la moelle ou des méninges ; nous retrouvons là, en effet, outre les convulsions, le
coma, la paralysie ou la résolution des membres, le délire, l'a-
néantissement des fonctions sensoriales, les vomissements, bref,
tout l'ensemble symptomatique propre aux inflammations des

centres nerveux, et qui ne varie pas, quelle que soit la cause qui les produit. Remarquons seulement qu'en ce qui concerne la méningite en particulier, sa marche n'est pas toujours rapide, foudroyante comme celle de la méningite franche. Le travail inflammatoire s'établit au contraire souvent lentement, insidieusement ; on observe alors dans ce cas des méningites chroniques, et M. Rayer a insisté spécialement sur ce fait, comme aussi sur la nécessité de rechercher la cause diathésique, lorsqu'elle existe, dans toutes les affections cérébrales mal caractérisées dans leur marche ou présentant quelque symptôme insolite.

Nos 21 observations d'inflammation secondaire des centres nerveux nous donnent 17 cas de mort et 4 guérisons. On conçoit combien on doit être réservé lorsqu'il s'agit d'apprécier jusqu'à quel point on peut avoir confiance dans la guérison dans des cas de ce genre. Dans notre pensée, autant nous admettons que la guérison est la règle alors que les lésions osseuses et fibreuses ne consistent que dans des tumeurs à marche lente, graduelle, n'exerçant sur le système nerveux qu'une simple compression, et susceptibles de se résoudre, ou du moins de diminuer considérablement de volume sous l'influence des traitements spécifiques, autant nous croyons que la mort suit presque nécessairement les inflammations des centres nerveux et des méninges consécutives aux caries ou aux nécroses syphilitiques du crâne ou du rachis. Deux observations rapportées par Vidal de Cassis(1) prouveraient même que, dans ces circonstances, les causes les plus légères peuvent entraîner une encéphalite promptement mortelle.

CHAPITRE TROISIÈME

FAITS CLINIQUES.

Les faits cliniques que nous réunissons ici offrent, on le comprend, des exemples de toutes les lésions de voisinage et de tous

(1) *Loc. cit.*, p. 494.

les troubles nerveux que nous venons d'étudier, et leur lecture comblera les lacunes qui peuvent exister dans les deux chapitres précédents.

Nous avons éprouvé une certaine hésitation quant à l'ordre à suivre dans la classification de ces nombreuses observations, qui n'ont entre elles le plus souvent d'autre lien que l'existence de lésions étrangères au système nerveux ayant amené des désordres dans les fonctions nerveuses ou des altérations consécutives du système nerveux. Nous avons donc cru devoir les classer d'après ces deux caractères à la fois, réunissant ceux qui se rapportent à des lésions analogues des tissus ganglionnaire, fibreux ou osseux, et en rapprochant ceux qui nous montrent des troubles nerveux bien nettement caractérisés et localisés dans une portion plus ou moins étendue du système nerveux. C'est ainsi qu'à côté des paralysies faciales symptomatiques d'un engorgement ganglionnaire nous avons placé les paralysies faciales qui paraissent dépendre d'une exostose ou d'une périostose. C'est ainsi encore que nous avons réuni toutes les paraplégies, toutes les lésions du rachis, toutes les paralysies des nerfs moteurs de l'œil. Nous avons, d'ailleurs, eu soin, toutes les fois que les observations ont été assez détaillées, d'indiquer les lésions constatées ou probables auxquelles peuvent être rattachés les symptômes. Cet ordre, quoique peu systématique, nous a paru encore moins mauvais que tout autre que nous aurions pu choisir.

OBSERVATION 184. — *Périostose. Douleurs ostéocopes.* Journalier de 32 ans, entre à l'hôpital du Midi le 16 février 1844. A eu en 1832 un chancre urétral suivi, au bout de trois mois, de tubercules profonds de la peau, accidents qui guérirent en quarante jours par l'usage du proto-iodure de mercure. En 1839, syphilides tuberculo-crustacées qui cèdent à un second traitement mercuriel de quarante jours. En janvier 1844, douleurs ostéocopes se localisant surtout sur les tibias, les os malaires, le cubitus gauche et le frontal, où existait un peu de gonflement. Insomnie persistante depuis six semaines. (Iodure de potassium, 3 gr. par jour.) Au bout de six jours les douleurs sont presque nulles; le quatorzième jour, le gonflement du frontal a diminué de moitié; guérison bientôt complète. (RICORD, *Bull. gén. de thérap.*, XXVI, p. 295.)

OBSERVATION 185. — *Tumeurs gommeuses. Douleurs ostéocopes.* Caroline D., ouvrière de fabrique, âgée de 20 ans, se plaint depuis plusieurs semaines de douleurs vives dans la tête. Ces douleurs, lancinantes, siégeant principalement au front, sont presque nulles pendant le jour, mais deviennent intolérables la nuit.

Lors de son entrée à l'hôpital de Sainte-Marie-aux-Mines, le 21 décembre 1855, je constate sur le front deux tumeurs arrondies, molles, douloureuses à la pression, sans changement de couleur de la peau, que je considère comme des tumeurs gommeuses. Il n'existe aucun autre symptôme syphilitique ni aux parties génitales, ni à la peau, ni à la gorge. Malgré les dénégations de la malade, je lui prescris l'iodure de potassium à la dose de 1 gr. par jour. Dès le 27, les tumeurs s'affaissent, les douleurs s'amendent considérablement. Le 4 février, la malade sort guérie. (L. GROS, *Observation inédite.*)

OBSERVATION 186. — *Périostose. Douleurs ostéocopes.* Homme de 30 ans, guéri en 1832 d'accidents syphilitiques primitifs (chancres), quatre ans plus tard de symptômes de transition, ressent depuis quarante jours des douleurs ostéocopes intolérables et une insomnie désespérante. Les douleurs reviennent périodiquement à 11 heures du soir pour se calmer à 4 ou 5 heures du matin. Bosselures, exostoses sur les crêtes des tibias et le cubitus droit; chancres indurés dans la bouche. (Iodure de potassium, 3 gr. par jour.) Le troisième jour les douleurs avaient disparu, le sommeil était calme; la guérison fut bientôt complète. (ROGNETTA, *Ann. de thérap.*, t. I, p. 458.)

OBSERVATION 187. — *Périostose. Troubles nerveux multiples.* M. C., 28 ans, robuste et sanguin, avait eu à deux ou trois reprises des chancres et des bubons, et avait chaque fois cessé le mercure sitôt la disparition de ces symptômes. Au printemps de 1803, douleur très-vive dans le fond de l'orbite gauche qui résiste aux antiphlogistiques, aux antispasmodiques, etc..., surdité de l'oreille gauche, chute de la paupière du même côté, strabisme externe, cécité de l'œil gauche avec dilatation de la pupille, tiraillement de l'angle droit de la bouche vers l'oreille, enrouement, articulation des mots impossible, déglutition difficile amenant de la suffocation. En novembre 1806, hémiplégie du côté droit, douleur considérable à l'épaule et dans les vertèbres cervicales, insomnie; le malade ne peut redresser la tête; large exostose sur le tibia. Gonflement considérable de plusieurs vertèbres cervicales, de l'acromion droit, de l'épine de l'omoplate, de la clavicule droite (frictions mercurielles, séton à la nuque). Le dixième jour, déglutition plus facile, douleurs presque nulles, sommeil bon.

Au bout de onze semaines, la guérison est parfaite; seulement la pupille gauche reste plus dilatée, la paupière s'élève un peu moins que
l'autre; encore un peu de diplopie et d'enrouement. (MACARTAN,
Journ. de Sédillot, t. XLV, p. 453.)

Les trois observations qui vont suivre, toutes trois empruntées
à la pratique nosocomiale de M. Schützenberger, méritent de
nous arrêter un moment.

La première, publiée dans tous ses détails par son auteur, est
pleine d'enseignements , puisqu'elle nous montre toutes les
difficultés qu'a présentées le diagnostic, toutes les hésitations
par lesquelles l'habile professeur de Strasbourg a passé avant
de reconnaître la nature syphilitique de l'affection cérébrale.
Vertiges, tremblements des extrémités, engourdissement du bras
gauche, perte de connaissance, convulsions, troubles dans les
idées , céphalée s'exaspérant le soir, localisée spécialement
à droite, devenant atroce la nuit; cette réunion de symptômes
fait admettre une méningite chronique; le traitement rationnel restait sans effet quand l'imminence d'une iritis, la forme
ellipsoïde de la pupille gauche et la direction spéciale du
grand diamètre de cet orifice mettent sur la voie d'une syphilis
constitutionnelle que les antécédents du malade justifient entièrement, et qui devient certaine par la constatation d'une petite
tumeur du sternum; la partie droite de l'os frontal est d'ailleurs
douloureuse à la pression. En voilà plus qu'il n'en fallait pour
admettre que tout l'ensemble phénoménal dont le système nerveux était le siége reconnaissait pour cause une lésion syphilitique, et très-probablement une périostite ou une ostéite du frontal droit, portant plus spécialement sur sa face crânienne. Un
traitement spécifique est institué; le malade est guéri en apparence au bout de six semaines. Un mois après, nouvelle céphalée, nouveau travail dans la partie droite du crâne; quelques
symptômes méningiens reparaissent; l'iodure de potassium
triomphe de ces nouveaux accidents, et cette fois la guérison
paraît se maintenir.

Dans l'observation suivante, des symptômes non douteux de
syphilis avaient précédé pendant plusieurs années l'apparition
des désordres nerveux : céphalée nocturne intense, jetant le

malade dans un véritable délire, tremblement des bras et de la jambe droite, douleurs avec contracture dans ces mêmes parties revenant en même temps que la céphalée, aliénation mentale pendant plusieurs semaines, troubles de la vue, dureté de l'ouïe, bourdonnements d'oreilles, sensibilité à une forte pression sur le côté droit du crâne; tel est l'ensemble symptomatique de l'affection que M. Schützenberger n'a pas hésité à considérer comme syphilitique, et qui, effectivement, guérit avec une étonnante rapidité. En présence de cette douleur à la pression des os du crâne, de la marche lente, de l'apparition graduelle des accidents, de leur disparition merveilleusement prompte sous l'influence du mercure, ne sommes-nous pas autorisés à admettre une lésion de l'enveloppe osseuse du cerveau, ayant intéressé plus ou moins profondément l'organe cérébral lui-même et les branches nerveuses présidant aux sens de la vue et de l'ouïe?

Enfin l'Observation 190 présente de grandes analogies avec la précédente : céphalalgie frontale au début, donnant souvent la sensation d'une boule de feu roulant dans la tête, tremblement des membres, faiblesse de la mémoire, hébétude, démarche chancelante, incertaine. Le malade, sans bien se rendre compte de son action, a voulu se jeter par la fenêtre. Comme dans les observations précédentes, la pression de la région frontale est très-douloureuse, lors même qu'on n'observe aucune altération évidente à la face externe du crâne. Ce symptôme de lésion osseuse profonde, les antécédents du malade, les effets rapidement salutaires du mercure sont les raisons qui nous font encore ici admettre l'origine syphilitique des symptômes cérébraux et qui nous font considérer ceux-ci comme dépendant de périostite de la face interne des os du crâne, et spécialement de la voûte crânienne.

OBSERVATION 188. — *Périostose. Attaques épileptiformes.* Fecker, menuisier, 35 ans, tempérament sanguin, belle constitution, entre à la Clinique le 20 mai 1849. Depuis deux mois, sans cause connue, vertiges, tremblements des extrémités, engourdissement du bras gauche, revenant tous les soirs et s'aggravant au point que le vertige se transforme en perte de connaissance et le tremblement en convulsions épileptiformes; les accès se reproduisent souvent coup sur coup, laissant après eux du trouble dans les idées, un peu de délire. Depuis quinze jours, céphalalgie assez violente s'exaspérant le soir, occupant surtout la partie antérieure et latérale droite de la tête; (indigo 10 gr., puis 15 gr. par jour). Le 24 : céphalée plus intense, douleurs nocturnes atroces, délire. (Sangsues, purgatif salin.) Rémission jusqu'au 29. Ce jour, attaque convulsive plus forte que les précédentes; le 30, dilatation inégale des pupilles; la droite, plus ouverte que la gauche, a une forme ellipsoïde à grand diamètre dirigé de haut en bas et de dehors en dedans; teinte de l'iris plus fauve que celle de l'autre œil; vision un peu trouble. Interrogé sur ses antécédents, le malade raconte qu'il a eu un chancre en 1832, deux nouveaux chancres en 1838 et un bubon suppuré, accidents qui furent combattus par un traitement mercuriel régulier; depuis lors excoriations fréquentes sur le gland; en 1842, éruption cutanée qui dura deux mois et guérit sans traitement. Sur le sternum, tuméfaction de la grandeur d'une pièce de 2 francs, douloureuse à la pression; la peau qui la recouvre est rouge et superficiellement ulcérée; cette tuméfaction a été au début le siége de quelques douleurs nocturnes. Partie droite du frontal douloureuse à la pression; cette douleur s'étend jusqu'aux régions temporale et frontale droites. (Traitement par les frictions mercurielles.) Dès la troisième friction l'œil a repris son aspect normal; dès la cinquième la céphalée et les attaques convulsives s'amendent considérablement; à la septième l'affection du sternum a disparu. Le malade sort le 12 juillet. Au commencement de septembre la céphalée reparaît, les autres accidents nerveux reviennent les uns après les autres, et à la fin du mois il s'y joint des nausées et des vomissements. L'iodure de potassium n'étant pas toléré à l'intérieur, on le prescrit en frictions à la dose de 5 gr. par jour, sans résultat. Les accidents s'aggravent, l'intelligence se trouble davantage; on reprend l'usage interne du médicament (50 centigr. à 3 gr.) Au bout de 20 jours amélioration notable ; à la fin d'octobre guérison assurée; le traitement est continué jusqu'au 16 décembre; le 25 février 1850 la guérison ne s'était pas démentie. (SCHUTZENBERGER, *Mém. de la Soc. de méd. de Strasbourg*, t. II, p. 3.)

OBSERVATION 189. — *Périostose, troubles nerveux multiples.* Élisa V..., 41 ans, ménagère, de bonne constitution, d'un tempérament nerveux, entre à la Clinique le 11 avril 1850. Il y a 20 ans, éruption de taches rouges sur les jambes. Il y a 8 ans, douleurs aux tibias avec gonflement de l'os, plus intenses la nuit que le jour; ces douleurs durèrent 6 ans. Depuis 2 ans, céphalée intense revenant le soir, durant toute la nuit et diminuant le matin; tremblement des bras et de la jambe droite, douleurs dans l'épaule et le bras droits, s'accompagnant parfois de crampes qui tirent la tête vers l'épaule, et d'une contracture des fléchisseurs des doigts; depuis un an, abolition de la mémoire; l'été dernier, aliénation mentale durant plusieurs semaines qui guérit par un traitement antisyphilitique complet. Pendant les crises de céphalée, vue trouble, ouïe dure; odorat et goût toujours intacts. Bourdonnements et sifflements dans les oreilles; sensibilité à la pression de la bosse pariétale et de la région temporale droites. Pendant la nuit du 11 au 12 avril, céphalée atroce; la malade se lève, jette des cris. (Traitement mercuriel par les pilules de Hufeland et les frictions.) Dès le quatrième jour, les douleurs cessent pour ne plus reparaître, le tremblement disparaît, la mémoire revient. La guérison fut bientôt complète. (SCHUTZENBERGER, *loc. cit.*, p. 13.)

OBSERVATION 190. — *Périostose, troubles nerveux multiples.* Erbel, 51 ans, ouvrier en papiers peints, entre à la Clinique le 8 décembre 1848. Primitivement robuste, il est, aujourd'hui, cachectique; ses forces ont décliné, son teint est terreux, ses mouvements sont lents, incertains; tremblement des extrémités supérieures tel que le malade ne peut porter un verre d'eau à la bouche; marche vacillante, intelligence obtuse, mémoire infidèle. Aucune habitude d'ivrognerie; n'a jamais manié de préparation nuisible. A eu dans sa jeunesse trois blennorrhagies et un chancre; il y a quelques années, affection très-douloureuse de la jambe qui s'améliora par un traitement mercuriel. Les accidents actuels datent de plusieurs mois; début par une céphalalgie frontale continue, avec exaspérations aussi souvent diurnes que nocturnes. Démarche semblable à celle d'un homme ivre, idées en désordre; le lendemain de son entrée à l'hôpital, le malade a voulu sauter par la fenêtre; état d'hébétude habituelle; il exécute des actes automatiques, prononce des phrases inintelligibles; jamais de convulsions, tremblement et incertitude des mouvements. Exostose diffuse, indolore, très-dure sur le tibia gauche; pression de la région frontale du crâne douloureuse. (Pilules de Hufeland, 4 à 12 par jour; frictions mercurielles.) Amélioration très-rapide; dès le dixième jour la céphalée a disparu, l'intelligence est revenue, la démarche est ferme et assurée. Le traitement dura six semaines, la guérison fut complète. L'état cachectique du malade se modifia sous l'influence de l'iodure de potassium à la dose de 50 centigr. à 4 gr. par jour. (SCHUTZENBERGER, *loc. cit.*, p. 7.)

M. Schützenberger fait suivre ces observations de réflexions qui font ressortir les difficultés diagnostiques que présentent les faits de ce genre. Ces réflexions nous paraissant s'appliquer à la plupart des observations que nous réunissons ici, il n'est pas hors de propos de reproduire les remarques suivantes du professeur de Strasbourg, bien que, comme on a pu le voir, nous ne partagions pas complétement sa manière d'interpréter les faits que nous lui empruntons : « Dans les faits que nous avons observés, on ne peut méconnaître les rapports de cause à effet entre les accidents cérébraux et l'affection syphilitique. Les antécédents des malades, les phénomènes concomitants, l'influence du traitement ne laissent pas dans mon esprit le moindre doute à cet égard. Mais si ce rapport étiologique est facile à établir *à posteriori*, il n'en a pas été de même quand il s'est agi du diagnostic..... Le trouble cérébral, par sa gravité même, était bien fait pour absorber l'attention ; aucun des malades n'a fait de prime abord l'aveu des accidents antécédents ; aucun des symptômes cérébraux ne pouvait mettre sur la voie. Chez deux malades les douleurs étaient continues et s'exaspéraient tantôt le jour, tantôt la nuit ; elles étaient d'une intensité extraordinaire ; mais il est une foule de maladies idiopathiques du cerveau et de ses enveloppes qui donnent lieu à des douleurs atroces. Si notre attention n'avait pas été éveillée par certains symptômes concomitants, il est probable que la nature réelle du mal eût été méconnue..... Chez un malade l'aspect de l'œil, la périostite circonscrite du sternum et des antécédents suspects ; chez le second le résidu d'une ostéite chronique du tibia et l'aspect cachectique ; chez les deux autres l'expérience des deux premiers, les antécédents et les phénomènes concomitants, caractéristiques de la vérole, nous ont mis sur la voie. Dans tous les cas, la probabilité est devenue certitude dans notre esprit par les résultats mêmes du traitement. Certes, on peut soutenir que cette certitude n'est pas absolue ; cependant, malgré la guérison des malades, on peut s'appuyer sur des faits analogues pour soutenir son idée par l'anatomie pathologique.

« La pulpe cérébrale n'est pas primitivement atteinte dans ces cas, car on ne connaît aucun fait d'encéphalite syphilitique ; ce ne sont pas non plus les enveloppes du cerveau qui ont été le siége primitif de l'affection ; mais tout le monde sait que dans la syphilis les os et le périoste deviennent fréquemment le siége du travail morbide. Or, quand ces lésions occupent la face externe des os du crâne, quand des exostoses internes se développent, que la table interne s'affecte ou que la dure-mère se prend, la phlogose chronique doit s'étendre aux organes contigus, aux méninges, au cerveau ; des phénomènes de compression peuvent s'établir, des phénomènes d'irritation encéphalique se manifester, absolument comme dans les maladies cérébrales idiopathiques. Au musée de Strasbourg, il existe plusieurs crânes qui, sains à l'extérieur, présentent des exostoses, des érosions de la table interne, avec ou sans tumeurs de la dure-mère. Dans ces cas, il y a sans doute eu des symptômes analogues à ceux que nous avons observés..... L'influence du diagnostic sur le pronostic et le traitement, dans des cas de ce genre, est manifeste, etc.... »

Les troubles de l'intelligence jouent, on le voit, un rôle important dans la plupart de ces faits et constituent, avec la céphalée et les troubles de la motilité, l'ensemble symptomatique tout entier. Ils manquent cependant dans une observation de Graves, que nous rapportons brièvement après l'avoir traduite de l'anglais. La question d'une tumeur osseuse comprimant le cerveau fut discutée par les médecins traitants. Graves crut à une périostite occupant la face interne du frontal gauche, institua un traitement mercuriel et obtint une guérison lente mais complète.

OBSERVATION 191. — *Périostite frontale interne; convulsions épileptiformes.* Jeune homme de bonne constitution, après avoir eu pendant quelque temps de la céphalalgie frontale gauche, eut de fréquentes et violentes attaques d'épilepsie ; les mouvements convulsifs étaient plus intenses à droite qu'à gauche. Plusieurs médecins crurent remarquer une proéminence du frontal et opinaient pour l'application du trépan. Graves, considérant le cas comme un exemple de périostite affectant la table interne du frontal et la dure-mère sous-jacente, essaya le mercure en frictions. Au bout de 8 ou 9 jours, les attaques étaient moins fréquentes, et bientôt le mal céda tout à fait. (GRAVES, *Clin. lect. on the pract. of. med.*, t. II, p. 493.)

Par contre nous possédons plusieurs faits dans lesquels des troubles exclusivement intellectuels, ou à peu près, pourraient bien dépendre, comme dans l'observation de M. Monod, d'une compression cérébrale lente, graduelle, et dans lesquels, d'après les antécédents, nous croyons devoir admettre une cause syphilitique. Celui que nous empruntons à M. Melchior Robert est très-intéressant; nous le donnerons donc avec quelques détails et aurons peu de choses à y ajouter. L'affection, comme dans d'autres cas que nous avons déjà signalés, s'annonce comme une paralysie générale au début, par du bredouillement, de l'engourdissement dans les membres, une céphalée fixe, une demi-surdité. Ces signes, joints à la connaissance d'antécédents syphilitiques, firent diagnostiquer une exostose interne au premier degré du centre de la région temporo-pariétale droite. L'exostose au premier degré signifie dans ce cas, pensons-nous, une exostose non encore éburnée ou peut-être, car l'autopsie seule aurait pu éclairer sur la véritable lésion, un dépôt dans le genre de celui que nous rencontrons dans l'Observation 207. Le traitement spécifique longtemps continué, recommencé à plusieurs reprises, n'étant pas parvenu à dissiper entièrement les accidents, nous croyons que dans ce cas il existe une lésion organique réfractaire aux mercuriaux et à l'iode, mais diminuant cependant sous leur influence; un exsudat osseux de la face interne du crâne ou peut-être une lésion cérébrale directe expliquerait assez bien ces diverses particularités.

Dans l'observation de M. Bouteiller, le rapport de cause à effet entre les troubles intellectuels et la lésion osseuse paraît encore plus manifeste. Ici encore nous devons admettre que les troubles de l'intelligence sont symptomatiques d'une lésion des enveloppes. C'est par compression sans doute que la lésion osseuse a agi sur le cerveau, et lorsque la tumeur s'est portée au dehors, les symptômes, et notamment la douleur, ont diminué d'intensité, la compression ayant elle-même diminué.

Mêmes raisonnements pour l'observation que nous devons à l'obligeance de M. Trélat, mais dont malheureusement nous ne possédons pas le complément.

On ne s'étonnera pas non plus de nous voir rapprocher des

précédents les deux faits que cite Lucas Championnière, mais qui, par leur peu de détails, ne sauraient être rapportés à telle ou telle lésion des enveloppes crâniennes. Quoi qu'il en soit, ce sont deux beaux faits cliniques qui méritent de fixer l'attention.

OBSERVATION 192. — *Exostose interne; aliénation mentale, troubles nerveux multiples.* M. X... a eu, en 1847, un chancre induré de la lèvre inférieure avec adénite cervicale non suppurée; peu après, maux de gorge, céphalalgie continuelle, puis une affection de l'ongle du médius droit. En 1849, syphilides palmaires et plantaires, impétigo syphilitique du cuir chevelu, ecthyma, tubercule dans l'épaisseur de la peau de la jambe droite (accidents de transition); en 1851, douleurs ostéocopes de la région temporo-pariétale droite avec surdité. Plusieurs traitements mercuriels et iodurés ont été dirigés contre ces divers accidents et régulièrement suivis, au dire du malade. Le 16 juillet 1852, surviennent des phénomènes d'aliénation mentale; parole lente et entrecoupée, comme dans la paralysie générale; fourmillements et engourdissement de l'avant-bras et de la main droite; céphalalgie fixe avec pesanteur dans la région pariétale gauche, demi-surdité du même côté; tous ces symptômes augmentent pendant la nuit; stupeur du facies, caractère irascible, affaiblissement très-considérable de la mémoire. Diagnostic : exostose interne au premier degré située au centre de la région temporo-pariétale droite. (Iodure de potassium.) Le quatrième jour du traitement l'amélioration commence; le 27 juillet la guérison est complète. (MELCHIOR ROBERT, *Traité des mal. vénér.*)

OBSERVATION 193. — *Exostose du frontal. Troubles intellectuels.* Mathias W..., maçon, entre à l'hôpital du Midi (service de Vidal de Cassis) le 27 novembre 1845. Hypochondriaque accusant des malaises variés et nombreux. Au haut du front, cachée en partie par les cheveux, existe une tumeur dure, symptôme non douteux d'infection syphilitique ancienne. Le malade n'accuse comme antécédent syphilitique qu'un chancre, mais son intelligence troublée fait qu'on ne peut se fier à ses assertions; la tumeur frontale existe depuis quatre mois et a été précédée pendant huit mois de douleurs intenses qui cessèrent lorsque apparut la tumeur. (Proto-iodure de mercure.) Amélioration sensible; le 31 janvier, le malade marche vers la guérison. (BOUTEILLER, *Gaz. des hôp.* 1846, p. 66.)

« Cette observation est surtout intéressante, » ajoute M. Bouteiller, « à cause de l'état moral qu'a amené chez ce malade l'exostose frontale. Les douleurs intenses qu'il a endurées avant qu'elle eût apparu au dehors d'une manière appréciable, et cette altération de l'intelligence ne peuvent-elles pas faire croire que l'exostose s'était aussi, et au début, développée de dehors en dedans et avait agi mécaniquement sur l'encéphale? »

OBSERVATION 194. — *Tumeurs gommeuses sur le crâne, manie aiguë, iodure de potassium; amélioration.* La nommée Dubois, fille publique, entre à la Salpêtrière pour une manie aiguë, bien caractérisée; l'affection résiste aux traitements ordinaires. Bientôt apparaissent des bosses multiples sur le crâne, ayant l'apparence de tumeurs gommeuses, puis une exostose considérable sur le tibia; un traitement antisyphilitique par l'iodure de potassium amène promptement un amendement des symptômes tertiaires, et sous son influence, la manie s'améliore considérablement. Sur ces entrefaites la malade est évacuée sur un hospice de province, et M. Trélat n'en a plus entendu parler. (*Observation inédite communiquée par* M. TRÉLAT.)

OBSERVATION 195.— *Exostose crânienne probable; hémiplégie, amaurose, idiotie.* Une femme admise à Beaujon, dans le service de Sandras, pour une hémiplegie complète du côté droit, avait en outre perdu l'intelligence et la vue. Quelques indices ayant fait soupçonner une syphilis, on la traita par l'iodure de potassium. Bientôt amélioration dans l'hémiplégie, puis, peu à peu, retour des facultés intellectuelles et affectives; la vue seule resta mauvaise. (LUCAS CHAMPIONNIÈRE, *Journ. de méd. et de chir. prat.* Août 1851.)

OBSERVATION 196. — *Syphilis probable, hémiplégie, idiotie.* Lingère de 24 ans, admise le 24 janvier 1851 à Beaujon (service de Sandras), atteinte d'hémiplégie, de paralysie générale et d'idiotie ; elle gâtait. (Proto-iodure de mercure, iodure de potassium, puis acide arsénieux.) Le 10 avril, la paralysie avait disparu ; le 17, elle frottait les salles; elle quitte l'hôpital dans un état inespéré. (LUCAS CHAMPIONNIÈRE, *loc. cit.*)

OBSERVATION 197. — *Exostoses crâniennes, hémiplegie, idiotie.* Femme de 27 ans, ayant eu de nombreux symptômes syphilitiques sur les muqueuses, la peau et les os. Depuis plusieurs mois, violentes douleurs du côté de la tête, affaiblissement graduel des facultés intellectuelles, idiotie complète, hémiplégie complète du côté gauche y compris la face ; exostoses à la partie droite du crâne. Traitement antisyphilitique; disparition prompte de la paralysie; l'intelligence elle-même semble se réveiller. (SANDRAS, *Bull. gén. de thérap.*, XLI, p. 559.)

L'observation que nous devons à l'obligeance de notre confrère M. O. Landry, nous montre le diagnostic : *tumeur osseuse syphilitique proéminant dans l'intérieur du crâne*, justifié par l'autopsie. Nous y voyons des désordres portant à la fois sur l'encéphale lui-même et sur plusieurs branches nerveuses, circonstances en parfait accord avec les résultats de l'autopsie. Nous la faisons suivre de plusieurs autres faits dans lesquels les troubles nerveux variés : épilepsie, hémiplégie à marche lente, troubles de la vue et de l'ouïe, paralysies de la troisième et de la sixième paires, névralgie de la cinquième paire, céphalée, etc... constituent selon toute probabilité des symptômes d'une lésion analogue à celle que l'autopsie a révélée dans l'Observation 198.

OBSERVATION 198. — *Exostose éburnée de la base du crâne. Ramollissement cérébral. Troubles nerveux multiples. Mort.* André Jacques, artiste peintre, 39 ans, entre à Beaujon le 17 avril 1851. Constitution moyenne, tempérament d'apparence lymphatique. De 20 à 30 ans, chancres, bubons, gonorrhées à diverses reprises. Rétrécissement de l'urètre consécutif à l'une de ces affections, et dont le malade n'est pas complétement débarrassé. A 36 ans, iritis considérée et traitée par M. Robert comme syphilitique; l'usage du calomel pendant quinze jours suffit pour la faire disparaître; la santé resta parfaite jusque dans les premiers jours de mars 1851. A cette époque le malade s'aperçut que l'oreille droite remplissait mal ses fonctions (la gauche était dans le même état depuis l'enfance). Peu de temps après, lourdeur de tête avec douleurs, vives surtout la nuit, lancinantes, siégeant principalement au-dessus de l'oreille droite, d'où elles s'irradiaient dans toute la partie droite du crâne. Quelques bains de pieds n'amenèrent aucun soulagement. Un mois après le début de ces accidents survinrent de petits accès d'une durée de cinq minutes, consistant en vertiges, grand sentiment de faiblesse, troubles de la vue, strabisme convergent et diplopie. Enfin le 15 avril au soir, la parole s'embarrasse subitement, le malade se laisse tomber sans toutefois perdre connaissance. La figure se contourne; la commissure droite des lèvres est tirée en haut et à droite; strabisme convergent, diplopie; les objets ne sont vus qu'à travers un brouillard; tout le côté gauche du corps est privé de mouvement. Saignée aux deux bras, vésicatoire à la nuque sans nulle modification. Le malade se fait porter à l'hôpital Beaujon, où nous constatons l'état suivant :

L'apparence du malade est celle d'un homme déjà débilité; la figure est pâle, sans expression, la bouche tirée en haut et à droite; tous les traits sont tirés du même côté. Le malade ne peut, avec toute sa force de volonté, parvenir à détruire la déviation ui porter la commissure à gauche. La parole est difficilement accentuée, et quand le malade parle, on voit que le côté droit de la bouche agit seul. Si on lui fait tirer la langue, sa direction est normale et ses mouvements parfaitement réguliers. L'embarras de la parole vient, au dire du malade, de l'inactivité des muscles de la partie gauche de la langue. Les mouvements de la déglutition s'exécutent bien; la phonation n'est pas altérée, et le goût et l'odorat sont conservés; surdité assez prononcée des deux oreilles. Les mouvements de l'œil droit sont faciles, à l'exception de ceux qui tendent à porter l'œil en dehors; la diplopie est très-prononcée; les images sont sans netteté et comme nébuleuses. Les mouvements de la totalité de la tête sont conservés à droite et à gauche. L'épaule gauche peut être portée en haut quoique moins facilement que la droite, mais les mouvements des membres supérieur et inférieur gauches sont complétement abolis. Rien de semblable pour les membres droits. L'émission des urines et des matières fécales est normale; il y a de fréquentes envies d'uriner. L'intelligence est parfaitement intacte et paraît très-développée; la sensibilité est presque annulée dans les deux membres paralysés, surtout vers leurs extrémités. Cet homme est chauve depuis l'âge de 20 ans; les douleurs de tête sont actuellement peu considérables; en examinant le crâne on ne trouve nulle inégalité à sa face supérieure; les deux apophyses mastoïdes sont saillantes, mais la droite l'est manifestement plus que la gauche. L'état général est bon, les fonctions digestives, respiratoires, circulatoires ne sont nullement troublées. Le malade est fort chagrin, très-inquiet et enclin aux larmes depuis son accident. D'après les antécédents, M. Sandras institue un traitement antisyphilitique. (Julep avec 2 gr. d'iodure de potassium; 2 bouillons.)

28 avril. Une modification heureuse s'est déclarée d'abord du côté du moral; puis les mouvements de l'œil droit en dehors ont

reparu, le strabisme et la diplopie ont disparu, en même temps des mouvements se sont manifestés dans la main, l'avant-bras et le membre inférieur paralysés; la parole est beaucoup plus facile. L'électricité est employée, et tous les membres qui y sont soumis se contractent avec énergie, même sous l'influence de faibles courants.

15 mai. On a remplacé depuis huit jours l'iodure de potassium par un julep contenant 3 milligr. d'acide arsénieux. L'amélioration dans l'état du malade a été continue, et aujourd'hui les muscles de l'épaule, du bras, du bassin, de la cuisse exécutent parfaitement leurs fonctions. Ceux de l'avant-bras, de la main, de la jambe et du pied restent paralysés, quoique à un moindre degré. La sensibilité est complétement revenue au bras et à la cuisse, incomplétement à l'avant-bras, à la jambe, à la main et au pied. La surdité de l'oreille droite est beaucoup moindre, la vue est presque complétement normale, la santé générale est très-bonne. (Acide arsénieux, 3 milligr.; 3 portions.)

29 mai. L'amélioration continue et les mouvements reviennent aux extrémités des membres. La sensibilité renaît à la main qui reconnaît maintenant la nature des objets touchés sans apprécier encore leur forme. (Même traitement.)

24 juin. Le malade n'a pas cessé de marcher vers la guérison ; la sensibilité est complétement revenue aux mains et aux pieds. Le malade marche très-bien, quoique en traînant la jambe gauche ; l'avant-bras exécute quelques mouvements, mais la main en reste privée, et les doigts sont dans un état habituel de demi-flexion. Depuis quelque temps le malade se plaint de beaucoup de faiblesse, de palpitations, quelquefois d'un sentiment de défaillance. L'auscultation du cœur fait entendre un souffle très-marqué, mais doux, absolument analogue à celui de la chlorose, qui se continue dans l'aorte et les carotides. Il paraîtrait d'ailleurs que cet état de faiblesse et les palpitations existaient avant l'accident, bien que moins marqués qu'aujourd'hui. (Même traitement, en outre 4 pilules de Vallet.)

28 juillet. Le malade allait de mieux en mieux, le traitement avait été continué avec persistance, des applications d'électricité produisaient chaque fois une amélioration du côté du mouvement, lorsque, il y a quelques jours, il éprouva un violent chagrin et en resta affecté; depuis il s'est manifesté une rétention des urines, de la fièvre, de la contracture du bras gauche, un peu de déliro, de la constipation, de la perte d'appétit. Aujourd'hui, outre ces accidents qui persistent, il y a incontinence d'urines, de matières fécales et de gaz. (Même traitement.)

29 avril 1852. Depuis le 28 juillet l'état du malade n'a cessé d'em-

pirer ; la contracture a graduellement disparu, mais la fièvre a continué. Au moral il paraît vivement affecté, et au physique il y a dépérissement considérable et surtout une tendance continuelle au sommeil ou plutôt à la somnolence. L'intelligence n'a pas cessé d'être intacte. Depuis plus de deux mois, il y a une raucité particulière de la voix et souvent aphonie complète, surtout depuis huit jours. Le malade se plaint aussi d'une sorte de poids à l'épigastre qui l'étouffe, et d'une envie de crier qu'il ne peut pas toujours surmonter. Mort le matin à huit heures.

Autopsie le 30 avril à huit heures du matin. L'ouverture du crâne seule a été pratiquée. La voûte crânienne ne présente rien d'anormal, et les os n'ont ni une épaisseur ni une dureté supérieures à l'état normal. De prime abord, la base du crâne paraît saine, mais un examen plus attentif fait reconnaître, non loin de la pointe du rocher droit, en avant du trou occipital, sur le bord droit de la gouttière basilaire, une tumeur osseuse, arrondie, qui existe aussi à gauche et sur tout autre crâne, mais qui, sur ce cadavre, est beaucoup plus volumineuse à droite qu'à gauche. Le rocher droit lui-même semble présenter des contours plus obtus que le gauche ; la division des os par un trait de scie fait reconnaître que la saillie osseuse présente une épaisseur plus considérable à droite qu'à gauche ; en même temps le tissu osseux y est plus dur à droite et paraît comme éburné.

A la partie postérieure de la face supérieure de l'hémisphère gauche, les méninges adhèrent au cerveau et ne peuvent être enlevées sans déchirer la substance cérébrale. Dans une assez grande étendue de la région indiquée, la substance grise de la surface du cerveau présente une couleur jaune, verdâtre ou jaunâtre, extrêmement caractérisée et tranchant sur la nuance normale des autres parties. En même temps la substance cérébrale est, dans ces mêmes points, d'une consistance bien inférieure à celle des autres parties de la surface du cerveau. Avec la pointe ou le manche du scalpel on l'enlève, on la râcle comme du beurre frais dont elle rappelle la consistance. Je le répète, dans les parties voisines, elle est ferme, se laisse couper, mais non râcler comme une pulpe molle.

A la base du cerveau, en pressant sur le pont de Varole, on s'aperçoit que toute la moitié droite est fluctuante à la pression. Dans un mouvement imprimé à la masse de l'encéphale, il s'y produit une déchirure au niveau du point le plus fluctuant, et il s'en écoule un liquide d'apparence analogue à celle du petit-lait mal clarifié, contenant des flocons blancs. Une coupe antéro-postérieure a fait voir que toute cette partie du mésocéphale est gravement altérée. Elle est d'une diffluence extrême; on y voit de nombreux filaments surtout antéro-postérieurs, très-peu transversaux, qui sont noyés dans une pulpe d'un blanc laiteux, séreux, mêlé de flocons blancs. Ce liquide paraît d'ailleurs lui-même retenu par une sorte de trame fibro-celluleuse. Il est facile de constater que cette altération est limitée à la partie droite du pont de Varole, qu'elle ne se prolonge ni dans le cervelet ni dans le pédoncule cérébral. Le reste du cerveau est absolument sain. (*Observation inédite communiquée par* M. O. LANDRY.)

OBSERVATION 199. — *Tophus du crâne. Convulsions épileptiformes.* Dans le temps que je faisais des épreuves avec le sublimé corrosif pour les maux vénériens, il se présenta un homme qui avait la vérole et l'épilepsie et qui portait au crâne un tophus considérable; je lui ordonnai hardiment le remède, pendant l'usage duquel les accès se renouvelèrent souvent; mais dès que le tophus fut ouvert, ils ne reparurent plus. Le tophus se dissipa, la plaie se cicatrisa, et il fut guéri de ses deux maladies. (LOCHER, *Observ. pract.*, p. 41.)

OBSERVATION 200. — *Exostose interne et externe du crâne. Apoplexie. Convulsions. Mort.* Forgeron de 42 ans, de tempérament sanguin, adonné à la boisson, eut en juin 1727 un chancre et une blennorrhagie; trois mois après, céphalée intense, vertiges, perte de connaissance; il conserva de ces accidents une certaine difficulté dans la déglutition. (Mercure jusqu'à salivation.) Santé bonne jusqu'en mars 1728; après un excès de boisson, coliques, convulsions, mort. *Autopsie* : Sur le pariétal gauche, excroissance osseuse, spongieuse, soulevant le péricrâne et le muscle crotaphyte, présentant à sa surface des saillies et des dépressions. A l'intérieur du crâne même lésion qu'à la table externe; la tumeur était plus grande, plus arrondie. La substance dont elle était formée était plus molle, composée de lamelles osseuses très-minces. Dure-mère intacte. (CASPART. *De exostosi cranii rariore.* Argentor., 1730.)

OBSERVATION 201. — *Exostoses. Convulsions épileptiformes, asthme.* P..., propriétaire, 40 ans, de chétive constitution, maigre et pâle, a été atteint, il y a 3 ans, de maladie vénérienne suivie au bout d'une année d'une éruption croûteuse. Depuis six mois céphalée avec exacerbations nocturnes et insomnie. Toutes les nuits, à plusieurs reprises, constriction et pesanteur douloureuse dans la poitrine rendant la respiration difficile; ces accès de dyspnée étaient suivis d'une expectoration abondante; douleurs, engourdissement, sensation de froid dans les jambes et la colonne vertébrale. Il y a quinze jours, perte subite de connaissance ; peu de jours après, le 28 mars, convulsions épileptiformes, céphalée plus vive qu'auparavant. (Aloès; 20 sangsues à l'anus).Du 5 au 19 avril, trois nouvelles attaques convulsives, grande fatigue; surface de l'os frontal et des tibias inégale et bosselée, léger épanchement dans la tunique vaginale, épididyme dur, tuméfié. (Mercure à l'intérieur, iodure de potassium en frictions, emplâtre de Vigo.) Sous l'influence de ce traitement l'asthme nocturne disparut, les attaques convulsives cessèrent ; guérison complète après quatre mois de traitement. (EBRARD, *loc. cit.*).

OBSERVATION 202. — *Exostose. Hémiplégie à marche lente.* — Un malade encore jeune, ayant eu un chancre, des syphilides et un sarcocèle syphilitique, eut une hémiplégie qui s'établit lentement. Connaissant ses antécédents et le sachant trop jeune pour être un apoplectique ordinaire, j'admis la grande probabilité d'une affection syphilitique de la tête. Je voulus de plus préciser le siége de la lésion : la lenteur de l'établissement de la paralysie, la circonstance d'une exostose de la mâchoire inférieure me firent avancer qu'il y avait exostose crânienne. Je crus être confirmé dans mon diagnostic par le temps assez long que mit le malade à se rétablir (un an), le même temps qu'il fallut à l'exostose du maxillaire inférieur pour disparaître sous l'influence de l'iodure de potassium. (VIDAL DE CASSIS, *loc. cit.*, p. 501.)

« Je suis ici dans les probabilités, » ajoute Vidal, « mais dans des probabilités ayant une valeur que l'étude la plus attentive des faits ne donne pas toujours en médecine. Quoi qu'il en soit de la portée scientifique de ce fait, de son interprétation théorique, il reste comme un cas de guérison que le praticien devra noter. »

OBSERVATION 203. — *Exostose probable de la base du crâne. Troubles nerveux multiples; iodure de potassium, amélioration.* — Ferriès, charretier, âgé de 40 ans, entre le 29 juillet 1853 à l'hôpital du Midi (service de M. Ricord). Rien dans les antécédents de sa famille ne peut venir en aide au diagnostic de l'affection actuelle; le père, la mère et leurs six enfants ne paraissent avoir présenté aucun vice héréditaire. Notre malade a été vacciné; dans son enfance il n'a eu d'autre accident remarquable qu'une morsure de vipère à l'âge de dix ans. Jusqu'à l'âge de 20 ans il resta dans les Pyrénées-Orientales, son pays natal, puis partit pour l'armée où il débuta par deux années de séjour en

Afrique dont il supporta parfaitement le climat. Vers l'âge de 26 ans, il contracta pour la première fois un chancre à la verge qui, d'après son dire, donna lieu à un bubon indolent, non suppuré, de l'aine droite. Le chancre resta longtemps dur, même après sa guérison. Il n'avait pris encore que trois pilules mercurielles lorsqu'il fut atteint de fièvre intermittente; les médecins traitèrent exclusivement cette dernière maladie, et pendant ce traitement les accidents vénériens guérirent d'eux-mêmes. Le malade alla ensuite au camp de Saint-Omer, où il fut repris par la fièvre et subit un nouveau traitement fébrifuge. Vers 27 ans, un an après son chancre, il eut à l'anus des boutons qui coulaient et que ses camarades qualifièrent de boutons vénériens, mais qui se dissipèrent sans traitement, sous l'influence de bains froids répétés. A 28 ans, il quitta le service et se fixa à Paris; peu de temps après il fut pris d'une attaque de rhumatisme articulaire aigu. Il jouit ensuite d'une bonne santé jusqu'à l'âge de 34 ans, où apparut un nouveau rhumatisme, moins aigu que le premier. A 35 ans, le malade vit apparaître une tumeur à la région poplitée gauche, où l'on voit encore aujourd'hui une cicatrice de 4 centimètres de longueur environ sur 3 de largeur. Cette tumeur dura six mois et finit par suppurer; elle était indolente au début et devint plus douloureuse à mesure qu'elle s'approcha de la suppuration, de même que pendant le temps que dura celle-ci. Le médecin auquel le malade s'adressa crut reconnaître une affection vénérienne et ordonna un traitement mercuriel qui fut suivi pendant quatre ou cinq mois; le malade ne prit pas d'iodure de potassium. Si en effet il s'est agi alors d'un accident syphilitique, il est probable que ce fut une tumeur gommeuse. Le malade n'eut du reste jamais d'autre symptôme vénérien, ni douleurs nocturnes, ni affection des os, et jouit d'une bonne santé jusqu'aux deux années qui précédèrent son entrée à l'hôpital. Il n'a pas d'habitudes d'intempérance et s'est marié en 1841 à une veuve ayant des enfants; lui-même n'en a jamais eu. Les organes génitaux nous paraissent parfaitement exempts d'altérations organiques. Au commencement de l'année 1851 apparurent, à gauche, des douleurs névralgiques périorbitaires, avec exacerbations nocturnes et irradiation dans les dents de la mâchoire supérieure du même côté; le malade se fit même arracher inutilement plusieurs dents; un traitement par le sulfate de quinine, continué pendant une quinzaine de jours, fit disparaître les douleurs. Le malade reprit ses travaux, mais pendant un an il fut tourmenté de bruissements continuels dans l'oreille gauche, puis les douleurs névralgiques reparurent occupant le même siége; cette fois les exacerbations nocturnes étaient moins franchement caractérisées, mais il survint des troubles de la vision. Ce n'était pas une diplopie manifeste, mais quelque chose d'analogue, indiquant un défaut de concordance entre les axes visuels des deux yeux; ainsi au dire du malade la vue avec les deux yeux était trouble et confuse, tandis qu'elle redevenait nette quand un des yeux était fermé. Un traitement de quelques jours fut entrepris à l'hôpital Saint-Antoine, puis continué en ville d'après une ordonnance de M. Guéneau de Mussy. Ce traitement ramena la santé, en apparence du moins, jusqu'au mois de juin 1851 ; cependant les bruissements persistaient. Au mois de juillet, le malade rentra chez M. Guéneau de Mussy et fut soumis à l'emploi de l'iodure de potassium, de la salsepareille, du sulfate de quinine et peut-être de quelques mercuriaux. Vers le mois d'août, tandis que les phénomènes névralgiques persistaient et s'accompagnaient même de paralysie du sentiment dans les points douloureux, le malade vit apparaître, sans cause appréciable, une kératite ulcéreuse de l'œil gauche qui survint probablement sous l'influence de la paralysie de la cinquième paire dont les désordres, on le sait, peuvent amener de si graves perturbations dans la nutrition des organes des sens et de l'appareil oculaire en particulier, comme l'ont démontré les expériences de Magendie. Le malade ne donne que de vagues renseignements sur ce qui se passa alors du côté de l'œil droit, cependant il parle confusément d'un strabisme interne qui se manifesta alors. Il conserve aujourd'hui une tache étendue et vasculaire du segment externe de la cornée, empiétant sur le champ pupillaire, et un strabisme interne bien apparent de l'œil gauche. Pendant le mois de septembre, il éprouva de fréquents étourdissements et de violentes céphalées. En octobre, il eut des convulsions épileptiformes avec spasme thoracique, hoquet, vomituritions ; ces accidents se répétèrent trois fois à huit jours d'intervalle, sans perte de connaissance. Quoique le malade ait pu peu s'observer pendant ces attaques, il semble bien que c'était surtout le côté droit du corps qui était convulsé. Ces phénomènes cérébraux se terminèrent par une hémiplégie très-complète du mouvement de toute la moitié droite du corps. Le malade fut traité en ville par les antispasmodiques, les purgatifs et en dernier lieu par la noix vomique. Les convulsions ne reparurent pas, la paralysie, toujours bornée aux mouvements, sembla s'amender, mais les bruissements étaient plus forts qu'au début. Le 12 novembre, le malade rentra à Saint-Antoine, dans le service de M. Hérard; il était hémiplégique et fut soumis à l'iodure de potassium, à l'électricité et aux bains stimulants. Ce traitement amena une amélioration rapide et remit bientôt le malade sur pied. Il suivit le traitement pendant six mois et sortit en bonne voie de guérison pour rentrer peu de temps après à l'hopital Necker où l'on continua l'iodure de potassium, et où de plus on lui appliqua un séton à la nuque. Ce dernier remède parut héroïque au malade pour son bras droit qui était toujours resté faible et qui reprit rapidement de la force ; aujourd'hui il prétend soulever facilement un poids de 40 kilogrammes ; les bruits dans l'oreille persistèrent, mais bien moins intenses ; le malade quitta de lui-même l'hôpital Necker pensant hâter sa guérison par les soins plus spéciaux qu'il trouverait à l'hôpital du Midi.

A son entrée il nous offre encore une hémiplégie incomplète, mais bien manifeste du côté droit. Tout ce côté est parfaitement sensible, mais est bien loin d'avoir une puissance musculaire complète ; la jambe traîne à terre, se fléchit incomplétement dans la marche, le bras se meut tout d'une pièce et ne peut être entièrement soulevé, les doigts et les orteils sont presque immobiles, les premiers fléchis en crochet dans la paume de la main ; la face présente une déviation encore très-sensible, la paupière supérieure se meut cependant et découvre bien le globe oculaire. Quant à la vision, elle est encore un peu trouble, plus nette d'un seul œil que des deux ensemble ; de plus de l'œil gauche, depuis sa tache de la cornée, il ne voit plus les objets situés en dehors du champ pupillaire. La paralysie de la cinquième paire persiste à gauche ; elle se limite avec une merveilleuse netteté sur la ligne médiane ; quoique généralisée à toute la face elle est surtout marquée aux points d'émergence des filets de la branche ophthalmique de Willis et du maxillaire supérieur. La conjonctive oculo-palpébrale est complétement insensible, et quand on vient à piquer avec une épingle le globe oculaire gauche, les paupières restent parfaitement écartées quoique ayant conservé leur mobilité entière. Cette paralysie paraît plutót analgésique qu'anesthésique ; ainsi le malade sent très-bien la pulpe du doigt dans des points où il est entièrement réfractaire à la douleur.

De l'intéressante filiation de symptômes que nous venons de raconter, nous croyons qu'on peut conclure :

1° Qu'il s'agit d'une compression lente, qui d'abord a donné lieu à des douleurs névralgiques, puis à de la paralysie non croisée avec une sorte de diplopie incomplète, puis en augmentant d'intensité, à une hémiplégie croisée avec convulsions épileptiformes ;

2° Que les parties comprimées ont été par rang de début : les rameaux crâniens de la cinquième paire, surtout les deux premières branches, l'ophthalmique de Willis et le maxillaire supérieur, le nerf moteur externe et le pathétique, qui seuls peuvent nous expliquer les troubles visuels. D'après l'intégrité du mouvement de la paupière supérieure, le moteur oculaire commun paraît avoir été épargné. Le nerf acoustique semble aussi avoir subi un léger degré de compression, si l'on en juge par les bruissements de l'oreille, remontant aux premiers temps de la maladie ; enfin, le cerveau paraît avoir été le dernier à ressentir les fâcheux effets de la compression.

Les effets morbides ont disparu et disparaîtront peu à peu, selon toute probabilité, en raison directe du temps qu'ils ont duré; ainsi proportionnellement, l'hémiplégie a fait plus de progrès rétrogrades que la paralysie faciale, qui semble au contraire s'enraciner de plus en plus, parce que la lésion des branches de la cinquième paire est plus ancienne, et a peut-être détruit sans retour les fonctions de ce nerf, ou bien les progrès de la guérison qui ont déjà débarrassé en partie le cerveau de la compression ne sont pas encore arrivés à en détruire les funestes effets sur les parties les plus rapprochées du nerf.

D'après la marche et les lésions observées, il est facile de déterminer assez exactement le siége de la cause de compression ; elle doit, pour affecter à la fois les quatrième, cinquième, sixième et huitième paires crâniennes du côté gauche, siéger à la base du crâne, à gauche, à la réunion du sommet du rocher, de l'apophyse basilaire et du corps du sphénoïde, aux alentours du trou déchiré antérieur. Les bruissements d'oreilles peuvent tenir simplement à un peu de compression de la carotide dans son trajet flexueux pour pénétrer dans le crâne. Ce siége nous explique aussi l'hémiplégie droite.

Quant à la nature de la tumeur qui cause la compression, les bons antécédents de parenté du malade, sa bonne santé antérieure, l'absence de vice diathésique antécédent, son âge, ses antécédents, sinon tout à fait concluants, du moins très-suspects de syphilis constitutionnelle remontant environ à douze ou treize ans, syphilis très-incomplétement soignée, le succès constant qu'a eu la médication iodurée jusqu'à ce jour, toutes ces considérations réunies rendent très-légitime l'idée d'une tumeur syphilitique de la base du crâne, peut-être une exostose du rocher ou de l'apophyse basilaire.

Dès son entrée le malade est soumis à l'iodure de potassium, qu'on porte graduellement à la dose de 6 gr. par jour, sans accident. Pendant son séjour à l'hôpital il est tourmenté de violentes douleurs névralgiques de la face, du côté gauche. De plus, vers la fin d'août survient une otite assez intense avec gonflement, rougeur du conduit auditif externe. M. Ricord pensa alors qu'il y avait un travail de suppuration dans les environs de la lésion crânienne. Des sangsues, de nombreux vésicatoires, des cataplasmes amenèrent du soulagement. Peu de temps après il s'établit par l'oreille un écoulement puriforme peu abondant qui dura plusieurs jours et amena un grand amendement. Dans le courant de septembre apparaissent des douleurs névralgiques du côté droit de la face qui furent combattues par des vésicatoires ; le traitement ioduré est toujours continué ; il ne fut suspendu qu'à la fin du mois, pendant quelques jours, à cause d'un peu d'embarras des voies digestives.

Le 1er octobre, le malade est obligé de quitter l'hôpital pour affaires urgentes. Rentré le 4, il est soumis de nouveau au traitement ioduré et à de nouveaux vésicatoires sur la tempe droite et derrière l'oreille gauche, pour combattre les douleurs de la face.

Le 31 octobre, il demande de nouveau sa sortie, et voici l'amélioration constatée dans son état depuis son entrée. L'hémiplégie est bien moindre ; le malade marchait alors, mais en traînant la jambe ; aujourd'hui il marche assez bien pour qu'une personne non prévenue ne s'aperçoive pas de son infirmité ; le bras droit n'a pas repris toutes ses fonctions ; il est encore raide, se plie difficilement, et les mouvements des doigts sont encore très-incomplets ; le strabisme persiste au même degré ; l'anesthésie gauche a beaucoup diminué d'étendue et se trouve reléguée dans les environs de l'orbite ; la conjonctive est toujours insensible, les douleurs névralgiques sont calmées, mais quoique moins intenses, elles existent aujourd'hui des deux côtés et peut-être sont-elles plus fortes à droite qu'à gauche. Le malade constate lui-même une grande amélioration et promet de continuer son traitement chez lui. (*Observation inédite communiquée par* M. DUFOUR.)

L'Observation 204 est celle d'un malade que nous avons suivi pendant plusieurs mois, et chez lequel nous avons vu paraître et disparaître la plupart des accidents. Nous avons été témoins de cette amélioration surprenante survenue sous l'influence des antisyphilitiques, et plus spécialement sous celle de l'iodure de potassium, amélioration qui a permis au malade de quitter l'hôpital se croyant guéri. C'est à ce moment que M. Baudot a pu en publier l'observation et la citer comme un bel exemple d'affection nerveuse syphilitique guérie par les spécifiques. M. Hérard, cependant, était loin de partager cette sécurité, et à plusieurs reprises il manifesta ses craintes à l'égard de ce malade, se basant sur la persistance des signes indiquant une lésion

matérielle de l'enveloppe osseuse du cerveau et consistant en
un empâtement de la région latérale du cou, une déviation du
voile du palais, une tumeur pâteuse, indolente de la voûte
palatine, et enfin sur l'existence d'un écoulement sanguin
par le conduit auditif externe du côté droit. L'événement vint
promptement confirmer ces fâcheuses prévisions. A peine deux
mois après sa prétendue guérison, après la disparition de tous
les symptômes fonctionnels, cet homme succombait rapidement
avec des symptômes non douteux de compression cérébrale.
L'autopsie fit reconnaître l'existence d'une tumeur énorme qui
avait bien pu momentanément subir un mouvement de retrait
sous l'influence des spécifiques, mais qui, dès la cessation du
traitement, avait repris un accroissement assez marqué pour
amener une compression mortelle du centre encéphalique. Il est
assez étrange que cette nouvelle compression, quoique portant
également sur les nerfs crâniens, n'ait pas reproduit la paralysie de ces branches nerveuses, observée précédemment.
Quoi qu'il en soit, il ressort de ce fait un enseignement que nous
avons déjà signalé et qui ne doit pas être perdu pour nous, c'est
que l'on risquerait fort de se tromper, si de la disparition des
symptômes fonctionnels on concluait toujours à la disparition
des lésions organiques. L'examen microscopique de cette tumeur, fait par M. Robin, nous la montre comme une tumeur
gommeuse type. Nous reproduisons la note de M. Robin ; on y
trouvera la confirmation de ce que nous avons avancé en parlant
de l'anatomie pathologique des lésions syphilitiques. La mort,
dans ce cas, est due à la seule compression cérébrale, sans travail inflammatoire ultime.

Observation 204. — *Tumeur gommeuse du corps du sphénoïde ;
troubles nerveux multiples ; iodure de potassium ; amélioration ; coma.
Mort.* G..., 61 ans, concierge, a eu un chancre à l'âge de 18 ans. Il
y a un an, céphalalgie très-vive occupant surtout la région temporo-
occipitale droite, qui dura un mois ; pendant ce temps, le malade
était absorbé ; l'ouïe devint un peu dure. Trois mois après, nouvelle
céphalalgie occupant le côté gauche ; elle était très-violente ; le malade en était, dit-il, comme fou et toujours lourd et absorbé. Il resta
six mois alité ; peu à peu les jambes faiblirent et le malade ne put plus

marcher. Il y avait strabisme divergent, diplopie et paralysie du voile du palais; la sensibilité générale était intacte ; la miction et la défécation régulières. Le malade fut soumis pendant un temps très-court à l'iodure de potassium, puis on lui appliqua des cautères. Les accidents s'amendèrent, puis cessèrent tout à fait, mais dès le lendemain le malade s'aperçut qu'il ne voyait plus; il y avait paralysie des deux paupières supérieures. C'est alors qu'il entra dans le service de M. Hérard. A ce moment, chute complète des deux paupières supérieures, strabisme divergent très-prononcé, dilatation et immobilité des deux pupilles, surdité de l'oreille droite, grande faiblesse des membres inférieurs, sensibilité générale intacte excepté dans l'aile droite du nez et les portions voisines de la joue et de la lèvre supérieure. A gauche, derrière l'angle de la mâchoire et un peu au-dessous, tumeur dure de la grosseur d'un œuf de dinde, non adhérente à la peau, peu mobile, paraissant formée de plusieurs lobes, faisant saillie dans le pharynx où elle repousse en avant et à droite le pilier postérieur du voile du palais; cette tumeur est peu douloureuse à la pression; sur la ligne médiane de la voûte palatine, rougeur circonscrite, légèrement saillante, peu douloureuse. Embarras de la parole; intelligence intacte, sommeil bon. (Iodure de potassium 50 centigr. à 2 gr.) Au bout de huit jours la paralysie de la troisième paire s'est considérablement amendée, d'abord à gauche, puis à droite; les autres symptômes s'amendent à leur tour ; la tumeur au-dessous de l'oreille gauche diminue considérablement; quelques jours après, léger écoulement sanguinolent par l'oreille droite précédé de douleurs vives; cet écoulement persistait encore lorsque le malade quitta l'hôpital, le 5 novembre 1858, ne présentant plus aucun symptôme de paralysie.

Du 5 novembre au 21 janvier, on peut constater plusieurs fois que l'amélioration s'est soutenue.

Le 21 janvier survient de l'abattement ; le 22 coma qui devient toujours plus complet ; le 25 le malade rentre à l'hôpital Lariboisière. État comateux, résolution complète des membres, sensibilité cutanée partout conservée, pas de paralysie des nerfs de l'œil. Mort dans la soirée sans signe d'inflammation du cerveau ni des méninges. *Autopsie* : Congestion générale des méninges; masse encéphalique soulevée; développement énorme du corps du sphénoïde, dont les surfaces sont déformées; selle turcique convexe; anfractuosités effacées. Au toucher, le sphénoïde est mou, comme fluctuant. Une coupe médiane antéro-postérieure, pratiquée sur le crâne et la face, fait reconnaître que le corps du sphénoïde, la moitié postérieure du maxillaire supérieur et les os palatins ont perdu leur consistance osseuse et sont remplacés par une tumeur d'un gris jaunâtre, avec quelques points ramollis. Cette tumeur s'étend en bas jusqu'à la voûte palatine où elle constitue la bosselure observée pendant la vie. Les nerfs de la troisième, quatrième, cinquième, sixième, septième et huitième paires sont comprimés par la tumeur; on n'y constate du reste qu'un peu d'injection du névrilème. L'examen microscopique que M. Robin voulut bien faire de cette tumeur lui donna les résultats suivants : le tissu de la tumeur est généralement grisâtre, demi-transparent, ayant par places une teinte blanchâtre; il offre à peu près la consistance et la friabilité du foie. Il était composé : 1° d'une matière amorphe, transparente, grisâtre et uniformément granuleuse, parcourue par places de fibres de tissu lamineux, accompagnées quelquefois de quelques corps fusiformes, fibroplastiques; 2° dans les parties blanchâtres cette matière amorphe était parsemée de granulations graisseuses et de quelques gouttes d'huile; 3° de cytoblastions représentant les quatre cinquièmes de la masse; 4° de quelques rares éléments embryoplastiques de forme ovoïde et allongée; et 5° de quelques leucocytes (globules du pus). M. Robin conclut de cet examen que cette tumeur peut être considérée comme une *tumeur gommeuse type*. (E. BAUDOT, *Union méd.*, 1859, p. 115, et VAN OORDT, *Thèses de Paris*, 1859.)

Des désordres anatomo-pathologiques très-analogues ont été rencontrés par M. Boys de Loury, dans le cas remarquable qu'il a bien voulu nous communiquer, mais dont nous ne donnons ici que l'abrégé, l'observation détaillée ayant été récemment publiée par son auteur (1). Dans ce cas encore, la lésion paraît être une tumeur gommeuse développée dans l'épaisseur des os du crâne et de la face; les symptômes nerveux portent à la fois sur le centre encéphalique, puis sur la plupart des nerfs crâniens, en particulier sur les première, deuxième, troisième, cinquième, septième et huitième paires; d'où douleurs crâniennes névralgiformes, torpeur, troubles de la vue, de l'odorat, ptosis, surdité, paralysie faciale, coma et mort. Nous regrettons que les désordres anatomiques ne soient pas décrits d'une manière plus précise.

OBSERVATION 205. — *Tumeur gommeuse du coronal; troubles nerveux*

(1) *Gaz. hebdom.*, 1860, p. 632.

multiples. — Madame P..., âgée de 48 ans, personne d'une grande intelligence, s'occupant de travaux littéraires, vint me consulter en 1842 pour des douleurs de tête presque continuelles, présentant une exacerbation très-marquée le soir, augmentant pendant la nuit et rendant toute occupation impossible. Outre un sentiment de térébration, la malade éprouvait celui d'un poids comprimant le cerveau, lui enlevant toute puissance de réflexion. Mariée fort jeune à un ancien marin, madame F... avait éprouvé à plusieurs reprises des symptômes syphilitiques qu'elle ne sait pas définir. Depuis la mort de son mari, survenue il y a quatre ans, elle a été affectée de syphilide générale qui fut traitée par le mercure ; peu de temps après survinrent des douleurs dans les jambes et dans les bras avec exacerbations nocturnes, qu'on prit pour du rhumatisme, confusion d'autant plus facile qu'il n'existait aucune trace d'exostose. Peu après éclatèrent les douleurs de tête qui furent prises pour une névralgie et revenaient par accès. Sulfate de quinine, vésicatoires, antispasmodiques sous toutes les formes restèrent sans effet.

Ne doutant pas de la nature syphilitique de ces symptômes, je soumis la malade à l'iodure de potassium (2 gr. par jour) ; les douleurs parurent se suspendre pendant quelque temps, puis revinrent plus vives, suivies d'un état de torpeur et d'engourdissement général. En même temps le front de la malade parut plus proéminent au milieu, et sembla s'élever plus haut que les parties latérales du crâne ; les yeux s'écartèrent et devinrent plus saillants. Cette difformité, à peine visible d'abord, était très-marquée au bout de quatre mois. Bientôt la vue devint trouble, l'ouïe obtuse en même temps que l'odorat se perdait. Aux douleurs vives avait succédé une longue période d'un état comateux ; la sensation dont la malade rendait compte était celle d'un corps lourd qui enveloppait toute sa tête. Blandin, Bérot jeune, Amussat, qui la virent avec moi, partagèrent mon diagnostic d'affection vénérienne avec exostoses péricrâniennes s'étendant peut-être à la base du crâne. Nous insistâmes sur l'emploi des antisyphilitiques les plus énergiques, malgré le peu d'espoir que nous conservions. La marche progressive de cette affection ne fut enrayée par aucun médicament, et en avril 1844, un mois avant la mort de la malade, la déformation de la tête avait pris des proportions effrayantes : une tumeur énorme, présentant des anfractuosités, s'élevait en ligne droite au-dessus du nez, dominant de quatre centimètres la partie supérieure des pariétaux. Cette tumeur médiane était flanquée de chaque côté de deux autres tumeurs partant de l'arcade sourcilière, séparées de celle du milieu par une scissure profonde montant au-dessus des tempes et s'étendant jusqu'au niveau de la partie supérieure de l'oreille. Les yeux étaient projetés hors de l'orbite; l'écartement entre l'angle interne des yeux était de six centimètres; une tumeur développée sur l'os unguis s'étendait sur les parties latérales du nez et descendait plus bas que les narines; les paupières supérieures étaient paralysées et recouvraient constamment les globes oculaires. Bref, l'aspect général, presque indescriptible, de cette figure était effrayant; elle avait perdu toute expression, même celle de la douleur; les traits avaient une immobilité absolue (paralysie faciale?). La surdité était complète. Et cependant l'intelligence se conserva intacte jusqu'à la mort, qui arriva le 28 mai 1844. *Autopsie* : La tête est séparée en deux par un trait de scie sur la ligne médiane. Toute la tumeur qui occupe les parties antérieure et supérieure du crâne est formée par l'os coronal et la partie antérieure des pariétaux. Au sommet les os ont l'énorme épaisseur de six centimètres; au-dessus des sourcils cette épaisseur est de trois centimètres, et va en diminuant en avant et en arrière; les os de la partie postérieure du crâne ont conservé leurs dimensions et leur texture normales. Cet énorme développement des os provient de l'écartement de leurs deux tables et de la transformation subie par la substance médullaire. Qu'on se figure les petites cellules de ces os vues au microscope et ayant jusqu'à un centimètre de diamètre; les unes arrondies, la plupart ovoïdes; chaque cellule est séparée de sa voisine par une enveloppe assez résistante pour qu'en la coupant on éprouve la sensation d'une lame osseuse. Toutes ces cellules sont infiltrées d'une substance molle, jaunâtre, qui les remplit entièrement; dans quelques points cette substance est plus dure et comme cartilagineuse. Cette dégénérescence a envahi tout le coronal, une partie des pariétaux, la portion écailleuse du temporal, les os du nez, l'ethmoïde et le corps du sphénoïde. Cette augmentation de volume des os du crâne est produite tant aux dépens de la capacité de la boîte osseuse que de dedans en dehors : la cavité crânienne est considérablement diminuée d'étendue et le cerveau se trouve comprimé; ses circonvolutions sont aplaties, ce qui rend compte des accidents observés pendant la vie, de la douleur primitive, de la sensation de pesanteur accusée par la malade et de la perte successive des sens. (Boys de Loury, *loc. cit.*)

Nous plaçons à côté de cette observation celle que cite Lallemand, d'un épaississement du péricrâne ayant produit des symptômes de méningite et une mort subite. A l'autopsie, on constate un épaississement cartilagineux de la dure-mère occipitale et rachidienne, de l'induration et du ramollissement du cervelet. C'est par le trou occipital que la maladie externe s'est propagée aux enveloppes internes des centres nerveux. Lallemand explique anatomiquement les lésions fonctionnelles, observées dans ce cas, par une action morbide portant sur les nerfs pneumo-gastriques.

OBSERVATION 206. — *Épaississement cartilagineux de la dure-mère, induration et ramollissement du cervelet; céphalalgie, engourdissement. Mort subite.* Officier de 27 ans, ayant depuis longtemps un léger épaississement du péricrâne, des nausées constantes, de fréquents vomissements, de la céphalée et un malaise général, se plaignit d'un engourdissement de tout le côté droit du corps. Cinq semaines après il mourut subitement dans la nuit. *Autopsie :* Dure-mère recouvrant le cervelet à sa partie postérieure et inférieure, épaisse et cartilagineuse ; altération s'étendant considérablement dans la substance du cervelet ; d'autres parties de cet organe sont ramollis ; méninges de la moelle épinière épaisses et dures. (LALLEMAND, *Lettres sur l'encéphale. Lett.* 6, n° 6.)

Une observation que nous trouvons dans les *Bulletins de la Société anatomique,* présente un genre de lésion assez rare : c'est une exsudation osseuse déposée entre le crâne et la dure-mère et ayant exercé une compression sur tout l'encéphale; d'où obtusion des facultés intellectuelles, surdité, lenteur dans la parole; les os et la dure-mère avaient supporté ce corps étranger sans réagir contre lui et ne présentaient aucune lésion.

OBSERVATION 207. — *Couche osseuse entre la dure-mère et le crâne ; aliénation mentale.* Une femme atteinte de syphilis pendant sa grossesse vint accoucher à la maison de santé. A son entrée, facultés intellectuelles obtuses, grande difficulté à entendre, réponses lentes ; pustules syphilitiques en voie de desquamation sur les joues. Mort par phlébite utérine. *Autopsie :* Entre la dure-mère et les parois du crâne, couche osseuse occupant toute la voûte et en ayant la forme, très-adhérente aux os au sinciput, davantage à la dure-mère dans la région frontale; assez mince pour être flexible, elle semble le résultat de l'accolement d'une foule de petites granulations osseuses. Dure-mère et crâne parfaitement sains. (Monod, *Bull. de la Soc. anat.* 1828. p. 92.)

Dans l'observation suivante, prise dans le service de M. Rayer, à la Charité, on trouve, à l'autopsie, dans la fosse du rocher droit, une tumeur adhérant fortement à l'os, lardacée, évidemment formée de lymphe plastique, en tout analogue à une gomme ; de plus des traces d'inflammation chronique dans les méninges de l'hémisphère droit, qui sont elles-mêmes lardacées, adhérentes entre elles et avec le cerveau. La partie osseuse sur laquelle reposait la tumeur était rugueuse et dénudée. Comme symptômes fonctionnels, on avait vu survenir successivement de la céphalée, des vertiges, de la faiblesse dans les membres, une surdité de l'oreille droite ; avant la mort, des convulsions épileptiques très-intenses et le coma. « La conclusion que M. Rayer a tirée de ces lésions anatomiques, » ajoute M. Rognetta, « c'est que tout ce travail se rattachait à l'action sourde de la syphilis tertiaire, et que si le malade eût recouru plus tôt aux ressources de l'art, la guérison eût été possible... Dans ce cas, la nature de l'affection cérébrale, de la surdité, de la faiblesse paralytique était dévoilée, ou du moins rendue très-probable, par les phénomènes extérieurs de la syphilis. Dans un autre cas, ce fut une petite érosion du frontal qui mit M. Rayer sur la voie du véritable diagnostic ; dans un autre encore, des ulcères à fond spécial sur les membres, etc... »

OBSERVATION 208. — *Méningite chronique, tumeur gommeuse du rocher. Paralysie. Convulsions épileptiformes.* Homme de 40 ans, robuste, atteint d'ulcères au palais, d'ozène syphilitique, de douleurs ostéocopes dans la tête et les extrémités, de vertiges, de faiblesse dans les membres et de surdité du côté droit, entré dans le service de M. Rayer en décembre 1847, est pris au bout de quelques jours de convulsions épileptiformes des plus graves, de réaction fébrile et meurt dans le coma. *Autopsie :* Traces d'inflammation chronique dans les membranes de l'hémisphère droit, qui sont lardacées, adhérentes entre elles et le cerveau, principalement vers la base. Dans la fosse du rocher à droite existe une tumeur du volume d'un œuf de pigeon, adhérant fortement à l'os, lardacée, évidemment formée de lymphe plastique et en tout analogue à une gomme. Cerveau ramolli dans

tous les points où existent les adhérences ; pas de caillot apoplectique. La partie osseuse sur laquelle reposait la tumeur était dénudée
et rugueuse. (RAYER, *Ann. de thérap.* 1847. t. V, p. 338.)

OBSERVATION 209.— *Altération des os du crâne, pachyméningite, induration et ramollissement du cerveau. Céphalée, attaques épileptiformes.* Homme de 50 ans, de forte constitution, ayant eu plusieurs
accès d'épilepsie, dit n'avoir, depuis trente ans, jamais été exempt
d'accidents vénériens ; il a subi plusieurs traitements mercuriels.
Il accuse de fréquentes douleurs de tête, surtout vers la partie
moyenne et inférieure du coronal où existe un peu d'intumescence
avec quelques inégalités. Ces douleurs ont souvent précédé les accès
d'épilepsie ; elles sont plus fréquentes la nuit que le jour. (Mercuriaux et antispasmodiques, valériane, etc.) Amélioration pendant
deux mois, puis recrudescence de tous les symptômes, insuccès de
tous les traitements ; mort. *Autopsie :* Écartement considérable des
deux lames du coronal; l'externe est inégale, raboteuse, l'interne est
déjetée dans l'intérieur du crâne ; substance osseuse très-cassante ;
épanchement de matières noirâtres muqueuses sur la lame criblée de
l'ethmoïde ; dure-mère épaisse, d'un rouge obscur à la partie antérieure ; hémisphère droit du cerveau comme enflammé ; sa substance, surtout la médullaire, plus molle et plus blanche par places,
dans d'autres endroits plus endurcie ; corps cannelé droit plus gros
que le gauche, ramolli ; méningite des ventricules. (PORTAL, *loc.
cit.*)

OBSERVATION 210.— *Carie des os du crâne. Lésion cérébrale. Troubles
nerveux multiples, mort.* J. Huald, 22 ans, ayant quelques signes
caractéristiques de syphilis, se plaint de douleurs violentes à la tête
et perd la vue; au bout de quelque temps il recouvre la vue, mais
les douleurs de tête persistent et deviennent si violentes qu'à la
fin le malade succombe dans les convulsions. Une année avant sa
mort ses pieds s'étaient fléchis et retirés sur eux-mêmes; ces symptômes avaient cédé aux frictions mercurielles. *Autopsie :* Accès dans les
corps mamillaires, pouvant être pris pour des mélicéris quoique approchant du squirrhe. Os frontal carié et perforé, présentant un trou
de la dimension d'une pièce de trois deniers; la carie s'étend aux
temporaux et à l'ethmoïde. (BAILLOU, *Opera omnia paradigm.* Obs. 7,
p. 525.)

L'observation de Morgagni, si souvent citée, si souvent repro-

duite, est considérée par Portal comme un fait d'épilepsie idiopathique. Nous ne pouvons partager cette manière de voir. Épilepsie, gommes frontales, dont l'une se ramollit, assoupissement;
tels sont les principaux symptômes observés pendant la vie ;
membranes cartilagineuses remplaçant les méninges, perforation
de la partie du crâne correspondant à cette lésion, induration
du cerveau sous-jacent, abcès dans l'autre hémisphère, tels sont
les désordres constatés à l'autopsie. Évidemment le ramollissement et l'abcès du cerveau sont des lésions de formation récente qui correspondent aux derniers temps de la vie. La mort a
été le résultat d'une méningo-encéphalite, comme dans un grand
nombre des cas que nous avons déjà rencontrés. Mais ce qui,
dans les résultats de cette autopsie, nous paraît surtout intéressant, c'est que du côté droit du crâne nous voyons, en voie de
formation, les désordres qui sont complétement consommés à
gauche; en ce point où existait encore la tumeur gommeuse, la
carie n'avait pas encore porté sur toute l'épaisseur de l'os, et la
table interne était encore intacte; nul doute que si l'affection
eût duré plus longtemps, les mêmes lésions, constatées à gauche,
ne se fussent répétées à droite.

Observation 211. — *Perforation du crâne, altérations méningiennes et cérébrales ; attaques épileptiformes, coma, mort.* — Une femme
portant à la partie supérieure du front deux gommes syphilitiques et
ayant des attaques d'épilepsie, prit du mercure jusqu'à salivation. La
gomme de droite persista; celle de gauche fut remplacée par une saillie
pulsative. Sans aucune paralysie cette femme fut prise d'une espèce
d'assoupissement, parla rarement et mourut en octobre 1739. *Autopsie:*
La saillie du frontal était couverte par une membrane épaisse comme
du carton, mais molle, tenant lieu des deux méninges, car au-dessous
était la substance corticale du cerveau qui, jusqu'à la substance médullaire, était dure comme du foie. Le reste de l'hémisphère gauche, à
l'exception de la partie postérieure, était plus molle que d'ordinaire.
Dans ce même hémisphère il y avait une cavité du volume d'une petite noix, circonscrite par des parois livides et très-molles, contenant
une humeur noirâtre, infecte, et de la sérosité où nageaient des filaments. A cette saillie correspondait, dans le crâne, un trou elliptique.
Dans la tumeur droite du frontal l'érosion n'avait pas atteint la face
interne ; en un endroit on trouvait intérieurement une membrane

épaisse. (MORGAGNI, *Siége et causes des maladies*, 9° lettre, n° 25.)

Dans les trois observations suivantes, que nous empruntons à Lallemand, nous voyons des caries osseuses plus ou moins étendues, ayant leur point de départ soit dans le périoste, soit dans l'os lui-même. Dans la première, comme le fait remarquer Lallemand, l'inflammation paraît s'être étendue du périoste à la dure-mère à travers les sutures. Quant aux symptômes nerveux, nous trouvons, dans tous ces cas, une marche assez prompte et des symptômes qui, dès le début, ont indiqué une inflammation des méninges et de l'encéphale, vérifiée par l'autopsie. Ici tout le rôle de la syphilis s'est borné à carier les os ou à attaquer le périoste, et les symptômes cérébraux, de même que les lésions trouvées à l'autopsie dans les centres nerveux, n'ont rien de spécial. Ce sont des encéphalites ou des méningites en tout semblables à celles que produit une lésion simple des os du crâne. On comprend donc la très-grande différence que nous établissons entre ces faits et ceux que nous avons étudiés sous le nom de syphilis cérébrale.

Nous en dirons autant de l'observation empruntée à J. Franck. Ce fut, dans ce cas, une cause mécanique, la séparation d'une lame osseuse du crâne qui provoqua l'inflammation de la dure-mère et produisit consécutivement une encéphalite mortelle.

Dans l'observation de Duhamel, l'affection débuta par les fosses nasales; les os du nez, les palatins, les maxillaires supérieurs, le vomer, l'ethmoïde se carièrent, d'où la céphalée, devenue gravative; puis l'inflammation ayant gagné les centres nerveux et leurs enveloppes, la mort survint subitement au milieu de convulsions; la méningite et le ramollissement du cerveau, constatés à l'autopsie, étaient donc encore ici de date récente.

Tacheron (*Rech. anat. path. sur la méd. prat.*, t. III, p. 379 et 384) rapporte deux observations semblables, tant par la cause première et les symptômes que par les traitements mis en usage et les altérations pathologiques trouvées après la mort.

OBSERVATION 212. — *Périostose, carie du crâne, méningite, foyer d'encéphalite, symptômes nerveux multiples.* Evrillard, matelot, 24 ans, de constitution peu robuste, a fait plusieurs traitements mercuriels pour un bubon ulcéré. Il entre à l'hôpital pour une plaie irrégulière de l'aine. Regard vague, réponses décousues, mémoire affaiblie ; à la suite d'un bain, délire, hébétude, douleurs dans le cou, dans la tête et dans les membres, paraplégie. Les symptômes vont en augmentant. Le malade meurt le quinzième jour dans le coma. *Autopsie* : A l'extérieur du crâne, du côté droit de la suture fronto-pariétale, tumeur du volume d'une petite noix, contenant un pus verdâtre, épais ; os dépouillé de son périoste et rugueux à sa surface. Au niveau de cette inflammation extérieure, dure-mère ramollie, jaunâtre, séparée de l'os par une mince couche de pus ; face cérébrale de la dure-mère également tapissée par une matière purulente, adhérant au feuillet arachnoïdien ; au-dessous, substance cérébrale ramollie, jaunâtre, verdâtre. Trois abcès dans les hémisphères; abcès dans le foie. (LALLEMAND, *loc. cit., Lettre* 7ᵉ, nᵒ 1.)

OBSERVATION 213. — *Carie des os du crâne, désorganisation de la dure-mère, abcès du cerveau, convulsions, hémiplégie.* Chevreau eut à 17 ans des chancres qui disparurent par un traitement local peu méthodique. 14 ans après, ulcération palatine traitée par des gargarismes simples; peu de temps après, destruction de la cloison des fosses nasales, d'une grande partie du nez, de la joue et de la lèvre supérieure. Entré aux Vénériens le 29 mars 1816 (il avait alors 33 ans), il fut mis à l'emploi du sublimé corrosif. Le 7 octobre (l'ulcère est cicatrisé depuis quelques jours), maux d'estomac, gêne respiratoire, fièvre, humeur sombre et triste ; le malade accuse de la pesanteur de tête, des étourdissements, il répond à peine ; on suspend le traitement. Le 18, vomissements ; le 21, assoupissement profond, perte complète de connaissance, mouvements convulsifs dans le côté droit du corps, hémiplégie gauche, immobilité des yeux, trismus, stertor. Malgré un traitement antiphlogistique, le malade succombe le 23. *Autopsie* : A la face inférieure du lobe droit du cerveau, abcès paraissant communiquer avec la fosse nasale correspondante, par la lame criblée de l'ethmoïde; coronal du même côté carié mais non perforé, dure-mère séparée de l'os, désorganisée et comme putréfiée. (GUÉRIN, dans LALLEMAND, *loc. cit., Lettre* 3ᵉ, nᵒ 17.)

OBSERVATION 214. — *Carie de l'os occipital, épanchement ventriculaire, induration cartilagineuse du cervelet, céphalalgie, surdité, paralysie.* Une dame de 47 ans éprouvait des douleurs de tête aiguës, une surdité passagère avec tintements d'oreilles et congestion vers les yeux depuis plusieurs années. Depuis quelque temps ces douleurs reviennent périodiquement de 4 heures du soir à 3 heures du matin, lais sant après elles de la stupeur. Insuccès de toutes les médications; la compression seule procure du soulagement. Les douleurs deviennent continues; il survient de l'embarras de la langue, de la fixité des yeux, de l'anesthésie de la face, une hémiplégie droite, et quelques jours après la malade meurt. *Autopsie :* 120 grammes de sérosité dans les ventricules ; à mesure qu'on coupe le cervelet couche par couche, on le trouve toujours plus dur; en approchant des pédoncules, sa substance est comme cartilagineuse. Carie de l'os occipital. (GASTELLIER, *Journal de Corvisart,* t. XXXIII, p. 17.)

OBSERVATION 215. — *Carie du pariétal ; inflammation de la dure-mère ; céphalée; convulsions; apoplexie. Mort.* J'entrepris le traitement par le mercure d'un habitant de Wilna, affecté de céphalée syphilitique et de carie soupçonnée du crâne ; la chose semblait marcher parfaitement, quand, tout à coup, des convulsions, et d'autres symptômes, tenant le milieu entre l'encéphalite et l'apoplexie, apparurent et furent bientôt suivis de mort. A l'autopsie, on trouva une carie du pariétal gauche et une lame osseuse séparée de cet os reposant sur la dure-mère enflammée. (J. FRANCK, *loc. cit.,* t. II, p. 496, *note n° 12.*)

OBSERVATION 216. — *Carie des os de la face et du crâne, méningite, granulations osseuses de la dure-mère , ramollissement du cerveau, convulsions; mort subite.* X., 35 ans, a éprouvé à plusieurs reprises des symptômes syphilitiques. Depuis un an, douleurs dans les fosses nasales, écoulement de sang et de pus par les narines, entraînant des portions d'os nécrosés, céphalalgie violente, gravative, continuelle; amélioration momentanée sous l'influence des préparations mercurielles et auriques associées. Mort subite après quelques mouvements convulsifs. *Autopsie :* Carie et destruction de plusieurs os de la face et de l'éthmoïde; dans le voisinage de l'apophyse *crista-galli,* dure-mère fortement adhérente ; près de l'orbite, elle est épaissie et recouverte de granulations osseuses. Arachnoïde adhérente à la dure-mère et notablement épaissie. Parties correspondantes du cerveau ramollies, jaunâtres, jusqu'à une profondeur de deux centimètres. (DUHAMEL, *Journ. des Conn. méd. chir.* 1835 à 36.)

OBSERVATION 217. — *Destruction de l'occipital, tumour et ramollissement du cervelet, troubles nerveux multiples, mort subite.* — Fille de 30 ans, traitée précédemment pour une affection vénérienne, entrée à l'hôpital le 12 septembre 1856, ressent depuis 9 mois des douleurs de tête très-fortes, sans exacerbations nocturnes; depuis 3 mois sa vue est tellement affaiblie qu'elle a de la peine à se conduire; l'examen des yeux n'apprend rien, les pupilles sont mobiles. (Iodure de potassium pendant trois semaines, 2 grammes par jour). Du côté droit de la région occipitale, tumeur fluctuante du volume d'une noix, douloureuse à la pression, datant de plusieurs mois et qui s'ouvrit spontanément, laissant à découvert une cavité assez profonde que tapissait une membrane épaisse, blanche. Le 6 octobre, céphalalgie plus vive, vomissement bilieux; mort subite le 12. *Autopsie :* membranes cérébrales normales, substance cérébrale plus consistante qu'à l'état normal, ventricules distendus par de la sérosité, hémisphère droit du cervelet ramolli, offrant à sa partie centrale une cavité remplie par une tumeur du volume d'une noix, adhérant à la dure-mère et baignant dans le pus. Occipital érodé, table interne détruite dans quelques points.(FLEURY, de Clermont, *Monit. des hôpit.*, 1856, p. 1026.)

OBSERVATION 218 *. — *Névralgie trifaciale, iodure de potassium, guérison prompte. Attaques convulsives épileptiformes, coma, mort. Carie du rocher.* S., grenadier, âgé de 39 ans, entre à l'hôpital du Gros-Caillou (service de M. Worms) le 24 juin 1859. C'est un homme d'une constitution moyenne, assez fatigué par le service militaire ; facies pâle, amaigri, alopécie incomplète. Il se plaint d'une douleur de tête violente siégeant à gauche, au-dessus de l'oreille et s'irradiant dans le front, la joue et le menton du même côté. Il a eu cette douleur à plusieurs reprises depuis cinq à six mois, mais depuis dix jours elle est revenue avec une intensité nouvelle. Les accès sont irrégulièrement intermittents; il ne se passe pas de jour sans qu'il souffre horriblement pendant deux ou trois heures. Le caractère de la douleur est lancinant; l'œil ne devient pas rouge. Pendant toute la durée de l'accès le malade bégaie en parlant et quelquefois il lui est impossible d'articuler les mots. La pression du temporal au-dessus du pavillon de l'oreille et sur les émergences des nerfs sus-orbitaire, sus-maxillaire et sous-maxillaire est douloureuse. Pas de paralysie ni de la face, ni de la langue; il n'existe aucune tumeur appréciable à la face externe du crâne. On administre inutilement pendant quinze jours le sulfate de quinine, puis l'oxyde de zinc. Il est certain que le malade a eu un chancre il y a un an, et qu'il en avait déjà eu d'autres précédemment, mais la filiation des autres accidents n'a pas été suivie. Actuellement il n'existe ni ulcérations à la gorge, ni taches, ni tumeurs sur le corps.

A partir du 8 juillet, on prescrit l'iodure de potassium à la dose de 1 gr. à 1ᵍʳ,50 par jour et on établit le diagnostic : altération osseuse compromettant l'intégrité du ganglion de Gasser. Dès le surlendemain, il y a diminution marquée dans les douleurs faciales; au bout de dix jours elles sont complétement dissipées. On conserve encore quelque temps le malade dans le service pour le mettre à l'abri d'une rechute en lui continuant l'iodure de potassium jusqu'au 30 juillet.

Le 21 septembre au soir, le malade est rapporté à l'hôpital; il a été subitement pris d'attaques convulsives à la caserne. On ne sait si la névralgie avait reparu.

Le 22 au matin, on constate l'état suivant : perte absolue de connaissance, pas de paralysie de la face; raideur du bras et de la jambe droits; la main et le pied sont contracturés; insensibilité complète. Attaques épileptiformes se succédant de quart d'heure en quart d'heure. Cet état dure deux jours; un traitement révulsif énergique est impuissant à ramener un seul instant la connaissance.

Les 24, 25 et 26 septembre, coma profond; les convulsions ont cessé, la rigidité des muscles du bras et de la jambe droits persiste, et le malade succombe.

Autopsie : Persistance de la rigidité et de l'adduction des extrémités droites; pas de congestion des vaisseaux cérébraux, pas d'injection superficielle du tissu cérébral. Toute la portion des méninges qui tapisse le temporal gauche et le rocher est épaissie, rouge et recouverte de pus en dehors et en dedans; la portion de l'hémisphère gauche correspondant à la portion malade des enveloppes est recouverte de pus, ramollie, réduite en bouillie dans sa masse jusqu'à trois centimètres de profondeur. Le ganglion de Gasser est compris dans une masse épaissie et purulente de la dure-mère crânienne; à l'œil nu il ne paraît pas altéré, mais il est comprimé. Toute la portion osseuse du temporal correspondant à la base du rocher est épaissie, celle-ci est cariée et remplie de pus et de détritus osseux. (*Observation inédite communiquée par* M. J. WORMS.)

Les lésions des os du crâne sont-elles donc constamment mortelles, dès qu'il survient une complication du côté des centres nerveux? On serait tenté de le croire, si l'on en jugeait par les observations qui précèdent; mais nous possédons un certain nombre de faits dont l'issue n'a pas été aussi funeste, lors même que les symptômes observés et la constatation directe de lésions osseuses devaient faire admettre le même rapport de cause à effet entre ces lésions osseuses et les symptômes nerveux, que dans les observations précédentes. Ajoutons, toutefois, que, dans ces cas, il est impossible de fixer jusqu'où a été l'altération nerveuse.

Citons en premier lieu une observation de B. Bell où l'épilepsie et la manie coïncidaient avec une carie du pariétal, puis une observation de J. Franck ayant avec celle-ci beaucoup d'analogie. Enfin deux observations très-courtes de Vidus Vidius Junior, et d'Amatus Lusitanus, dans lesquelles l'épilepsie guérit par la cautérisation de la partie cariée du crâne et par l'application du trépan. Cette dernière pratique a été imitée par Louis, dans deux circonstances semblables, avec un égal succès.

Il n'en reste pas moins évident que la carie des os du crâne menace gravement la vie des malades, et que le plus souvent l'extension du travail inflammatoire aux enveloppes cérébrales et au cerveau lui-même amène, le plus souvent, une mort rapide. Si même nous en croyons Vidal de Cassis, l'indisposition la plus légère suffirait dans ce cas pour entraîner la mort par encéphalite.

OBSERVATION 219.— *Carie du crâne, céphalée, épilepsie, manie, traitement mercuriel, guérison.* Une femme de 26 ans, tourmentée depuis quelque temps par de la céphalée, fut attaquée d'épilepsie; elle eut bientôt quatre accès par jour et même davantage. Après quelques accès plus violents que de coutume, la malade devint tout à coup folle, et l'épilepsie ne reparut plus. Cet état durait depuis plus de deux ans, quand Benj. Bell reconnut la nature vénérienne d'ulcérations siégeant sur différentes parties du corps, et administra le sublimé corrosif; au bout de trois semaines, on dut faire une incision sur le pariétal, pour donner issue à du pus provenant d'une carie de cet os. Au bout de neuf semaines, toutes les plaies étaient guéries. Depuis plusieurs années, la malade n'a plus aucune apparence de folie. (BENJ. BELL, *loc. cit.*, t. II, p. 672.)

OBSERVATION 220. — *Carie du pariétal, épilepsie, traitement anti-syphilitique, guérison.*—Une servante, âgée de 20 ans, épileptique, donnant pour cause à sa maladie une chute dans un fleuve, présente une carie de l'os pariétal droit, dont le centre était tellement détruit par l'exfoliation, qu'on percevait les pulsations du cerveau à travers la dure-mère dénudée. Ulcères et taches syphilitiques sur la peau, matière tophacée remplissant l'orbite gauche, engorgement des glandes sous-maxillaires, paroxysmes épileptiques sévissant principalement la nuit. Un traitement antisyphilitique rendit la santé à la malade.

Franck ignore s'il y a eu des rechutes. (J. FRANCK, *loc. cit.*, t. III, p. 361.)

OBSERVATION 221. — *Carie du crâne, épilepsie, guérison.* — J'ai vu à Barcelone un soldat espagnol qui, ayant une carie vénérienne du crâne, fut pris, peu après, d'accès fréquents et violents d'épilepsie. Cet homme, quoique âgé de 40 ans, n'en avait jamais présenté auparavant; il en fut délivré par la cautérisation au fer rouge, et d'autres moyens qui détruisirent la carie du crâne. (VIDUS VIDIUS JUNIOR, lib. II, caput XXIII, *de Curat. morb.*)

OBSERVATION 222. — *Altération osseuse, céphalée, trépan, guérison.* — Un soldat, de tempérament mélancolique, était en proie à une céphalée si atroce que les yeux semblaient sortir de leurs orbites. Amatus Lusitanus, malgré des dénégations obstinées, attribua ces douleurs à la syphilis. Nitre, purgatifs, vésicatoires, gaïac furent administrés sans résultats. Malgré l'absence de toute lésion extérieure, de toute tuméfaction osseuse, Lusitanus fait pratiquer, au siége même de la douleur, une incision cruciale allant jusqu'à l'os; celui-ci offre une couleur livide tirant sur le noir; une couronne de trépan met la dure-mère à nu, la douleur est calmée. Au bout de quelques jours des portions osseuses se détachent. Un traitement par le gaïac achève la guérison. (AMATUS LUSITANUS, *Cent.* 1, *curatio* 4, t. I, p .72.)

L'observation suivante nous paraît offrir également de l'intérêt. Une céphalée atroce résistait depuis 7 mois aux traitements les plus variés, quand l'apparition de tumeurs arrondies sur le front vint mettre sur la voie du diagnostic causal. L'iodure de potassium, à la dose de 1 gramme, calme les douleurs en quatre jours; pendant l'emploi de l'iodure, alors que les tumeurs frontales avaient diminué des deux tiers, survient une première attaque épileptiforme suivie de deux autres dans les 24 heures. L'iodure à la dose de 2 gr. éloigne les accès, et la malade, se croyant guérie, cesse le traitement malgré nos avis. Six semaines après, les accès reparaissent s'accompagnant d'amblyopie et de faiblesse dans les membres. Nouveau succès de l'iodure de potassium, guérison définitive des accès, disparition des tumeurs. Plus d'une année après, sans que de nouveaux accidents cérébraux se soient produits, il se forme un vaste ulcère au front par suite de carie de la table externe du frontal. On peut, pensons-nous,

expliquer l'enchaînement et la marche des accidents dans ce cas,
par l'existence de tumeurs gommeuses sur la table interne des os
du crâne en même temps qu'il en existait sur la table externe.
La carie survenue plus tard, s'étant bornée à la table externe
du frontal, n'a pas ramené d'accidents vers les centres nerveux.

OBSERVATION 223. — *Carie du frontal, convulsions épileptiformes,
amblyopie; iodure de potassium, guérison.* Louise L., âgée de 28 ans,
dévideuse, non mariée, a eu deux enfants dont un seul vit encore.
Elle dit avoir eu divers accidents vénériens qu'elle ne peut préciser,
mais quelques macules sur les épaules et sur le front me font croire à
des syphilides antérieures. Elle entre à l'hôpital de Sainte-Marie-aux-
Mines, le 26 janvier 1853, pour des douleurs de tête presque incessantes
et d'une extrême violence; ces douleurs durent depuis 7 mois; d'a-
bord intermittentes et revenant principalement la nuit, elles sont
aujourd'hui continues et ont résisté à tous les calmants, à tous les
narcotiques. En examinant le crâne j'y découvre en plusieurs endroits,
surtout au front, des bosses arrondies, douloureuses à la pression, un
peu rénitentes et qui me paraissent des tumeurs gommeuses bien
caractérisées. (Iodure de potassium, 1 gr. par jour dans une tisane de
salsepareille.)

Dès le 2 février l'amélioration est notable, les douleurs beaucoup
moins fortes. Légère angine pharyngée. Le 20, l'angine est guérie, les douleurs céphaliques sont nulles, les tumeurs du crâne ont
diminué des deux tiers. On continue l'iodure de potassium.

Le 12 mars la malade est prise subitement de vertiges, tombe
lourdement à terre, et se fait une violente contusion au front; la langue a été mordue, une écume sanguinolente s'échappe de la bouche.
Une seconde attaque eut lieu dans la nuit, une troisième le 13 au
matin. Le 14 la malade accuse de vives douleurs au sinciput; elle est
dans un état d'abattement, d'hébétude très-marqué. La langue est
énormément tuméfiée. (Iodure de potassium, 2 gr.) Nouvel accès le 27,
moins violent que les précédents, suivi de somnolence. (Iodure de
potassium 2 gr.; quinquina.)

Le 11 avril, nouvel accès moins violent. (Idem.) Le 3 mai la malade, qui n'a pas eu d'accès depuis le 11 avril, qui n'éprouve plus de
céphalée et ne sent plus ses tumeurs gommeuses, quitte l'hôpital
malgré mes conseils, et cesse tout traitement.

Le 20 juin survient un nouvel accès très-violent, suivi d'une grande
faiblesse des membres, d'affaiblissement de la vue et d'une somno-

leuce qui persiste encore à son entrée à l'hôpital le 26. On reprend l'iodure de potassium à la dose de 2 gr. Le 15 juillet survient un accès très-léger, mais la vue et les forces sont rétablies et la malade quitte l'hôpital le 15 août.

Je la perds de vue pendant plus d'une année pendant laquelle elle travaille et dit se bien porter. Le 2 novembre 1854, elle rentre à l'hôpital portant sur le front un large ulcère avec carie de la table externe du frontal, mais n'ayant plus ni douleurs céphaliques, ni tumeurs gommeuses, ni accès épileptiques. Elle reprend l'iodure de potassium à la dose de 2 gr. par jour et le continue sans interruption jusqu'au 15 janvier 1855. A cette époque l'ulcération est entièrement cicatrisée, la malade ne ressent aucun vestige d'accident syphilitique. Depuis ce moment la guérison s'est maintenue. (L. Gros, *Observation inédite.*)

OBSERVATION 224. — *Lésion crânienne, névralgie et paralysie de la cinquième paire, traitement mercuriel, guérison.* Ouvrière de 50 ans, portant des traces non douteuses de syphilis (cicatrices cutanées, perforation du palais, etc.), est atteinte depuis 7 ans de prosopalgie, de névralgie des trois branches du trijumeau. Douleurs déchirantes et térébrantes portant sur toutes les branches du trijumeau, s'exaspérant la nuit, occupant toute la moitié gauche de la face; sensibilité partout à peu près abolie, vue, ouïe, olfaction très-émoussées (sublimé corrosif et frictions de vératrine); les accès diminuent considérablement et deviennent franchement périodiques ; le sulfate de quinine reste sans action ; on dut reprendre le sublimé à doses croissantes pour obtenir la guérison. (BAMBERGER, de Prague, *Deutsche Klinik,* 1850, p. 85.)

OBSERVATION 225. — *Altération des os de la face, névralgie de la cinquième paire; traitement antisyphilitique, guérison.* Il s'agit d'une femme de 30 ans, de tempérament nerveux, prétendant n'avoir jamais eu la vérole. Lorsque M. Vidal la vit pour la première fois, elle souffrait depuis six mois de douleurs névralgiques très-fortes, surtout dans les branches sus et sous-orbitaires du côté gauche, et s'accompagnant d'élancements profonds dans l'œil ; en outre, depuis plusieurs mois, elle éprouvait un enchifrènement insupportable qui l'obligeait même pendant la nuit à aspirer de l'eau par les narines; sa santé s'était altérée, les digestions se faisaient mal et elle avait beaucoup maigri. Traitée par l'homœopathie, elle vit son état s'aggraver. L'œil gauche était rouge, et à travers les vaisseaux dilatés de la conjonctive on voyait la sclérotique amincie à 2 ou 3 millimètres de la cornée, et laissant apercevoir la teinte bleuâtre de la choroïde. La lumière était difficilement supportée et tout travail soutenu était impossible. La névralgie, sans être périodique, offrait des intermittences et redoublait vers le soir. Les fosses nasales n'exhalaient pas d'odeur caractéristique, leur muqueuse était boursouflée, il n'existait aucun engorgement des ganglions cervicaux. Le sulfate de quinine, puis les pilules de Méglin calmèrent un peu la névralgie et diminuèrent l'intensité des exacerbations, cependant le mal persistait.

Un jour la malade accusa de la gêne en avalant, et M. Vidal vit, sur la paroi postérieure du pharynx, une ulcération fongueuse d'aspect syphilitique qui révéla la nature des accidents. Le proto-iodure de mercure fut administré pendant deux mois, puis suivi pendant un mois d'un traitement mixte par le proto-iodure et l'iodure de potassium. Les accidents cessèrent très-rapidement; l'ulcération du pharynx se cicatrisa ; la névralgie disparut promptement; l'œil devint moins rouge, moins douloureux; la sclérotique reprit l'aspect normal, la respiration par le nez devint plus facile, et l'expulsion de l'un des cornets fut suivie de près d'une guérison complète. (*Observation inédite communiquée par* M. E. VIDAL.)

OBSERVATION 226. — *Carie des os du nez, troubles nerveux multiples; traitement antisyphilitique, guérison.* Une femme de 30 ans fut affectée, il y a cinq ou six ans, de carie syphilitique des os du nez; de plus elle était tourmentée par une névralgie faciale et par une névralgie des paires cervicales postérieures. Un rétablissement de quelques mois succéda à un traitement antisyphilitique régulièrement suivi. Elle paraissait parfaitement guérie lorsqu'elle fut prise de vertiges et d'accès épileptiformes avec perte complète de connaissance ; ceux-ci se renouvelaient d'abord matin et soir, puis se rapprochèrent; la malade devint de plus en plus chlorotique ; il survint de la dysménorrhée ; les ferrugineux et les antispasmodiques ne modifièrent pas ces symptômes. Après un de ces accès la malade se releva avec une hémiplégie incomplète et une paralysie de la langue; une application de sangsues diminua les symptômes de paralysie, mais les accès épileptiformes continuèrent. Il n'y avait du reste ni céphalée, ni douleur fixe dans aucun point du corps. On reprit l'iodure de potassium et le proto-iodure de mercure ; au bout de 8 jours l'amélioration était très-manifeste, la langue était libre, l'hémiplégie presque dissipée. Un mois après, tous les symptômes avaient cédé, à l'exception des vertiges épileptiques qui persistent encore, ce qui donne lieu de croire à une lésion organique du cerveau ou de ses enveloppes. (AMEUILLE, *Procès-verbaux de la Soc. méd. du 3ᵉ arrond., 7 mai 1857.*) (Observation inédite.)

OBSERVATION 227. — *Altération du rocher, troubles nerveux multiples, traitement mercuriel, guérison.* Nicolas Rousseau, âgé de 52 ans, cocher, entre le 18 octobre 1858 à la Charité, salle Saint-Charles, nº 1 (service de M. le professeur Piorry). Cet homme, grand et fort, paraît jouir habituellement d'une bonne santé. Ce qui l'amène à l'hôpital, c'est une douleur excessivement vive qui occupe la partie postérieure gauche du cou et de la tête. Il n'a jamais eu ni rhumatisme, ni névralgie, ni paralysie. A l'âge de 30 ans il eut une fièvre typhoïde grave. Il y a environ 15 ans, il contracta une blennorrhagie, sans bubons, qui dura trois semaines; deux ans plus tard il vit apparaître deux chancres sur le gland; ces chancres, au dire du malade n'auraient été suivis d'aucun symptôme secondaire; pas de maux de gorge, pas d'alopécie, pas d'éruption cutanée. Le malade, qui depuis 25 ans avait une otorrhée de l'oreille gauche, présente aujourd'hui de ce côté une perforation du tympan. L'écoulement cessa sans cause connue il y a trois mois, et c'est à peu près à la même époque que survint la douleur que le malade accuse aujourd'hui. Cette douleur, que le malade compare à celle que produirait l'application d'une barre de fer, a son point de départ à la partie postérieure de la tête, au niveau de l'insertion du trapèze; elle vient se perdre dans la tempe où elle donne lieu à des élancements douloureux. Pendant les accès le pavillon de l'oreille devient chaud, le malade y accuse des picotements. Au début cette douleur apparaissait surtout vers la nuit, puis elle devint continue avec exacerbations nocturnes, au point que le malade ne pouvait dormir; en même temps il survint des éblouissements, des étourdissements, la vue se troublait, et le malade, qui était comme ivre, ne pouvait plus marcher. Dans cet état il consulta plusieurs médecins; on lui appliqua des vésicatoires qui calmèrent la douleur pour un temps fort court. Mais les douleurs reparurent aussi intenses que jamais, malgré 70 pilules que lui fit prendre un pharmacien.

A son entrée à l'hôpital de la Charité, le malade, qui, outre sa névralgie, présente encore une cataracte de l'œil droit, est soumis au traitement antisyphilitique; il prend chaque jour 2 pilules de proto-iodure de mercure et 1 gramme d'iodure de potassium; on lui applique deux vésicatoires volants *loco dolenti.*

A sa sortie, le 9 novembre 1858, le malade n'éprouve plus qu'une douleur presque insignifiante, et sous l'influence du traitement spécifique, la cataracte s'est à peu près complétement dissipée. (LANCEREAUX, *Observation inédite.*)

Les observations suivantes se rapportent à des troubles fonctionnels ou à des lésions de la moelle épinière. L'analogie seule, à défaut de preuves directes, suffirait pour faire admettre que le rachis, comme le crâne, peut présenter des lésions de ses tissus fibreux et osseux agissant indirectement sur la moelle, soit en y produisant des lésions appréciables, soit en en gênant simplement les fonctions. On trouvera, dans les observations qui suivent, plusieurs autopsies dans lesquelles la carie vertébrale paraît de nature syphilitique. Nous avons déjà traité ce sujet dans notre Anatomie pathologique et ne nous y arrêterons plus. Quant aux périostoses ou aux exostoses vertébrales, elles sont loin d'être rares ; nous avons réuni un certain nombre d'observations dans lesquelles il faut, pensons-nous, admettre leur existence, mais nous ne possédons aucune autopsie qui démontre leur présence.

OBSERVATION 228. — *Périostite, troubles nerveux multiples.* X..., capitaine d'infanterie, 36 ans, eut en janvier 1857, un chancre induré suivi d'adénopathies inguinales multiples indolentes ; aucun traitement immédiat. Six semaines après, engorgement des ganglions post-cervicaux, impétigo, roséoles, plaques muqueuses. Traitement par le deuto-chlorure de mercure, suspendu au bout de trois semaines pour cause de salivation. Iodure de potassium pendant quarante-cinq jours. Bientôt après syphilide pustuleuse. (Proto-iodure de mercure pendant quatre mois, puis iodure de potassium pendant deux mois). En novembre 1857, papules muqueuses sur la langue et les joues. (Mercure et iodure de potassium pendant deux mois.) En janvrie 1858 périostite du tibia gauche, douleurs rhumatoïdes articulaires. (Iodure de potassium, 3 grammes pendant cinq mois.) En juin, douleurs continues sur le trajet de la colonne vertébrale, exaspérées par les mouvements, douleurs intermittentes, tant nocturnes que diurnes à la partie postérieure de la tête ; mouvements de flexion de la tête impossibles. Points douloureux à l'angle inférieur de l'omoplate gauche et au-dessous du mamelon gauche. Bientôt après, faiblesse dans les membres inférieurs, avec engourdissement, suivant une marche ascendante et progressive du pied jusqu'à l'hypochondre, plus marquée à droite qu'à gauche ; marche incertaine, vacillante ;

parfois des crampes dans les jambes. Membres supérieurs affectés d'un tremblement continuel. Plus tard, paralysie des sphincters; sensibilité complétement éteinte dans les membres inférieurs et le tronc jusqu'à l'ombilic, contractilité musculaire abolie dans ces mêmes régions. *Diagnostic :* Une ou plusieurs exostoses comprimant la moelle épinière. (Sangsues, frictions mercurielles, iodure de potassium, 3 grammes portés rapidement à 6 grammes.) Amélioration notable au bout de quinze jours. Crampes très-douloureuses dans le membre pelvien droit avec une sensation de froid. Le 30 septembre la guérison pouvait être considérée comme assurée. (ALLAIN, d'Angers, *Monit. des hôp.,* 12 *octobre* 1858.)

OBSERVATION 229. — *Paraplégie.* J. Fuscaldo, 33 ans, a eu, il y a cinq mois, un bubon. Il accuse aujourd'hui une forte douleur à l'hypochondre droit, une sensation de froid extraordinaire aux cuisses et aux jambes, une paralysie complète des extrémités inférieures, s'accompagnant de soubresauts continuels, de mouvements convulsifs dans les parties affectées, et de paralysie des sphincters. Sous l'influence de frictions de sublimé, toute espèce de mouvements convulsifs disparut. La paraplégie et la paralysie des sphincters guérirent bientôt complétement. (CIRILLO, *Traité complet et Obs. prat. sur les mal. vén.,* p. 330.)

OBSERVATION 230. — *Hémiplégie et paraplégie, amaurose gauche.* R. M..., 32 ans, de forte constitution, a eu, il y a trois ans, une maladie syphilitique; les accidents primitifs disparurent à peu près sans traitement; trois mois après, syphilide squameuse et angine; traitement mercuriel incomplet, rechute; deux ans après, éruption furonculeuse ayant laissé des traces très-visibles, guérie par l'iodure de potassium. Depuis trois mois, symptômes de paralysie ayant débuté par de la faiblesse du bras droit, puis du membre inférieur droit; affaiblissement de la vue de l'œil gauche; enfin paraplégie, sensibilité très-obtuse dans toutes les parties paralysées, diplopie, douleurs temporales, paralysie incomplète de la vessie et du rectum. (Iodure de potassium.) Au bout de quatre mois, marche et vision presque normales; la vessie a recouvré ses fonctions; paralysie du bras dissipée. (THOMSON, *The Lancet,* 1857, n° 15.)

OBSERVATION 231. — *Paraplégie, amaurose.* Madame W... vint consulter M. Deval le 3 juillet 1849. Œil gauche atrophié, pupille déformée, ayant l'obliquité indiquée par les Allemands comme signe de l'iritis syphilitique; vue très-obtuse de l'œil droit, douleurs ostéocopes et insomnie depuis deux mois, incontinence d'urines, selles involontaires, grande faiblesse des extrémités inférieures. La malade avoue avoir eu des pustules à la peau et des ulcérations à la gorge. Actuellement encore elle a un lichen à la jambe droite et un eczéma du cuir chevelu. Jusqu'au 26 octobre, M. Deval prescrit successivement la liqueur de Van Swiéten, des frictions mercurielles autour de l'orbite, la tisane de Feltz, l'iodure de potassium, le chlorure d'or et de sodium, les bains sulfureux. Le 9 août déjà, la vue est très-améliorée, la paralysie du rectum a disparu. Bientôt la guérison fut complète de tous points. (DEVAL, *loc. cit.*, p. 212.)

OBSERVATION 232. — *Exostose probable de la colonne vertébrale, paralysie des quatre membres, troubles de la vision, traitement mercuriel et ioduré, guérison.* Marie Th..., âgée de 46 ans, mariée et mère de cinq enfants, entre à l'hôpital Saint-Louis le 19 novembre 1853. Réglée à 21 ans seulement, cette femme l'a toujours été régulièrement jusques il y a quatre mois; depuis cette époque les règles ont manqué. On ne peut avoir par la malade aucun détail sur l'existence d'accidents syphilitiques primitifs.

C'est le 8 octobre que débuta la maladie actuelle. La malade ressentait depuis huit jours de violents maux de tête à la région frontale, avec mouvements fébriles pendant la nuit, savoir des frissons suivis de chaleurs et de sueurs abondantes, lorsqu'elle prit un bain, et bientôt après apparut sur tout le corps une éruption confluente surtout aux membres. M. Hardy reconnut une syphilide papuleuse au moment où la malade entra à l'hôpital le 19 novembre suivant. A ce moment, il n'existait plus de douleurs. On commença l'emploi du proto-iodure de mercure par une pilule de 25 milligrammes (on n'en donna jamais plus de trois), de la tisane de salsepareille, une pilule d'opium le soir et des bains sulfureux. Sous l'influence de ce traitement l'éruption pâlit peu à peu, et laissa après elle des tâches brunes caractéristiques de la largeur d'une lentille ; quelques-unes sont remplacées par des cicatrices peu apparentes, mais d'une blancheur bien remarquable.

Vers le milieu de janvier 1854, la malade fut prise de fièvre scarlatine, puis bientôt après de paralysie qui, ayant débuté par les membres inférieurs, s'est étendue rapidement aux membres thoraciques. Ces phénomènes acquirent leur maximum d'intensité dans un temps fort court, mais huit ou dix jours auparavant la malade éprouvait déjà dans les jambes une faiblesse qui allait toujours en augmentant. Il n'y a pas de douleurs, pas de phénomènes pouvant se rattacher à de la contracture ou à des convulsions ; la sensibilité générale n'a jamais été atteinte, pas plus que les fonctions de la vessie ou du rectum. M. Hardy diagnostiqua une exostose de la colonne vertébrale comprimant la moelle épinière un peu au-dessus du plexus brachial. A partir de ce moment, tout en continuant l'emploi du mercure, on administra l'iodure de potassium à la dose de 2 gr. et des fumigations aromatiques tous les deux jours.

Après quelques jours de ce traitement, la malade recouvra l'usage de ses membres supérieurs, mais il n'en fut pas de même pour les membres inférieurs, et leur retour à l'état normal, quoique faisant des progrès continuels, ne s'opéra que très-lentement. La paralysie, d'abord complète, devint moins prononcée ; la malade put fléchir la jambe sur la cuisse et croiser les jambes, puis elle put faire le tour de son lit en s'y tenant avec les mains.

Elle prenait depuis quelques jours l'iodure de potassium quand se manifesta un strabisme convergent s'accompagnant de diplopie. Aujourd'hui, 14 février, ce dernier phénomène a complétement disparu, mais le strabisme est encore appréciable. On ajouta au traitement des frictions avec de la pommade à l'iodure de potassium sur les membres inférieurs et sur la colonne vertébrale.

Le 23 février, la malade peut faire le tour de la salle sans aucun secours étranger. Le 26, elle quitte la salle complétement guérie. (*Observation inédite communiquée par* M. PARROT.)

OBSERVATION 233. — *Paraplégie*. M., 37 ans, entre à l'hôpital du Midi le 6 octobre 1851. Chancre à la verge en mai 1847, puis blennorrhagie, orchite, affection des yeux, pustules plates à l'anus. En juin 1850, ulcération profonde à la cuisse qui guérit par des pansements au calomel. Plus tard, céphalée violente, douleurs dans les jambes, sentiment prononcé de froid aux pieds avec engourdissement ; la marche devient fatigante ; le malade traîne une jambe, croit marcher sur du coton. Bientôt la paraplégie devient complète ; on la combat inutilement par les bains sulfureux, l'électricité, la strychnine, les vésicatoires ; il s'y joint un engorgement des testicules avec anesthésie. (Iodure de potassium, 3 gr. par jour.) Au bout de deux mois le malade peut marcher, l'état général est excellent, la guérison est assurée. (VIDAL de Cassis, *loc. cit.* p. 486.)

OBSERVATION 234. — *Paraplégie*. M. Godelier cite un cas de paraplégie provenant de la compression de la moelle par une exostose située au bas de la colonne vertébrale : traité sans succès par le mercure, le malade fut soumis à l'action de l'iodure de potassium. L'emploi alternatif des deux médicaments amena enfin la résolution de la tumeur, la cessation de la compression et la disparition de la paraplégie. (GODELIER, *Procès-verbaux de la Soc. de méd. de Strasbourg, Séance du 3 janvier 1849.*)

OBSERVATION 235. — *Exostose de la deuxième vertèbre dorsale, troubles nerveux multiples, iodure de potassium, guérison ; mort par excès de boisson.* Vieux militaire, ayant eu de nombreux accidents syphilitiques, éprouve de la faiblesse dans les jambes, de la paralysie des sphincters et de l'embarras de la parole. Ce dernier symptôme augmenta au point que le malade ne pouvait plus se faire comprendre. En examinant la colonne vertébrale, on constate une saillie douloureuse vers la seconde vertèbre dorsale. Toutes les nuits, le malade éprouve des douleurs intenses dans la tête et vers le point saillant de l'épine dorsale. (Iodure de potassium, vésicatoire volant, deux raies de feu au niveau de l'exostose.) Au bout d'un mois, la parole est redevenue normale, les jambes ont repris leurs forces. A peine guéri le malade s'enivre plusieurs jours de suite, et est trouvé mort dans son lit. Pas d'autopsie. (MINICH de Padoue, *Annales de Thérap.*, t. V, p. 423.)

OBSERVATION 236. — *Exostose probable de la colonne vertébrale, paraplégie, paralysie des sphincters ; iodure de potassium, guérison.* Teyssandier, Pierre, domestique, entre à l'hôpital Saint-Louis (service de M. Cazenave) le 27 décembre 1849. Il est paraplégique depuis six ans. Au début il était resté trois mois chez Olivier d'Angers à Chaillot et avait inutilement employé les vésicatoires, les moxas et les cautères. Peu de temps après il était entré à l'hôpital Beaujon dans le service de M. Robert et en était sorti sans amélioration après onze mois de traitement.

État actuel : Paraplégie complète ; le malade ne peut exécuter aucun mouvement ; il est obligé de soulever ses jambes avec les mains ; la contractilité musculaire est nulle dans les deux membres inférieurs, l'insensibilité y est totale ; je lui arrache des poils sans provoquer la moindre douleur ; il y a incontinence d'urine et des selles. Le teint est pâle, l'appétit et le sommeil sont naturels. Le malade dit avoir reçu dans les reins, il y a une dizaine d'années, un coup de pied de cheval qui l'a lancé à terre, et nie avoir jamais eu ni blennorrhagie, ni chancre. M. Cazenave prescrit néanmoins le proto-iodure de mercure sans aucun résultat favorable. On tente ensuite l'iodure de potassium. Au bout de huit jours le malade exécute dans son lit des mouvements avec ses jambes et ses cuisses, et au bout de quinze jours il peut mettre les pieds à terre. La sensibilité cutanée est revenue partout mais inégalement ; elle est plus développée dans la région extérieure des membres. On cesse le traitement à cause de quelques troubles digestifs ; le malade se traîne d'un lit à l'autre.

En mars 1851, on recommence l'iodure de potassium ; les forces ont augmenté ; le malade peut se rendre à la chapelle (à 300 mètres de distance), à l'aide de deux bâtons ; la sensibilité est exagérée au point que le moindre contact est douloureux.

En février 1852, la motilité avait fait de notables progrès ; le malade entre à Bicêtre, salle Sainte-Victoire, le 13 mars suivant.

Le 15 décembre 1852, je lui trouve le teint vermeil, l'appétit et le sommeil sont excellents ; il peut se promener dans le jardin avec deux béquilles, et va ainsi à pied à Paris.

Le 5 janvier 1853, le malade, qui a repris l'iodure de potassium depuis trois mois, marche facilement avec une canne, mais se fatigue encore assez vite. (R. Leroy d'Étiolles, *Des Paraplégies. Manuscrit.*)

Observation 237. — *Exostose probable de la colonne vertébrale, paraplégie.* Un homme de 30 ans, mélancolique, affirmant n'avoir jamais eu de maladie vénérienne, est pris, en 1727, d'une fièvre lente qui dure 20 mois ; en février 1731 impuissance virile ; d'avril en septembre retour de la fièvre, éruption de boutons assez douloureux et profonds sur différentes parties du corps. De temps à autre, faiblesse de la vue. Vers la fin de septembre, épuisement des forces, maigreur excessive, rétention d'urines, défécation laborieuse. Faiblesse considérable des extrémités inférieures, diminution de la sensibilité et de la chaleur. Ulcère très-considérable et douloureux à la cuisse gauche, plusieurs pustules. En décembre 1732, impuissance d'aller à la garde-robe, défaut d'action des membres inférieurs avec sentiment de froid et atrophie ; obstruction des nerfs qui sortent des vertèbres des lombes et de l'os sacrum, et en conséquence, paralysie de toutes les parties auxquelles ces nerfs se distribuent. En janvier 1733, nouvelles pustules aux fesses, aux cuisses, au dos, qui dégénèrent en ulcères excessivement profonds. (Frictions mercurielles à partir du 6 février.) Le 6 mars, après huit frictions, les forces reviennent ; le malade se tient debout sans le secours de personne, l'embonpoint reparaît, la vessie conserve l'urine pendant 2 à 3 heures. Le 15, après onze frictions, le malade commence à marcher, ce qu'il n'avait pas fait depuis 6 mois ; les douleurs qui ne se faisaient sentir que par intervalles ont beaucoup diminué. Le sommeil est plus tranquille et plus long. Le 12 avril, légère salivation ; les ulcères sont cicatrisés, les urines conservées pendant six heures, les douleurs ont disparu, le malade marche pendant un quart d'heure dans sa chambre en chancelant un peu, mais sans autre secours qu'une canne. On continue les frictions. Le 29, le malade peut monter les escaliers. Le 23 mai, il monte et descend l'escalier avec beaucoup d'aisance; les forces et l'embonpoint approchent de l'état normal, la vue s'est fortifiée, et le malade jouit de la plus parfaite santé. (HOUSTET, *Mém. de l'Acad. de chirurg.* t. VI, p. 145, in-4°.)

OBSERVATION 238. — *Paraplégie, rachialgie, accès épileptiformes nocturnes.* N., 31 ans, eut à 22 ans un chancre guéri par le mercure. Plus tard douleurs rhumatismales vagues. A 28 ans, faiblesse dans les jambes et douleurs lombaires. « Bientôt apparut la maladie connue sous le nom de phthisie dorsale, lors même que rien dans la constitution ou dans la manière de vivre du malade ne paraissait favoriser le développement d'une pareille affection. » Il s'y joignit des accès épileptiformes qui revenaient surtout la nuit. Tous les remèdes ordinaires étant restés sans effet, « on arriva à penser que l'infection syphilitique qui avait donné lieu, depuis neuf ans, à une série de phénomènes interrompus seulement à de courts intervalles, pouvait aussi être la cause des accidents actuels. » Le traitement suivant « la méthode par abstinence » eut des résultats tels qu'au bout de quelque temps la guérison était complète. (BOEHR, *loc. cit.*)

OBSERVATION 239. — *Paraplégie, rachialgie simulant le mal de Pott.* Un homme, ayant eu une syphilide papuleuse, entre dans le service de Récamier pour une paraplégie avec douleurs lombaires très-vives, sans déformation du rachis. On crut sentir une fluctuation obscure dans l'abdomen et les lombes, sans pouvoir constater positivement un abcès par congestion. Les mouvements reparurent graduellement par l'emploi des pilules de Dupuytren et le galvanisme, et le malade sortit guéri. (RÉCAMIER, *Gaz. des hôpit.*, 1842, p. 239.)

OBSERVATION 240. — *Périostose ou exostose, sciatique, paraplégie.* Une périostose ou une exostose de l'apophyse transverse gauche de la troisième vertèbre lombaire, de cause évidemment syphilitique, comprimait le nerf lombaire correspondant, et avait ainsi causé soit des douleurs dans les plexus lombaires et sciatiques et dans le nerf sciatique, soit une paralysie dans les extrémités inférieures du même côté. En un mois, sous l'influence d'un traitement par l'iodure de potassium et le proto-iodure d'hydrargyre, l'apophyse transverse malade reprit ses dimensions normales, et la sensibilité ainsi que les mouvements se rétablirent d'une manière parfaite. (PIORRY, *Monit. des hôp.*, t. I, p. 470.)

OBSERVATION 241. — *Carie vertébrale, troubles nerveux multiples.*
Ch..., ouvrière, 33 ans. Blennorrhagie et chancres du vagin en 1828; disparition spontanée de ces accidents. Six mois plus tard, ulcération du voile du palais et du pharynx, qui fait en quelques jours de rapides progrès. (Sirop de Cuisinier, décoction de bois sudorifiques, 3 pilules mercurielles.) Aggravation des symptômes. (On remplace les pilules par la liqueur de Van Swieten, que l'on continue durant trois mois à la dose d'une cuillerée à bouche.) Le 17 avril 1829, amaigrissement, pâleur de la face, sécheresse de la peau qui est ridée et flétrie, pouls petit et fréquent, digestions pénibles, surdité assez prononcée, voix nasonnée, dents déchaussées et vacillantes ; les quatre cinquièmes du voile du palais sont détruits, le reste est envahi par un ulcère d'aspect grisâtre, présentant des lambeaux de même couleur. Amygdales doublées de volume et enflammées, pustules humides sur le front, les sourcils et à la racine des cheveux. Rien aux parties génitales ; absence de la menstruation (même traitement). Le 13 septembre, douleur vive dans les muscles de la région cervicale postérieure, avec roideur du cou et difficulté à mouvoir la tête. Le 14, douleur cervicale plus vive, difficulté extrême des mouvements, frissons, horripilations ; plus tard, respiration difficile, paralysie du bras gauche, perte de connaissance ; le 19, délire, cris ; les symptômes du côté de la respiration et des fonctions cérébrales s'aggravent et la mort a lieu le 21. *Autopsie* : Liquide d'aspect purulent épanché à la face interne de la dure-mère rachidienne de la région dorsale, teinte rosée et affaissement de la moelle dans les régions dorsale et lombaire. Épanchement sanguin entre l'arachnoïde et la membrane propre de la moelle depuis la sixième vertèbre cervicale jusqu'à la protubérance annulaire ; épanchement de lymphe plastique entre l'arachnoïde et le prolongement rachidien. Cette membrane, depuis ce point jusqu'aux tubercules quadrijumeaux, est opaque, épaissie, d'un blanc terne. Côtes friables ; poumons sans adhérences ni tubercules ; cœur flasque ; traces d'inflammation chronique dans l'estomac et les intestins. Destruction totale du voile du palais, bourrelet dur à l'origine de la trompe d'Eustache, ulcération de la largeur d'un franc sur la muqueuse pharyngienne ; à son centre, tubercule gros comme une noisette, ramolli dans sa circonférence, dur et squirrheux à son centre, situé sur la ligne médiane, dans le corps même de la troisième vertèbre cervicale qui est cariée et perforée de telle sorte que l'arrière-bouche communique avec la cavité rachidienne

par une ouverture irrégulièrement arrondie, qui permet d'y introduire le doigt auriculaire ; ulcération, à ce niveau, de la dure-mère et de l'arachnoïde vertébrale. (LEPRESTRE, de Caen, dans *Arch. gén. de méd.*, t. XX, p. 335.)

OBSERVATION 242. — *Carie vertébrale, ramollissement de la moelle, paralysie, convulsions, mort.* Ch. V..., 35 ans, bien réglée, entre à l'Hôtel-Dieu le 16 septembre 1822. Il y a huit ans, blennorrhagie et bubon. (Liq. Van Swieten, tis. sudorif.) Trois ans après, exostose au tibia qui guérit par des frictions mercurielles. Depuis six mois, douleurs dans le côté gauche du cou, plus fortes la nuit que le jour ; impossibilité de tourner et de fléchir la tête qui s'incline fortement à gauche. Dupuytren fait soutenir la tête avec un collier de carton garni de linge. (Sublimé, sudorifiques.) Le 2 octobre, douleur et roideur dans les membres supérieurs. Le 4, la malade enlève son collier de carton, la tête s'incline fortement à gauche. Paralysie du mouvement et de la sensibilité des membres supérieurs, mouvements convulsifs, dyspnée, mort. *Autopsie :* Corps de la troisième vertèbre cervicale détruit par la carie ; corps de la quatrième rugueux à sa surface, très-mobile ; au-devant, tumeur aplatie, du volume d'une petite noix, formée par un tissu semblable au tissu fibreux jaune. Moelle épinière, au niveau des troisième et quatrième vertèbres cervicales, ramollie, sans injection ni altération des méninges. (DUPUYTREN, *cité par* RAOUL LEROY, d'Étiolles, *loc. cit.*; manuscrit, OBS. 106.)

OBSERVATION 243. — *Carie vertébrale, exostoses intra-crâniennes, troubles nerveux multiples, mort.* Homme de 36 ans, atteint depuis quelques mois d'une paralysie incomplète des extrémités inférieures et d'une tumeur peu douloureuse, formée par les premières vertèbres lombaires dont les apophyses épineuses font saillie ; exostoses assez considérables du tibia droit qui sont le siége de douleurs nocturnes. Accès épileptiques assez fréquents et des plus violents, le plus souvent nocturnes. (Frictions mercurielles, sudorifiques.) La plupart des accès sont précédés de douleurs violentes dans le tibia et suivis de vertiges, de nausées et de vomissements. Trois mois après, le malade succombe à une attaque apoplectique survenue après un violent accès d'épilepsie. *Autopsie :* Corps des deux premières vertèbres lombaires plus gros qu'à l'état normal et atteints de carie. Canal vertébral rétréci en ce point. Liquide rachidien abondant, jaunâtre avec quelques flocons blanchâtres, moelle épinière ramollie. Intumescences osseuses saillantes de plusieurs lignes, les unes pointues, les autres gommeuses placées le long de la suture sagittale; cerveau et moelle allongée indurés. (PORTAL, *De la nature de l'épilepsie.*)

OBSERVATION 244.—*Carie vertébrale, rachialgie, convulsions des membres inférieurs, mort.* Homme affecté de syphilis ; a éprouvé de vives douleurs dans l'épine, suivies de déviation du rachis; le malade est fortement courbé en avant; apophyse épineuse de la septième vertèbre dorsale formant la pointe, faiblesse extrême des extrémités inférieures, qui sont le siége de crampes fréquentes, souvent de vraies convulsions; anesthésie et atrophie du membre inférieur droit. Malgré un traitement antivénérien le malade succombe. *Autopsie :* Exostoses nombreuses sur plusieurs os des membres, de la face et sur le sternum. Cinquième, sixième, septième et huitième vertèbres dorsales presque entièrement détruites par la carie. Canal vertébral rétréci en ce point, contenant beaucoup de sérosité verdâtre. Poumons tuberculeux, ainsi que les glandes mésentériques, le testicule droit et le foie. (MONTFALCON, *Diction. des scienc. méd.,* art. Rachitis, t. XLVI, p. 568.)

OBSERVATION 245. — *Carie du sacrum, paraplégie, traitement mercuriel, guérison.* Jeune fille se traînant sur ses jambes à demi paralysées et ne pouvant marcher sans appui, fait l'aveu d'une infection syphilitique *à postera venere.* Os sacrum carié, chairs qui le recouvrent dévorées par un vaste ulcère, corps couvert de tubercules ulcérés. Le mercure à l'intérieur et à l'extérieur triomphèrent à la longue des symptômes vénériens et de la paraplégie. (YVAREN, *loc. cit.,* OBS. 31.)

Tous les nerfs de l'arbre encéphalo-rachidien passent à travers des trous de la cage osseuse qui enveloppe les centres nerveux. Ces trous étant formés de tissus fibreux et osseux, on comprend aisément que des lésions de ces tissus, siégeant au voisinage de ces orifices de passage des nerfs, puissent léser considérablement les fonctions de ces branches nerveuses. Dans un grand nombre des observations que nous avons déjà passées en revue, nous avons vu que la maladie ne bornait pas son action au centre encéphalique ou au cordon médullaire, mais que les nerfs émanant de la base du cerveau ou de la moelle participaient à la lésion des centres nerveux soit à leur naissance, soit dans l'intérieur du crâne ou du rachis. Dans les observations suivantes nous voyons ces mêmes nerfs être affectés isolément, parce que la

lésion des parties voisines porte plus spécialement ou exclusivement sur les orifices qui leur livrent passage ou sur l'intérieur
des canaux qu'ils parcourent. On reconnaît en effet que la lésion
ne porte que sur les nerfs par l'absence des symptômes morbides
fournis par les centres nerveux.

L'observation 246, rapportée par Portal, nous montre à la
fois une amaurose résultant d'une lésion extra-crânienne et des
symptômes cérébraux variés indiquant une lésion ayant intéressé
le cerveau lui-même. Les résultats de l'autopsie expliquent parfaitement ces deux ordres de troubles nerveux, et l'observation
en questionforme une transition naturelle entre les faits qui
précèdent et ceux qui se rapportent à des lésions portant uniquement sur les branches nerveuses.

OBSERVATION 246. — *Tumeur fongueuse adhérant au bulbe du nerf
optique, ramollissement du cerveau, épanchement ventriculaire, douleurs ostéocopes, convulsions épileptiformes, amaurose droite, mort.*
Femme atteinte depuis longtemps de syphilis, éprouve une douleur
lancinante dans le fond de l'orbite droite, en même temps que des
douleurs nocturnes provenant d'une exostose du tibia droit. (Frictions mercurielles, sudorifiques.) Le globe de l'œil se tuméfie, il survient des convulsions des muscles de la face, puis des accès épileptiques
et une amaurose complète de l'œil droit. La malade meurt dans le
coma. *Autopsie:* Dans le fond de l'orbite, tumeur fongueuse de la grosseur d'une fraise adhérant au bulbe du nerf optique. Sphénoïde carié
près du trou optique, dure-mère noirâtre, adhérant aux os, substance
cérébrale ramollie vers les éminences mamillaires, épanchement rougeâtre dans les ventricules. (PORTAL, *loc. cit.*)

OBSERVATION 247. — *Exorbitisme, douleurs syphilitiques, amblyopie,
amaurose.* Femme de 33 ans, lymphatique, ayant eu plusieurs écoulements, fut prise il y a deux ans d'hémicrânie gauche avec amblyopie gauche qui alla jusqu'à la cécité. Traitée par les mercuriaux,
la vue se rétablit. Bientôt, douleurs dans l'œil droit, amblyopie et
hémicrânie droite. L'affection s'aggrava progressivement; il survint
de l'exorbitisme et une amaurose droite. On ne peut constater aucune
tumeur dans l'orbite ; pupilles dilatées, immobiles. (Iodure de potassium, 30 gr. par jour.) En peu de jours la céphalalgie diminua,
puis disparut, l'œil rentra dans l'orbite et la vision se rétablit com-

plétement. Guérison entière après trois semaines de traitement. (GUÉRARD, *Ann. de thérap.*, t. IV, p. 192.)

OBSERVATION 248. — *Tumeur gommeuse, amaurose.* M. X., ayant eu plusieurs affections vénériennes traitées pendant la guerre, est atteint depuis une année d'une amaurose survenue lentement sans lésion des humeurs de l'œil ; pupilles dilatées ; nombreuses tumeurs gommeuses sur différentes parties du corps. (Pilules de Sédillot, sudorifiques.) Au bout de quinze jours, amélioration déjà notable de la vue. Après trois mois de traitement, la vision est parfaitement rétablie, les tumeurs ont disparu sans laisser de trace. (KAULA, *loc. cit.*, p. 74.)

L'observation 249 mérite de nous arrêter un moment. Il est bien évident pour nous que, dans ce cas, la paralysie du globe oculaire dépendait d'une lésion de voisinage, comme toutes celles qui précèdent, et sous ce point de vue spécial, l'observation est bien ici à la place qui lui convient ; mais cette paralysie limitée au nerf de la sixième paire n'est qu'un incident ; chez M. X..., l'affection nerveuse remonte bien plus haut, et il nous paraît hors de doute que l'hémiplégie de 1853, précédée de céphalée et de fourmillements dans les membres paralysés, était le résultat d'une lésion syphilitique portant directement sur le système nerveux, comme toutes celles que nous avons étudiées dans la première partie de ce travail. A ce point de vue donc, ce fait clinique aurait pu trouver place à côté des faits d'Inman, de MM. Ricord, Martin-Damourette et autres. Quelle que soit du reste sa place, cette observation n'en est pas moins un des plus remarquables exemples de guérison d'accidents cérébraux par un traitement antisyphilitique, après l'insuccès constaté de nombreuses tentatives thérapeutiques.

OBSERVATION 249. — *Périostose probable du temporal, troubles nerveux multiples, paralysie de la sixième paire ; traitement antisyphilitique, guérison.* M. X., âgé de 48 ans, a joui jusqu'à l'âge de 19 ans d'une santé robuste qu'il ne ménageait pas. En 1830 il eut une blennorrhagie suivie de bubons inguinaux ; bientôt après, il vit apparaître un chancre qui ne fut traité que par des remèdes externes et ne guérit qu'au bout de six semaines. Depuis ce moment sa santé ne fut plus jamais complétement satisfaisante ; le malade avait souvent de petites indispositions qu'il ne saurait trop spécifier. En 1847, après une maladie intestinale qui guérit difficilement, M. X. fut atteint d'une maladie noire, d'idées fixes qui durèrent plusieurs mois et se dissipèrent pendant un traitement hydrothérapique. En 1850 survinrent de fréquents étourdissements, un affaiblissement général; ces symptômes se dissipèrent lentement par l'emploi des toniques (fer, quinquina, bains de mer).

En octobre 1853, M. X. ressentait depuis plusieurs jours déjà des fourmillements fréquents dans la jambe droite, quand tout à coup il sentit cette jambe lui faire défaut : elle était, dit-il, comme morte. Le 23 décembre, s'étant couché à onze heures, il se réveilla bientôt complétement paralysé du côté droit. Un traitement antiphlogistique, des révulsifs cutanés, les eaux de Bourbonne, les bains de mer pris pendant plusieurs années de suite n'amenèrent que des améliorations peu marquées et de très-courte dnrée. En mai 1855, M. Duchenne de Boulogne essaya inutilement l'électricité. L'hémiplégie existait toujours, s'accompagnant souvent de fourmillements, d'engourdissement, quelquefois de céphalalgie plus ou moins vive, lorsqu'en octobre 1858 M. X. s'aperçut un matin que son œil gauche déviait. Après avoir fait inutilement un traitement homœopathique, le malade, en proie à des idées noires très-pénibles, à une insomnie persistante, alla consulter M. Desmarres, qui ordonna un séton à la nuque avec recommandation de le garder deux ou trois ans. Au bout de six semaines, ne pouvant plus le supporter, le malade l'enleva vers le 15 janvier 1859.

Ce fut le 6 avril suivant que M. X. vint réclamer mes soins. Il a de la peine à marcher et traîne la jambe droite. Le bras droit est également très-affaibli, la sensibilité est parfaitement conservée dans les parties paralysées. L'œil gauche est fortement dévié vers la racine du nez, et les plus grands efforts ne peuvent ramener la pupille au delà de la ligne médiane. Vision très-affaiblie de l'œil gauche, diplopie qui cesse lorsque les deux yeux regardent fortement vers la droite. Pupille normale, pas de chute de la paupière supérieure; l'arcade sourcilière et le fond de l'orbite sont le siége de douleurs sourdes, continues, sans exacerbations nocturnes. Toute la région temporale et mastoïdienne est sensible à la pression; derrière l'oreille on constate un peu d'empâtement des tissus. Sommeil presque nul depuis plusieurs nuits déjà; nuits agitées, troublées par des visions, des hallucinations de la vue et de l'ouïe; le malade a des idées tristes, il croit à une mort prochaine, et passe ses journées dans un état de sombre mutisme, depuis qu'il a dû quitter les affaires pour cause de santé.

Les fonctions animales s'exécutent normalement ; la défécation, l'émission des urines sont régulières ; les facultés génitales sont à peu près abolies. Mis au courant des antécédents du malade, je conseillai l'application successive de plusieurs vésicatoires volants derrière l'oreille et l'emploi simultané des pilules de Sédillot (1 à 3 par jour) et de l'iodure de potassium (1 à 3 grammes). Peu de jours suffirent pour amener une amélioration remarquable. Les symptômes psychiques et l'insomnie furent les premiers à s'amender, puis la paralysie de la sixième paire. Au bout d'un mois de traitement je dus diminuer la dose du mercure, à cause d'une légère salivation ; on continua néanmoins l'emploi d'une pilule de Sédillot chaque jour en faisant prendre concurremment le chlorate de potasse. Le 8 septembre, la guérison peut être considérée comme complète. M. X. a repris ses occupations et y déploie la plus grande activité. L'hémiplégie, la paralysie oculaire, tout a disparu, la région temporale gauche n'est plus douloureuse à la pression. Cependant jusqu'à la fin de 1860 j'ai fait à différentes reprises reprendre l'iodure de potassium pendant quelques semaines. (L. Gros, *Observation inédite*.)

Depuis quelques mois des faits de paralysie syphilitique des nerfs moteurs de l'œil ont été publiés en grand nombre, et sans la crainte d'allonger outre mesure un travail déjà trop long, nous ne résisterions pas au désir de reproduire les observations très-intéressantes de MM. Beyran (1), Luton (2), Gouriet (3). Les trois observations de M. Beyran se rapportent, pensons-nous, et c'est d'ailleurs aussi l'avis de leur auteur, à des lésions des tissus voisins ; celles de M. Luton et de M. Gouriet, au contraire, nous paraissent offrir tous les caractères des accidents nerveux directs, et rentrent par conséquent dans ce que nous avons nommé la syphilis cérébro-spinale. On lira du reste avec fruit ces diverses observations et les réflexions très-judicieuses dont les auteurs les ont accompagnées.

Il y a peu de jours encore un praticien distingué de Paris nous citait un cas se rapportant directement au sujet que nous traitons ici. Il s'agit d'un artiste qui fut pris subitement d'un strabisme interne prononcé de l'œil gauche sans symptômes cérébraux.

---

(1) Beyran, *Union méd.*, 1860, t. VIII, p. 38 et 135.

(2) Luton, *Union méd.*, 1860, t. VIII, p. 597.

(3) Gouriet, *Gaz. des hôp.*, 1861, 3 janvier, Obs. 1.

Ce malade ayant eu antérieurement des accidents syphilitiques, notre confrère lui fit prendre à la fois le proto-iodure de mercure et l'iodure de potassium, et le strabisme disparut rapidement.

OBSERVATION 250. — *Paralysie de la troisième paire, céphalalgie droite.* Rose B.; couturière, âgée de 28 ans, entre à l'hôpital de la Pitié le 2 août 1852; il y a dix ans, chancre sur la lèvre gauche guéri en 8 jours (la malade a pris 10 pilules mercurielles pour tout traitement). Il y a deux ans, éruption squameuse sur le tronc; depuis trois mois, céphalalgie intense siégeant dans la région orbitaire droite. Trois semaines après, troubles de la vue de l'œil gauche; amblyopie avec diplopie. Aujourd'hui, prolapsus peu prononcé de la paupière supérieure, dilatation et immobilité de la pupille, strabisme interne. (Iodure de potassium, 3 grammes par jour.) Après quatre jours, amélioration considérable. Après cinquante-cinq jours guérison complète; tous les symptômes ont disparu. On recommande de continuer le traitement. (FRANCÉS, *Thèses de Paris*, 1854.)

OBSERVATION 251. — *Paralysie de la troisième paire, douleurs ostéocopes frontales.* Eug. B., 38 ans, instituteur, est atteint de nécrose de l'articulation du coude; il a eu, il y a plusieurs années, deux chancres indurés, et ressent depuis lors des douleurs ostéocopes, surtout dans la région frontale. Depuis longtemps déjà blépharoptose complète de l'œil droit. M. Nélaton, pensant que cette paralysie provenait de quelque exostose qui devait comprimer le rameau nerveux qui se rend au muscle releveur de la paupière supérieure, soumet le malade à un traitement antisyphilitique; les douleurs ostéocopes disparaissent, la paupière se relève peu à peu; le malade sort complétement guéri. (LACROZE, *Thèses de Paris*, 1857, p. 18.)

OBSERVATION 252. — *Paralysie de la troisième paire.* Homme de 51 ans, a eu, il y a sept ans des chancres qui guérirent sans médication. Il y a peu de mois, angine suivie de paralysie de la troisième paire à droite, de raucité de la voix, de marasme, de douleurs nocturnes dans le rachis et les membres inférieurs, d'affaiblissement de la mémoire et de la vue. Ulcération du pharynx, exostoses sur le coronal et les tibias, pupilles dilatées et inégales (pilules mercurielles, gargarismes et frictions mercurielles). Quinze jours de ce traitement suffirent pour produire une grande amélioration, suivie d'une guérison complète; la mémoire seule est restée un peu faible. (ÉBRARD, *loc. cit.*)

OBSERVATION 253.— *Paralysie de la troisième paire. Rétraction musculaire de la face ; traitement mercuriel et ioduré , amélioration.*
Madame X., entrée le 4 février 1859 à la Maison de santé, âgée de 40 ans, d'une bonne santé habituelle, est sujette, dit-elle, à des étourdissements. Constipations fréquentes. Réglée régulièrement à 11 ans, mariée à l'âge de 16 ans, elle eut un enfant à 20 ans, et depuis n'a pas été enceinte. Quelque temps après son accouchement elle ressentit des maux de gorge et consulta un médecin qui la soumit pendant plusieurs mois à une médication mercurielle.

Elle prétend n'avoir jamais eu d'écoulement vaginal, d'ulcération à la vulve, de ganglions indurés dans l'aine, de taches ni de boutons sur la peau. Son mari, dit-elle, avait eu une maladie vénérienne plusieurs années avant son mariage. Six mois avant son entrée à la Maison de santé, ses règles ont été supprimées et n'ont plus reparu depuis. Un matin, après avoir été exposée la veille à l'action d'un courant d'air, elle s'aperçut qu'elle ne pouvait plus relever la paupière supérieure droite. Les jours suivants la joue droite se tuméfia, devint douloureuse, les mouvements devinrent difficiles, la mastication fut gênée. Elle ne fit aucun traitement pendant six mois, mais la tuméfaction de la joue augmentant, ainsi que les douleurs faciales , elle se décida à entrer à la Maison de santé, le 4 février 1859.

En examinant la malade, à son entrée, on constate l'état suivant : La paupière supérieure droite est abaissée et ne peut se relever. L'ouverture de la pupille est normale et diminue sous l'influence de la lumière, comme celle de l'autre œil. L'œil droit est légèrement dévié en dehors. Cependant il peut se diriger en dedans, en haut, en bas, mais moins rapidement et moins complétement que l'œil gauche. Il y a de la lenteur dans ses mouvements et de l'épiphora. La joue droite est tendue et rouge ; on sent la saillie formée par le muscle masséter contracturé. La commissure labiale droite est un peu relevée et n'est plus sur la même ligne transversale que la gauche. La malade ne peut abaisser la mâchoire que très-imparfaitement. Quand on cherche à prolonger ce mouvement d'abaissement, la malade accuse de vives douleurs du côté des muscles masséter et ptérygoïdiens. Elle éprouve des élancements douloureux, à intervalles indéterminés, dans la région temporale ; ces douleurs sont provoquées aussi par la mastication. La sensibilité à la pression et à la piqûre existe partout, sauf dans la région sous-orbitaire, dans les points où se distribuent les terminaisons du nerf sous-orbitaire. La malade ne présente aucun autre trouble nerveux. (1 pilule de proto-iodure de mercure de 5 centigrammes, 2 grammes d'iodure de potassium dans de la tisane de salsepareille.)

18 février. La tuméfaction de la joue a diminué, la paupière est toujours abaissée ; l'insensibilité de la région sous-orbitaire persiste encore.

20 février. La malade sort de la Maison de santé, malgré les conseils qu'on lui donne de rester et de se faire soigner d'une manière complète. Elle se propose de continuer son traitement chez elle. (*Observation inédite communiquée par M. le Dr Long.*)

OBSERVATION 254. — *Exorbitisme, paralysie de la troisième et de la sixième paire, céphalée.* Homme de 30 ans, pâle et anémique, a eu, il y a cinq ans, une urétrite et des chancres traités par un charlatan. Depuis quelques mois, céphalée intense à gauche s'exaspérant la nuit ; depuis quinze jours, amblyopie, chute de la paupière supérieure, immobilité du globe de l'œil, exorbitisme, diplopie quand on relève la paupière. (Pil. de Sédillot.) Au bout de quinze jours, la guérison est à peu près complète. On continue les mercuriaux. (RAYER, *Ann. de thérap.*, t. VI , p. 90.)

OBSERVATION 255. — *Périostose, paralysie de la sixième paire, douleurs ostéocopes sourcilières.* X... a eu des chancres il y a quatre ans ; aujourd'hui, périostose sur le tibia et la clavicule, altération de la voix, strabisme interne, diplopie, douleurs ostéocopes vives dans l'arcade sourcilière, aucun signe d'affection cérébrale. Traitement antisyphilitique. Vers le vingtième jour, amélioration très-notable ; guérison complète après trois mois de traitement. (LACROZE, *loc. cit.*, p. 27.)

OBSERVATION 256. — *Périostose, paralysie de la sixième paire, névralgie faciale.* Marker, 37 ans, barbier, a eu des chancres en 1848. Traité par un charlatan, il eut de la salivation et vit survenir ensuite un érythème papuleux sans prurit et de l'alopécie. Le malade, impatient, interrompit trop tôt son traitement. Le 15 février 1852, il entre à l'hôpital de Yedié-Koulé dans l'état suivant : accidents syphilitiques tertiaires, périostoses sur le tibia droit et la clavicule gauche, avec douleurs s'exaspérant à la moindre pression, et un peu d'empâtement ; altération de la voix sans gêne de la déglutition. Globe oculaire droit fortement porté vers le nez, cornée presque entièrement cachée dans le grand angle de l'œil ; impossibilité de porter l'œil à droite ; le malade ne peut le diriger que de bas en haut et de haut en bas, et cela dans une très-petite étendue ; pupille contrac-

tile, régulière, moins dilatée que du côté gauche. Lorsque le malade
ferme l'œil malade, la vision est nette ; s'il ferme l'œil sain, il y a
diplopie. Aucune lésion ne paraît exister du côté du cerveau ; douleur
gravative dans l'arcade sourcilière et la région temporo-maxillaire
droite, devenant plus intense après le coucher du soleil. (Proto-iodure de mercure, vésicatoires sur le tibia, la clavicule et l'arcade
sourcilière.) Le 20, les douleurs ont complétement cessé. Le 27, l'adduction de l'œil est moins prononcée, la diplopie persiste encore
ainsi que les périostoses. (Compression par un emplâtre d'iodure
de plomb ; continuer les pilules et l'iodure de potassium, 50 centigrammes à 3 grammes par jour.) Le 4 mai, la guérison est complète ;
tous les mouvements de l'œil droit sont libres et physiologiques ; les
deux yeux sont parallèles, l'état général est excellent. La guérison s'est
maintenue. (BEYRAN, *Union médic.*, 1854, p. 530.)

« Il s'agit ici, » ajoute M. Beyran, « d'une affection dont on doit
chercher la cause ailleurs que dans l'encéphale. La paralysie me
paraît dépendre uniquement d'une syphilis constitutionnelle dont
les antécédents du malade donnent une explication suffisante.
Cette paralysie, survenue pendant les accidents tertiaires et quatre
ans après l'infection, me fait admettre qu'à la suite de la lésion
spécifique des parties osseuses avec lesquelles la sixième paire se
trouve en rapport, il a pu résulter une compression qui en occa-
sionna la paralysie. Le résultat du traitement spécifique confirme
cette manière de voir. »

Le doute n'est pas permis non plus dans l'observation suivante que nous avons recueillie nous-mêmes au dispensaire de
M. Chassaignac. Les antécédents syphilitiques et le résultat du
traitement disent assez que, dans ce cas, c'est à la syphilis qu'il
faut attribuer les accidents nombreux et variés présentés par ce
malade. L'existence de l'exophthalmie indique de plus le siége
et la nature de la lésion osseuse dont les troubles de la vue sont
les symptômes. Mais la tumeur, qui existe manifestement dans
le fond de l'orbite et qui paralyse en même temps le nerf optique et la sixième paire, est-elle chez ce malade la seule lésion
existante ? Nous ne saurions le croire et, comme dans l'observation 249, les nombreux accidents cérébraux, la somnolence, la
gêne de la parole, la paralysie de la septième paire et celle du
bras gauche nous font admettre que la tumeur osseuse du fond

de l'orbite s'étend à une grande partie de la base du crâne, ou
qu'une autre lésion de même nature siége dans cette région.
Remarquons encore l'énergie du traitement mis en usage dans ce
cas et justifiée surabondamment par l'insuccès des traitements
mercuriels antérieurs timidement faits et la gravité des symptômes cérébraux.

OBSERVATION 257. — *Céphalée, somnolence, exophthalmie, amaurose,
paralysie de la sixième paire, embarras de la parole, paralysie du bras
gauche, hémiplégie faciale; obtusion de l'intelligence, traitement mercuriel et ioduré. Amélioration.* Morange, âgé de 34 ans, fabricant de
fleurs artificielles, a toujours joui d'une bonne santé jusqu'à l'âge de
18 ans. A cette époque, il eut un chancre et fut traité par la liqueur
de Van Swieten. Depuis lors il fut sujet à de fréquentes angines et dut
subir l'amputation des deux amygdales. A 29 ans, il eut un second chancre. Le malade ne peut nous donner aucun renseignement quant à
la présence ou à l'absence d'induration de ces chancres. Ce second
chancre guérit rapidement, et le malade se maria peu de temps après.
Il a eu trois enfants : le premier est mort de convulsions ; le second
vit encore, et a aujourd'hui trois ans ; le troisième est mort, un mois
après sa naissance, d'un ulcère de l'ombilic. La mère de ces enfants n'a
jamais fait de fausse couche et, au dire de son mari, n'a jamais présenté le moindre symptôme syphilitique.
Il y a trois ans, Morange ressentit une céphalée frontale ; les douleurs s'exaspéraient la nuit et le privaient de sommeil ; pendant
le jour au contraire le malade était lourd, somnolent ; il remarqua
que son œil gauche augmentait de volume ; le médecin qu'il consulta
lui fit pratiquer une saignée ; depuis ce moment la vue baissa, il survint de la diplopie, un strabisme interne avec impossibilité de ramener l'œil vers l'angle externe de l'orbite ; en un mot il survint une
paralysie de la sixième paire. Le malade alla consulter M. Deval, qui
lui fit prendre des pilules ; ce traitement resta sans effet ; le malade
éprouva successivement des éblouissements, des bourdonnements
d'oreilles, de la gêne dans la parole, des fourmillements dans les
doigts de la main gauche, puis de la paralysie dans tout le membre
thoracique gauche ; après avoir tenté infructueusement d'autres traitements, il se présenta, le 14 décembre 1858, au dispensaire de
M. Chassaignac, où l'on constata l'état suivant :
Exorbitisme considérable de l'œil gauche ; globe oculaire immobile, pupille fortement déviée en dedans et en haut (strabisme in-

terne) ; diplopie, affaiblissement prononcé de la vue de l'œil gauche.
La paupière du même côté ne peut plus être abaissée ; tout le côté
gauche de la face est comme bouffi, les joues sont flasques et ont
perdu tout mouvement ; langue déviée, de même que la luette ; le
malade parle avec difficulté ; il se sent la langue épaisse, comme·
retenue par un fil ; l'intelligence paraît obtuse, le malade fait répéter
les questions, cherche les mots pour répondre. Le membre supérieur
gauche est agité par un tremblement assez marqué, mais la conscience musculaire est conservée et il n'existe aucun des signes qui,
pour M. Duchenne de Boulogne, marquent l'ataxie locomotrice. La
main gauche est à peu près complétement paralysée et la paralysie
porte à la fois sur le mouvement, sur la sensibilité générale et sur le
sens du tact. Enfin le malade accuse une lassitude générale et de la
faiblesse dans les membres. (Iodure de potassium à doses croissantes.
Pilules de Sédillot, bains de sublimé.)

Dès le 17, le malade signale une amélioration notable. Le 28, la
démarche est plus assurée, la parole moins hésitante, la paralysie
moins absolue dans la main gauche.

Le 13 janvier, la paralysie faciale est presque nulle, la paupière
s'abaisse complétement sous l'empire de la volonté, la joue est moins
flasque, la luette n'est plus déviée de côté, mais encore un peu inclinée
en avant ; la langue est moins lourde, la diplopie a complétement
disparu, l'œil est plus mobile ; l'exophthalmie est encore très-prononcée. La main gauche a repris une partie de ses fonctions, elle serre
assez énergiquement et reconnaît le volume et la nature des corps
qu'elle touche. Bref, tous les symptômes sont en voie d'amendement
remarquable et on peut espérer une guérison complète. (L. Gros, *Observation inédite.*)

Les observations suivantes se rapportent à des hémiplégies
faciales ou paralysies de la septième paire. Nous avons, dans notre
symptomatologie, insisté sur les diverses causes organiques de
cette affection, et sur les particularités qui peuvent aider à déterminer exactement le siége de la compression nerveuse. Nous n'y
reviendrons plus ici. M. Gouriet (1) vient tout récemment encore
de faire connaître un exemple très-intéressant de ce genre de
trouble nerveux d'origine syphilitique.

OBSERVATION 258. — *Hémiplégie faciale.* J. Ward, marin, entre à

(1) Gouriet, *loc. cit.*, Obs. 2.

l'hôpital pour des accidents syphilitiques secondaires ; traitement par la salsepareille. Au déclin des accidents, invasion subite de paralysie de quelques muscles de la face ; bouche déviée à gauche, perte du clignement de l'œil droit, absence des mouvements d'élévation de l'angle droit de la bouche. Sens du goût, de l'ouïe, de l'odorat, mouvements du globe de l'œil, de la langue et de la mâchoire intacts des deux côtés. Engorgement considérable des ganglions au voisinage du trou stylo-mastoïdien. Guérison rapide de l'engorgement ganglionnaire et de la paralysie par un traitement mercuriel. (ZABRISKIE, *Americ. Journ. of med. sciences*, 1841, p. 385.)

OBSERVATION 259. — Jeune homme de 20 ans ayant négligé une gonorrhée, présente une hémiplégie faciale et une tumeur à la joue ; Bierchen n'aurait soupçonné aucun virus vénérien s'il n'eût pas remarqué que les glandes fussent enflées sous le menton et comme adhérentes les unes aux autres. Ulcération de la cloison nasale. Liqueur de Van Swieten pendant quatorze jours, au bout desquels la paralysie était dissipée. (ROSEN, *Mal des enfants*, p. 521.)

OBSERVATION 260. — *Hémiplégie faciale ; perte du goût*. M. V... a eu un chancre lingual induré en février 1852, bientôt suivi de roséole assez intense avec grand développement des ganglions sous-maxillaires et cervicaux ; le 23 avril hémiplégie faciale gauche ; le goût est anéanti sur la moitié gauche de la langue et le reste de la muqueuse buccale ; odorat très-obtus ; sensibilité de la peau, ouïe et vue intactes. (Proto-iodure de mercure.) Au huitième jour la paralysie avait complétement disparu. (VIDAL, de Cassis, *loc. cit.*, p. 511, *empruntée à la thèse de* M. SALNEUVE.)

OBSERVATION 261. — *Hémiplégie faciale*. R..., 27 ans, entre dans le service de M. Ricord le 1er octobre 1850. Chancre sur la face interne du prépuce, tuméfaction des glandes inguinales. Il y a un mois, rougeurs sur le tronc et les membres, alopécie et croûtes du cuir chevelu ; depuis dix jours glandes cervicales postérieures volumineuses, ganglions de l'antitragus et cervicaux latéraux développés, hémiplégie faciale. (VIDAL, de Cassis, *loc. cit.*, p. 510.)

OBSERVATION 262. — *Névralgie temporo-frontale, hémiplégie faciale.* Femme de 28 ans, lymphatique, n'accusant d'autres antécédents syphilitiques que des écoulements suspects, ressentit, il y a six mois, des douleurs nocturnes vives à la partie supérieure du tibia, suivies d'un gonflement notable de l'os. Quelque temps après, douleurs intenses aux régions temporale et frontale gauches, sensation désagréable dans l'oreille ; huit jours après, se déclara subitement une hémiplégie faciale avec insensibilité complète. (Liqueur de Van Swieten, frict. mercur.) La paralysie ne tarda pas à subir une amélioration notable. (CRUVEILHIER, *Union médicale*, février 1850.)

OBSERVATION 263. — *Exostose, hémiplégie faciale, douleurs ostéocopes.* M. E..., 46 ans, a eu à 36 ans des chancres indurés avec engorgement des glandes inguinales, puis des syphilides, de l'angine, des douleurs articulaires. Il n'a fait qu'un traitement mercuriel fort incomplet. En janvier 1854, douleurs rhumatoïdes s'exaspérant la nuit, exostoses du tibia ; à la fin de mars, bourdonnements dans l'oreille droite ; peu de jours après, hémiplégie faciale complète du côté droit et surdité. Traitement antirhumatismal sans succès. M. Roquette attribue cette paralysie à une périostose ou à une exostose développée dans le canal osseux parcouru par le nerf facial ; le 12 mai, iodure de potassium, 3 grammes, vésicatoire pansé avec l'onguent mercuriel ; le 22, la paralysie a considérablement diminué ; iodure de potassium, 4 grammes. Le 20 juin, la guérison est complète. (ROQUETTE, *Union médicale*, 1854, p. 411.)

OBSERVATION 264. — *Tumeur gommeuse, névralgie du plexus brachial.* Th., 36 ans, a eu un chancre et des végétations à l'anus ; le 23 avril 1848, douleurs aiguës dans tout le côté droit du corps, douleurs précordiales portées parfois jusqu'à la lipothymie, qui résistent à divers moyens. Le 23 juin, névralgie du plexus brachial droit qui s'exaspère par la morphine. Le 1er juillet, amblyopie de l'œil gauche, apparition de nombreuses tumeurs gommeuses, taches cuivrées sur le dos, douleurs ostéocopes nocturnes. (Liqueur de Van Swieten) ; le 1er août déjà, l'amélioration est très-prononcée, le 27, l'estomac ne supporte plus le mercure ; iodure de potassium. Deux mois après, guérison complète. (GÉRARD, de Lyon, *loc. cit.*)

OBSERVATION 265. — *Périostose, névralgie cervico-brachiale.* L..., 29 ans, entre dans le service de M. Cazenave le 3 octobre 1844 ; a eu une blennorrhagie il y a huit mois. Depuis deux mois, douleurs vives dans les épaules et le cou, revenant surtout la nuit, insomnie, douleurs insupportables vers l'extrémité interne de la clavicule gauche, avec tuméfaction croissante de cet os. A son entrée, tumeur arrondie, dure, de l'extrémité interne de la clavicule étant le siége de douleurs vives qui s'irradient jusque dans l'articulation de l'épaule. Ces douleurs deviennent bientôt intolérables; le 15 octobre, proto-iodure de mercure; amélioration dès le lendemain; disparition des douleurs au bout de peu de jours. Le 7 novembre, on ne saurait dire quelle a été la clavicule malade. (Cazenave, *Ann. des mal. de la peau et de la syphilis*, t. II, p. 128.)

Observation 266. — *Paralysie du bras droit, douleur cervicale.* Homme de 34 ans, ayant des antécédents syphilitiques, s'est réveillé, il y a peu de jours, avec une paralysie complète du membre supérieur droit, bientôt suivie de fourmillements, d'engourdissements dans les doigts et d'une sensation de froid dans tous les membres. Trois ou quatre jours après, douleurs lancinantes, intermittentes, limitées à la région de la clavicule. La paralysie, qui d'abord avait atteint tous les muscles du membre, se localise dans les muscles qui meuvent le bras sur l'épaule; ceux-ci ont perdu leur irritabilité électrique et s'atrophient. Dans la région cervicale droite, au niveau de l'émergence des nerfs qui forment le plexus brachial et cervical, on constate un point sensible à la pression. M. Nélaton, pensant qu'une exostose comprimait les racines du plexus cervical et brachial, soumit le malade à l'usage du proto-iodure de mercure. Les douleurs se dissipèrent en peu de jours, et la paralysie diminua graduellement. (Debout, *Mém. de la Soc. dé chir.*)

Observation 267. — *Céphalée nocturne, douleurs rhumatoïdes, paralysie du bras droit avec atrophie, exostose; iodure de potassium. Guérison.* Pauline G.,.., journalière, âgée de 29 ans, entre à Lariboisière (service de M. Chassaignac), le 17 décembre 1838, pour une paralysie du bras droit, datant de trois mois.

Les recherches sur les prédispositions héréditaires de cette malade ne fournissent rien de spécial; la malade eut une enfance exempte de maladie; elle fut réglée à 14 ans. De 14 à 20 ans, elle fut sujette à des étourdissements fréquents mais passagers; à 16 ans elle eut une rougeole assez grave. La menstruation est assez régulière. Depuis cinq à six ans la malade est sujette à des pertes blanches abondantes, lesquelles, presque toujours indolentes, s'accompagnent parfois de douleurs assez fortes. Depuis la même époque la malade accuse une céphalalgie vive, revenant par accès beaucoup plus fréquents et plus intenses la nuit que le jour. Cette céphalée s'accompagna bientôt de gêne dans le nez; les narines sécrétaient des croûtes épaisses, qui en se détachant amenaient un léger écoulement sanguin. Aujourd'hui on constate une déformation prononcée du nez par affaissement de la cloison et des cartilages. Plus tard survinrent des douleurs dans toutes les articulations, puis des élancements dans les doigts et dans la main droite avec gonflement de la main; on combattit ces accidents par l'application de vésicatoires sans grand résultat; la malade ressentait dans ces parties un froid continuel. Bientôt les douleurs s'étendirent à l'avant-bras, la sensibilité s'y émoussa, tant la sensibilité générale que le tact; la malade ne reconnaissait pas les corps qu'elle touchait, mais avait conservé le sentiment du chaud et du froid. Enfin l'affection gagna le membre tout entier et l'épaule qui devint raide; tous les mouvements du bras, de l'avant-bras et des doigts furent abolis, de même que la sensibilité; de plus le membre entier s'atrophia d'une manière assez notable; on appliqua des sangsues qui soulagèrent momentanément.

A son entrée à l'hôpital, la malade présente, outre les symptômes que nous venons de passer en revue, une exostose médio-palatine bien marquée et une exostose de l'extrémité sternale de la troisième côte. En palpant attentivement le cou, il nous semble que la région latérale droite est le siége d'un gonflement, d'un empâtement; on sent comme une tumeur profonde, mal délimitée, indépendante de la clavicule; la malade accuse des élancements qui, partant de ce point, s'irradient dans l'épaule et dans tout le bras. Le membre supérieur tout entier est paralysé; le mouvement est aboli, tandis que l'anesthésie est d'autant plus prononcée qu'on se rapproche davantage des doigts; tout le membre est froid. Les élancements sont plus fréquents la nuit que le jour; il y a de plus céphalée nocturne intense avec insomnie très-fatigante. La malade, considérée comme syphilitique malgré le peu de précision des accidents primitifs, malgré ses affirmations de n'avoir jamais eu d'ulcérations aux parties génitales, jamais d'éruptions sur la peau, jamais de maux de gorge de longue durée, et lors même qu'on ne trouve sur le corps aucune trace d'accidents secondaires antécédents, est soumise à l'usage de l'iodure de potassium.

Au bout de peu de jours la céphalée et les élancements dans la région cervico-brachiale ont disparu, le sommeil est revenu.

Le 5 janvier 1859, l'amélioration est encore plus prononcée, la paralysie est moins complète; on continue le traitement spécifique et on soumet de plus la malade à l'électricité au moyen de l'appareil de Breton frères. La contractilité musculaire est conservée partout.

Le 13, les muscles du bras et de l'épaule ont repris de la force, ceux de l'avant-bras et de la main ont recouvré une partie de leurs mouvements. La région cervicale droite présente encore de l'empâtement; en définitive, la malade est en voie de guérison, et le traitement est continué avec assiduité. (L. Gros, *observation inédite.*)

Observation 268. — *Exostose du coude, atrophie du bras.* S..., de B...;
25 ans, a eu plusieurs chancres. A l'âge de 21 ans, il prit du mercure
sans méthode, ce qui amena la chute des dents et des cheveux et une
émaciation considérable. Il y a trois ans, gêne dans les mouvements
de l'avant-bras gauche avec gonflement du coude, douleurs nocturnes
et insomnie. Traitement mercuriel, sudorifiques, bains russes, bains
sulfureux sans aucun succès; articulation du coude convertie en une
tumeur du volume d'une tête de fœtus à terme, bras et avant-bras
atrophiés. (Iodure de potassium, 2 à 4 grammes par jour.) Au bout de
quinze jours, la tumeur du coude a diminué de moitié, mouvements
du bras plus faciles et plus étendus. (Iodure de potassium, 8 grammes.)
Au bout de quinze autres jours, le coude reprend sa forme et son volume normal, l'atrophie se dissipe sous l'influence de la gymnastique;
les douleurs ostéocopes avaient disparu dès le quatrième jour du
traitement. (Langevin, *Bullet. gén. de thérap.*, t. XXIII, p. 20.)

Observation 269. — *Névralgie du nerf plantaire interne droit, atrophie du membre inférieur droit.* X... a eu une syphilis primitive, il
y a huit ans, suivie d'accidents secondaires et tertiaires. En avril 1838,
douleurs vives au genou droit avec tuméfaction de la tête du péroné.
Quelques jours après, exostose volumineuse de la face interne du
tibia droit. Un mois plus tard, douleur aiguë à la face plantaire du
pied droit, prenant son point de départ derrière la tête du péroné et
dessinant exactement le trajet et les divisions du nerf plantaire interne
jusqu'à l'extrémité des orteils; marche impossible. Atrophie du
membre inférieur droit; insuccès des mercuriaux, des narcotiques.
Le 25 janvier 1840, iodure de potassium jusqu'à 5 grammes par jour.
La guérison fut bientôt parfaite. (Lafargue, *Bull. gén. de thérap.*,
t. XIX, p. 340.)

TROISIÈME PARTIE

DU DIAGNOSTIC
DES AFFECTIONS NERVEUSES SYPHILITIQUES,

DE LEUR PRONOSTIC, DE LEUR TRAITEMENT.

CHAPITRE PREMIER

DIAGNOSTIC.

Nous arrivons maintenant à la partie la plus importante de notre travail, au diagnostic. Car savoir reconnaître qu'une affection nerveuse est née sous l'influence du virus syphilitique, c'est presque toujours indiquer les moyens de la guérir.

Pour procéder avec ordre dans la recherche de ce diagnostic, nous pensons qu'il faut établir successivement le diagnostic de l'affection, en spécifier la nature, et déterminer, quand elle existe, la lésion qui l'entretient.

ARTICLE PREMIER

DIAGNOSTIC DE L'AFFECTION.

Le plus souvent le diagnostic de l'affection ne présente pas de difficulté.

Il est facile, en effet, de reconnaître une névralgie, une paralysie, une amaurose, etc... Si dans quelques cas la contracture peut être confondue avec la paralysie, l'examen attentif du malade, l'emploi de l'électricité suffiront le plus souvent pour faire disparaître toute espèce de doute. Ce sujet, d'ailleurs, se trouve traité dans tous les auteurs, et nous ne nous en occuperons pas davantage.

Le point capital du diagnostic est, pensons-nous, la recherche de la nature de l'affection, de l'état diathésique qui l'a engendrée ; c'est là aussi que gît la plus grande difficulté.

ARTICLE II

DIAGNOSTIC DE LA NATURE DE L'AFFECTION.

Dans tout le cours de ce travail nous avons recherché s'il n'existe pas quelque caractère spécial, capable par sa seule présence, de nous permettre d'affirmer la nature syphilitique des affections nerveuses. Mais nos recherches ont été vaines, ce signe pathognomonique nous a toujours échappé.

Est-ce à dire que le diagnostic de la nature de ces affections soit impossible ? Telle n'est pas notre pensée ; nous sommes au contraire persuadés que l'étude attentive du malade et de la maladie permet de formuler un diagnostic aussi positif que dans beaucoup d'autres cas. Mais pour cela il faut interroger obstinément les antécédents du malade, étudier les symptômes du moment, leur marche, leur enchaînement, et enfin tenir compte des modifications que peuvent leur faire subir les divers traitements.

Nous allons examiner la question à ces différents points de vue.

§ 1. — Signes diagnostiques tirés des antécédents.

Les antécédents morbides fournissent des données tant sur l'existence antérieure d'accidents syphilitiques que sur la nature syphilitique des accidents nerveux actuels.

Dans la plupart des faits qui sont entre nos mains, nous trouvons signalés des accidents syphilitiques primitifs, secondaire- ou tertiaires, ayant existé plus ou moins longtemps avant la localisation de la syphilis sur le système nerveux. Souvent ces accidents n'étaient pas encore éteints, et cette circonstance, on le comprend, a toujours été d'une grande utilité pour éclairer le diagnostic.

Dans quelques cas, fort rares, il est dit que le malade n'avait eu pour tout antécédent qu'une simple blennorrhagie, ou un chancre avec bubon suppuré. Si nous avons admis ces cas, qui, au premier abord, paraissent en désaccord avec la théorie de notre maître, M. Ricord, c'est qu'ils avaient pour nous de la valeur en raison de la bonne foi et de l'instruction solide de leurs auteurs ; que de plus il nous était impossible d'y rattacher les accidents nerveux à une autre cause ; c'est qu'enfin la guérison a toujours été prompte sous l'influence d'un traitement antisyphilitique. M. Ricord admet du reste, et nous admettons avec lui, qu'il peut survenir des accidents constitutionnels après un simple écoulement, lorsqu'il y a en même temps un chancre du canal qui peut passer inaperçu. On sait aussi que, bien que ce soit l'exception, le chancre induré peut coexister avec un chancre mou, lequel peut produire un bubon suppuré, tandis que le chancre induré ne produit que de simples engorgements ganglionnaires. C'est le bubon qui, dans ces cas, absorbe toute l'attention du malade, c'est lui qu'il rappellera plus tard, en oubliant le chancre induré.

Dans d'autres cas, depuis un temps plus ou moins long, pouvant varier de quelques années à quelques semaines seulement, la syphilis ne s'était plus manifestée à l'extérieur par aucun de ses symptômes habituels, en un mot la syphilis était latente. C'est là une propriété particulière à certaines diathèses de sommeiller pendant un temps souvent fort long au sein de l'organisme sans manifester leur présence par aucun signe morbide, puis de produire, souvent sans cause appréciable, quelquefois sous l'influence de causes très-légères, de nouveaux accidents dont les uns revêtent les formes habituelles à ces diathèses, les autres des formes qui paraissent insolites, imitant ou simulant plus ou moins exactement d'autres affections du cadre nosologique, entre autres des affections nerveuses ou des névroses. Dans ce cas la syphilis, de latente qu'elle était, devient larvée. L'étude de ces deux ordres de faits, si pleine d'intérêt scientifique et pratique, est le sujet de l'ouvrage de M. Yvaren, et nous

croyons que chacun lira avec fruit les judicieuses réflexions de
cet auteur sur les syphilis latente et larvée, sur les moyens de
les reconnaître et de les combattre.

Lorsque l'affection nerveuse est une des formes que revêt la
syphilis larvée, lorsqu'une syphilis latente depuis un temps plus
ou moins long apparaît sous un masque trompeur en simulant
une affection du système nerveux qui n'est pas du nombre de
ses manifestations généralement reconnues, où puiser les signes
diagnostiques, si ce n'est en premier lieu dans l'examen attentif,
consciencieux des antécédents du malade, afin d'établir comme
premier jalon du diagnostic, la certitude d'une syphilis antécédente. Cette recherche peut présenter des difficultés, soit que les
accidents aient été méconnus ou qu'ils aient passé inaperçus, soit
enfin que le malade les nie. On sait combien il répugne encore
à certaines personnes de faire l'aveu d'une maladie, marquée
autrefois d'un cachet d'infamie et de réprobation. D'un autre
côté on n'ignore pas que l'accident primitif peut passer inaperçu,
comme nous venons de le dire, surtout chez la femme chez
laquelle l'ulcère vénérien peut siéger jusque sur le col utérin.

Quant aux accidents secondaires, il est rare qu'ils échappent à
l'attention des malades. Nous avons encore eu récemment l'occasion d'interroger une femme qui, sans chercher à nous tromper, affirmait n'avoir jamais eu aucun chancre aux parties
sexuelles et qui nous accusait des plaques muqueuses à la vulve
et une éruption dont nous trouvâmes les traces sur la peau.

Tout en insistant sur la nécessité d'interroger avec soin les antécédents dans les cas de syphilis latente, larvée, ou présumée,
nous rappellerons aussi qu'il ne faut pas admettre la vérole sur
la simple indication d'un malade. Nous avons vu en effet, et
nous le signalons dans cet ouvrage, un certain nombre de personnes croire fermement à une syphilis qu'elles n'avaient jamais
eue.

Lorsqu'on a acquis la certitude d'une syphilis antécédente, il
faut encore se garder de rapporter à cette syphilis toutes les
affections qui peuvent se manifester chez l'individu une fois con-
taminé. Les antécédents syphilitiques doivent entrer en ligne de
compte, mais il ne faut pas leur accorder une importance exa-

gérée ; ils n'ont réellement de valeur qu'autant qu'ils se trouvent réunis à d'autres indices capables de faire admettre la nature syphilitique de l'affection nerveuse.

Ces indices sont :

1° Le développement des accidents nerveux postérieurement à l'infection syphilitique, et à un âge où ne se développent pas ordinairement les affections nerveuses idiopathiques que simule la syphilis. C'est ce que dit très-bien M. Ricord dans la leçon orale à laquelle nous avons souvent emprunté ; 2° l'absence de causes capables d'expliquer l'affection nerveuse et d'engendrer des troubles analogues à ceux que détermine la localisation de la syphilis sur le système nerveux. On recherchera donc avec soin dans les antécédents du malade s'il a été exposé à des causes de ce genre. Ainsi, par exemple, quand la syphilis produit des convulsions épileptiformes, comme nous en avons rencontré tant d'exemples, on recherchera si les conditions héréditaires, les causes physiques ou morales si bien étudiées par beaucoup d'auteurs, par M. Moreau de Tours en particulier, ont fait défaut ou si elles peuvent être invoquées pour faire admettre une épilepsie véritable. On s'informera de la profession du malade puisqu'il est des professions qui exposent ou prédisposent à des troubles nerveux. On s'assurera qu'il n'a existé aucune autre cause capable de produire une intoxication se révélant par des troubles nerveux ; on questionnera le malade sur son alimentation, sur les médications auxquelles il peut avoir été soumis. On recherchera enfin si une maladie constitutionnelle ou diathésique autre que la syphilis, telle que la goutte, le rhumatisme, la scrofule, etc...., si un état de débilitation avancée, ne seraient pas la cause des troubles nerveux que l'on veut spécifier. Nous reprendrons ces questions en traitant du diagnostic différentiel de la syphilis du système nerveux, et répétons encore que l'absence des causes vulgaires, pouvant expliquer les affections nerveuses, est un des signes diagnostiques les plus importants pour établir leur spécificité.

§ **2.** — Signes diagnostiques fournis par l'âge du malade et l'époque
d'apparition des accidents nerveux dans la syphilis.

Dans la détermination de la nature des affections qui nous occupent il est bon de tenir compte de l'âge des malades, car bien
que la vérole soit de tous les âges, il faut cependant reconnaître
que c'est de 20 à 50 ans qu'on rencontre le plus grand nombre
d'accidents syphilitiques primitifs, secondaires ou tertiaires...
C'est surtout pour l'hémiplégie que cette considération est importante, et nous avons vu Read, Jos. Franck et bien d'autres se
fonder sur cette donnée pour rapporter à la syphilis des hémiplégies ou des épilepsies. Pour ce qui concerne l'epilepsie en
particulier, nous avons longuement insisté sur l'importance diagnostique de l'apparition de la première attaque à l'âge adulte
(p. 85), et nous n'avons pas à y revenir ici. L'apoplexie au contraire, cause habituelle de l'hémiplégie, ne survient guère
qu'à une période assez avancée de la vie, tandis que l'hémiplégie
syphilitique atteint en général des individus jeunes encore. Nous
trouvons en effet que sur 36 cas d'hémiplégie pour lesquels
l'âge des malades est indiqué, cet âge était :

<pre>
           17 ans...   1 fois.
    de 20 à 25....... 9 fois.
    de 25 à 30....... 8 fois.
    de 30 à 40....... 12 fois.
    de 40 à 50....... 5 fois.
           67........ 1 fois.
</pre>

Ainsi 30 fois sur 36 les malades avaient moins de 40 ans.

On peut encore se demander si, même chez des individus plus
avancés en âge, un certain nombre de cas d'hémiplégie, de ramollissement cérébral, etc... ne tiendraient pas aussi à une manifestation syphilitique tardive. L'attention des observateurs doit
être éveillée sur ce point, car ces affections, comme toutes les
autres, ont leurs causes qui, pour la plupart, restent incon-
nues, parce qu'on ne les cherche pas assez parmi les maladies
constitutionnelles ou diathésiques. On les décrit et on les traite en
général comme des maladies toujours identiques à elles-mêmes.

Il faut se garder de cet écueil, ne jamais se départir de la règle tracée par les grands maîtres et qui dit : Étant donnée une maladie, il faut en chercher non-seulement le siége, mais la nature, et lorsqu'on trouve derrière la lésion locale une cause diathésique, il faut combattre celle-ci et faire un traitement capable de modifier toute la constitution.

L'étude attentive de nos observations nous démontre que les troubles nerveux syphilitiques peuvent survenir à toute distance du début des accidents secondaires. Nous n'avons pas pu dresser ici un tableau chiffré, parce que le plus grand nombre de nos observations ne donnent pas de chiffres, et se contentent d'indiquer les époques d'apparition par des locutions dénuées d'une exactitude suffisante. Néanmoins nous pouvons préciser davantage et dire qu'il existe, dans l'évolution de la syphilis constitutionnelle, quatre époques favorables surtout au développement des manifestations nerveuses. Ce sont :

1° Le début de la période secondaire, où nous voyons fréquemment les douleurs rhumatoïdes, les névralgies et quelquefois aussi les paralysies faciales par compression extracrânienne (ganglions cervicaux, parotide).

2° La fin de la période secondaire ou ce qu'on a nommé la période de transition, où se rencontrent des accidents nerveux variés ayant pour caractère anatomique, non pas des dépôts plastiques, comme nous en rencontrons plus tard, mais des congestions dont nous avons tenté de spécifier la nature, des inflammations portant directement sur le tissu nerveux, quelquefois même des ramollissements de la substance nerveuse. C'est à ce moment que nous trouvons, sans parler de la douleur qui est une manifestation commune à toutes les périodes, un certain nombre de névralgies, des paralysies, spécialement celle des muscles de l'œil (1), un bon nombre de paraplégies, d'hémiplégies et d'amauroses (2).

3° La période tertiaire confirmée, qui produit des périostoses,

______

(1) C'est à tort, pensons-nous, que M. Gouriet considère toutes les paralysies des muscles de l'œil comme des symptômes tertiaires.

(2) Suivant M. Knorre il faudrait encore y joindre certaines hémiplégies fugaces.

des exostoses, lesquelles déterminent, par compression, des troubles nerveux nombreux et variés, et plus tard l'inflammation de la substance nerveuse.

4° Enfin, à une période encore plus avancée et qu'on pourrait appeler quaternaire, 5, 8, 10, 20 ans et même plus après l'accident primitif, alors qu'il n'existe plus de traces de syphilis tertiaire, souvent sans qu'il en ait jamais existé, se rapportent les dépôts plastiques localisés et réunis en tumeurs, ou disséminés dans la substance cérébrale. C'est la période des gommes, des tubercules cérébraux, des indurations de la substance nerveuse, etc... et des troubles qui en résultent.

La syphilis, on le sait, marche dans certains cas, lorsqu'elle sévit sur certaines constitutions, beaucoup plus vite que dans d'autres, mais malgré cette restriction, la connaissance de ces périodes diverses et des lésions qui les constituent ordinairement ainsi que de leurs principaux symptômes, cette connaissance, disons-nous, a son importance : car venant s'ajouter à d'autres notions, elle peut aider aussi à établir le diagnostic de la lésion.

§ 3. — Signes diagnostiques fournis par la symptomatologie.

Après les signes diagnostiques tirés des antécédents et que nous venons de passer en revue, viennent naturellement se placer les signes fournis par l'état actuel du malade.

Dans la plupart des cas, dans ceux même où des erreurs de diagnostic ont été commises, il existait encore, au moment où sont survenus les accidents nerveux, des symptômes syphilitiques patents, non douteux, prouvant l'existence actuelle d'une syphilis secondaire ou tertiaire en plein développement ; dans ces cas la première donnée diagnostique sautait donc aux yeux : le malade non-seulement a eu la vérole, mais il est encore en son pouvoir, il est en puissance de la diathèse syphilitique.

Un examen superficiel ne suffit pas toujours pour arriver à cette certitude ; dans certains cas des signes non équivoques peuvent encore exister, mais à l'insu du malade lui-même. On examinera donc attentivement la surface cutanée, surtout le cuir chevelu, les ouvertures naturelles, les os, et l'on découvrira des signes précieux qui auront échappé aux investigations antérieures ;

ce seront des taches, des cicatrices, des tumeurs indolentes, les traces d'une iritis syphilitique antécédente, etc.

L'étude des symptômes appartenant en propre à l'affection nerveuse peut-elle nous fournir des éléments de diagnostic, en d'autres termes, la névralgie, la paralysie, les convulsions, les amauroses, les apoplexies syphilitiques ont-elles une symptomatologie différente de celle que présentent ces affections lorsqu'elles dépendent d'une cause plus généralement admise; en un mot, la simulation est-elle parfaite et peut-elle être décélée par l'examen des symptômes seuls? D'une manière absolue, nous n'hésitons pas à répondre : Non, les affections nerveuses syphilitiques ne présentent aucun signe qui les distingue avec certitude, et les données signalées par quelques auteurs sont toutes plus ou moins problématiques. Écoutons Jos. Franck : « Enfin, comme il s'est présenté à notre observation des spasmes qui avaient commencé avec la syphilis et qui n'ont pu guérir que lorsque la syphilis a été détruite, nous sommes obligés d'admettre des spasmes dus à la diathèse syphilitique. Nous n'osons déterminer si les spasmes de cette espèce sont excités directement par l'action du principe vénérien sur le système nerveux, ou indirectement par les exostoses, les concrétions tophacées ou les ulcères. Nous ne pouvons pas non plus indiquer de symptômes particuliers (1). » L'étude et la comparaison attentive des faits ne nous ont pas permis de conclure différemment de Frank. Notons cependant quelques particularités qui peuvent avoir leur importance.

Les douleurs syphilitiques présentent ce caractère spécial, pathognomonique, d'être nocturnes ; nulles ou peu prononcées pendant le jour, elles deviennent vives, souvent intolérables pendant la nuit, pour s'amender de nouveau le matin. Ce fait est vrai pour les douleurs ostéocopes; il l'est aussi, quoique d'une façon moins constante, pour les douleurs rhumatoïdes et pour les névralgies. Nous avons signalé des douleurs d'estomac et des vomissements revenant chaque soir chez un malade de MM. Trousseau et Pidoux, et qui guérirent par le mercure. Dans une ob-

(1) J. Franck, *loc. cit.*, t. III, p. 441.

servation qui nous appartient, nous avons également noté des vomissements nocturnes chez un paralytique syphilitique.

Jos. Franck insiste sur le caractère nocturne des accès dans les épilepsies dues à la syphilis. Mais ce signe n'est réellement important et de quelque poids que pour les douleurs ostéocopes ; pour toutes les autres manifestations nerveuses il perd beaucoup de sa valeur.

Maisonneuve a cru reconnaître que les accès épileptiques dus à une cause syphilitique avaient une intensité exceptionnelle, et a voulu fonder sur ce signe leur diagnostic différentiel, mais cette assertion ne nous paraît pas justifiée par l'observation des faits, car dans les convulsions épileptiformes dues à la syphilis nous trouvons tous les degrés admis dans l'épilepsie idiopathique, depuis le simple vertige jusqu'à l'accès le plus intense et le plus complet. De nombreuses observations en font foi. M. Moreau, de Tours, admet comme signe différentiel des épilepsies syphilitiques l'existence d'une céphalée intense, continue, précédant les attaques. Nous avons déjà dit que ce caractère a, pour nous aussi, une grande valeur. « De toutes les maladies de l'encéphale, » dit M. Bertherand, « le cancer et les tubercules sont celles qui en imposeraient le plus pour des accidents syphilitiques et *vice versa*, quand les symptômes généraux de ces trois diathèses ne sont pas évidents. D'après MM. Andral et Rostan les douleurs ne se présentent pas avec le même caractère dans ces divers cas; lancinantes, erratiques pour les deux premiers, elles deviennent fixes, précises dans la céphalée syphilitique, et souvent la pression des doigts les exaspère quoiqu'il n'y ait pas de tumeur à la surface du crâne; ces signes différencieront encore la maladie des douleurs rhumatismales et névralgiques qui s'observent à la tête dans les accidents syphilitiques moins anciens (1). »

On conviendra que tous ces signes diagnostiques sont bien fugaces, bien difficiles à établir, et que MM. Schützenberger, Yvaren et autres, ont cent fois raison d'insister sur la difficulté du diagnostic et sur l'absence des renseignements fournis par la symptomatologie. Il suffit de lire les articles remarquables sur la

(1) Bertherand, *loc. cit.*, p. 312.

symptomatologie des affections cérébrales par Oppolzer de
Vienne (1), pour reconnaître que, dans les affections cérébrales
proprement dites que nous avons rapportées à la syphilis sous le
nom de syphilis cérébrale ou cérébro-spinale, il n'existe pas un
signe diagnostique qui permette à lui seul de se prononcer sur
la nature spécifique de ces accidents.

Et cependant c'est quelquefois d'après ces signes différentiels
si vagues, si incertains, qui échappent si facilement, qu'il faut
se guider dans le choix de sa médication ; c'est ce qu'a fait
M. Rayer avec un plein succès, dans un cas où il diagnostiqua l'existence de la cachexie syphilitique d'après la seule
coloration de la peau et le facies syphilitique si bien décrit par
Swédiaur (2).

§ 4. — Signes diagnostiques tirés de la succession et de la marche
des accidents nerveux.

Ici nous trouvons des signes plus certains, qui, joints à un ou
plusieurs autres, peuvent contribuer puissamment à établir le
diagnostic. Si l'on a lu avec attention les observations que nous
produisons à l'appui de notre travail, ou si l'on a eu l'occasion
d'observer un certain nombre d'affections nerveuses syphilitiques,
comme cela nous est arrivé par le fait même de nos recherches
spéciales, on est tout d'abord frappé d'un fait, c'est de la multiplicité des accidents nerveux qui se développent, se déroulent successivement chez le même individu. Ce fut même pour nous une
cause d'embarras lorsqu'il s'agit de classer méthodiquement un
certain nombre de nos observations. Ainsi les douleurs syphilitiques, rhumatoïdes ou ostéocopes se retrouvent partout ; ainsi
les névralgies, qui, en leur qualité d'accident nerveux précoce
de la syphilis, existent assez souvent seules, lorsqu'on a reconnu
à temps leur véritable nature, se retrouvent encore dans des cas
plus complexes et ont été suivis d'accidents nerveux variés. Ainsi
la plupart de nos malades ont offert successivement ou simultanément des douleurs, des névralgies, des symptômes de para-

____

(1) *Deutsche Klinik*, 1850, p. 133.
(2) *Traité des mal. syphilit.*, t. II, p. 22.

lysie, des troubles des organes des sens, principalement de la vue, des accidents convulsifs, des troubles cérébraux, gastriques, etc.; bref, il y a eu chez eux successivement des troubles variés, souvent sans intervalle de repos complet; quelquefois, au contraire, et presque toujours alors sous l'influence de traitements spécifiques, avec des intervalles de calme et de santé. Cette marche progressive, continue, interrompue seulement sous l'influence d'une cause spécifique elle-même, est à nos yeux un caractère propre aux affections qui nous occupent, et mérite une mention spéciale.

Déjà Maisonneuve, comme nous l'avons dit ailleurs, voulait voir dans ce fait un signe distinctif des épilepsies métastatiques; il avait observé, en effet, que dans les cas où l'épilepsie dépendait d'une cause générale, en particulier de la syphilis, il n'existe pas d'intervalle de santé absolu comme dans l'épilepsie idiopathique.

M. Jules Falret, faisant le diagnostic différentiel de la paralysie générale des aliénés et la distinguant des lésions analogues dues aux tumeurs cérébrales, dit que, dans ce dernier cas, il existe presque toujours une succession de symptômes, céphalalgies vives, déchirantes, vomissements, accès épileptiformes, des amauroses, des surdités, ce qui n'arrive jamais dans la paralysie des aliénés. Ce qui est vrai pour les tumeurs du cerveau en général, l'est aussi en particulier pour les tumeurs syphilitiques de cet organe, et pour d'autres lésions tenant à la même cause diathésique.

Ainsi donc, nous aurions une première présomption en faveur de la nature spécifique d'une affection dans le développement successif de désordres fonctionnels variés, se rapportant tous, plus ou moins spécialement, au système nerveux, et n'existant le plus souvent qu'isolément dans les cas ordinaires.

M. Bertherand croit pouvoir établir deux périodes dans l'évolution de la syphilis cérébro-spinale : une première d'exaltation (douleurs, névralgies, convulsions, délire), et une seconde de dépression (paralysie, démence). Pour nous, il nous a paru difficile, d'après les faits que nous possédons, d'établir ces deux périodes; c'est, qu'en effet, la plupart du temps, nous voyons l'une ou l'autre de ces formes survenir primitivement et persister jus-qu'à la terminaison, heureuse ou malheureuse de la maladie. Ceci est vrai, non-seulement pour ce qui concerne les troubles de la motilité, mais encore pour les troubles intellectuels; c'est ainsi que l'hébétude et l'idiotisme, la perte de la mémoire, peuvent survenir tout d'abord sans avoir été précédés de délire. Mais si nous n'admettons pas toujours comme règle générale ces deux formes indiquées par M. Bertherand, nous accordons une grande importance aux symptômes prodromiques qui sont la règle, car nous les rencontrons dans la plupart des cas, et nous croyons qu'il faut avant tout soupçonner une cause syphilitique, lorsqu'un individu atteint de paralysie ou de convulsions dit avoir éprouvé depuis plus ou moins de temps des vertiges, des étourdisse-ments, des bourdonnements d'oreille, une céphalalgie intense, de l'affaiblissement de la vue, ou de la paralysie du côté des muscles de l'œil.

Ces phénomènes, en effet, lorsqu'ils ne les compliquent pas, précèdent le plus souvent la paralysie, les convulsions épilepti-formes, l'hémiplégie surtout, et constituent ainsi un signe pré-cieux, car ces dernières affections sont peut-être celles dont le diagnostic est le plus obscur.

Dans certains cas, la marche de l'affection nous fournira encore d'autres indications. Ainsi, comparons la filiation des symptômes dans l'apoplexie simple et dans les accidents apoplectiformes de la syphilis cérébro-spinale. Après les symptômes du début, qui, aux prodromes près, sont identiquement les mêmes dans les deux cas, on verra, si l'apoplexie est simple, les accidents s'amender plus ou moins promptement, la paralysie suivre une marche gra-duellement décroissante, tous les symptômes nerveux qui por-tent sur la sensibilité, le mouvement ou l'intelligence décroître également.

Dans le deuxième cas, au contraire, les symptômes graves du début pourront s'amender aussi pour un moment, sous l'in-fluence des moyens généraux usités en pareil cas; mais la para-lysie ou les troubles de l'intelligence, loin de diminuer, iront plutôt en s'aggravant, à moins que, la nature de l'accident étant reconnue à temps, on ne lui oppose le seul traitement ayant prise sur la cause générale. C'est cette différence qui guida Vidal de Cassis dans un cas de ce genre. Lallemand déjà insiste sur ce point. C'est encore là un élément précieux de diagnostic que nous fournit l'observation attentive de la marche des accidents.

Si ces particularités dans l'évolution de la maladie n'indiquent pas toujours que c'est à la syphilis qu'on a affaire ; si, comme le veut Maisonneuve, elles sont communes à toutes les affections dépendant de causes générales, humorales, au moins donnent-elles l'éveil, et enseignent-elles que l'affection n'est pas simple, mais qu'il existe derrière elle une cause générale qu'il faut rechercher et attaquer, et d'autres signes alors dévoileront que cette cause est la syphilis.

Enfin si, au moment même où l'on est appelé à donner des soins au malade, les signes diagnostiques font défaut, il arrive le plus souvent que l'évolution successive des symptômes, que la marche ultérieure de l'affection vienne fournir des renseignements précieux. Ainsi, dans un certain nombre de nos observations, nous avons vu des praticiens expérimentés ne pas soupçonner dès le début la nature spécifique des accidents et employer inutilement les médications les plus rationnelles, les plus efficaces dans les cas ordinaires. Dans ces cas, ou bien les médications restaient sans effet, et cet insuccès même donnait l'éveil sur la nature probablement diathésique de l'affection, ou bien un médicament spécifique, venant à être donné dans un tout autre but que de combattre les accidents nerveux, on voyait ceux-ci s'amender et guérir contre toute attente ; ou bien encore, et c'est le cas le plus fréquent, il survenait quelque nouveau symptôme syphilitique plus ou moins franc, plus ou moins caractéristique, et un rayon de lumière éclairait les ténèbres qui jusque-là avaient entouré le praticien : c'étaient l'alopécie, la chute de l'épiderme de la peau des mains, l'insomnie, une iritis, une carie, une exostose, un testicule vénérien, etc. Dans tous ces cas encore, c'est donc la marche de la maladie ou son mode d'évolution, qui a fourni des données diagnostiques que n'avaient pu donner ni les antécédents, ni l'étude des symptômes actuels.

§ 5. — Signes diagnostiques fournis par les divers traitements.

Pour tirer quelques données diagnostiques positives de l'effet
des traitements antérieurs ou actuels, il faut distinguer les affections nerveuses ordinairement curables de celles qui souvent
défient tous les efforts de la thérapeutique la plus rationnelle.
Dans la première catégorie nous rangeons les névralgies, les accidents consécutifs à la congestion cérébrale, certaines paralysies
partielles; dans la seconde rentrent les convulsions épileptiformes, trop souvent les affections mentales, et un grand nombre de
désordres du sentiment et du mouvement, que nous voyons tous
les jours survenir indépendamment de la syphilis et résister à
toutes les médications. Nous n'avons qu'à nommer l'amaurose,
la paralysie générale, l'atrophie musculaire, pour voir que, dans
ce cas, l'insuccès des médications antérieures ne préjuge en rien
la nature de l'affection.

Mais pour les affections généralement curables, leur résistance
aux moyens reconnus ordinairement efficaces à les combattre,
doit faire admettre une cause plus profonde qui rende compte de
cette résistance, et lorsqu'il y a diathèse syphilitique, rien de plus
naturel que de placer dans cette diathèse la cause cherchée.

Il n'est pas rare, puisque la plupart des affections nerveuses
syphilitiques que nous avons admises appartiennent à la période
secondaire plus ou moins avancée, ou aux périodes tertiaire et
quaternaire, que déjà des traitements mercuriels aient été faits
pour combattre les symptômes syphilitiques antérieurs aux symptômes nerveux. Il faut tenir compte des effets produits par ces
traitements antérieurs; souvent leur efficacité contre des accidents qu'on ne songeait pas à considérer comme syphilitiques a
dévoilé la nature spécifique de ces accidents; mais il est un fait
qui ressort clairement de nos recherches, sur lequel nous avons
insisté à plusieurs reprises et sur lequel nous appelons encore
tout spécialement l'attention : c'est qu'il ne faut pas se laisser
abuser par les apparences et admettre qu'une affection n'est pas
sous la dépendance de la vérole parce qu'elle a résisté aux traitements spécifiques antérieurs. La plupart du temps les symptô-

mes nerveux se sont montrés en effet chez des individus ayant
fait des traitements mercuriels ou antisyphilitiques, mais ces traitements avaient été irréguliers, mal dirigés ou mal exécutés.

Il faut donc tenir compte de ces données fournies par les
traitements antérieurs, tout en n'oubliant pas qu'un ou plusieurs traitements spécifiques mal faits ne doivent pas davantage faire écarter l'idée de la nature syphilitique d'une affection nerveuse, que l'absence complète de traitement spécifique,
et la plupart des accusations d'impuissance et de nocuité dirigées
contre le mercure sont vraies et fondées si elles s'adressent à
ces traitements superficiels qui se bornent à *blanchir* les malades,
comme on le dit, à faire disparaître les symptômes extérieurs
sans songer à prévenir les récidives ou l'évolution ultérieure de
la maladie. Ces traitements peuvent pécher en plus comme
en moins, et telle salivation survenant brusquement, prématurément est aussi nuisible que l'absence complète de traitement
mercuriel; peut-être plus encore, puisqu'elle inspire une fausse
sécurité au malade et au médecin peu expérimenté. L'absence
d'amélioration par le traitement qui combat ordinairement avec
succès l'affection en présence de laquelle on se trouve d'une part,
et d'autre part les bons résultats obtenus par l'usage d'un traitement spécifique, constituent donc de graves présomptions en
faveur de l'existence d'une diathèse syphilitique. Il ne faudrait
pas cependant regarder comme de nature vénérienne toutes les
affections qui éprouveraient une amélioration ou même qui gué-
riraient à la suite de l'administration du mercure ou de l'iodure
de potassium, car il ne faut pas oublier que ces deux agents si
puissants de la thérapeutique peuvent améliorer ou guérir beaucoup d'autres affections dont la nature vénérienne ne saurait être
admise. C'est ainsi que certaines manifestations scrofuleuses et
rhumatismales disparaissent par l'emploi de l'iodure de potassium
et même du mercure. Ces médicaments, qu'on classe avec raison,
le dernier surtout, parmi les altérants, ont en effet une action
bienfaisante sur l'économie toutes les fois qu'il existe un trouble
de la nutrition. D'un autre côté il faut bien se garder, lorsqu'on
voit une affection soupçonnée vénérienne résister à un traitement
approprié, de conclure à sa nature non syphilitique; car nous

sommes encore dans l'enfance en thérapeutique, même lorsqu'il s'agit d'appliquer un traitement que nous dénommons spécifique, et il faut avouer que nous ignorons bien souvent la dose à laquelle doit être porté un médicament pour réussir; et si, dans les observations qui sont entre nos mains, il en est quelques-unes que nous avons cru devoir conserver lors même que l'affection avait résisté au traitement spécifique, c'est que nous avons pensé que souvent le traitement peut être considéré comme nul, les doses du médicament ayant été trop faibles : c'est surtout ce qui arrive pour l'iodure de potassium.

On voit par tout ce qui précède qu'il n'y a rien d'absolu lorsqu'il s'agit de déterminer la nature spécifique d'une affection, et qu'il faut la réunion d'un grand nombre de signes, tant positifs que négatifs, pour être autorisé à se prononcer d'une façon définitive.

Nous ajouterons, en terminant, que la réapparition plus ou moins éloignée d'accidents nerveux combattus avantageusement par un traitement spécifique est chose assez fréquente sinon ordinaire, et en conséquence le praticien habile, qui sait tenir compte de tout, trouvera souvent dans cette circonstance une présomption de plus en faveur de la spécificité de ces accidents.

ARTICLE III

DIAGNOSTIC DIFFÉRENTIEL.

Nous venons de parler des signes diagnostiques qui peuvent faire, sinon affirmer, du moins supposer la nature syphilitique des affections nerveuses. Essayons maintenant de les distinguer de toute autre manifestation toxique ou diathésique et de toute altération organique capable de produire des troubles fonctionnels pouvant les simuler.

Notre prétention n'est pas de faire ici le diagnostic différentiel de toutes les affections auxquelles nous avons reconnu une origine syphilitique : ce serait entreprendre, nous le pensons, une tâche longue, difficile, inutile même, et en dehors de notre sujet,

puisqu'il suffit d'ouvrir un ouvrage élémentaire pour trouver ce
qui a été écrit sur cette partie de la pathologie, qui ne comprend
rien moins que le diagnostic de toutes les maladies des centres
nerveux et des branches nerveuses. Nous nous bornerons donc
à mettre en saillie quelques signes importants qui, dans la plupart
des cas, devront suffire, avec ce que nous venons d'écrire sur le
diagnostic positif, pour faire admettre ou rejeter une cause spécifique.

I. *Maladies du sang.* — Si, en l'absence d'antécédents et de
phénomènes syphilitiques concomitants, on constate l'existence
d'une altération du sang, pléthore, chlorose ou anémie, la difficulté ne sera pas grande, car on devra penser à rattacher à
l'altération sanguine l'affection concomitante, paralysie, névralgie, etc. Il n'en sera plus de même si l'altération du sang se
rencontre en même temps que des phénomènes de nature syphilitique ou s'il a existé des antécédents spécifiques, car alors il
faudra rechercher si l'état du sang est une simple coïncidence de
la syphilis, ou si plutôt il n'en est pas la conséquence, et dans le
premier cas déterminer à laquelle des deux causes l'affection
peut être rapportée.

Pour surmonter ces difficultés, on devra s'enquérir s'il n'existe
pas, en dehors de la syphilis, quelque autre cause capable d'expliquer la chloro-anémie, si l'anémie a précédé ou suivi l'infection
syphilitique ; dans ce dernier cas nous aurions une grande tendance à admettre l'existence de la chlorose syphilitique. Dans le
cas contraire on se rappellera que les affections nerveuses chlorotiques se rencontrent presque exclusivement chez la femme,
qu'elles consistent principalement en des douleurs névralgiques,
et s'accompagnent rarement de paralysie, tandis que la syphilis,
à part les douleurs rhumatoïdes, ostéocopes et plus rarement des
névralgies, se traduit de préférence par des paralysies qui intéressent successivement plusieurs portions du système nerveux.

II. *Maladies générales non diathésiques.* — On sait aujourd'hui
que la plupart des maladies graves, la fièvre typhoïde, les fièvres
éruptives, la diphthérie, suivant M. Gubler les phlegmasies thoraciques, peuvent amener à leur suite des affections nerveuses variées, mais plus particulièrement des paralysies. Il est donc évi-

dent que l'existence antérieure d'une maladie de ce genre devra être prise en considération dans la discussion du diagnostic; on se souviendra que, dans la plupart des maladies que nous venons d'énumérer, les accidents nerveux sont rares, que dans la diphthérie la paralysie débute le plus souvent, pour ne pas dire toujours, par le voile du palais, que dans la fièvre typhoïde, elle revêt d'ordinaire la forme paraplégique, etc...

III. *Affections nerveuses sympathiques.* — Nous plaçons ici les affections des voies urinaires qui assez souvent produisent la paraplégie; certaines altérations du foie, de la rate, de l'utérus, les vers intestinaux, la grossesse, l'accouchement, etc..... Dans quelques-uns de ces cas le diagnostic, nous en convenons, présente de grandes difficultés lorsqu'il existe en même temps une syphilis constitutionnelle. Le praticien se souviendra alors de là multiplicité des symptômes nerveux qui se succèdent d'ordinaire lorsqu'ils dépendent de la syphilis, il tiendra compte de leur mode d'évolution, de leur marche. Enfin dans le doute, il devra, à moins de contre-indication formelle, traiter l'état diathésique. Les heureux résultats qui ont souvent suivi cette ligne de conduite, la disparition, sous l'influence d'un traitement spécifique, d'accidents nerveux qu'on était loin de rattacher à la syphilis, nous engagent à conseiller cette manière d'agir.

IV. *Maladies diathésiques.* — Parmi les maladies constitutionnelles ou diathésiques, il n'y a guère que la scrofule, le rhumatisme et la goutte, capables d'engendrer des accidents nerveux.

Scrofule. Il sera le plus souvent facile de reconnaître la scrofule, qui se manifeste dès l'enfance par des gourmes, des conjonctivites, des eczémas, des engorgements ganglionnaires, etc..., et qui d'ailleurs ne se localise que bien rarement sur le système nerveux.

Rhumatisme. Bien que très-différente de la diathèse syphilitique par sa cause, sa marche et ses manifestations, la diathèse rhumatismale engendre quelquefois des paralysies, ou des névralgies d'un diagnostic assez difficile. Dans l'une et dans l'autre maladie les douleurs s'exaspèrent sous l'influence de la chaleur du lit; dans toutes deux on rencontre la céphalée, et le même agent spécifique leur est souvent applicable, l'iodure de potassium, bien qu'il agisse incontestablement mieux et plus rapidement contre la syphilis.

Il est cependant des signes qui peuvent aider le diagnostic. Ainsi l'hypéresthésie, que nous n'avons rencontrée que bien rarement comme manifestation syphilitique, est fréquente dans le rhumatisme. Dans cette dernière maladie il existe des douleurs vives au point d'émergence ou sur le trajet des nerfs, ce qui ne se retrouve pas dans la syphilis en dehors de la névralgie. Les douleurs rhumatismales s'exaspèrent au point du jour et non au commencement de la nuit, comme les douleurs ostéocopes ; la sensibilité musculaire s'exaspère sous l'influence d'un courant électrique. Le froid est d'ailleurs la cause occasionnelle des affections rhumatismales.

Goutte. — La goutte qui, suivant nous, peut aussi porter son action sur le système nerveux, sera reconnue à ses manifestations antécédentes qui sont le plus souvent, comme nous avons eu l'occasion de l'observer, et comme l'a fort bien établi M. Vibert (1), des convulsions dans l'enfance, des migraines, des angines, du lichen, des hémorrhoïdes dans un âge plus avancé, et enfin plus tard, outre les fluxions articulaires, des ramollissements et des hémorrhagies cérébrales. Ce n'est donc guère que dans la dernière période de la vie que la goutte envahirait le système nerveux : c'est là, pensons-nous, un caractère distinctif important. Le diagnostic de l'état diathésique sous l'influence duquel est née l'affection est du reste toujours chose difficile qui mérite une étude attentive du malade et même de ses ascendants et descendants.

V. *Intoxications.* — A côté des maladies constitutionnelles ou diathésiques nous plaçons la grande classe des empoisonnements qui peuvent aussi troubler les fonctions du système nerveux. Sans passer en revue chacune des affections que ces empoisonnements sont capables de produire, nous dirons que la profession surtout, le genre d'alimentation, les médications subies antécédemment seront autant de points qu'il sera important d'examiner. Mais en outre on devra tenir compte de la localisation de

(1) *Thèses de Paris*, 1859.

l'affection et de certains phénomènes particuliers, et pour ainsi dire caractéristiques, que présentent ces diverses maladies. C'est ainsi que, prenant pour exemple l'empoisonnement saturnin, nous voyons la profession de peintre, l'état saburral des voies digestives, le liséré des gencives, les coliques, la paralysie et l'atrophie des extenseurs, le défaut de contractilité des muscles venir caractériser la nature de l'affection paralytique. Dans l'encéphalopathie saturnine nous retrouvons encore la plupart de ces caractères.

Sans donc nous inquiéter davantage des accidents produits sur les centres nerveux par les divers poisons végétaux, minéraux ou animaux, nous croyons devoir insister sur les effets déterminés par deux agents qui, journellement employés pour combattre les accidents vénériens, ont pu donner à penser qu'ils étaient la cause de la plupart des manifestations tardives de la syphilis : on a déjà compris qu'il s'agit du mercure et de l'iodure de potassium.

Mercure. — Tout le monde sait que le mercure détermine chez les individus exposés à ses vapeurs un tremblement musculaire le plus souvent général. Ce phénomène a été décrit par Ramazzini, Martin de Gimard, Patissier, Colson, etc. ; mais ce que l'on sait généralement moins, c'est que d'autres formes de névroses ont été quelquefois la conséquence de cette intoxication.

F. Hoffmann considère le mercure comme une cause de paralysie ; Forestus en cite un exemple chez un doreur ; M. Burnett paraît avoir observé plusieurs cas analogues sur les marins du vaisseau *le Triomphe*. Dœus, Hoffmann, Landré-Beauvais, au dire d'Esquirol et de M. Delasiauve, parlent d'une épilepsie produite par l'intoxication du mercure. On sait aussi que le tremblement s'accompagne parfois de certains troubles des facultés intellectuelles ; mais cet état peut se manifester isolément, au moins d'après Esquirol. On trouve dans un rapport de M. Chevallier et d'Olivier d'Angers, inséré dans les *Annales d'hygiène*, un exemple d'idiotisme produit par la même cause. Enfin un fait relaté dans les Archives de médecine tendrait à placer la chorée au nombre des effets de l'intoxication hydrargyrique chronique, si l'on ne savait que le tremblement mercuriel peut être confondu avec la danse de Saint-Guy.

Or dans la plupart de ces cas, il est question du mercure absorbé par les surfaces pulmonaires ou cutanées. Le diagnostic s'éclaire donc alors par la profession de l'individu et quelquefois par les frictions auxquelles il aura été soumis. Voyons maintenant les effets du mercure administré à l'intérieur dans le but de guérir, et les moyens de les reconnaître.

Quelques auteurs, nous l'avons déjà dit, mettent trop souvent sur le compte du médicament ce qui n'est qu'une manifestation nouvelle, plus avancée, de la maladie. Nous avons déjà insisté sur l'injustice de ce reproche. Il ne faut pas croire, en effet, que le mercure administré pendant un temps plus ou moins long doive guérir radicalement et faire disparaître pour toujours l'influence du virus syphilitique sur l'organisme. Son rôle est plus restreint; il combat les manifestations présentes et ne paraît guère prévenir les suivantes. C'est donc à tort que, selon nous, on attribue au médicament une nouvelle manifestation survenue sur le même tissu, le même organe, ou bien encore sur un tissu ou un organe différents. A côté des ennemis du mercure, dont le nombre est bien restreint de nos jours, se trouvent d'autres médecins qui peut-être ne croient pas assez aux accidents que peut déterminer le mercure administré à l'intérieur. Il y a donc un moyen terme qu'il faut savoir reconnaître. M. Bazin, qui admet qu'un grand nombre de ramollissements cérébraux n'ont d'autre cause que l'influence du virus syphilitique sur l'économie vivante, s'exprime ainsi à propos de l'action du mercure : « Le mercure est généralement inutile et dange-« reux dans la syphilis tertiaire et quaternaire. L'observation m'a « depuis longtemps appris que l'action de ce médicament entrait « pour une large part dans les paralysies qui surviennent si sou-« vent chez les individus atteints de la syphilis. J'ai en ce mo-« ment présents à l'esprit deux cas de syphilis ulcéreuse, d'ec-« thyma syphilitique, pendant le cours desquels je me suis vu « forcé, à diverses reprises, de suspendre le traitement mercu-« riel, les malades ayant été pris d'accidents cérébraux et de pa-« ralysie, qui chaque fois ont disparu par l'emploi de l'iodure de

« potassium et par suite de la cessation momentanée des prépa-
« rations hydrargyriques (1). »

Dans un travail publié dans les Archives générales de médecine (2), M. A. Colson cherche à démontrer que le mercure, employé comme médicament soit externe, soit interne, peut produire des douleurs avec exaspération nocturne ; il cite deux faits
dans lesquels les malades, n'ayant jamais eu d'accidents syphilitiques, furent atteints de ces douleurs, et rapporte, en outre,
plusieurs observations de malades pris de tremblements mercuriels à la suite de frictions et de l'usage de la liqueur de Van
Swieten. La différence qu'on remarque entre l'action du mercure
vaporisé et absorbé par les voies aériennes et celle du même agent
ingéré par les voies digestives ou appliqué sur la peau, tiendrait
uniquement, selon lui, à la quantité de métal absorbée.

M. Lesauvage, de Caen, qui préconise avec passion la méthode
antiphlogistique dans le traitement des accidents primitifs, prétend que les accidents secondaires et tertiaires sont le résultat
d'une intoxication mercurielle (3). Il cite à l'appui de son opinion
trois mille cas de guérison à la suite des saignées, des bains et de
la diète. Chacun sait que l'accident primitif peut disparaître même
sans traitement ; M. Lesauvage ne nous apprend donc rien de
nouveau sous ce rapport. Il cherche ensuite à démontrer, au
moyen de cinq observations, que les accidents consécutifs sont
le résultat du traitement mercuriel ; dans ces observations, qui
ne sont du reste pas concluantes, il n'est nullement question d'accidents nerveux, et les opinions de M. Lesauvage nous paraissent
fausses et erronées.

Nous reconnaissons toutefois que le mercure n'est pas toujours
sans influence sur la production de certains accidents nerveux.
Nous avons déjà rapporté l'opinion de M. Bazin ; nous ajouterons que M. Ricord a pu constater la présence du mercure dans
un cerveau ramolli. Ce même métal, nous l'avons vu, a été
trouvé dans le cerveau présenté à l'Académie de médecine par
M. Reynaud (de Toulon) ; on a également constaté sa présence

(1) Bazin, *De la scrofule*, etc., p. 72.
(2) Tome XV, p. 338.
(3) *Arch. gén. de méd.*, t XV, 2e série, p. 313.

dans la glande mammaire, les glandes salivaires, le gros intestin, à la suite de frictions sur la peau. Duméril, Fourcroy, Orfila, M. Cruveilhier ont retrouvé des globules de mercure dans les os, dans la substance cérébrale, dans les nerfs, dans différents solides et liquides de l'économie animale. M. Cruveilhier, cependant, a tenté sur les animaux des expériences qui sont restées sans résultat. Nous regrettons de n'avoir pu, comme nous en avions l'intention, répéter ces expériences qui nous paraissent avoir une grande importance. Mais sans rejeter complétement la possibilité des accidents causés par le mercure, nous les croyons fort rares ; le plus souvent le mercure détermine d'abord du côté des gencives et du tube digestif des accidents qui en font cesser l'emploi.

Les accidents mercuriels se distingueront enfin de ceux que détermine la syphilis par les caractères suivants :

1° Ils surviennent dans le cours ou à la fin d'un traitement mercuriel exagéré, alors qu'il existe une anémie prononcée, ou lorsque la constitution du malade est déjà altérée par la cachexie.

2° Ils ne présentent ni la succession ni la marche des accidents nerveux syphilitiques.

3° Ils sont le plus souvent, sinon toujours, précédés d'une salivation intense et de troubles du côté des fonctions digestives.

4° Ils consistent le plus souvent en un tremblement général ; on observe rarement, dans ce cas, des douleurs, des convulsions ou des paralysies.

5° Suivant MM. Trousseau et Pidoux, les douleurs mercurielles, quoique plus intenses pendant la nuit, existent aussi pendant le jour ; elles occupent tous les membres et ne sont pas aussi nettement localisées que les douleurs ostéocopes.

Iodure de potassium. — Les opinions des auteurs sur l'influence que l'iode en général, et l'iodure de potassium en particulier, peuvent exercer sur l'organisme sont très-différentes. En 1837, Baudelocque écrivait : « Le nombre des enfants auxquels j'ai fait prendre l'iode est aujourd'hui considérable, et, à part quelques indispositions légères, je n'ai vu résulter aucun accident de son usage (1).

Guersant a dit dans le même journal : « J'ai administré l'iode à plusieurs centaines de scrofuleux depuis dix ans, et je n'ai jamais vu qu'il fût nuisible ; à peine pourrait-on citer, par cent, un ou deux individus qui ne peuvent supporter ce médicament. »

« Du côté du système nerveux, » dit M. Ricord (2), « quelques malades ont éprouvé ce qu'on a désigné sous le nom d'intoxication iodique, caractérisée par un peu d'incertitude dans les mouvements volontaires, quelques soubresauts des muscles, de la pesanteur de tête, une sorte de paresse intellectuelle, et quelquefois par un léger trouble de l'intelligence..... Les phénomènes morbides qui dépendent purement et uniquement de l'action de l'iodure de potassium ne demandent jamais, pour disparaître en peu de jours, d'autre traitement que la suppression du médicament ou la diminution de ses doses. »

Les accidents qui, suivant MM. Sperino, Riberi et Gasca, ont pu être rapportés à l'iodure de potassium ont été, dans six cas, une légère irritation gastro-intestinale qui apparut au début du traitement et ne dura que trois ou quatre jours; dans deux cas de la céphalalgie et des vertiges, etc.

M. Wallace parle d'un malade qui, après l'usage immodéré de l'iode, fut pris de tremblements et de mouvements oscillatoires dans les yeux.

Suivant M. Titon (3), les accidents cérébraux dus à l'action de l'iodure de potassium annoncent plutôt une stupeur du cerveau qu'une inflammation de cet organe. Dans un cas on aurait observé des troubles de la vue qui seraient allés jusqu'à l'amaurose double.

Nous devons encore mentionner une opinion que nous avons entendu émettre à M. Baillarger. Cet habile aliéniste ne croit pas que jamais la syphilis puisse produire la paralysie générale des aliénés, mais il ne pourrait en dire autant de l'iodure

______

(1) *Répert des sciences méd.*
(2) Additions à J. Hunter.
(3) Titon, *Thèses de Paris*, 1856.

de potassium auquel il attribue une grande influence dans la
production de ce genre d'aliénation mentale. M. Delasiauve
nous a dit partager également cette opinion. Ces idées sont tellement en opposition avec ce que nous enseignent les faits,
que nous regrettons doublement que ces éminents praticiens ne
nous aient pas fait connaître sur quelles preuves ils basent
leur croyance.

Lugol a signalé l'ivresse iodique. Il faut dire, toutefois, que ce
n'est guère qu'à petites doses que l'iodure de potassium produit
ces différents phénomènes. Lorsqu'on le donne à la dose de
3 grammes et au-dessus, comme le fait M. Ricord, on les observe
rarement.

On n'a pas oublié la récente discussion provoquée au sein de
l'Académie de médecine par une communication de M. Rilliet,
sur l'*iodisme constitutionnel*, et l'incrédulité d'un grand nombre
de praticiens, quant aux dangers que présente l'administration
de petites doses d'iode ou d'iodure de potassium. Si, avec
M. Trousseau, nous admettons qu'un certain nombre des faits
considérés par les médecins de Genève comme des cas d'iodisme
doivent être rapportés au goître exophthalmique, nous croyons
aussi qu'on a pu prendre pour de l'iodisme des accidents nerveux syphilitiques. Le fait suivant le démontre, pensons-nous,
pertinemment.

OBSERVATION.

OBSERVATION 270.* — Un jeune homme est atteint de chancre pha-
gédénique en novembre 1857. Bientôt après, rupia abondant, excroissances cornées, douleurs ostéocopes, amaigrissement. Un traitement
mixte par le mercure et l'iodure de potassium, continué pendant un
an, fait disparaître les accidents. Le malade avait repris la force et la
santé quand, en décembre 1858, l'amaigrissement et l'affaiblissement
reprennent; le malade ne peut se tenir sur ses jambes et perd souvent connaissance. Trois ou quatre fois par jour tremblement général,
douleurs de tête, défaillances. M. Trousseau vit là un fait d'iodisme et
conseilla le sulfate de quinine et l'essence de térébenthine. Au bout
de six jours, le malade étant près de mourir, supposant qu'il pouvait
exister de la vérole latente, M. Moutard-Martin crut devoir reprendre

l'iodure de potassium en commençant par 1 gramme. Deux jours après, mieux sensible qui se maintient les jours suivants. Les doses d'iodure sont progressivement augmentées, et le médicament est continué pendant huit mois. Le malade est aujourd'hui complétement rétabli. (MOUTARD-MARTIN, *Union méd.*, 1860, t. VI, p. 190.)

De tout ce que nous venons de rapporter, il résulte, qu'à part quelques vertiges, un peu de céphalalgie, du tremblement et une fois de l'amaurose, si toutefois cette dernière assertion est exacte, l'iodure de potassium aurait rarement une action défavorable sur le système nerveux. Nous possédons des observations dans lesquelles il a pu être porté jusqu'à la dose de 10 grammes sans inconvénient. On sait qu'à l'hôpital du Midi MM. Ricord et Puche le donnent à des doses très-élevées sans avoir aucun accident à déplorer. Nous ne nions pas les accidents légers, connus et décrits sous le nom d'ivresse iodique, mais nous croyons que l'iodure de potassium ne peut produire aucune affection nerveuse analogue à celles que détermine la syphilis, et par conséquent, nous ne nous appesantirons pas davantage sur le diagnostic de ces accidents présumés.

Mais si l'iodure de potassium, administré seul, ne produit aucun accident grave, s'il ne produit aucun symptôme qui puisse être confondu avec les accidents nerveux syphilitiques, on a prétendu qu'il n'en était pas de même lorsqu'on l'administrait immédiatement après un traitement mercuriel. Suivant MM. Rodet et Baumetz, ce mode de traitement peut déterminer des accidents redoutables du côté des centres nerveux, entre autres la diminution de la sensibilité, le refroidissement et l'affaiblissement des membres inférieurs pouvant aller jusqu'à la paraplégie. Nous avons nous-mêmes observé des accidents de ce genre aux Incurables, chez un étameur atteint de cachexie mercurielle après l'administration de 50 centigrammes d'iodure de potassium. Dans la thèse de M. Titon, se trouve l'observation suivante de M. Van Gaver : « En mai 1853, j'ai fait l'autopsie d'un homme qui était entré à l'hôpital Saint-Louis pour une cachexie syphilitique. Il fut soumis à différents traitements par les mercuriaux. On le mit à l'usage de l'iodure de potassium, et il fut pris, dès le lendemain, d'accidents cérébraux auxquels il succomba. A l'autopsie je trouvai le cerveau congestionné, moins consistant qu'à l'état normal, en outre des lésions qu'on trouve d'ordinaire dans la cachexie syphilitique. Aucun caractère n'indiquait une phlegmasie des méninges. »

Sans vouloir contester la valeur de ces faits, nous devons déclarer qu'ils ne s'accordent pas avec la grande majorité des observations que nous possédons, ni avec les principes thérapeutiques préconisés par MM. Nathalis Guillot, Melsens, et quelques auteurs allemands.

Intoxications arsenicale et alcoolique. — Nous ne faisons que mentionner les accidents nerveux qui peuvent être le résultat de ces intoxications. Outre la manie et le tremblement, qui sont si souvent la conséquence de l'intoxication alcoolique, cette dernière produit aussi des convulsions épileptiformes comme l'ont observé Tissot, Maisonneuve, MM. Léveillé, Herpin, Delasiauve et la plupart des auteurs qui se sont occupés de ce genre d'affections. Ici encore la connaissance des antécédents, les phénomènes concomitants, l'existence du *delirium tremens,* les hallucinations, le facies caractéristique des ivrognes, la marche de l'affection éclaireront le diagnostic.

VI. *Névroses.* — La paralysie qui survient parfois dans l'*hystérie* ne sera guère confondue avec celle que peut produire la syphilis. Nous avons cependant signalé un cas dans lequel nous avons admis cette confusion. Ce symptôme se rencontre surtout chez la femme; il occupe presque toujours le côté gauche du corps ; il s'accompagne bien plus habituellement d'anésthésie que la paralysie syphilitique.

Les accès épileptiformes de nature syphilitique, nous l'avons vu, ont presque toujours été confondus avec l'*épilepsie vraie.* Nous avons assez longuement insisté sur les signes qui doivent faire éviter cette erreur pour n'avoir pas à y revenir ici. Nous rappellerons seulement que c'est en considérant l'âge des malades au moment du premier accès, l'absence des causes habituelles de l'épilepsie, l'existence de symptômes morbides dans l'intervalle des accès, tels que céphalée, vertiges, douleurs ostéocopes, douleurs abdominales, etc., qu'on pourra arriver à soupçonner une cause spécifique. Nous n'ajoutons pas à la fréquence des accès pendant la nuit l'importance diagnostique que lui attribuait Jos. Franck.

La paralysie générale de cause syphilitique paraît différer de la *paralysie générale* commune, avec ou sans aliénation mentale, par l'absence habituelle, dans cette dernière, de troubles du côté de la vision et des muscles moteurs de l'œil. Ceux-ci, au contraire, sont la règle dans les névroses syphilitiques.

Les *névralgies* syphilitiques ont souvent pour caractère de s'exaspérer au commencement de la nuit; elles surviennent au début de la période secondaire, résistent aux traitements qui triomphent d'ordinaire des névralgies non spécifiques et cèdent rapidement aux traitements antisyphilitiques.

L'*amaurose* syphilitique, lorsqu'elle ne tient pas à une lésion de l'encéphale ou des nerfs optiques, est presque toujours le résultat d'un œdème rétinien suivant M. Desmarres, d'une choroïdite exsudative suivant M. Follin. Elle sera donc soupçonnée lorsque l'ophthalmoscope aura fait reconnaître ces altérations; on aura une présomption de plus si elle est survenue quelque temps après la disparition d'accidents syphilitiques secondaires, ou s'il en existe encore. Nous avons déjà dit que lorsque l'amaurose dépend d'une compression du nerf optique, l'ophthalmoscope permet de constater l'atrophie de la papille.

VII. *Affections cérébrales.* — L'hémorrhagie cérébrale ordinaire se distingue des affections de nature syphilitique qui peuvent la simuler par sa brusque apparition sans prodromes d'aucun genre, et par l'amélioration qui ne tarde pas à survenir au bout d'un temps d'ordinaire fort court. Les accidents syphilitiques apoplectiques, au contraire, sont généralement précédés d'une céphalée très-longue, de vertiges, de paralysies partielles; leur marche est souvent ascendante et progressive; ils surviennent chez des sujets peu avancés en âge, infectés du virus syphilitique; les troubles intellectuels sont plus persistants que ceux de la motilité. Mais nous insistons d'une manière toute spéciale sur les données diagnostiques fournies par l'âge des sujets.

Le ramollissement cérébral ou médullaire, qui, comme nous l'avons établi, peut quelquefois tenir à la localisation de la syphilis sur les centres nerveux, ne sera soupçonné qu'autant qu'il se joindra aux symptômes qui le caractérisent des signes capables de faire admettre l'existence de la diathèse syphilitique. C'est surtout dans ce cas que le traitement servira de pierre de touche; on n'oubliera toutefois pas que cette altération est toujours d'une extrême gravité et que le traitement spécifique lui-même reste souvent sans action durable, alors même qu'il a amené une amélioration surprenante au début de son emploi. L'âge du sujet, les circonstances au milieu desquelles s'est développée l'affection, ont également leur importance diagnostique. Ajoutons encore que la céphalée, les douleurs syphilitiques rhumatoïdes précèdent le plus souvent le ramollissement cérébral syphilitique.

Le cancer, le tubercule, ne se localisent guère dans les centres nerveux que lorsqu'il existe un état cachectique, le plus souvent facile à distinguer de la cachexie syphilitique. De plus, l'existence ou l'absence de produits analogues sur d'autres points de l'organisme constitue un signe diagnostique d'une grande valeur. Enfin, les douleurs ne présentent pas les mêmes caractères dans ces différents cas. Lancinantes, erratiques, dans les deux premières maladies, elles sont plus fixes dans la syphilis. L'amaigrissement aussi est moins prompt dans la cachexie syphilitique que dans le cancer; la décoloration de la peau y a quelque chose de spécial, de blafard, de cadavéreux, qu'on reconnaît lorsqu'on a quelque habitude des maladies chroniques.

ARTICLE IV

DIAGNOSTIC DE LA LÉSION.

L'affection et sa nature syphilitique étant reconnues, il reste un autre point à élucider, c'est de déterminer si cette affection est avec ou sans lésion, et dans le premier cas, il reste à dire en quoi consiste cette lésion et quel en est le siége.

Les moyens qui permettent d'arriver à cette détermination sont fournis par le laps de temps qui s'est écoulé entre l'accident primitif et l'apparition de l'affection nerveuse, par les accidents syphilitiques concomitants lorsqu'il en existe, par les symptômes actuels et leur enchaînement.

Toutes les fois qu'il survient des troubles nerveux à une période peu avancée de la syphilis, dans le cours de la période secondaire, ou tout au moins avant les symptômes tertiaires, on peut rejeter l'existence de toute tumeur volumineuse dans la substance nerveuse, dans ses enveloppes, ou dans les os voisins. Est-ce à dire qu'il n'existe dans ces cas aucune lésion ? Nous ne le pensons pas, surtout lorsqu'il s'agit d'une paralysie étendue, d'une hémiplégie, par exemple. Malgré le fait que nous possédons avec absence de lésion appréciable à l'œil, nous inclinons, dans ces cas, à supposer l'existence d'une congestion, d'un travail inflammatoire ou d'un ramollissement. Lorsque c'est l'amaurose qui se manifeste à cette période, on peut admettre comme probable une altération de la choroïde ou de la rétine, de nature congestive ou exsudative.

Dans les périodes tertiaire ou quaternaire, lorsque les tissus profonds ou même les viscères sont devenus le siége de manifestations syphilitiques, on doit, de préférence, admettre l'existence de dépôts plastiques, de tumeurs dans les enveloppes ou au sein même de la substance nerveuse. Dans cette période on rencontre encore parfois des ramollissements, ce qui tient à ce que tous les ramollissements ne dépendent pas de la même cause et ne sont pas le résultat d'une altération toujours identique.

Lorsqu'on constate sur les os des traces d'exostoses ou d'autres altérations de nature syphilitique, on pourra supposer que des lésions analogues, au voisinage des centres ou des branches nerveuses, sont la cause des troubles nerveux observés. Nous avons, d'ailleurs, assez insisté sur la marche toute différente des symptômes dans la syphilis cérébro-spinale et dans les cas d'affection nerveuse indirecte, sur l'existence de symptômes congestifs, d'accidents apoplectiformes dans le premier cas, sur leur absence dans le second, pour n'avoir plus à y revenir.

La forme des accidents syphilitiques concomitants sera en outre d'une grande importance dans le diagnostic des lésions viscérales. Il est, en effet, rationnel d'admettre dans les viscères une altération du même genre que celle qui est accessible à la vue ; c'est ainsi qu'une iritis coïncidant avec une paralysie ou une paraplégie devra faire soupçonner un travail de nature inflam-

matoire vers la moelle ou les méninges, que l'existence d'un
testicule vénérien, de tubercules de la peau ou du tissu cellulaire
indiquera un travail plastique sur un point quelconque du
système nerveux. Dans le cas de syphilis latente, il faut remonter
à l'accident primitif qui pourra servir de guide. Ce sera d'après
le temps plus ou moins long qui se sera écoulé depuis son
apparition qu'on pourra déterminer la lésion, autant que d'après
les symptômes actuels.

On peut admettre d'une manière générale que plus les affections sont nombreuses et étendues, plus il faut admettre une lésion
matérielle. La paralysie simultanée d'un ou de plusieurs nerfs
oculo-moteurs et d'une partie plus ou moins étendue du corps
doit faire supposer l'existence d'une tumeur à la base du
crâne. Les accès épileptiformes coïncidant avec des paralysies
plus ou moins étendues, semblent indiquer une tumeur siégeant
dans l'encéphale. Lorsqu'ils existent seuls, ils peuvent cependant
être indépendants de toute lésion appréciable, comme l'a montré
M. Dumoulin.

Le siége de la lésion nous est encore révélé par les troubles fonctionnels. Ce rapport de cause à effet ne varie pas, quelle que soit
la nature de la lésion. C'est ainsi qu'une altération de la moelle,
qu'elle soit syphilitique ou non, donnera toujours lieu à de la
paraplégie, qu'une altération des corps striés ou des couches
optiques d'un côté entraînera l'hémiplégie du côté opposé.
Lorsqu'une lésion portera sur la protubérance, on observera au
dire de M. Gubler, une hémiplégie alterne; enfin, les altérations
du cervelet donneront lieu à des troubles variés de la locomotion,
à un mouvement de recul, à des vomissements, etc...

Nous en avons fini avec les recherches relatives au diagnostic.

En résumé nous croyons que ni les affections nerveuses syphilitiques, ni les lésions qui les produisent, ne possèdent de caractère distinctif absolu, de signe pathognomonique capable de
révéler leur nature spécifique. Ce ne peut donc être que par
l'étude attentive des antécédents, en tenant compte et de l'âge
du sujet, et des affections concomitantes, et d'un grand nombre
de circonstances que nous avons sans cesse rappelées dans tout
le cours de ce travail qu'on pourra parvenir à établir la nature

des affections si nombreuses que peut déterminer la syphilis au sein du système nerveux. On ne saurait être étonné de ce résultat si l'on réfléchit que la détermination des manifestations cutanées de la syphilis ne repose que sur les seuls caractères tirés de leur forme, de leur siége, de leur couleur ; que des affections plus profondes, mais encore accessibles à la vue, telles que l'angine, l'iritis, etc... ne sont, la plupart du temps, rapportées à leur véritable cause que par l'existence concomitante ou antécédente d'accidents spécifiques et que les caractères qu'on leur assigne sont loin de leur appartenir exclusivement.

Serait-il juste d'être plus exigeant pour le diagnostic d'affections intéressant l'appareil organique le plus complétement dérobé à nos moyens d'investigation, celui dont les fonctions sont le moins connues? Cette infériorité apparente du diagnostic spécial qui nous occupe est-elle, d'ailleurs, le propre de l'affection syphilitique du système nerveux, et ne se retrouve-t-elle pas la même pour toutes les maladies des centres nerveux? Chacun sait combien, malgré les belles recherches de Lallemand, Abercrombie, de MM. Rostan, Rochoux, Durand-Fardel, Forget, Dechambre, et de tant d'autres, malgré les travaux plus spécialement physiologiques de Magendie, Vady, continués avec tant d'éclat par MM. Jobert (de Lamballe), Cl. Bernard, Brown-Sequard, et par cette pléiade de physiologistes dont s'enorgueillit l'Allemagne; combien, disons-nous, la détermination exacte des fonctions et des maladies du système nerveux est encore hérissée de difficultés, et combien de fois l'autopsie vient contredire, par des résultats irréfragables, les données les plus généralement admises dans la science.

Les altérations organiques et les troubles fonctionnels que produit la syphilis ne sauraient faire exception à cette règle générale; mais, en l'absence d'une certitude de diagnostic, qui sera probablement encore une chimère pendant longtemps, nous croyons avoir réuni un faisceau de probabilités capables, dans tous les cas, de guider le praticien dans la voie d'une thérapeutique heureuse et efficace.

CHAPITRE DEUXIÈME

PRONOSTIC.

Le pronostic des affections syphilitiques en général est très-variable. On sait, en effet, que le même virus qui, chez certains individus, produit des manifestations légères ou peu graves donne lieu, chez d'autres, à des accidents redoutables.

Cette remarque, du reste, n'est pas vraie seulement pour la syphilis, mais paraît s'appliquer à toutes les maladies virulentes ; c'est ainsi qu'on voit une variole très-légère ou même une varioloïde engendrer une variole mortelle. Il n'est pas permis de supposer que, dans ces cas, la différence tienne à la quantité ou à la qualité du virus, puisqu'on voit la plupart des sujets vaccinés ne contracter habituellement qu'une variole légère ; mais, il faut admettre plutôt une disposition particulière à l'individu, quoique inconnue dans son essence. Cette prédisposition aux manifestations vénériennes graves dont la cause nous échappe ordinairement, rendra toujours le pronostic des affections syphilitiques plus sérieux. Quant au pronostic spécial des affections nerveuses syphilitiques, il sera d'autant plus grave que l'altération organique, développée sous l'influence spécifique, sera plus étendue et plus avancée, et qu'elle intéressera des organes plus essentiels à la vie. On comprend, en effet, qu'une lésion n'intéressant que l'une ou l'autre branche nerveuse ne présentera pas la gravité des lésions des centres nerveux ; on sait aussi que les lésions des hémisphères sont moins graves que celles des parties centrales du cerveau, etc...

Les affections *sine materia*, toutes celles qui peuvent rentrer dans notre première division, sont moins graves que les autres : aussi pouvons-nous dire que les douleurs, les névralgies syphilitiques, certaines paralysies sont généralement sans gravité, que le plus souvent elles disparaissent avec une merveilleuse rapidité sous l'influence d'un traitement bien dirigé. Nous avons déjà fait ressortir la facilité avec laquelle disparaissent les convulsions épileptiformes, choréiformes, les spasmes, en un mot toutes les névroses convulsives que nous avons étudiées en leur place ; nous voyons même, dans ces guérisons promptes et définitives, comparées aux rechutes toujours fréquentes dans les convulsions symptomatiques de lésions matérielles du système nerveux ou d'altérations des tissus fibreux et osseux, un signe diagnostique important.

Le pronostic des lésions syphilitiques de la substance nerveuse elle-même est toujours grave. Nous avons vu la forme congestive entraîner, une fois au moins, la mort ; en général, cependant, elle guérit momentanément. N'oublions pas, toutefois, que ces guérisons sont trompeuses, et que la plupart du temps la forme congestive n'est que la première phase d'un ramollissement ou d'un travail d'exsudation, qui éclatera plus ou moins rapidement suivant le traitement mis en usage, sa durée et son énergie, suivant les circonstances hygiéniques et diététiques dans lesquelles se trouve le malade, etc. Sur quinze observations, rapportées à cette forme, nous avons noté cinq décès et dix guérisons.

La forme inflammatoire est sans contredit la plus grave de toutes celles que peut affecter la syphilis du système nerveux. Les méningites, les encéphalites, les ramollissements, entraînent presque toujours la mort. Cette mort est souvent prompte, presque foudroyante. Et cependant, si on s'en laissait imposer par les apparences, on pourrait, même dans ces cas d'altérations graves, lorsqu'un traitement bien dirigé intervient à temps, croire à des guérisons complètes. Disons-le, le plus souvent ces guérisons ne peuvent inspirer aucune sécurité, car nous avons vu avec quelle rapidité, sous l'influence de causes insignifiantes et même sans cause appréciable, les affections nerveuses de cette catégorie, les mieux guéries en apparence, précipitent souvent leur marche vers la terminaison fatale. Nous savons aussi que les affections nerveuses que nous avons rapportées à la forme exsudative et celles que nous considérons comme la conséquence de lésions étrangères au système nerveux, tuent le plus souvent en allumant dans la substance nerveuse un foyer d'inflammation, et nous croyons pouvoir formuler ainsi notre opinion : La mort, dans toutes les formes de la syphilis du système nerveux, est presque toujours le résultat d'un travail inflammatoire dans la substance nerveuse ou dans ses enveloppes séreuses. Nous sommes portés à croire, avec M. Rodet, vu cette mortalité presque constante de l'inflammation syphilitique de la substance nerveuse, vu la propension de la syphilis à produire des exsudations plutôt que des inflammations avec ou sans ramollissement, que tous les cas considérés comme des ramollissements inflammatoires des centres nerveux, et qui guérissent, ne rentrent pas dans cette catégorie, mais dans la forme exsudative.

La forme exsudative, en effet, quoique elle-même fort grave lorsque les tumeurs du cerveau ou des méninges ont acquis un certain volume, entraîne rarement la mort par le seul fait de la compression. C'est du moins ce qui nous paraît ressortir des observations que nous avons réunies. Sauf de rares exceptions ce sont des accidents aigus inflammatoires, semblables à ceux dont nous venons de parler, qui amènent rapidement la mort. C'est dans la forme exsudative et dans les affections symptomatiques de lésions osseuses ou fibreuses que le traitement spécifique réussit souvent au delà de toutes les prévisions. Ce sont des guérisons de ce genre qui ont fait dire à Jos. Franck, à Boehr, à M. Trousseau, que le mercure fait quelquefois de véritables miracles.

Malgré cette atténuation, le pronostic de la forme exsudative n'en est pas moins essentiellement grave, car trop souvent les accidents se reproduisent, sous l'influence de causes souvent légères, à la suite d'excès de boissons, de veilles, de fatigues intellectuelles, de l'interruption prématurée du traitement, et, soit que la tumeur acquière alors un volume plus grand, soit qu'une encéphalite ou une myélite se développe, la mort survient.

Les mêmes réflexions s'adressent aux affections nerveuses symptomatiques de lésions des tissus voisins. Comme les lésions nerveuses directes, elles peuvent exister longtemps, suivre une marche lente, rétrograder même pour un temps; mais, un moment vient où de nouveaux accidents, souvent mortels, se déclarent. Et, cependant, si nous comparons ces affections syphilitiques des centres nerveux avec les maladies idiopathiques de ces organes, nous voyons que l'existence de la cause syphilitique, entraînant une indication thérapeutique nette et précise, donne par cela même des chances plus favorables. Aussi, bien des auteurs, Lisfranc, MM. Deval, Rayer, Trousseau considèrent-ils, dans ce cas, la syphilis comme une planche de salut. En effet, comparons la curabilité presque constante de l'épilepsie syphilitique avec la trop fréquente incurabilité des épilepsies non diathésiques, celle du plus grand nombre des paralysies syphilitiques avec celle des autres paralysies : nous verrons que, dans tous ces cas, c'est, au point de vue médical, un bonheur pour les malades quand la nature syphilitique de leur affection peut être démontrée. Selon MM. Rayer et Boehr, il en serait de même de l'hydrocéphale; selon Jungken, M. Deval, M. Follin et la plupart des ophthalmologistes, l'amaurose syphilitique serait le plus souvent curable.

Ces réserves faites, voyons quelles sont les conditions qui peuvent augmenter ou diminuer la gravité du pronostic dans les diverses catégories de faits qui constituent, à nos yeux, les affections nerveuses syphilitiques.

L'état général du malade doit être pris en sérieuse considération. Une chlorose avancée, une cachexie bien établie, aggravent le pronostic en liant les mains au praticien dans l'emploi d'un traitement spécifique.

Les affections nerveuses survenant dans le cours de la syphilis secondaire sont, pour la plupart, promptement curables; de ce nombre sont les douleurs rhumatoïdes, les névralgies, un certain nombre d'amauroses et d'accès épileptiformes.

Les affections nerveuses dépendant de lésions des tissus avoisinants ne fournissent pas un pronostic mauvais, toutes les fois que les symptômes nerveux ne paraissent dépendre que d'une compression.

Quelle que soit la forme ou la nature des accidents, toutes les fois qu'il survient des signes indiquant qu'un travail inflammatoire s'établit dans un point quelconque des centres nerveux, le pronostic devient par cela même très-grave et reste tel malgré les améliorations souvent merveilleuses qui peuvent survenir sous l'influence d'un traitement approprié. On peut être convaincu que tôt ou tard de nouveaux accidents éclateront, et cette perspective est, comme l'épée de Damoclès, constamment suspendue sur la tête du malade. Des précautions minutieuses, une hygiène bien entendue, l'éloignement de toutes les causes perturbatrices que nous avons signalées, ne mettent pas toujours à l'abri de rechutes mortelles. Les excès de boissons, les excès vénériens, les fatigues intellectuelles nous ont paru les causes occasionnelles les plus fréquentes de ces complications et de la mort.

CHAPITRE TROISIÈME

TRAITEMENT.

Le traitement des affections qui nous occupent est plus complexe qu'on ne croirait au premier abord ; il repose en effet sur un certain nombre d'indications qu'il est urgent de reconnaître afin de les bien remplir. A côté de la connaissance de la nature de l'affection, qui, comme nous l'avons dit, domine la question thérapeutique, on s'enquerra des traitements antérieurement suivis, on cherchera à déterminer l'âge de la maladie, à s'assurer s'il existe ou non une lésion organique ; si elle existe, on en spécifiera l'espèce, l'étendue et l'ancienneté. On devra en outre tenir grand compte de l'état général des forces du sujet et de l'altération plus ou moins avancée du liquide sanguin. On n'oubliera pas que l'un des premiers effets du virus syphilitique sur l'organisme vivant est de produire une diminution dans la quantité des globules (chlorose syphilitique), et que son dernier effet est de donner lieu à cet état particulier et toujours fort grave qu'on désigne sous le nom de cachexie syphilitique.

Le plus souvent, sinon toujours, il est nécessaire d'avoir recours à un traitement dit spécifique, et consistant surtout dans l'administration des préparations mercurielles et iodurées. Les premières faisaient autrefois à elles seules les frais du traitement antisyphilitique ; aussi possédons-nous un très-grand nombre d'observations dans lesquelles il n'est fait mention que de frictions mercurielles ou de mercure administré à l'intérieur.

Les préparations mercurielles sont encore administrées aujourd'hui avec avantage dans les syphilis tertiaire et quaternaire qui nous intéressent spécialement. M. Rayer, notre maître, est resté fidèle à l'usage interne de la pommade mercurielle (pilules de Sédillot), et il en obtient de merveilleux succès. « Ce praticien habile fait observer que, pour introduire le mercure dans l'économie, on a choisi presque toujours la voie la moins favorable à l'absorption : la peau. En introduisant au contraire la pommade mercurielle par la voie gastrique on trouve une surface propre à une absorption facile, prompte et complète. Le médicament passe presque sans perte aucune dans la circulation, et l'on est sûr des quantités introduites, tandis que par les frictions ces quantités sont variables et incertaines (1). » Nous partageons complétement l'opinion de M. Rayer qui nous a initiés à son excellente pratique, et nous croyons qu'il est préférable de donner le mercure en substance à l'intérieur toutes les fois que cela est possible. Dans les cas où il y a impossibilité, vu l'état des voies digestives, on peut avoir recours soit aux frictions avec une pommade mercurielle, soit aux bains de sublimé que nous avons vu réussir dans un cas d'extrême gravité entre les mains de M. Trousseau (Obs. 36).

En thèse générale les préparations mercurielles, suivant nous, conviennent surtout dans les affections nerveuses qui apparaissent dans le cours de la période secondaire ou vers son déclin. Elles nous paraissent devoir être données de préférence toutes les fois qu'on est en droit de supposer ce que nous avons désigné sous le nom de formes congestive et inflammatoire. Ainsi les méningites, les encéphalites, les amauroses de nature spécifique réclament surtout l'emploi d'un traitement mercuriel ; nous dirons tout à l'heure jusqu'à quel point on doit, dans ces cas, faire intervenir les antiphlogistiques. Suivant M. Legroux, c'est dans ces circonstances que le calomel à doses croissantes et toujours fractionnées rendrait de grands services, puisqu'il se trouve remplir une double indication, et agir à la fois comme révulsif et comme spécifique. Néanmoins les pilules de Sédillot, le deutochlorure

_____

(1) *Annales de thérap.*, de Rognetta.

de mercure, le proto-iodure sont les médicaments auxquels on
doit avoir recours de préférence ; en vertu de l'iode qu'il renferme, le dernier nous paraît préférable lorsque l'inflammation
est déjà ancienne et qu'elle a laissé des exsudats. Au dire de
Stoll (*loc. cit.*, p. 314), il est souvent utile de changer de préparation mercurielle, « selon la modification propre ou relative de
la maladie ou ses différentes complications. »

Nous avons déjà, en maintes occasions, réfuté l'accusation
portée contre le mercure d'être la cause de la plupart des accidents nerveux directs ou indirects qui s'observent dans le cours
de la syphilis. Nous avons démontré par des chiffres la fausseté
de cette assertion ; nous renvoyons à ce que nous avons dit en
particulier des névralgies syphilitiques, des convulsions épileptiformes. Nous allons montrer que l'examen des faits se rapportant aux accidents nerveux syphilitiques dus à une compression donnent des résultats identiques.

22 fois, d'après les observations réunies dans la seconde partie
de notre travail, les accidents nerveux avaient été précédés de
traitements mercuriels ; mais ce chiffre demande à être expliqué :
sur ces 22 cas, il est dit 12 fois que le mercure a été mal pris,
sans suite ou en quantité insuffisante, comme par exemple dans
l'observation 250, où 10 pilules mercurielles ont constitué tout
le traitement, ou dans l'observation 249, où le mercure n'a été
employé qu'extérieurement en application sur l'ulcère primitif.
1 fois le mercure a été pris en excès. Il ne reste donc que
9 cas dans lesquels le mercure paraît avoir été administré méthodiquement, et où des accidents tertiaires se développèrent.
Plusieurs de ces affections guérirent définitivement par un nouveau traitement mercuriel ou par l'emploi successif du mercure
et de l'iodure de potassium.

Mais ce qui contribue plus puissamment à laver le mercure
des reproches qu'on lui a faits, c'est que 15 fois des accidents nerveux indirects sont survenus alors qu'il n'avait été fait auparavant
aucun traitement mercuriel. Nous ne croyons pas devoir insister
plus longtemps sur ce point ; et quant à nous, sans nier la possibilité des accidents mercuriels, plus nous avançons dans ce
dépouillement de faits pris à toutes les sources, sans aucune

idée préconçue, plus nous sommes convaincus de la fausseté des accusations si souvent formulées contre le mercure.

Les résultats des traitements dirigés contre les accidents nerveux eux-mêmes corroborent encore nos convictions. 24 fois on a employé le mercure seul, et sur ces 24 cas de maladies on compte 11 guérisons. Nous avons déjà dit ce qu'on doit penser de ces guérisons; mais il n'en est pas moins certain que le mercure enraye, pour un temps du moins, la marche de la maladie.

A une période plus avancée et alors qu'il n'existe plus, au sein de la substance nerveuse ou dans son voisinage, que des dépôts plastiques disséminés ou réunis sous forme de gommes, on doit, suivant la pratique des grands maîtres en syphilographie, administrer l'iodure de potassium.

Dans la plupart de ces cas nous nous associons à M. Ricord pour administrer ce médicament soit seul, soit conjointement avec le proto-iodure de mercure. Un certain nombre des observations que nous possédons, et la pratique de M. Ricord, nous ont appris toute l'utilité qu'on peut retirer de ce traitement lorsqu'il est intelligemment dirigé. Il n'est pas sans importance, dans les faits qui nous occupent et lorsqu'il existe une lésion matérielle probable, de tenir compte de la dose du médicament. C'est qu'en effet on ne peut espérer alors obtenir des résultats complets de l'administration de faibles doses et même de 1 ou 2 grammes d'iodure de potassium : il faut donner ce médicament à hautes doses et aller souvent au delà de 3 grammes. Cette pratique bien connue des médecins de l'hôpital du Midi qui portent le médicament jusqu'à la dose de 8 et 10 grammes, quelquefois davantage, dans les vingt-quatre heures, nous a paru bonne à relever pour l'enseignement d'un certain nombre de praticiens qui croient fermement ne jamais devoir dépasser la dose de 3 grammes. Nous croyons que, dans certaines circonstances, c'est à cette timidité qu'ils doivent attribuer leurs insuccès. Nous possédons plusieurs observations dans lesquelles le malade n'avait éprouvé aucune amélioration par l'iodure de potassium tant qu'on ne dépassait pas la dose de 3 grammes, tandis qu'un changement notable survenait sitôt qu'on donnait 6 grammes et plus. L'observation que nous devons à l'obligeance de M. Martin-

Damourette est un exemple frappant de la vérité de cette assertion.

12 fois on a administré successivement ou simultanément (les observations ne sont pas toujours très-explicites sur ce point) le mercure et l'iodure de potassium. Ces cas, sauf un seul, ont été suivis de guérison. Ce résultat est en opposition flagrante avec les idées émises par quelques auteurs, idées que nous avons déjà reproduites et suivant lesquelles l'association du mercure et de l'iodure de potassium serait une des causes les plus puissantes des accidents nerveux observés dans le cours de la syphilis. Nous sommes portés à croire que les auteurs en question s'en sont laissé imposer par de simples coïncidences, et que les faits qu'ils invoquent sont susceptibles d'une autre interprétation que celle qu'ils leur ont donnée. Loin de partager les craintes de MM. Rodet, Baumetz et autres, nous sommes convaincus que l'emploi simultané ou successif des deux agents antisyphilitiques par excellence produit des résultats que chacun d'eux, administré isolément, n'aurait peut-être pas donnés.

Rappellerons-nous les opinions émises dans ces derniers temps par quelques auteurs, par M. Lorinser, de Vienne, en particulier, et d'après lesquelles les accidents syphilitiques secondaires et tertiaires ne seraient que des effets du mercure; rappelleronsnous que ces auteurs, se basant sur quelques analyses des urines, ne voient dans l'iodure de potassium qu'un moyen de chasser de l'organisme le mercure qui y séjourne depuis un temps plus ou moins long, si bien que l'iodure de potassium guérirait, non la vérole, mais l'intoxication mercurielle ? Les faits dans lesquels l'iodure de potassium a été suivi de succès sans l'administration préalable d'un atome de mercure suffisent pour réfuter des théories qui ne nous paraissent reposer que sur des vues de l'esprit.

L'iodure de potassium a été administré seul 23 fois. Chez un seul de ces malades les accidents se terminèrent par la mort, et cela à la suite d'excès de boisson.

Notre dessein n'étant pas de parler du traitement de tous les accidents tertiaires et quaternaires de la syphilis, nous ne dirons que peu de chose des autres médicaments préconisés contre ces accidents, tels que les préparations d'or, d'argent et d'antimoine, la *cura famis* et tant d'autres que nous ne rencontrons qu'exceptionnellement dans les observations que nous avons recueillies. La plupart de ces moyens, lorsqu'ils viennent à guérir, agissent un peu dans le sens des préparations mercurielles et iodurées, et peuvent être considérés comme des altérants. Quant à la *cura famis* en particulier, nous lui avons vu souvent produire des résultats remarquables, et nous pensons qu'il est des circonstances dans lesquelles on doit y avoir recours.

Il est encore un médicament que nous trouvons signalé plusieurs fois : c'est l'arsenic. Ward, Sandras et autres en faisaient fréquemment usage dans les véroles invétérées. Sandras surtout en faisait grand cas et le plaçait sur le même rang que le mercure et l'iodure de potassium. En effet, en parlant des paralysies et des névralgies de cause syphilitique, il dit : « Le mercure, l'iodure de potassium, l'arsenic, cette richesse de la matière médicale répond presque toujours du succès dans les cas bien déterminés. » D'un autre côté, nous trouvons une observation de Ward dans laquelle la mort survint rapidement, sans complication inflammatoire, à la suite de l'administration de l'arsenic. Lallemand, qui rapporte ce fait, attribue la mort à l'arsenic administré après des causes puissantes de débilitation (émissions sanguines énormes, purgatifs). Il faut donc être prudent dans l'emploi d'un remède de ce genre.

On n'a pas oublié l'émotion causée dans le monde médical par l'apparition de la *syphilisation,* dont quelques expérimentateurs voudraient faire l'agent prophylactique et curatif de la syphilis. Nous n'aborderons pas ici l'examen de la valeur prophylactique de la syphilisation, mais nous ne saurions passer sous silence les faits nombreux qui, au dire de leurs auteurs, prouveraient d'une manière irréfragable que la syphilisation fait disparaître, plus sûrement et plus rapidement que le mercure et l'iodure de potassium, les symptômes de syphilis ancienne et invétérée. Quant aux symptômes nerveux, à la paralysie en particulier, Gjœr dit avoir souvent vu le mercure déprimer profondément l'organisme, « aussi lui préfère-t-il beaucoup la syphilisation qui, si elle ne guérit pas toujours les affections syphilitiques, a toujours une action fortifiante, et qui donne de bien plus

grandes garanties d'une guérison soutenue que le mercure. »
N'ayant aucune expérience personnelle à ce sujet, nos observations se taisant également sur ce point, nous devons nous
borner à mentionner les faits précités, et à ajouter que, pour
nous, cette méthode de traitement demande de nouvelles expé-
rimentations, mais qu'en tous cas on ne doit y recourir qu'autant
que le diagnostic ne laisserait aucun doute sur l'existence de la
syphilis, ce qui, nous l'avons vu, n'a pas toujours lieu lorsqu'il
s'agit d'accidents nerveux.

Le traitement spécifique, pour mettre à l'abri des récidives,
doit être continué pendant un temps toujours fort long. Dupuytren
prétend qu'il faut le continuer, après la curation des accidents,
durant un temps égal à celui qui a été nécessaire pour dissiper
les symptômes. « Dans les syphilis anciennes et rebelles, le
traitement, » dit M. Yvaren, « doit être aussi opiniâtre, aussi
chronique que la maladie. C'est moins la dose du remède que la
continuité de son administration qui paraît importante. » Cette
dernière remarque de M. Yvaren ne nous paraît vraie que lorsque les accidents ont disparu. Avant cela, nous l'avons dit, et
nous y insistons, la dose a une grande importance. Nous avons
entendu M. le professeur Nélaton et la plupart des bons praticiens formuler des opinions analogues, et nos observations les
confirment surabondamment, puisqu'il est de règle, pour ainsi
dire, de voir reparaître les mêmes accidents, le plus souvent avec
une intensité plus grande, d'autres fois des accidents nouveaux
survenir, chaque fois que le malade avait cessé son traitement
prématurément pour reprendre son genre de vie ordinaire.

En dehors du traitement spécifique qui s'adresse à la maladie,
on peut être dans le cas de faire le traitement de l'affection.
Mais disons-le de suite, le plus souvent cette seconde partie du
traitement ne donnera que des résultats négatifs. C'est même
là, et nous l'avons soigneusement indiqué, un des caractères
distinctifs des affections nerveuses syphilitiques sur lequel on
peut quelquefois baser son diagnostic. Ainsi les narcotiques
resteront sans effet contre les douleurs, les névralgies, l'asthme
syphilitique, ou ne donneront qu'un soulagement de très-courte
durée. Ainsi les antispasmodiques ne sauront calmer les spasmes

syphilitiques. Dans ces cas il a toujours fallu en venir au traitement spécifique pour faire disparaître l'affection.

Nous faisons toutefois une exception pour les antiphlogistiques qu'il convient d'employer, avant tout autre moyen, dans
le cas où des accidents franchement inflammatoires dans les
centres nerveux menacent promptement la vie; mais soyons
sobres d'émissions sanguines en dehors de ces circonstances, car
dans plusieurs cas, où leur emploi paraissait indiqué par l'intensité des symptômes congestifs ou inflammatoires, nous les avons
vu suivre de l'aggravation manifeste et persistante des accidents.
Dans tous ces cas les révulsifs nous paraissent offrir moins de
danger. Nous faisons aussi une exception en faveur de l'électricité qui, employée dans certaines paralysies avec ou sans atrophie, nous a presque toujours donné de bons résultats, en réveillant l'action nerveuse et en rétablissant la nutrition des muscles
paralysés ou atrophiés.

Nous devons encore attacher une grande importance à l'état
du sang et nous ne sommes pas éloignés de penser qu'un certain
nombre d'insuccès tiennent à ce qu'on néglige trop l'indication
qui en découle. C'est quelquefois par les préparations ferrugi-
neuses et les toniques, certaines eaux minérales, qu'il faut commencer le traitement général, si on veut mettre le malade en état
de supporter les antisyphilitiques, principalement le mercure.
Ces médications produisent parfois des résultats si promptement
favorables que quelques auteurs y ont vu de véritables spécifiques. C'est qu'ils s'adressent à une indication qui se présente
fréquemment dans le traitement des accidents syphilitiques
anciens. Les poudres de fer réussissent souvent parfaitement;
cependant dans beaucoup de cas on pourra donner la préférence
à l'iodure de fer ; ce sera surtout dans la cachexie syphilitique,
dans l'anémie, chez les sujets affaiblis, que ce médicament sera
avantageux, alors que le mercure doit être suspendu.

Une médication souvent employée dans le cours de la syphilis
constitutionnelle et que nous ne devons pas non plus passer sous
silence, c'est la médication sulfureuse, principalement par les
eaux minérales sulfureuses. Un grand nombre d'auteurs spéciaux, d'hydrologistes distingués, insistent sur les avantages de

cette médication qui, suivant eux, joint à une action tonique manifeste la double propriété de servir quelquefois de pierre de touche pour déceler la nature syphilitique d'accidents douteux, et d'augmenter la puissance curative des préparations mercurielles. Nous rappellerons en particulier l'observation du malade de M. Niepce, et renvoyons pour de plus amples détails aux ouvrages de MM. Durand-Fardel, Pégot, Fontan, etc.....

Enfin nous terminerons en disant : Sauf les exceptions que nous venons de signaler, les seuls moyens thérapeutiques dans lesquels on puisse avoir quelque confiance dans le traitement des affections nerveuses syphilitiques sont les antisyphilitiques. Le traitement qui, sans s'attaquer à la cause, se borne à combattre l'affection par les moyens ordinaires, reste, dans l'immense majorité des cas, sans aucune action, et aggrave même l'état du malade en faisant perdre un temps précieux.

CONCLUSIONS.

I. — Des affections nerveuses peuvent se développer à toutes les périodes de la syphilis constitutionnelle.

II. — Ces affections portent tantôt isolément, tantôt simultanément sur les trois grandes fonctions dévolues au système nerveux : la sensibilité, la motilité et l'intelligence.

III. — Très-variées dans leurs formes symptomatiques, elles peuvent simuler la plupart des névroses et des affections symptomatiques d'une altération des centres ou des cordons nerveux.

IV. — Les affections nerveuses syphilitiques sont *directes* ou *indirectes.*

V. — Les *affections nerveuses directes* peuvent exister sans lésion organique appréciable à nos moyens d'investigation.

VI. — Le plus souvent elles dépendent d'une lésion matérielle du système nerveux, celui-ci n'étant pas plus que les autres systèmes organiques à l'abri des atteintes du virus syphilitique.

VII. — Les *affections nerveuses indirectes* sont symptomatiques de lésions syphilitiques siégeant dans les organes ou les tissus qui avoisinent le système nerveux.

VIII. — Les affections nerveuses syphilitiques sans lésion matérielle appréciable peuvent être considérées comme des *névroses diathésiques.*

IX. — Elles se divisent en :

Névroses du sentiment ;

Névroses du mouvement ;

Névroses de l'intelligence.

X. — Les névroses du sentiment comprennent la *rhumatal-*

gie, la *céphalée*, la *névralgie*, l'*anesthésie* et la *paralysie des organes des sens.*

XI. — Les névroses du mouvement comprennent : les *convulsions générales* pouvant simuler l'épilepsie et l'éclampsie ; les *convulsions partielles* pouvant simuler l'hémichorée, etc...

XII. — Elles comprennent encore des *paralysies générales* ou *partielles.*

XIII. — Les névroses de l'intelligence se rapprochent de la lypémanie ou de la monomanie (*syphilophobie*).

XIV. — La *rhumatalgie* marque souvent le début de la syphilis constitutionnelle ; elle peut occuper toutes les régions du corps, spécialement la tête, le voisinage des articulations et les masses musculaires.

XV. — Elle est moins constamment nocturne que ne le sont les *douleurs ostéocopes.*

XVI. — Ces dernières siégent le plus souvent à la tête ; elles constituent un phénomène tertiaire par excellence.

XVII. — L'*insomnie*, fréquente chez les enfants atteints de syphilis héréditaire, pourrait bien tenir à l'existence de ce genre de douleurs.

XVIII. — Les variétés les plus fréquentes de la *névralgie syphilitique* sont : la névralgie trifaciale, la gastralgie, la sciatique.

XIX. — Elles se manifestent le plus ordinairement dans le cours et vers le déclin de la période secondaire.

XX. — Lorsqu'elles surviennent plus tard, on doit en général les rattacher à une lésion organique (1).

XXI. — L'*anesthésie* ne paraît pas exister comme seule manifestation nerveuse due à la diathèse syphilitique.

XXII. — La *paralysie des organes sensoriaux* existe très-rarement sans lésion appréciable.

XXIII. — Les *convulsions générales* qui simulent l'épilepsie reviennent par accès précédés de vertiges et accompagnés de perte de connaissance.

XXIV. — Elles se distinguent de l'épilepsie : 1° en ce que les accès sont précédés de céphalée pendant un temps plus ou moins

____

(1) Voir page 77.

long ; 2° par l'apparition de la première attaque dans l'âge adulte et même plus tard ; 3° par l'absence des causes ordinaires de l'épilepsie ; 4° par la guérison prompte et définitive survenant sous l'influence d'un traitement spécifique bien dirigé (1).

XXV. — Les convulsions générales simulant l'éclampsie se rencontrent quelquefois chez les enfants atteints de syphilis congéniale. L'existence de cette dernière servira à spécifier la nature des convulsions.

XXVI. — Aucun fait clinique ne nous autorise à admettre l'existence d'un tétanos ou d'une catalepsie syphilitiques.

XXVII. — Les *paralysies généralisées* paraissent rentrer dans la paralysie générale décrite par MM. Brierre de Boismont et Duchenne de Boulogne, affection dont l'étiologie est loin d'être complétement connue.

XXVIII. — Elles s'accompagnent souvent d'atrophie.

XXIX. — Les *paralysies partielles* sont habituellement des paraplégies ou une paralysie isolée d'un membre ou d'une seule branche nerveuse.

XXX. — Les affections nerveuses sans lésion appréciable peuvent survenir à toutes les périodes de la syphilis.

XXXI. — On peut toutes les rattacher à un trouble de la circulation ou à une altération spéciale du liquide sanguin.

XXXII. — La chlorose syphilitique admise par les anciens, décrite par M. Ricord, et prouvée par les analyses chimiques de M. Grassi, paraît déterminer parfois quelques-unes de ces affections, en particulier certaines névralgies.

XXXIII. — La cachexie, période ultime de la syphilis, ne donne que rarement lieu à ces affections ; elle s'accompagne plutôt de lésions organiques.

XXXIV. — Les altérations matérielles, dépendant de l'action du virus syphilitique sur le système nerveux, consistent tantôt en un simple trouble de la circulation (congestion, anémie), tantôt dans l'inflammation ou le ramollissement du tissu nerveux (méningite, encéphalite, ramollissement, rétinite), tantôt dans la formation, au sein de ce tissu, de dépôts plastiques

(1) Voir page 98.

qui le compriment et troublent ses fonctions (indurations, gommes, exsudats sur les membranes oculaires).

XXXV. — La *congestion* et l'*anémie* portent plus spécialement sur les centres nerveux.

XXXVI. — Elles apparaissent surtout dans le cours et vers le déclin de la période secondaire.

XXXVII. — Les manifestations symptomatiques auxquelles elles donnent lieu consistent en vertiges, étourdissements, perte de connaissance; quelquefois elles provoquent des convulsions, des accès épileptiformes. Elles peuvent laisser après elles des paralysies plus ou moins étendues, plus ou moins persistantes, ou des troubles intellectuels.

XXXVIII. — Elles se reconnaissent à la rapidité de leur apparition et de leur disparition, et à la fréquence de leurs récidives, lorsque aucun traitement spécifique n'intervient.

XXXIX. — Elles constituent parfois l'affection nerveuse tout entière; souvent elles ne font que précéder des altérations plus persistantes ou plus profondes de la substance nerveuse.

XL. — Le diagnostic différentiel de l'anémie et de la congestion cérébrales repose plutôt sur des données fournies par l'état général et les résultats thérapeutiques que sur leur symptomatologie.

XLI. — L'*inflammation* et le *ramollissement* ont aussi pour siége plus spécial les centres nerveux. Ils intéressent de préférence les portions les plus vasculaires de ces organes.

XLII. — Ces affections appartiennent le plus ordinairement à la période secondaire tardive ou période de transition.

XLIII. — Leur début est parfois assez brusque pour simuler une hémorrhagie cérébrale.

XLIV. — Leur symptomatologie diffère en général fort peu de celle des affections inflammatoires reconnaissant toute autre cause.

XLV. — Leur marche, au contraire, est généralement plus lente, leur durée toujours longue, à moins qu'on ne fasse intervenir un traitement spécifique. Dans quelques cas à marche franchement aiguë, le traitement antiphlogistique a paru indiqué.

XLVI. — La mort est plus fréquente dans cette forme morbide que dans toutes les autres. Dans les cas de guérison, les récidives sont la règle.

XLVII. — L'hémorrhagie cérébrale de cause syphilitique, admise par quelques auteurs, ne nous a paru jusqu'ici reposer sur aucun fait bien concluant. Nous sommes portés à croire que, dans la plupart des cas, on a pris pour une hémorrhagie ce qui n'était qu'une encéphalite, un ramollissement ou un travail d'exsudation.

XLVIII. — Les *affections nerveuses syphilitiques tenant au dépôt d'une matière plastique* disséminée ou agglomérée dans la substance nerveuse apparaissent en général très-tardivement, cinq, six et même vingt ans après l'accident primitif. Elles appartiennent à la période quartenaire de la syphilis, ou syphilis viscérale.

XLIX. — Les parties les plus vasculaires des centres nerveux paraissent être leur siége de prédilection.

L. — Ces affections sont le plus ordinairement précédées de la série de phénomènes que nous avons rattachés à la forme congestive.

LI. — Leur début est moins brusque que celui des affections inflammatoires. Elles ont en général un accroissement lent et graduel.

LII. — Leurs manifestations symptomatiques consistent surtout en des troubles de la motilité et de l'intelligence, tels que paralysie générale, hémiplégie générale, hémiplégie faciale, paralysie des nerfs oculo-moteurs, paraplégie, perte de la mémoire, hébétude, délire, coma, aliénation mentale. Les troubles de la sensibilité se rencontrent plus rarement.

LIII. — Ce qui, au point de vue symptomatologique, doit faire supposer leur nature spécifique, c'est autant leur multiplicité que leur ordre de succession.

LIV. — Aucune de ces manifestations ne présente de caractère spécial.

LV. — La marche des affections nerveuses exsudatives est essentiellement lente et progressive, à moins qu'un travail inflammatoire ne vienne précipiter le dénouement.

LVI. — Leur durée est toujours longue.

LVII. — Leur terminaison est ordinairement fatale si l'on ne fait intervenir un traitement spécifique.

LVIII. — Les récidives sont la règle lorsque le traitement n'a pas été suffisamment long et énergique.

LIX. — Les *affections nerveuses symptomatiques d'altérations syphilitiques des tissus voisins* apparaissent quelquefois à la période secondaire, le plus souvent dans la période tertiaire.

LX. — Dans le premier cas, elles tiennent habituellement à la compression exercée sur les branches nerveuses par les ganglions engorgés (hémiplégie faciale).

LXI. — Dans le second cas, elles reconnaissent pour cause des altérations des tissus osseux et fibreux, protecteurs des centres nerveux et de leurs branches.

LXII. — Leurs manifestations symptomatiques ne diffèrent pas de celles qui déterminent toute espèce de compression sur les centres ou les branches nerveuses.

LXIII. — On comprend toutes les variétés de ces manifestations suivant la portion de l'arbre nerveux qui se trouve en rapport avec les altérations circonvoisines.

LXIV. — Elles sont en général précédées ou accompagnées de douleurs ostéocopes pendant un temps variable.

LXV. — Leur début est lent et insidieux. Elles ne sont pas précédées des divers phénomènes congestifs que nous avons rencontrés dans les affections nerveuses directes.

LXVI. — Leur durée est toujours longue, leur marche essentiellement chronique.

LXVII. — La terminaison fatale peut être le résultat immédiat de la compression. Elle est plus souvent celui du travail inflammatoire qu'elle détermine.

LXVIII. — Les altérations de nature inflammatoire des os ou du périoste peuvent amener, par leur extension au tissu nerveux, des accidents promptement mortels.

LXIX. — Les *affections nerveuses syphilitiques ne sont pas des phénomènes insolites, des métamorphoses de la syphilis.* Elles lui appartiennent en propre au même titre que toutes les autres manifestations généralement reconnues syphilitiques.

LXX. — Les *causes accessoires* qui paraissent favoriser la localisation de la syphilis vers le système nerveux, sont toutes celles qui agissent en surexcitant ou en déprimant la force nerveuse (tempérament nerveux, excès de tous genres, fatigues intellectuelles, causes morales, etc.).

LXXI. — Les affections nerveuses syphilitiques se révèlent par des symptômes presque identiques à ceux de la plupart des affections nerveuses.

LXXII. — Cette absence de tout caractère pathognomonique paraît être une des causes pour lesquelles on les a jusqu'ici méconnues et confondues.

LXXIII. — Leur *diagnostic* est cependant presque toujours possible. Il repose :

1° Sur l'existence antérieure ou actuelle d'un ou de plusieurs accidents appartenant à la diathèse syphilitique ;

2° Sur l'apparition de l'affection en dehors des conditions d'âge qui président d'ordinaire à son développement ;

3° Sur l'absence des causes ordinaires des affections nerveuses ;

4° Sur l'absence de tout signe indiquant que l'affection nerveuse doit être rattachée à une autre cause ;

5° Sur la régularité de l'apparition de l'affection nerveuse à une période déterminée de la maladie générale ;

6° Sur l'apparition successive de phénomènes nerveux variés et multiples, donnant à l'affection une physionomie toute spéciale ;

7° Sur l'impuissance de toutes les médications reconnues ordinairement efficaces contre les affections nerveuses ;

3° Sur les résultats favorables fournis par les traitements spécifiques ;

9° Sur les récidives habituelles lorsque le traitement spécifique n'est pas continué pendant un temps fort long.

LXXIV. — La réunion de plusieurs de ces caractères constituera, dans l'immense majorité des cas, une certitude à peu près absolue.

LXXV. — Le *pronostic* des affections nerveuses syphilitiques varie suivant l'état général du sujet, l'absence ou la présence de lésions matérielles appréciables du système nerveux, suivant la portion de ce système qui est le siége de la lésion, etc.

LXXVI. — Les affections sans lésion appréciable guérissent

le plus ordinairement malgré l'apparente gravité que peuvent présenter les symptômes.

LXXVII. — De toutes les affections avec lésion de la substance nerveuse, les plus graves sont celles qui dépendent d'un travail inflammatoire.

LXXVIII. — Les affections à forme exsudative et celles qui sont symptomatiques de lésions de tissus osseux et fibreux, moins graves en elles-mêmes, deviennent le plus souvent mortelles par le fait de complications inflammatoires.

LXXIX. — Les récidives, si fréquentes dans toutes les affections avec lésions, présentent chaque fois une gravité plus grande.

LXXX. — Le *traitement* des affections nerveuses syphilitiques est celui de toutes les autres manifestations de la même diathèse.

LXXXI. — Les préparations mercurielles et iodurées seront employées isolément ou simultanément, suivant la période de la maladie, la gravité de l'affection et l'état général du malade.

LXXXII. — Le mercure nous paraît plus spécialement indiqué dans les formes congestive et inflammatoire, l'iodure de potassium dans la forme exsudative ou plastique.

LXXXIII. — Ce dernier médicament doit être administré à doses rapidement croissantes. Il ne donne souvent des résultats avantageux qu'à des doses élevées (de 3 à 10 grammes par jour).

LXXXIV. — C'est à la non-observation de cette règle thérapeutique que doivent être attribués un grand nombre d'insuccès dans le traitement des affections nerveuses syphilitiques.

LXXXV. — Le traitement spécifique, pour être utile et amener une guérison soutenue, doit être continué pendant un temps toujours fort long, et qui variera suivant la durée de l'affection et l'existence d'une lésion matérielle plus ou moins profonde et étendue.

LXXXVI. — On doit y revenir avec insistance, à plusieurs reprises, et surtout à la moindre apparence de récidive.

LXXXVII. — On aidera souvent à l'efficacité du traitement spécifique par l'emploi de quelques adjuvants remplissant une indication spéciale et précise. Tels seront les antiphlogistiques

contre les accidents inflammatoires aigus; les toniques, les ferrugineux, les sulfureux, contre la chloro-anémie et la cachexie;
l'électricité à la fin des paralysies avec ou sans atrophie.

LXXXVIII. — Les affections nerveuses survenues dans le
cours de la diathèse syphilitique ne sont jamais le résultat de
traitements spécifiques bien dirigés et bien suivis.

LXXXIX. — La mauvaise administration des médicaments
spécifiques a seule pu, dans quelques circonstances, entraîner
des accidents nerveux.

TABLE DES MATIÈRES

PREMIÈRE PARTIE.

SYPHILIS DU SYSTÈME NERVEUX PROPREMENT DIT.

PREMIÈRE SECTION.

Affections nerveuses syphilitiques sans lésion appréciable.

DEUXIÈME SECTION.

Affections nerveuses syphilitiques avec lésion appréciable.

31

DEUXIÈME PARTIE.

AFFECTIONS NERVEUSES SYPHILITIQUES INDIRECTES.

TROISIÈME PARTIE.

DU DIAGNOSTIC DES AFFECTIONS NERVEUSES SYPHILITIQUES, DE LEUR PRONOSTIC, DE LEUR TRAITEMENT.

Corbeil, imprimerie de Crété.